U0377026

口腔种植之垂直骨增量

Vertical Alveolar Ridge Augmentation in Implant Dentistry A Surgical Manual

主　编　[美] Len Tolstunov

主　审　宫　苹

主　译　沈颉飞　王　航　童　昕

译　者（按姓氏笔画排序）

马媛媛　王　航　付　静　刘　飞　刘文佳

阴　健　苏乃川　李娴贤　吴湘楠　余　科

汪　敏　沈颉飞　宋　宁　陈　陶　苟　敏

罗　恩　童　昕

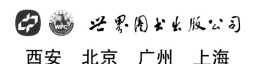

世界图书出版公司

西安　北京　广州　上海

图书在版编目（CIP）数据

口腔种植之垂直骨增量/（美）莱恩·托尔斯图诺夫（Len Tolstunov）主编；沈颉飞，王航，童昕主译 . —西安：世界图书出版西安有限公司，2021.5

（口腔种植经典操作指南丛书）

书名原文：Vertical Alveolar Ridge Augmentation in Implant Dentistry: A Surgical Manual

ISBN 978-7-5192-4917-5

Ⅰ . ①口… Ⅱ . ①莱… ②沈… ③王… ④童… Ⅲ . ①种植牙—口腔外科学 Ⅳ . ① R782.12

中国版本图书馆 CIP 数据核字（2020）第 050758 号

书 名	口腔种植之垂直骨增量
	KOUQIANG ZHONGZHI ZHI CHUIZHI GUZENGLIANG
主 编	[美] Len Tolstunov
主 译	沈颉飞 王 航 童 昕
责任编辑	马元怡
装帧设计	新纪元文化传播
出版发行	世界图书出版西安有限公司
地 址	西安市高新区锦业路 1 号都市之门 C 座
邮 编	710065
电 话	029-87214941 029-87233647（市场营销部）
	029-87234767（总编室）
网 址	http://www.wpcxa.com
邮 箱	xast@wpcxa.com
经 销	新华书店
印 刷	陕西金和印务有限公司
开 本	889mm×1194mm 1/16
印 张	23
字 数	440 千字
版 次	2021 年 5 月第 1 版
印 次	2021 年 5 月第 1 次印刷
版权登记	25-2017-0103
国际书号	ISBN 978-7-5192-4917-5
定 价	316.00 元

医学投稿 xastyx@163.com ‖ 029-87279745 029-87279675

☆如有印装错误，请寄回本公司更换☆

谨以此书献给我的妻子 Marina 和我的孩子 Deana 和 Antony。Marina 的付出和爱，以及孩子们的支持促使了这本书的面世。

致　谢
Acknowledgments

我想向来自全球 10 个国家参与这两本书编写的 70 名编者表达我最衷心的感谢，他们无私地分享了自己的知识、专长、才能和时间。这是一支由顶尖专家自愿组成的团队，他们为这两本书、为口腔医学和医学教学牺牲了自己的个人时间。在本书的编撰及出版过程中，他们中很多人都成为我所敬佩的朋友及可靠的伙伴。

此外，我要特别感谢我的妻子 Marina，在编写本书的整整两年中，她利用新的业余爱好和兴趣填补了我忙于编撰此书而无法陪伴在她身边的时光。Marina 是我一生的挚爱，我永远无法忘记她为我做出的巨大牺牲。我的孩子们，Deana 和 Antony 是我日常生活中不可或缺的、让我倍感幸福的一部分，正是因为他们，我才能心无旁骛地、真诚地、全身心地投入到此书的撰写中。

同样，我也想感谢 John Wiley & Sons 公司的员工们专业而耐心的指导。这是我编撰的第一本专著，对我来讲，出书是一个从未涉足的领域。感谢组稿编辑 Rick Blanchette，编辑助理 Teri Jensen，高级项目编辑 Jenny Seward、Catriona Cooper。文字编辑 Patricia Bateson 在每个章节的审稿中起着非常重要的作用，他保证了用词的准确性及内容的可读性。在撰书的最后阶段，Shikha Pahuja 至关重要，他与每一位编撰人员和编辑保持沟通，以确保每一个章节都符合出版标准。非常感谢 John Wiley & Sons 公司的专家们在细节上的一丝不苟，这种精神令人钦佩。同时，艺术插画家 Brittany King 具有医学插图的绘制技巧，她与编撰人员的耐心沟通也值得赞扬。

我还想感谢我旧金山 Van Ness 口腔颌面外科中心的同事们，包括 Vilma Mejia、Liliya Kaganovsky、Marina Tolstunov 和 Ann siebert，他们帮助我顺利完成了临床工作和书稿编撰工作。

此外，还有很多专业的老师及同事通过给予我的指导，默默地为此书做出了许多贡献，他们包括来自美国旧金山太平洋大学、加利福尼亚大学，以及俄罗斯莫斯科口腔医学协会的老师和口腔外科医生们。

原著作者
Contributors

Oded Bahat, BDS, MSD
Diplomate
American Board of Periodontology
Beverly Hills, CA, USA

Michael L. Beckley, DDS
Assistant Clinical Professor
Department of Oral and Maxillofacial Surgery
University of the Pacific, Arthur A. Dugoni School of
Dentistry Private Practice, Oral and Maxillofacial
Surgery, Livermore, CA, USA

Ali Borzabadi-Farahani, DDS, MSCD
MORTH RCS(ED)
Fellowship Craniofacial Orthodontics (CHLA/USC)
Associate Clinical Teacher, Orthodontics
Warwick Dentistry
Warwick Medical School
University of Warwick
Coventry, UK

Locum Consultant Orthodontist
NHS England, UK
Visiting Professor
Department of Orthodontics
School of Dentistry
Shahid Beheshti University of Medical Sciences
Tehran, Iran

Suheil Boutros, DDS, MS
Private Practice
Limited to Periodontics and Implants Surgery
Grand Blanc, MI, USA

Vishtasb Broumand, DMD, MD
Private Practice, Oral and Maxillofacial Surgery
Phoenix, AZ, USA

Adjunct Assistant Clinical Professor

Department of Oral and Maxillofacial Surgery
University of Florida College of Dentistry
Gainesville, FL, USA

Clinical Assistant Professor of Oral Maxillofacial
Surgery
A.T. Still University
MD Anderson Cancer Center
Arizona School of Dentistry and Oral Health
Mesa, AZ, USA

Paulo M. Camargo, DDS, MS, MBA
Professor
Tarrson Family Endowed Chair in Periodontics
Associate Dean of Clinical Dental Sciences
UCLA School of Dentistry
Los Angeles, CA, USA

Edward I. Chang, MD
Assistant Professor
Department of Plastic Surgery
The University of Texas MD Anderson Cancer Center
Houston, TX, USA

Byung-Ho Choi, DDS, PHD
Professor
Department of Oral and Maxillofacial Surgery
Yonsei University Wonju College of Medicine
Wonju, South Korea

Fereidoun Daftary, DDS, MSD
Clinical Practice, Center for Implant and
Esthetic Dentistry Beverly Hills, California, USA

Stephanie J. Drew, DMD
Private Practice
The New York Center for Orthognathic
and Maxillofacial Surgery
West Islip

New York, USA

Assistant Clinical Professor

Stony Brook University

Hospital and Hofstra Medical School

New York, USA

Rolf Ewers, MD, DMD, PHD

Chairman

University Hospital for Cranio Maxillofacial and

Oral Surgery

Medical University of Vienna

Vienna, Austria

J Marshall Green III, DDS

Lieutenant US Navy

Fellow

Maxillofacial Oncology and Reconstructive Surgery

Division of Oral and Maxillofacial Surgery

University of Miami, Miller School of Medicine

Miami, FL, USA

Matthew M. Hanasono, MD

Professor

Department of Plastic Surgery

The University of Texas MD Anderson Cancer Center

Houston, TX, USA

Alan S Herford, DDS, MD, OMFS

Chair and Professor

Oral and Maxillofacial Surgery Department

Loma Linda University

Loma Linda, CA, USA

Andreas L. Ioannou, DDS

Dental Fellow

Department of Developmental and Surgical Sciences

Division of Periodontology

University of Minnesota

Minneapolis, MN, USA

Fawad Javed, BDS, PHD

Division of General Dentistry

Eastman Institute for Oral Health

University of Rochester

New York, NY, USA

Ole T. Jensen, DDS, MS

Adjunct Professor

School of Dentistry

University of Utah

Salt Lake City, UT, USA

Douglas E. Kendrick, DDS

Department of Oral and Maxillofacial Surgery

The University of Iowa Hospitals and Clinics

Iowa City, IA, USA

Arash Khojasteh, DMD, MS

Associate Professor

Department of Oral and Maxillofacial Surgery

Director

Dental Research Center, Dental School

Shahid Beheshti University of Medical Sciences

Tehran, Iran

George A. Kotsakis, DDS, MS

Assistant Professor

Department of Periodontics

University of Washington

Seattle, WA, USA

Steven J. LoCascio, DDS

Clinical Associate Professor

Department of Oral and Maxillofacial Surgery

University of Tennessee Graduate School of Medicine

Knoxville, TN, USA

Clinical Assistant Professor

Department of Prosthodontics

Louisiana State University Health Sciences Center

School of Dentistry

New Orleans, LA, USA

Full Time Private Practice, Limited to Prosthodontics

and Maxillofacial Prosthetics

Knoxville, TN, USA

Ramin Mahallati, DDS

Clinical Practice, Center for Implant and Esthetic

Dentistry

Beverly Hills, CA, USA

Sanjay M. Mallya, BDS, MDS, PHD

Associate Professor and Program Director

Section of Oral and Maxillofacial Radiology

UCLA School of Dentistry

Los Angeles, CA, USA

Robert E. Marx, DDS

Professor of Surgery and Chief

Division or Oral and Maxillofacial Surgery
University of Miami Miller School of Medicine
Mia mi, FL, USA

Nelson Monteiro, PHD
Postdoctoral Fellow
Department of Orthodontics
Division of Craniofacial and Molecular Genetics
Tufts University School of Dental Medicine
Boston, MA, USA

Katina Nguyen, DDS, OMFS
Research Fellow
Oral and Maxillofacial Surgery Department
Loma Linda University
Loma Linda, CA, USA

Patrick Palacci, DDS
Brånemark Osseointegration Center Marseille, France
Visiting Professor
Boston University
Boston, MA, USA
Visiting Professor
Andrés Bello University Santiago de Chile
Chile
Visiting Professor
Maimónides University
Buenos Aires, Argentina

Flavia Q. Pirih, DDS, PHD, MS
Assistant Professor
Section of Periodontics
UCLA School of Dentistry
Los Angeles, CA, USA

Adi Rachmiel, DMD, PHD
Professor
Department of Oral and Maxillofacial Surgery
Rambam Health Care Campus
Haifa, Israel
Bruce Rappaport Faculty of Medicine Technion–Israel
Institute of Technology
Haifa, Israel

Shravan Renapurkar, BDS, DMD
Assistant Professor
Department of Oral and Maxillofacial Surgery
Virginia Commonwealth University
Richmond, VA, USA

Ayleen Rojhani, DDS: OMFS
Senior Resident
Oral and Maxillofacial Surgery Department
Loma Linda University
Loma Linda, CA, USA

Rabie M. Shanti, DMD, MD
Fellow in Head and Neck Oncologic Surgery/
Microvascular Reconstructive Surgery
Department of Oral and Maxillofacial/Head and Neck
Surgery
Louisiana State University Health Sciences Center
Shreveport, LA, USA

Dekel Shilo, DMD, PHD
Department of Oral and Maxillofacial Surgery
Rambam Health Care Campus
Haifa, Israel

Dennis Smiler, DDS, MSCD
Oral and Maxillofacial Surgeon
Encino, CA, USA

Dong-Seok Sohn, DDS, PHD
Professor and Chair
Department of Oral and Maxillofacial Surgery
Daegu Catholic University
School of Medicine
Daegu, Korea

Richard Sullivan, DDS
Vice-President
Clinical Technologies
Nobel Biocare North America
Yorba Linda, CA, USA

Tetsu Takahashi, DDS, PHD
Professor and Chairman
Department of Oral and Maxillofacial Surgery
Tohoku University Graduate School of Dentistry
Sendai, Miyagi, Japan

Len Tolstunov, DDS, DMD
Private Practice, Oral and Maxillofacial Surgery
San Francisco, CA, USA
Assistant Clinical Professor
Department of Oral and Maxillofacial Surgery

UCSF and UOP Schools of Dentistry
San Francisco, CA, USA

Maria J. Troulis, DDS, MS
Chief of Service
Department of Oral and Maxillofacial Surgery
Massachusetts General Hospital, Walter C. Guralnick
Professor and Chair of Oral and Maxillofacial Surgery
Harvard School of Dental Medicine
Boston, MA, USA

Peter S. Wöhrle, DMD, MMEDSC
Clinical Practice, Newport Beach, CA, USA

Kensuke Yamauchi, DDS, PHD
Lecturer
Department of Oral and Maxillofacial Surgery
Tohoku University Graduate School of Dentistry
Sendai, Miyagi, Japan
Vice Director
Dental Implant Center, Tohoku University Hospital
Sendai, Japan

Pamela C. Yelick, PHD
Professor
Department of Orthodontics
Director
Division of Craniofacial and Molecular Genetics
Tufts University School of Dental Medicine
Boston, MA, USA

Homayoun H. Zadeh, DDS, PHD
Associate Professor and Director
Division of Periodontology
Laboratory for Immunoregulation and Tissue
Engineering
Diagnostic Sciences Dental Hygiene
University of Southern California
Los Angeles, CA, USA

Vincent B. Ziccardi, DDS, MD, FACS
Professor and Chair/Program Director, Assistant Dean
of Hospital Affairs
Department of Oral and Maxillofacial Surgery
Rutgers School of Dental Medicine
Newark, NJ, USA

译者序
Preface

口腔种植学以骨结合理论为基础，在种植材料和软硬组织增量等临床技术不断发展的过程中日趋成熟。对于缺牙区软硬组织充足的患者，种植修复已成为牙齿缺失后的首选治疗方案。然而，临床上还有许多患者缺牙区骨量不足，以致不能常规植入种植体。随着数字化口腔种植外科技术的发展，可以在数字化种植导板的指导下精确定位种植体，通过改变种植体植入的位置、方向、直径和长度来避开重要解剖结构，可在一定程度上弥补骨量不足带来的影响。但如果采用这些措施都无法保证种植体的安全植入和后期骨结合的形成，就不得不采用牙槽嵴骨增量技术。牙槽嵴骨增量技术的发展促进了种植适应证范围的扩大，给广大牙齿缺失患者带来福音。作为牙医，尤其是种植科的医生，掌握常用的牙槽嵴骨增量技术是提升自己临床治疗水平的重要途径。

非常感谢以 Tolstunov 教授为代表的学者和口腔临床医生为促进口腔种植学的发展，以及口腔种植技术的推广在牙槽嵴骨增量技术领域所做的杰出贡献。Tolstunov 教授为方便广大读者的学习和理解，将牙槽嵴骨增量技术分为两部分加以阐述，即牙槽嵴水平骨增量技术和牙槽嵴垂直骨增量技术。本书内容主要介绍的是牙槽嵴垂直骨增量技术。本书的内容翔实，从颌骨的解剖学和影像学等口腔种植基础知识开篇，逐一介绍了临床上目前常用的引导骨组织再生（GBR）技术、上颌窦提升术，以及目前运用相对较少的牵张成骨术、自体块状骨移植、带蒂骨皮瓣骨劈开等对口腔临床医生临床技术要求较高的骨增量技术。最后，本书还介绍了种植位点的软组织移植技术和组织工程在牙槽嵴骨增量中的应用和发展。同时，本书中配有大量精美的病例图片、示意图表，有助于读者理解。本书也向我们传递了多学科合作的种植修复理念，在牙槽嵴骨增量过程中可能涉及种植医生、修复医生、正畸医生和口腔颌面外科医生的共同合作。相信广大读者在阅读本书后都能和我一样获益匪浅，进一步丰富自己的口腔种植专业知识，提升自己的口腔种植临床技术，以造福广大患者。

我们非常有幸能翻译本书，在翻译过程中我们尽量忠实原文，尽我们最大的努力把原著内容准确而明晰地传递给读者，但由于翻译水平有限，难免会出现翻译错误或不恰当之处，还请广大读者批评指正。

沈颉飞　王航　童昕

郑重声明

　　本书的内容旨在进一步促进科学研究，不为特定患者推荐或推广特定的诊断、治疗方法。出版商、作者、译者没有就本书内容的精确性和完整性做任何保证，并且明确否认任何负责任的保证，如针对特定目的健康和疗效的保证。针对正在进行的研究、设备升级、仪器更新换代、政府法规的变化、设备和用药等信息的不断完善，有读者要求审查和评估其包含的详尽信息，如每种药物、设备和装置的各种信息，并希望对部分问题提供详细的指示、警告和预防措施，对于这种情况读者应适当咨询专家。任何组织或网站在本书中被引用时，并不意味着作者或出版商认可该组织或网站提供或建议的任何信息。读者还应意识到，本书所列的互联网网站在著书和阅读时可能发生变化甚至消失，本作品的任何推广声明，不为其提供任何担保。无论是出版商还是作者，都不对由此产生的任何损害负责。

原著序
Preface

教育的价值不在于对事实的学习，而在于训练大脑如何去思考。

——阿尔伯特·爱因斯坦

生物性即命运。

——西格蒙德·弗洛伊德

牙种植医学（口腔种植学）是一门不断发展的口腔外科临床实践学科。每年有大量关于外科 – 修复联合学科不同方面的书籍问世。大量冠以"种植"和"口腔"的大部头，占据了医学书店及口腔医生的书架；但是，由于各种原因，这些昂贵而权威的书籍却常常未能成为畅销书，被束之高阁，布满灰尘，而且更为重要的是，它们并未能按编撰者的初衷，为读者提供足够的实用价值。

我在三个大学里分别完成了口腔医学及口腔颌面外科专业的学习。我一直青睐更加实用的书——临床操作手册类书籍。这些书通常是比较小的，有关临床、外科学或口腔医学的书，它们是我的随身宝物，去任何地方我都可以带上它们；在任何环境中我都可以一直学习。可以说，这些实用的手册也被大部分临床医学或口腔医学的学生、住院医师及其他医生等所钟爱。

Dale Dubin 编写的 *Rapid Interpretation of EKG's* 就是这类临床参考实用书籍的典范。这是迄今为止，想要学习心电图的临床及口腔从业者学习和阅读最为广泛的书籍之一。这本优秀的著作现在已经成功印刷发行至第 6 版，并且一直是最畅销的书籍。我想这不仅是因为该书在其出色的编著中配有实图、图表、提问与互动，更因为该书对于所有医学生、医疗从业者，甚至非专业读者而言，都具有很大的实用性和参考性。

您手中现在拿着的这本书正是我们基于上述理念的一种尝试—— 一本与临床紧密结合的外科操作手册，一本与口腔种植学中"为什么"和"怎样做"相关的牙槽嵴骨增量的操作指南，一本易读易懂并以临床为导向的书，甚至可以随身携带进入手术室的书。

在编写此书期间，由于牙槽嵴骨增量技术繁多，Ole T. Jensen（我的导师，他为本书撰写了导读）博士认为想要在一本书里将这些海量的外科技术全部介绍给医生、住院医师及学生们是一项令人困惑且不可能完成的任务。如果这么做，这本书会非常厚重，从中寻找与您所需密切相关的内容也变得非常困难，同时不方便随身携带。这也是为什么要分成水平骨增量技术和垂直骨增量技术两本来写的原因，这两本书的风格都是包含完整病例报道和示意图的手术指南图谱。

《口腔种植之水平骨增量》介绍的外科技术主要针对宽度不足的牙槽嵴，采取水平骨增量技术；

《口腔种植之垂直骨增量》介绍了许多针对高度和体积不足的牙槽嵴的外科处理方法，主要讲解垂直和三维骨增量技术。当然，这两本书不可能囊括所有的牙槽嵴骨增量技术。在同行评审的口腔外科学、牙周病学、种植学和口腔医学杂志以及其他出版物中，几乎每天都有许多相关外科技术的报道。同样，由于新器械的开发和计算机技术的快速更新发展，这些技术也在其原有基础上不断改进。所以，为了方便读者学习，我们认为将现有的外科技术分为水平骨增量技术和垂直骨增量技术是符合逻辑的。

我们的目的是想用这两本密不可分的专著，配以照片、示意图和病例报道，以清晰而简明的方式，从不同的观点介绍常用或不常用的外科技术。这个过程需要修复医生（修复章节）和正畸医生（矫治性种植位点形成章节）的团队合作。每本书都是以颌骨的应用外科解剖学和胚胎学开篇，从诊断讲到治疗计划，然后再讲到许多不同的软硬组织增量技术。每本书的结尾对未来的发展予以展望（这些可能很快成为现实），如组织工程、干细胞技术、器官再生等。所有的章节都是由来自全球各自领域的顶尖外科专家（包括外科医生、研究者、学者）撰写。

任何技术水平或知识水平的读者，外科住院医师、刚从业的口腔执业医师、经验丰富的牙周科医生或是一位口腔颌面外科医生，都需要特别注意这两本书中所展现的以下3个外科理念。

1. 在美学区，通常需要进行软组织或硬组织增量，或软硬组织联合增量。

2. 静态与动态牙槽嵴骨增量（块状骨移植与牵张成骨，牙槽嵴骨劈开与正畸牵张萌出，或引导骨组织再生与骨膜扩张成骨）。

3. 骨增量特性，二维、三维与四维（考虑随年龄变化的骨改变）。

作为这两本外科手册的主编和撰稿人之一，我希望能够实现这两本书的最初目标——让它们成为您职业生涯中可能会重复阅读的临床参考外科手册，同时让您的患者受益。如果这个愿望能够实现，我将欣喜万分。

Len Tolstunov

原著导读
Introduction

在以现代种植为导向的口腔修复中，当现存牙槽骨的骨质和骨量不能满足成功的种植体骨结合要求时，则被定义为牙槽骨缺损。种植需要足够的骨质和骨量，这就催生并发展出一些有关牙槽嵴增量术的创新方法。同时，类似计算机引导种植体植入的改良种植技术减少了复杂骨增量术的必要性。有的医生可能会问，若不考虑硬组织的完全再生，还需要做什么样的特殊治疗呢？一旦考虑到大规模的重建，就必须运用到现代微创外科手术技术。临床医生可能会问，我们能够或者应该运用哪些微创外科手术来支持种植修复治疗呢？这正是本书尝试解答的问题。

除了骨结合，种植成功还需要考虑其他因素，包括重建牙槽骨形态和相应的牙龈美学轮廓，即正常的牙弓形态。然而，正常的牙弓形态意味着牙槽突和相应软组织修复均要达到理想的形态和功能（牙弓具备功能性的颌位关系）。这不但要求骨结合成功，而且要求牙种植体具有行使远期功能所必需的牙槽骨高度、宽度及充足的牙龈覆盖。也就是说：牙槽骨不仅要恢复到初始的高度，而且有与之匹配的、尽力改善的骨和软组织质量，以期适应牙种植体的要求。为了获得正常的牙弓形态，熟悉并掌握各种外科手术操作是非常重要的。在本书中将尝试展示这些外科技术。

有时，医生会忽略他们所需要达成的最终目标。有些特定的种植程序可能根本不需要外科移植手术。对于每个特定病例，都必须基于精确的种植治疗计划，设想出最终的外科修复效果，如此方能帮助整个治疗团队理清必要的外科治疗程序。例如，外科医生必须确定种植体的植入位点，并判断现有骨量能否支持种植体以及是否需要植骨。医生需要制订出包括运用外科导板或计算机导航在内的所有修复前计划，例如，治疗的步骤和周期，是否进行同期植骨，或在种植体植入后采取二期植骨方案。无论制订何种治疗计划，外科手术的目的是通过选择有成功生物学基础的外科手术方法，获取在功能范围内的充足骨量。本书将对这些外科方法做出介绍。

外科移植的术式由种植时机（牙槽窝的早期或延迟愈合）所决定，但也必须考虑到骨结合、功能重塑、抗吸收以及骨结合所需要的生物活性。因此，理想的骨移植应该与自体骨结合良好，无大量的吸收改建，并具备充足的血供。例如，异质移植物、异种和同种异体移植物可能无法与天然骨完全结合。不同形式的自体移植、仿生重组以及基于自体细胞的治疗方法也许具备更好的生物学基础，但同样也需要与之匹配的先进外科技术的支持。本书将尝试详述这些特殊的治疗方法。

人们对理想骨移植效果的追求从未中断。新技术时常用来简化、改善牙槽骨重建或扩大牙槽骨重建的适应证。目前，种植导向的牙槽骨增量术可以分为4类：①引导组织或骨组织再生术（附加/不附加钛加强装置）；②骨块移植术（口外和口内）；③骨膜（带蒂）瓣形成的牙槽嵴劈开；④牵张成骨术。牙槽骨缺损也可以根据缺损形态分类，如垂直缺损、水平缺损、垂直水平联合缺损以及完全骨缺失。牙槽骨重建的科学和实践仍以描述为主，需要考虑许多变量因素，其中最重要的是"患者因素"，包括患者全身状况、患者意愿与需求以及患者的配合程度。本书即尝试阐述这些重要因素。

任何手术都需要考虑的是患者植入位点的愈合能力。在许多病例中，这比植入材料更加重要。如果植入位点血供充分，植入过程顺利，就会发生骨移植的完全结合。发生在 1668 年的第 1 例骨移植（从狗体内获取的）效果非常好，以至于后来患者因为宗教原因要求取出移植骨时移植的骨已经不能取出了。骨移植失败通常归因于所用的材料，但更常归因于宿主植入位点愈合能力的缺陷或有缺陷的外科手术，而不是移植材料本身的固有属性。

治疗简化现已变为非常重要的因素，即精简手术、简化治疗和节省花费。这意味着患者与医生之间的社会契约更倾向于应用微创外科、缩短治疗时间、简化外科治疗和提高支付能力。这就是即刻功能种植治疗（甚至在同期植骨面前）变得如此普遍的原因。简化的难点是正确的诊断、综合的治疗计划以及足够的训练。此外，在骨移植和决策制定过程中达成的共识，仅限于以经验为基础的病例报道知识，缺乏常难觅踪迹的Ⅰ级或Ⅱ级循证医学的对照研究。

这两本书是以临床为导向的专著，其目的是展示各种当前在临床中常见的水平和三维/垂直牙槽骨增量技术，并让读者能够很快学以致用。来自各自领域享誉盛名的专家组成国际性的多学科团队，以示意图和术中照片的形式呈现出各种外科技术。本书展示了每种技术的益处、风险、替代方案和并发症，并提供了参考文献（科学依据），让读者真正洞悉每一项外科手术。我希望这两本书能帮助读者增加对特定技术的认识，并拓宽能够在实践中成功应用的外科术式。如果你是一个勤于学习的人，这本书就是为你而作。

Ole T. Jensen

C 目 录
ONTENTS

第 1 篇　前　言

第 1 章　概述及骨增量分类　/ 2

第 2 章　颌骨外科应用解剖　/ 6

第 3 章　多学科参与的口腔种植修复评估　/ 13

第 4 章　口腔种植学中的正畸治疗：矫治性种植位点形成　/ 30

第 5 章　口腔种植中牙槽嵴的影像学评估——锥形束状 CT　/ 39

第 6 章　口腔种植学中牙槽嵴缺损的分类　/ 54

第 7 章　牙槽嵴增量：如何选择　/ 63

第 8 章　3D 牙槽嵴重建术的第四维：对牙列缺损患者进行骨和软组织移植以补偿影响种植体植入骨整合的颅面部增龄性动态变化　/ 73

第 2 篇　联合使用引导性骨再生和颗粒状移植材料以修复牙槽的垂直缺损

第 9 章　与口腔种植位点骨增量相关的颗粒状骨移植材料和引导骨再生技术的应用　/ 82

第 10 章　使用钛增强装置（保护骨再生）的牙槽嵴垂直骨增量术　/ 96

第 11 章　垂直向牙槽骨缺损修复中带蒂截骨联合颗粒骨移植夹层成形术的应用　/ 114

第 12 章　超声骨刀应用于萎缩下颌骨的外科治疗：应用夹层截骨术及同期嵌入同种异体骨的垂直向牙槽嵴骨增量术　/ 125

第 3 篇　提升上颌窦以进行上颌后牙区牙槽嵴垂直向骨增量

第 13 章　上颌后牙缺牙区种植诊断及治疗计划　/ 138

第 14 章　嵴顶窦底提升术：骨凿技术　/ 148

第 15 章　不翻瓣经牙槽嵴顶上颌窦底内提升骨增量术：液压技术　/ 156

第 16 章　超声骨刀微创提升上颌窦及生长因子在萎缩性上颌骨中的应用　/ 165

第 17 章　窦底提升及植骨：经骨侧壁上颌窦外提升术　/ 183

第 18 章　"三明治"式骨劈开术联合窦底骨移植术在上颌后牙区牙槽嵴严重萎缩情况下的应用　/ 191

第 19 章　窦提升术并发症的治疗　/ 199

第 4 篇　牙槽骨牵张成骨垂直骨增量

第 20 章　牵张成骨形成种植位点：诊断和治疗计划　/ 206

第 21 章　牙槽骨牵张成骨垂直骨增量：外科原理与技术　/ 227

第 22 章　牵张成骨技术在创伤后上下颌牙槽骨缺损中的应用　/ 235

第 23 章　牙槽骨牵张成骨术并发症的处理　/ 245

第 5 篇　自体块状骨种植的垂直牙槽嵴增量术

第 24 章　牙种植中自体块状骨移植的垂直牙槽嵴增量术　/ 252

第 6 篇　游离骨皮瓣和骨整合种植体

第 25 章　运用游离骨皮瓣和骨整合种植体行上下颌骨牙槽嵴重建　/ 282

第 7 篇　种植位点软组织增量

第 26 章　种植位点软组织增量：评估和处理方案　/ 292

第 27 章　口腔种植中的软组织移植技术　/ 299

第 28 章　口腔种植软组织移植相关并发症及处理　/ 316

第 8 篇　牙槽复合体的组织工程学

第 29 章　原位组织工程牙槽嵴增量技术　/ 324

第 30 章　骨髓穿刺：原理及穿刺技术　/ 332

第 31 章　牙槽复合体再生　/ 344

第 1 篇

前　言

第1章　概述及骨增量分类

Len Tolstunov

Brånemark 发现骨结合（osseointegration）是20世纪口腔医学领域最具重大意义的事件之一[1-2]，该发现将口腔医学的发展划分为两个时期：口腔种植前时代（症状口腔医学时代）和口腔种植时代（生理口腔医学时代）。在口腔种植前时代，口腔修复学治疗牙齿缺失或牙列缺损只有两种有效方法：可摘活动义齿和固定桥。这两种方法有赖于邻牙和牙槽嵴黏膜的支持，而很少考虑牙槽骨的保存。

在口腔医学发展的第二阶段即当代口腔医学的后 50 年，口腔修复学（重建性口腔医学）已经开展了生理性治疗，即采用能够形成骨结合的骨内种植体修复缺失牙，这些种植体以类似天然牙列的方式使牙槽骨得以保存。骨保存原理基于骨内负载（endosseous bone loading，EBL）的概念。牙种植体也能避免邻牙承受不必要的负载，从而降低和消除牙支持式的可摘和固定修复体对天然牙列的损伤，增强咀嚼功能，提高美学效果和患者的舒适感。

最初，在外科手术的驱动下，口腔种植学主要考虑牙种植体的植入整合。很快另一观点变得明确：为了准确地种植修复，必须将种植体植入牙槽骨的修复性位点，即使该区骨量不足，也应植入与天然牙相同或邻近的位置。可见，口腔种植学已经发展成为一门以修复为导向的外科性修复学科。

最近几十年的发展已经明确口腔种植的成功与种植体的寿命取决于三个因素（种植三角），包括：①以修复为导向的种植体植入；②存在骨结合的基础，即足量的牙槽骨；③种植体周存在健康的软组织以维持良好的种植体卫生和稳定。种植三角中任何一个因素的缺失最终都会影响种植体的健康

或寿命，并且经常导致种植失败。

由牙齿缺失、创伤（及多种其他因素）引起的骨萎缩或骨吸收，促进了以种植为导向的多种一次或分阶段骨增量技术的发展。这套丛书主要讲述应用于口腔种植学的骨增量技术。文献中已报道的修复缺损萎缩牙槽骨的多种骨增量技术[3-5]，在这两本书中均有描述。每一项技术都有其相应的适应证和禁忌证，也有其相应的支持者和反对者。本书中描述的 4 种常用于口腔种植学的牙槽嵴重建技术如下。

1. 颗粒状骨移植的引导性骨组织再生术（GBR）[6-7]。

2. 口外块状骨（取自髂骨、肋骨、颅骨）和口内块状骨（取自颏部、下颌支、下颌后牙区、颧骨、上颌结节）的外置式骨移植（onlay block bone graft）[8-11]。

3. 牙槽嵴骨劈开 / 骨移植（ridge-split/bone graft）和三明治骨切开术（sandwich osteotomy）[12-14]。

4. 牙槽嵴牵张成骨术（alveolar distraction osteogenesis）[15-16]。

为了方便读者学习这些外科技术，本书的笔者将其大体分为两类：水平骨增量技术和垂直骨增量技术。本书描述了伴高度缺损的牙槽嵴垂直骨增量技术，丛书的另一本则详细讲述了伴宽度缺损的牙槽嵴的水平骨增量技术。这两本书并不是包含所有牙槽嵴骨增量技术的完整性论述。这既不可能，也不实际。同行评审的口腔外科学、牙周学、口腔种植学论文、综合性口腔医学杂志，以及其他出版物几乎每天都提出许多外科技术。同时，伴随着新

*Private Practice, Oral and Maxillofacial Surgery, San Francisco, California, USA
Department of Oral and Maxillofacial Surgery, UCSF and UOP Schools of Dentistry, San Francisco, California, USA

设备和计算机技术的发展，这些技术的原型也不断被改进。

分类有利于简化对特定内容的学习，便于读者全面了解复杂主题。在口腔种植学中，牙槽嵴骨增量技术存在多种不同的分类方法。表 1.1 显示的是本书笔者的分类方法。基于多年的教学和临床实践，以及编写本书的历程，我们提出了一个让学生、外科住院医师和临床医生更好理解的分类方法，该方法从概念上结合了生物学的观点（表 1.1）。

笔者建议这两本书的读者在打开书中任何与

表 1.1　腔种植学中通过骨移植实现牙槽嵴骨增量的手术分类（水平骨增量或垂直骨增量）

术式	移植骨来源	骨增量类型	移植方式、瓣类型和移植骨血管再生	移植骨结合	增加的组织
I．嵌入式骨移植 A. 颗粒状骨	无或自体骨（如果需要）	静态	游离移植 有限的黏骨膜瓣； 骨内来源（主要）的血管再生	编织状骨到板层骨；开始伴随骨形成	硬组织
1. 引导骨组织再生（适用于三壁或四壁拔牙窝或骨缺损）					
2. 牙槽嵴骨劈开或带蒂三明治骨切开（二壁的水平或垂直骨缺损）			带血管骨膜瓣[17-19]；2~3 个再生血管来源：来自劈开骨面内和骨膜来源（舌侧骨膜供应垂直增量骨，颊侧骨膜供应水平增量骨）[20]		
3. 上颌窦提升			无瓣（冲顶法）或者黏骨膜瓣（侧壁开窗法）；骨内和骨膜来源的新生血管（窦黏膜发挥了骨膜的作用）		
4. 自体块状皮质骨的帐篷植骨			黏骨膜瓣；帐篷块状骨移植不能实现血管化，并且有吸收的倾向		
B. 块状骨	口内或口外		无瓣；骨内来源（主要）的血管再生	编织状骨到板层状骨；开始伴随骨吸收	
II．外置式骨移植 A. 颗粒状骨	无或自体骨移植（口内或口外）	静态	游离移植；黏骨膜瓣；初期主要是骨内来源的血管再生，3~4 周后辅以骨膜来源的血管再生	编织状骨到板层状骨；开始伴随骨形成	硬组织
1. 引导性骨组织再生（一壁或二壁拔牙窝或骨缺损）或骨膜下隧道术					
2. 使用钛网、螺钉或种植体的帐篷植骨[21-23]			主要为颗粒状移植骨的骨内血管再生		
B. 块状骨	口内或口外		主要为块状移植骨的骨内血管再生	编织状骨到板层状骨；开始伴随骨吸收	
III．牙槽嵴牵张成骨	无	动态	无移植骨；黏骨膜瓣；骨内血管再生为主并伴有舌侧或腭侧骨膜的血管再生	胖胀状骨形成，类似于骨折愈合，多数为膜内成骨，随后发生骨改建	硬组织和软组织（同时牵张/扩展）
IV．游离骨-膜瓣移植（有微血管吻合）	口外	静态	游离骨-软组织瓣；受植处与供骨处的微血管吻合及受植处的骨内血管再生	胖胀状骨形成，类似于骨折愈合，软骨内成骨后进行骨改建	硬组织和软组织（同时移植）

临床相关的章节时，都要完整地阅读、学习、研究该技术。有针对性地阅读医学文献是比较常见并且富有成效的方法。在阅读完一章后，你可以返回这一章进行回顾和反思，然后，再去阅读其他不同类型（水平或垂直）骨增量技术的相关章节，并与前面的技术进行比较，同时还可查阅目前与该主题有关的文献。这有助于最终选择适合自己的技术（所掌握的并认为最好的技术）。而在为患者选择骨增量手术时，一定要记住每项技术的生物学原理。

笔者建议不论是初学的口腔外科医生，还是经验丰富的口腔医生，在学习外科方法和技术时，均要注意以下几点。

1. 软组织与硬组织增量：哪一种是必需的、哪一种优先？尤其是在美学区的治疗计划要认真考虑这些问题。

2. 静态与动态骨增量技术：块状骨移植与牵张成骨术，牙槽嵴骨劈开术与正畸牵引等。

3. 二维（2D）、三维（3D）和"四维（4D）"组织增量：水平或垂直（2D）骨和软组织移植；立体（3D）骨和软组织移植；时间（第四维）相关性骨和软组织移植，强调了增龄性变化是可预期的，并且可通过考虑充分的骨增量技术来预防（尤其是在上颌前牙区）。

读者可将这本书作为外科手术参考书或指导手册，可在任何地方（学校、家或手术室）学习，请您告诉我们您满意或不满意的地方，以及您认为应在以后的版本中需要修改、添加或删除的内容。我们希望新的版本比旧版更好。祝您在为患者利益着想而阅读本书的学习过程中有所收获。

颗粒状骨移植

1. 嵌入式（Inlay） 骨移植材料为异种骨，可与自体骨[含骨形成蛋白（BMP）]结合使用。比较理想的情况是种植体颈部和根部位于存留的天然骨内，而种植体的体部由移植骨包绕。植入到天然骨内的种植体的初期稳定性非常重要。

2. 外置式（Onlay） 骨移植材料为异种骨和异体骨的混合骨，并可结合自体骨（含有 BMP）应用。种植体颈部由移植骨包绕，而体部植入到天然骨内，并在植入时具有良好的初期稳定性（30+NCm）。

颗粒状骨移植的帐篷植骨术（tenting procedures）

1. 自体皮质骨的帐篷植骨 在高度或宽度缺损的牙槽嵴处，游离的皮质骨块可用于实施二维骨增量，可在皮质骨块和基骨（天然骨）之间放置颗粒状植骨材料行嵌入式骨移植术。最开始分离的皮质"帐篷"骨是没有血供的，在 4 ~ 5 周后才仅有骨膜来源的血管系统重建形成，这种情况限制了皮质骨块的存活，并增加了随后的骨吸收。骨内和骨膜来源的再生血管为具有良好存活潜能的颗粒状移植骨提供血供。

2. 钛网帐篷植骨 钛网适用于缺损牙槽嵴的三维（立体）骨重建，并为其下方的颗粒状移植骨提供支撑和保护作用。颗粒状移植骨以外置式骨移植方式覆盖在基骨上。骨内来源的再生血管为具有良好存活潜能的颗粒状移植骨提供血供。

3. 骨膜帐篷植骨

A. 螺钉帐篷植骨：用金属螺钉固定支撑软组织基质，为基骨上的外置式颗粒状移植骨创造空间。通过水平和垂直植入螺钉可实现二维和三维的牙槽嵴骨增量。骨内和骨膜来源的再生血管为具有良好存活潜能的颗粒状移植骨提供血供。

B. 种植体帐篷植骨：用牙种植体固定支撑软组织膜，为基骨上的外置式颗粒状移植骨创造空间。可为高度缺损的牙槽嵴实现 2D 骨增量。骨内和骨膜来源的再生血管为具有良好存活潜能的颗粒状移植骨提供血供。

块状骨移植

外置式或嵌入式骨移植，水平、垂直或联合骨移植（J-graft），需采用固定螺钉和固定板，常出现继发性骨吸收。

牙槽嵴牵张成骨

水平向或垂直向牙槽嵴骨增量，需采用特殊的牵张装置。

需要微血管缝合的游离骨－膜瓣移植

垂直向和水平向牙槽嵴骨增量，需采用固位

板和固位螺钉。

移植骨血管再生（graft revascularization）意味着从血管生成到矿化和骨化的骨性愈合形成，特殊的血管来源主要有以下几种。

1. *骨内来源（中枢性或离心性）*：通过血管再生促进骨性愈合（骨化）。这适用于任何的外置式或嵌入式骨移植，也适用于骨－膜瓣术形成的骨切开间隙（如牙槽嵴骨劈开后的间隙）。这是游离骨移植存活的主要血供来源。

A. 颗粒状骨移植：内在的骨沉积会转化成编织状骨；骨形成加快血管再生。

B. 块状骨移植：块状移植骨吸收血浆作为血供；骨吸收减缓血管再生。

2. *骨膜来源（外周性或向心性）*：骨膜近端血管生成给骨膜外置接触的移植骨提供血供（类似于外置式块状骨移植）。这是游离骨移植存活的辅助性血供。

3. *微血管吻合*：最好的血供来源。伴有软硬组织转移的血管游离移植，还可建立辅助性的骨内和骨膜来源的血供。

参考文献

[1] Brånemark P-I, Zarb G, Albrektsson T. Tissue-Integrated Prostheses. Chicago, IL: Quintessence Publishing Company, 1985

[2] Brånemark P-I, Hansson B, Adell R, et al. Osseointegrated Implants in the Treatment of the Edentulous Jaw. Experience for a 10-Year Period. Stockholm: Almqvist & Wiksell International, 1977

[3] Aghaloo TL, Moy PK. Which hard tissue augmentation techniques are the most successful in furnishing bony support for implant placement? Int J Oral Maxillofac Implants, 2007, 22(Suppl):49–70

[4] McAllister BS, Haghighat K. Bone augmentation techniques. J Periodontol, 2007, 78(3):377–396

[5] Chiapasco M, Zaniboni M, Boisco M. Augmentation procedures for the rehabili-tation of deficient edentulous ridges with oral implants. Clin Oral Implants Res, 2006, 17(Suppl 2):136–159

[6] Buser D, Brägger U, Lang NP, et al. Regeneration and enlargement of jaw bone using guided tissue regeneration. Clin Oral Implants Res, 1990, 1(1):22–32

[7] Annibali S, Bignozzi I, Sammartino G, et al. Horizontal and vertical ridge augmentation in localized alveolar deficient sites: a retrospective case series. Implant Dent, 2012, 21(3):175–185

[8] Keller EE, Triplett WW. Iliac bone grafting: a review of 160 consecutive cases. J Oral Maxillofac Surg, 1987, 45(1):11–14

[9] Bedrossian E, Tawfilis A, Alijanian A. Veneer grafting: a technique for augmentation of the resorbed alveolus prior to implant placement. A clinical report. Int J Oral Maxillofac Implants, 2000, 15(6):853–858

[10] Pikos MA.Mandibular block autografts for alveolar ridge augmentation. Atlas Oral Maxillofac Clin North Am, 2005, 13(2):91–107

[11] Tolstunov L. Maxillary tuberosity block bone graft: innovative technique and case report. J Oral Maxillofac Surg, 2009, 67(8):1723–1729

[12] Simion M, Baldoni M, Zaffe D. Jawbone enlargement using immediate implant placement associated with a split-crest technique and guided tissue regeneration. Int J Periodontics Restorative Dent, 1992, 12:462–473

[13] Scipioni A, Bruschi GB, Calesini G. The edentulous ridge expansion technique: a five-year study. Int J Periodontics Restorative Dent, 1994, 14:451–459

[14] Jensen OT, Cullum DR, Baer D. Marginal bone stability using 3 different flap approaches for alveolar split expansion for dental implants: a 1-year clinical study. J Oral Maxillofac Surg, 2009, 67(9):1921–1930

[15] McCarthy JG. The role of distraction osteogenesis in the reconstruction of the mandible in unilateral craniofacial microsomia. Clin Plast Surg, 1994, 21(4):625–631

[16] Chin M, Toth BA. Distraction osteogenesis in maxillofacial surgery using internal devises: review of five cases. J Oral Maxillofac Surg, 1996, 54(1):45–53

[17] Jensen OT, Ellis E. The book flap: a technical note. J Oral Maxillofac Surg, 2008, 65(5):1010–1014

[18] Jensen OT,Mogyoros R, Owen Z, et al. Island osteoperiosteal flap for alveolar bone reconstruction. J Oral Maxillofac Surg, 2010, 68(3):539–546

[19] Casap N, Brand M, Mogyros R, et al. Island osteoperiosteal flaps with interpositional bone grafting in rabbit tibia: preliminary study for development of new bone augmentation. J Oral Maxillofac Surg, 2011, 69(12):3045–3051

[20] Ewers R, Fock N, Millesi-Schobel G, et al. Pedicled sandwich plasty: a variation on alveolar distraction for vertical augmentation of the atrophic mandible. Br J Oral Maxillofac Surg, 2004, 42:445–447

[21] Le B, Rohrer MD, Prasad HS. Screw "tent-pole" grafting technique for reconstruction of large vertical alveolar ridge defects using human mineralized allograft for implant site preparation. J Oral Maxillofac Surg, 2010, 68(2): 428–435

[22] Kuoppala R, Kainulainen VT, Korpi JT, et al. Outcome of treatment of implant-retained overdenture in patients with extreme mandibular bone resorption treated with bone grafts using a modified tent pole technique. J Oral Maxillofac Surg, 2013, 71(11):1843–1851

[23] Korpi JT, Kainulainen VT, Sandor GK, et al. Long-term follow-up of severely resorbed mandibles reconstructed using tent pole technique without platelet-rich plasma. J Oral Maxillofac Surg, 2012, 70(11):2543–2548

第 2 章　颌骨外科应用解剖

Rabie M. Shanti[1], *Vincent B. Ziccardi*[2]

为了安全地进行上下颌骨垂直骨增量手术，从而植入骨内种植体，必须要了解与手术相关的解剖结构，这些解剖结构的位置变异，以及它们与相邻结构的关系，特别是与颅骨发育、先天性解剖异常、增龄性骨萎缩和牙齿缺失导致骨缺损所引起的解剖改变之间的关系。充分了解颌骨的解剖结构有利于医生安全地开展本书所阐述的相关手术和技术。

尽管实施口腔种植手术及必要时的牙槽嵴骨增量手术的口腔医生或专家的外科操作水平和临床经验不同，但所有进行手术的医生都应该掌握相关位置的解剖结构。这对于避免发生不必要的不良后果或医疗纠纷至关重要。图 2.1 的病例为上下颌骨植入种植体时发生了严重过失，而其原因为术前医生未能充分了解局部的解剖结构。

上下颌骨位于口腔内，口腔的前界是上下唇皮肤—唇红连接处，上后界为软硬腭交界处，侧后界是扁桃体前柱，下后界至舌根部的轮廓乳头。在这些解剖边界以后的结构如舌根、腭扁桃体、软腭等是咽的组成部分。口腔具有多种生理功能：咀嚼、唾液的润滑和缓冲作用、协调吞咽的口腔预备和转运过程、味觉、先天性免疫防御、发音、保护邻近的深部组织、促进人与人的交流沟通。由于口腔具有复杂而多样的生理和社交功能，所以在局部狭小的口腔内有多种软硬组织结构高效有机地行使这些功能。另外，由于这些解剖结构间相互作用关系复杂，即使很小的口腔解剖结构变化都可能对患者造成不良后果。因此，在本章节中将详细地描述上、下颌骨的解剖结构及重要

的临近解剖结构，这是在上下颌复合体实施手术时必须考虑的因素。

下颌骨解剖
解剖孔和神经管

下颌骨是颅面部骨中唯一一块可以自由运动的骨，也是密度最高的骨。下颌骨通过颞下颌关节与颅骨底部连接在一起。下颌骨由于颏突而具有美观功能，颏突是位于下颌切牙下方颏区的骨性突起。上下面观，下颌骨呈"U"形。

下颌骨有三个解剖孔：下颌孔（mandibular foramen）、颏孔（mental foramen）和舌孔（lingual foramen）。在前磨牙区进行手术时，如骨内种植体的植入和牙槽嵴骨增量术，颏孔具有重要的临床意义。由于下颌孔距下颌牙列较远，种植修复在植入骨内种植体时可以不考虑下颌孔。但是，在下颌升支部进行手术如下颌支矢状骨劈开或下颌外支垂直截骨术时，下颌孔具有重要的解剖意义。舌孔是位于下颌骨中线位置内侧面的一个小孔。不同于下颌孔和颏孔，舌孔是一个动脉孔，内含血管而非神经和血管。舌孔位于有牙下颌骨内侧的下缘，来源于舌动脉的双侧舌下动脉分支吻合上行形成小的穿孔血管，随后进入舌孔。

下颌孔位于下颌升支内侧面乙状切迹下方 15~20mm，下牙槽神经血管由此进入下颌骨。下颌管（mandibular canal）起自下颌孔，在下颌支内部斜向前下方走行。下颌管在下颌孔水平起始后，首先贴着舌侧骨皮质走行 8~10mm[1]，然后下行并逐渐靠近下颌升支的中心位置，随后继续前

1.Department of Oral and Maxillofacial/Head and Neck Surgery, Louisiana State University Health Science Center, Shreveport, Louisiana, USA
2.Department of Oral and Maxillofacial Surgery, Ruters School of Dental Medicine, Newark, New Jersey, USA

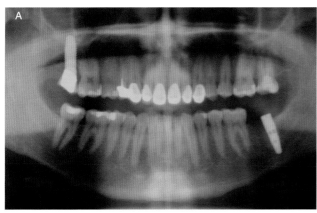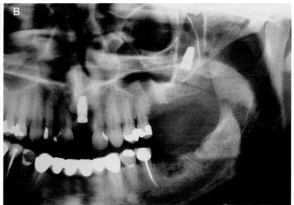

图 2.1　A.全景片显示下颌左侧第二磨牙区的种植体侵入了下颌神经管。B.全景片显示在上颌左侧第一磨牙区通过上颌窦内提植入种植体时，种植体进入了上颌窦内

行经过第一和第二磨牙并靠近下颌骨的下缘。下颌管在第一和第二磨牙之间最靠近下颌骨的下缘和舌侧（图 2.2）[1]。当到达最低位后，下颌管会朝颏孔和颊侧骨皮质方向上行。最终，下颌管分叉为颏管和切牙管，其内分别走行颏神经（mental nerve）和切神经（incisive nerve）。下颌管罕见的多样性变异已有报道，其中双叉下颌管在下颌管解剖变异中最为常见，发生率为 15.6%[2]。图 2.3 所示的下颌管四种解剖变异中，磨牙后段变异在 CBCT 中最为常见，比例达 52.5%[3-4]。三叉下颌管也有过报道。近年来，下颌管解剖变异如此常见归因于 CBCT 的出现和普及[4]。

颏管朝颏孔斜向上走行。在空间位置上，颏孔与眶下孔在同一垂直面。在有牙下颌骨，颏孔的垂直向位置是稳定的，接近下颌骨体上下缘的中间位置。但是在下颌骨萎缩时其位置会发生变化。关于颏孔的横向解剖位置，影像学图片分析和尸解样本研究的结果略有差异[5~6]。Von Arx 等研究显示 56% 的颏孔位于第一和第二前磨牙根尖之间，其余有 35.7% 的颏孔位于第二

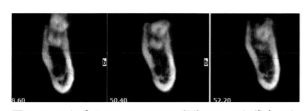

图 2.2　下颌骨体冠状面 CBCT 影像显示下颌管在下颌骨体内走行时最下方和最舌侧的位置

前磨牙根尖下方[5]。此外，每侧颏孔与下颌骨中线的距离平均约为 25mm。在 1.4%~10% 的患者中存在副颏孔[7]。

切牙管在颏管和颏孔的前方继续向前走行，其内为下颌切神经。放射片检查并不一定总能显示出切牙管的影像。Pires 等研究者报道 83% 的 CBCT 检查可见下颌切牙管，而在只有 11% 的全景片可见[8]。

神经和血管

为了充分地理解上下颌骨的神经分布，我们必须了解颌骨的胚胎起源。上颌骨和下颌骨发育自第一鳃弓，三叉神经也起源于第一鳃弓。因此，支配上下颌骨的三叉神经感觉分支与颌骨具有共同的胚胎起源。三叉神经是十二对脑神经中最大的一对，可捕捉来自上下颌骨的全部感觉信号，与此同时，还有其他的感觉神经和（或）运动神经支配口腔内的软组织结构，如第七对脑神经面神经、第十对脑神经迷走神经、第十二对脑神经舌下神经，但是这些神经距离下颌骨足够远，因此在行下颌牙槽嵴垂直骨增量手术时不会被损伤。下文将会讨论一些具有重要临床意义的神经，这些神经可接受下颌骨和相关组织(如牙齿)的感觉信号，或者极为贴近下颌骨（图 2.4）。

两侧的三叉神经在脑桥水平离开大脑，然后在侧面下行进入同侧的三叉神经窝（trigeminal cave），即 Meckle 腔内形成三叉神经节（trigeminal ganglion；又称半月神经节，塞氏神经节）。三叉

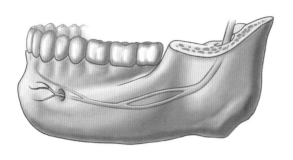
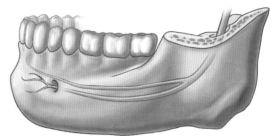
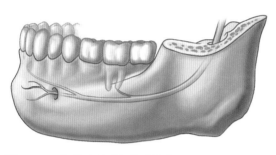
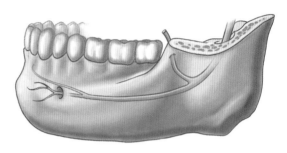

图2.3　下颌管的解剖变异（摘自 Nitioh M, et al. International Journal of Ord and Maxillofacial Implants, 2009[3]）

神经窝位于颞骨岩部尖端，是一个含有脑脊液的蛛网膜囊。三叉神经节在此向前分出3条大的神经分支：眼支（V1），上颌支（V2）和下颌支（V3）。眼支是3条神经分支中最小的分支，只接收来自口腔以外的面部结构的感觉信号。而上颌支和下颌支接收来自颌骨的所有感觉信号。

　　下牙槽神经（inferior alveolar nerve，IAN）是下颌支（V3）的最大终末分支，是含有感觉和运动神经纤维的混合神经。尽管下牙槽神经主要是感觉神经，但也会发出运动神经分支——下颌

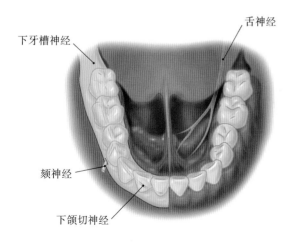

图2.4　口腔内邻近下颌骨的主要感觉神经

舌骨肌神经来支配下颌舌骨肌和二腹肌前腹。下牙槽神经在翼外肌下头下方起自下颌支（V3），然后在翼下颌间隙（翼内肌和蝶下颌韧带的外侧）内向下走行，并平行于舌神经向后外方走行，再经下颌孔进入下颌升支内侧面。在进入下颌孔之前，下牙槽神经被蝶下颌韧带包绕。

　　下牙槽神经与下牙槽动静脉和淋巴管伴行于下颌骨内。解剖学研究表明常见多条下牙槽静脉走行在下牙槽神经上方，而下牙槽动脉通常是一条，走行于下牙槽神经的内侧[9]。在下颌骨内走行过程中，下牙槽神经会发出许多小分支，接收磨牙、前磨牙及相应牙周膜和牙槽骨的感觉。下牙槽神经最终在前磨牙区分叉为切神经和颏神经。

　　下牙槽神经的"前神经环"一直存在许多争论[10]。如果存在"前神经环"，在下牙槽神经分出切神经分支后，它开始随着剩余的部分下牙槽神经下行并穿过颏孔，再向后朝颏孔方向回环形成颏神经。48%的研究表明存在"前神经环"，长度为0~5.7mm，平均长度为0.89mm[11]。在下颌骨后牙区实施牙种植和牙槽嵴骨增量手术时，医生要考虑手术与下牙槽神经的关系。因为下牙槽神经在标准的放射检查（如全景片、CBCT）中是

看不见的，所以我们建议保留下颌管上壁的硬骨板 2mm，可避免损伤下牙槽神经，除非存在放射片中无法看见的解剖变异。图 2.1A 的放射片展示了手术过程中侵犯了下颌神经管的一个病例，该患者出现了下牙槽神经支配区的麻木。需要注意的是由于颏神经和切神经是下牙槽神经的终末分支，在下颌体内的下牙槽神经干损伤后会导致损伤部位远端的下牙槽神经支配区域的感觉丧失，包括颏神经和切神经的支配区。

如前所述，颏神经是下牙槽神经的终末分支，只含有感觉神经纤维。颏神经起始于下颌骨体内部，斜向前上方走行经颏孔出下颌骨体。出颏孔后，颏神经被神经鞘包绕，然后发出 3 条分支支配降口角肌（图 2.5）。这 3 条分支可接收颏部皮肤、口腔前庭黏膜、下颌颊侧牙龈，以及下唇皮肤和黏膜的感觉信号。这些细小的终末神经分支使前磨牙区的牙槽嵴骨增量手术复杂化，因此，在进行切口设计和骨增量手术时应考虑颏神经及其分支。

有文献报道在颏神经分布区植入牙种植体的病例中有 7%~10% 发生了永久性的神经感觉障碍，所以医生必须要考虑颏孔的位置及颏神经的分支[12]。另外，在萎缩下颌骨中，颏孔的位置会随骨萎缩的程度而发生变化。在严重的下颌骨萎缩病例中，颏孔可能位于下颌牙槽嵴顶附近，在实施牙槽嵴顶切口和（或）颏孔附近的手术操作时需要考虑到这点。即使在颏神经分布区发生很小的功能障碍都可能导致不同程度的并发症发生，包括咬唇、流涎和发音障碍。

如前所述，下颌管在颏孔前方延伸为切牙管（incisive canal）。切牙管内含有下颌切神经，支配同侧第一前磨牙、尖牙、侧切牙和中切牙的感觉。在大部分的患者中，切神经和切牙管终止于同侧侧切牙的下方。由于切神经在切牙区分散为微小的分支，所以在这个区域的切神经和切牙管很难被观察到[13]。患者在切神经损伤后，通常不会产生临床症状，而在三叉神经重建术时，有时还会选择切除该神经。这就表明在两侧颏孔间的区域可进行牙槽嵴骨增量手术，并且几乎没有术后神经感觉障碍的风险。

最后，在下颌骨后牙区进行手术时要考虑舌神经（lingual nerve）。作为三叉神经下颌支（V3）的外周分支，舌神经接收舌前 2/3 的感觉。尽管舌咽神经（glossopharyngeal nerve；第九对脑神经）接收舌后 1/3 的感觉，但在舌前 2/3 的后部存在舌咽神经与舌神经的交叠区。舌神经走行过程中有

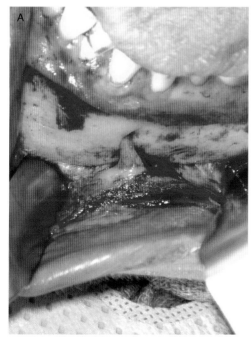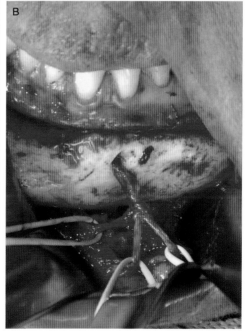

图 2.5　A. 临床照片显示颏神经上覆盖有降口角肌。B. 临床照片显示颏神经主干及其 3 条分支

面神经（facial nerve；第七对脑神经）的分支——鼓索的加入，鼓索内的味觉纤维分布于舌前2/3司味觉，而其突触前副交感纤维到达下颌下神经节交换神经元后，分布于同侧下颌下腺和舌下腺，支配腺体的分泌。舌神经在卵圆孔下方起始于下颌支，沿下颌支内侧面中间向舌前2/3下行，然后在下颌第一和第二磨牙区跨过下颌下腺导管达舌尖。但在第三磨牙区，舌神经与下颌骨舌侧骨皮质和舌侧牙槽嵴顶密切相关。Miloro[14]等学者通过磁共振成像（MRI）检查，发现有25%的患者其舌神经在第三磨牙区与舌侧骨皮质直接接触，10%的患者其舌神经走行于舌侧牙槽嵴顶上方。另外，Pogrel[15]等学者明确了舌神经与舌侧牙槽嵴顶的平均水平距离是3.45mm±1.48mm，平均垂直距离是8.32mm±4.05mm（图2.6）。舌神经与舌侧骨皮质及舌侧牙槽嵴顶的关系，在左右双侧之间的差异不具有统计学意义[15]。

重要的血管结构

在下颌牙槽骨进行重建手术时，需要特别关注下牙槽神经、颏神经、下颌切神经和舌神经等

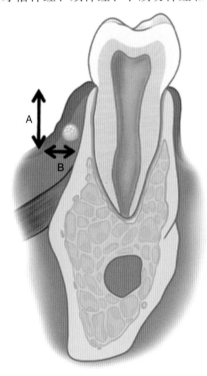

图2.6　舌神经与下颌骨舌侧嵴顶的关系：8.32 mm ± 4.05 mm（A）3.45 mm ± 1.48 mm（B）（摘自 Pogrel MA, et al. International Journal of Ord and Maxillofacial Implants，1995[15]）

局部神经结构。对这些外周神经分支的损伤会给患者造成明显的功能障碍，同时对局部血管结构的损伤也会造成危及生命的出血情况，继而引发气道梗阻[16]。在下颌骨进行牙槽嵴骨增量术或骨内种植体植入术时，涉及重要血管结构的最关键区域为下颌前牙区舌侧骨皮质。英文文献中报道的下颌骨牙种植术后引发危及生命的出血病例已经超过了12例[16-17]。如果下颌前牙区舌侧骨皮质发生穿孔，易受损伤的两条动脉分支是舌下动脉和颏下动脉。我们将在这里讨论这两条动脉和下牙槽动脉的解剖特点，下牙槽动脉是在下颌后牙区执行手术时必须考虑的结构。

舌下动脉是舌动脉的4条分支之一。舌动脉是颈外动脉的第3条分支。舌动脉在第3颈椎水平发出，朝舌骨大角向上走行。舌动脉共有4条分支，是舌体和口底主要的血供动脉。这4条分支动脉分别是舌动脉舌骨上支、舌深动脉（ranine artery）、舌下动脉和舌动脉背支。舌下动脉在口底走行于同侧的下颌舌骨肌和颏舌骨肌之间，并在前牙区舌侧牙槽嵴黏膜水平与对侧同名动脉吻合[16]。

在下颌前牙区进行手术时，穿透舌侧骨皮质不仅会有损伤舌下动脉的风险，也会有损伤颏下动脉的风险。颏下动脉是面动脉最大的分支动脉。面动脉是颈外动脉的分支。在向上走行的过程中，面动脉会穿过下颌下腺，并在穿出下颌下腺后发出颏下动脉。颏下动脉在下颌舌骨肌浅面向前走行，最终与舌下动脉和下颌舌骨肌动脉吻合[16]。为了进一步阐明沿下颌前牙区舌侧表面走行的血管解剖，Hofschneider等研究者解剖了34具人类尸体[18]，结果显示在该解剖区域内，71%的尸体样本发现了舌下动脉，41%的样本可见颏下动脉的较大分支。需要注意的是颏下动脉的分支穿过下颌舌骨肌到达口底。由于在下颌前牙区舌侧存在血流丰富的舌动脉和颏下动脉的分支动脉，一旦损伤可导致舌下出血性肿胀，进而即刻出现气道梗阻。因此，在下颌前牙区进行手术时，医生一定要采取预防措施防止舌侧骨板穿孔以免损伤这些动脉血管。

如神经血管结构部分所述，下颌管内有下牙槽神经、下牙槽动脉、下牙槽静脉和淋巴管走行。虽然损伤下牙槽动脉引起的致命性出血极为罕见，但毕竟发生过[19]。下牙槽动脉是上颌动脉的分支，通过下颌孔进入下颌骨。在下颌管中走行时，下颌动脉发出许多分支分布于牙齿中。该动脉的解剖具有高度的一致性，但在 Jergenson 等报道的一份病例中显示：一侧下牙槽动脉直接来自颈外动脉，而对侧下牙槽动脉来自上颌动脉[20]。如前所述，Pogrel 等通过解剖学研究发现下颌管内常见多条下牙槽静脉位于下牙槽神经上方，然而下牙槽动脉只有一条并位于下牙槽神经的内侧[9]。

上颌骨解剖
解剖孔和神经管

与下颌骨情况一样，上颌牙槽嵴附近同样存在重要的解剖孔，内有神经和血管穿行。这些解剖孔包括切牙孔、腭大孔、腭小孔和眶下孔。切牙孔又称鼻腭孔或腭前孔，位于中切牙的腭侧，硬腭前部的中线上，左右侧的腭大动脉从口腔穿过此孔，与鼻腔内蝶腭动脉的分支吻合，而左右侧鼻腭神经从鼻腔穿过切牙孔进入口腔。切牙孔是切牙管（也称鼻腭管）的末端。左右侧鼻腭管止于一个切牙孔。切牙管实质上将鼻底前部与口腔联通。腭大孔位于两侧硬腭骨板后部，上颌磨牙腭侧。

腭大神经、腭大动脉和静脉穿过同侧腭大孔。大部分解剖研究表明腭大孔最常见于上颌第二或第三磨牙腭侧。Westermoreland 等学者在 57% 的人头骨中观察到腭大孔正对上颌第三磨牙[21]。另外，Sujatha 等学者发现在 85.9% 的人头骨中，腭大孔正对上颌第三磨牙[22]。腭降动脉穿过腭大管，在口腔内出腭大孔成为腭大动脉。同样，腭降神经穿过腭大孔后形成腭大神经。

腭小孔位于腭大孔的后方，腭小神经和腭小血管穿过此孔。最后，眶下孔位于上颌骨前壁，眶下神经、眶下动脉和眶下静脉穿过此孔。如前所述，眶下孔与颏孔在同一垂直平面上。眶下神经在眶下缘约 10mm 穿出眶下孔，在此区域手术

时会发现此神经。

上颌窦

上颌窦（maxillary sinus）是四对鼻旁窦最大的一对，其解剖大小为：高 33mm，宽 23mm，前后长 34mm，其形态为锥形，位于鼻腔壁外侧。上颌窦内衬上颌窦黏膜（Schneiderian 膜），为假复层纤毛柱状上皮，该黏膜厚度为 0.13~0.5mm。上颌窦开口于中鼻道。在上颌窦内存在正常的解剖变异，即上颌窦骨间隔。Velasquez-Plata[23] 等学者报道了上颌窦内骨间隔的发生率为 24%。上颌窦的血管神经系统由上牙槽前、上牙槽后和眶下神经和血管组成，支配上颌窦感觉并提供血供。这些动脉通过复杂的吻合形成上颌窦的动脉系统。Kqiku[24] 等的报道 100% 的患者上颌窦存在动脉骨内吻合，90% 的患者上颌窦存在动脉骨外吻合。

牙槽突的生长

在上下颌骨中，牙槽突的功能是支持牙齿及其相关解剖结构。这种联系开始于牙齿和颌骨的发育时期。牙槽骨往往伴随着牙齿的生长和功能而发育成熟。牙槽骨和牙齿间这种独特的相互作用在先天性缺牙和牙槽骨不发育的患者中尤为突出[25]。同样的，当牙齿发生后天脱落，会发生牙槽骨的吸收。这种情况如果不处理，将导致缺牙区牙槽骨进一步丧失。上颌后牙的缺失和牙槽骨吸收可能导致上颌窦气腔（pneumatization）形成。

总 结

上颌和下颌的牙槽嵴周围存在许多血管结构，医源性损伤可能导致明显的出血，在某些情况下可能出现危及患者生命的出血。此外，上下颌骨的牙槽嵴周围存在许多神经，神经损伤可导致持续性感觉障碍及疼痛。因此，深入掌握局部解剖和重要神经血管结构有助于医生制订合适的治疗方案，并且安全有效地实施重建性外科手术。

参考文献

[1] PogrelMA, Kahnberg KE, Andersson L. Essential of Oral

andMaxillofacial Surgery. New Jersey:Wiley-Blackwell, 2014

[2] Kuribayashi A,Watanabe H, Imaizumi A, et al. Bifidmandibular canals: cone beam computed tomography evaluation. Dentomaxillofac Radiol, 2010, 39:235–239

[3] NaitohM,Hiraiwa Y,AimiyaH, et al. Observation of bifidmandibular canal using cone-beam computerized tomography. Int J Oral Maxillofac Implants, 2009, 24:155–159

[4] Kang JH, Lee, KS, Oh MG, et al. The incidence and configuration of the bifid mandibular canal in Koreans by using cone-beam computed tomography. Imaging Science in Dentistry, 2014, 44:53–60

[5] von Arx T, Friedli M, Sendi P, et al. Location and dimensions of the mental foramen: a radiographic analysis by using cone-beam computed tomography. J Endod, 2013, 39:1522–1528

[6] Udhaya K, Saraladevi KV, Sridhar J. The morphometric analysis of the mental foramen in adult dry human mandibles: a study on the South Indian population. J Clin Diagn Res, 2013, 7:1547–1551

[7] Balcioglu HA, Kocaelli H. Accessory mental foramen. N Am J Med Sci, 2009, 1:314–315

[8] Pires CA, Bissada NF, Becker JJ, et al. Mandibular incisive canal: cone beam computed tomography. Clin Implant Dent Relat Res, 2012, 14:67–73

[9] Pogrel MA, Dorfman D, Fallah H. The anatomic structure of the inferior alveolar neurovascular bundle in the third molar region. J Oral Maxillofac Surg, 2009, 67:2452–2454

[10] Greenstein G, Tarnow D. The mental foramen and nerve: clinical and anatomical factors related to dental implant placement: a literature review. J Periodontol, 2006, 77:1933–1943

[11] Apostolakis D, Brown JE. The anterior loop of the inferior alveolar nerve: prevalence, measurement of its length and a recommendation for interforaminal implant installation based on cone beam CT imaging. Clin Oral Implants Res, 2012, 23:1022–1030

[12] Wismeijer D, van Waas MA, Vermeeren JI, et al. Patients' perception of sensory disturbances of the mental nerve before and after implant surgery: a prospective study of 110 patients. Br J Oral Maxillofac Surg, 1997, 35:254–259

[13] Vu DD, Brockhoff HC, Yates DM, et al. Course of the mandibular incisive canal and its impact on harvesting Symphysis bone grafts. J OralMaxillofac Surg, 2015, 73: e1–258

[14] MiloroM, Halkias LE, Slone HW, et al. Assessment of the lingual nerve in the third molar region using magnetic resonance imaging. J Oral Maxillofac Surg, 1997, 55:134–137

[15] Pogrel MA, Renaut A, Schmidt B, et al. The relationship of the lingual nerve to the mandibular third molar region: an anatomic study. J Oral Maxillofac Surg 1995, 53:1178–1181

[16] Woo BM, Al-Bustani S, Ueeck BA. Floor ofmouth hemorrhage and life-threatening airway obstruction during immediate implant placement in the anterior mandible. Int J Oral Maxillofac Surg, 2006, 35:961–964

[17] Givol N, Chaushu G, Helamish-Shani T, et al. Emergency tracheostomy following life-threatening hemorrhage in the floor of mouth during immediate implant placement in the mandibular canine region. J Periodontol, 2000, 71:1893–1895

[18] Hofschneider U, Tepper G, Gahleitner A, et al. Assessment of the blood supply to the mental region for reduction of bleeding complications during implant surgery in the intraforaminal region. Int J Oral Maxillofac Implants, 1999, 14:379–383

[19] Pham N, Sivapatham T, Hussain MS, et al. Particle embolization of the bilateral superior and inferior alveolar artery for life threatening dental socket hemorrhage. J Neurointerv Surg, 2012, 4:e20

[20] Jergenson MA, Norton NS, Pack JM, et al. Unique origin of the inferior alveolar artery. Clin Anat, 2005, 18:597–601

[21] Westmoreland EE, Blanton PL. An analysis of the variation in position of the greater palatine foramen in the adult human skull. Anat Rec, 1982, 204:383–388

[22] Sujatha N, Manjunath KY, Balasubramanyam V. Variations of the location of the greater palatine foramina in dry human skulls. Indian J Dent Res, 2005, 16:99–102

[23] Velasquez-Plata D, Hovey LR, Peach CC, et al. Maxillary sinus septa: a 3-dimensional computerized tomographic scan analysis. Int J Oral Maxillofac Implants, 2002, 17:854–860

[24] Kqiku L, Biblekaj R,Weiglein AH, et al. Arterial blood architecture of the maxillary sinus in dentate specimens. Croat Med J, 2013, 54:180–184

[25] Dixon AD, Hoyte DA, Ronning O. Fundamentals of Craniofacial Growth. Florida: CRC Press, LLC, 1997

第3章 多学科参与的口腔种植修复评估

Steven J. LoCascio

病史与序列治疗

很多个世纪以来，牙列缺损和缺失都会影响患者的口腔功能和美观程度。最简单的缺失牙都可以导致很多患者言语及咀嚼的障碍。过去几百年里，口腔修复医生一直在寻求产品、方法和技术来解放那些饱受牙列缺失困扰的患者。

1952年，P. I. Brånemark偶然间发现了骨结合现象，随后于20世纪70年代末80年代初将其引入口腔医学，从此骨结合革新了口腔医生对患者的治疗方式。早期的种植体包括叶状种植体、穿骨种植体和骨膜下种植体。这些种植体的设计使其可以植入萎缩的牙槽骨内而无须垂直或水平骨增量。但这些应用的成功率、失败率和并发症发生率却不尽相同[1-9]。然而，正是希望在根形种植体周围形成致密骨组织，避免长入软组织的这一概念，帮助成千上万的患者重新过上几近正常的生活。毫无疑问，骨内种植体的发明是20世纪口腔医学最伟大的进步。应用几颗骨内种植体修复缺失牙可以让患者重拾笑容，提高咀嚼效能，明显提高患者的生活质量，免于疼痛和尴尬[10-11]。

最开始种植的前30年，治疗的重点是种植手术（本身）。简单地说，种植体是在不考虑修复效果的情况下手术植入的。植体被植入到颌骨内骨质和骨量最好的位置，只要种植体能够骨结合，确保修复体是固定义齿，这个治疗就被认为是成功的。不久以前，大家才意识到要想达到理想的疗效，真正需要的是什么，而骨内种植体的生物学结合仅仅是个开始。除了骨组织对钛种植体的宏观和微观机械锁合作用，种植体还应该兼顾美学和功能。这就意味着种植体仅仅扮演着固位和（或）支持活动（部分或全部）或固定（单颗牙或多单位）修复体的角色。真正帮助佩戴活动义齿的患者恢复功能和美观的是活动义齿的设计和制作，固定义齿亦是如此，义齿的设计、制作及周围软硬组织良好状态是其获得良好功能和美学效果的基础。因此，自种植体引入口腔医学以来，治疗原则渐渐由外科为中心转向修复为导向。

关于植骨材料的选择和植骨技术已经有了一段很长的历史。正如Horowitz及其同事们讨论的，口腔外科医生在拔牙、牙槽嵴增量或者上颌窦提升时面临很多选择，包括使用材料的类型（颗粒状材料、骨泥或骨块），植入位点或手术入路的方式（翻瓣或不翻瓣），骨替代材料的来源（自体骨、同种异体骨或异种骨），是否使用促生长因子，植骨材料的特殊特性，以及屏障膜的类型[12]。选择植骨材料和技术时应考虑到对于每个临床病例来说，哪一种方式最有可能维持、修复或者再生出合适的骨量和骨质。然而要注意的是，在着手设计植骨手术之前，应先计划好需要的种植体数量和理想的种植体位置。应该以最终的修复体（设计和修复目标）为导向，来指导外科医生做决定。最好的种植修复效果是由团队合作来完成的，包括患者、口腔外科医生、修复医生及技师的共同努力。患者表达他们期望的效果，团队的其他三位成员负责制订一个整体的计划，最终患者达到的修复效果不一定是他期望的，但一定是

Department of Oral and Maxillofacial Surgery, University of Tennessee Graduate School of Medicine, Knoxville, Tennessee, USA

Department of Prosthodontics, Louisiana State University Health Sciences Center, School of Dentistry, New Orleans, Louisiana, USA

Full Time Private Practice, Limited to Prosthodontics and Maxillofacial Prosthetics, Knoxville, Tennessee, USA

他真正需要的，这才更重要。医生必须清楚：患者都知道自己想要什么，却很少有患者真正明白他需要的是什么。每一个临床团队都应该为每一例患者制订个性化的治疗方法，以取得最可靠的效果。当患者的期望不切实际时，医生有责任告知患者该治疗潜在的缺点和局限性，团队的所有成员（包括患者在内），都应该清楚哪些目标是能达到的，哪些是不能实现的。

垂直或水平骨组织的保存或重建都应该以修复为导向。在此处要提出一些问题：谁将得到什么样的治疗？换句话说，什么情况下用冠桥等固定修复体？什么情况下用固定活动联合修复体？什么情况用活动修复体？患者是否需要唇侧基托以达到美观效果？患者是高笑线还是低笑线？目前骨量如何？回答完这些问题，才能明确是否需要手术增加或者减少骨量。当确定骨量不足时，手术计划和患者的治疗过程就应该包括可预期的骨重建过程，如果手术（的结果）不可预期，可能有必要换一种修复方式。相反的，有的病例可能存在骨量过多的情况，则需要进行骨修整，去除一部分骨。最后，当给患者设计修复体时，应注意可以在下颌取得很好效果的设计不一定总是适合上颌。

垂直距离的要求

本章关于修复的内容都属于这本讨论垂直骨增量的书的范畴。成功的种植修复需要多少垂直骨量供种植体植入，又需要多大的垂直距离满足修复体的空间，这是个重要的问题。

修复的空间要求这个概念已经在参考文献中讨论过[13-14]。不同的修复体有不同的垂直修复空间要求。通常情况下，上下颌对修复的空间均有要求，因为修复体本身对空间有一定要求，包括三类不同修复体：①牙冠和固定桥；②复合固定修复体；③包含杆和上部修复体覆盖义齿，后者要求的垂直距离最大，因为覆盖义齿修复时用各种材料"堆积"在一起，在使用杆式覆盖义齿时推荐的垂直距离为15~17mm，这个距离是从剩余牙槽嵴的软组织到对颌的距离，包括杆与软组

织间的距离大约为2mm，杆本身最少3mm，尼龙附着体及其金属帽大约2mm，义齿基托上下到任何辅助加强铸件共2~4mm，辅助铸件本身1mm，人工牙2~4mm，连接附着体帽与义齿基托的自凝树脂1mm（图3.1）。有些病例如果不用辅助加强铸件，要求的垂直距离相对少一些，大约共11mm[15]。

当进行覆盖义齿修复，确定理想的骨组织垂直距离时，应注意还有平均2~3mm的软组织覆盖在骨面，因此，当患者需要杆式覆盖义齿，只有牙槽嵴严重萎缩时才需要垂直骨增量。在这些颌骨重度萎缩的病例中，最终的骨高度要求至少有10~12mm，以满足种植体的植入。轻度到中度吸收的病例可能需要手术减少一部分骨量，为覆盖义齿的各种部件提供足够空间，去掉足够的垂直骨量使牙槽嵴骨面到对颌有17~20mm的空间。很少有上颌无牙颌病例需要在手术时同时去骨和植骨，这种情况一个很好的例子就是上颌结节垂直

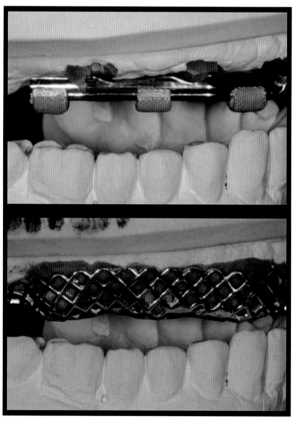

图3.1　种植体支持式杆覆盖义齿需要大量的垂直修复空间以容纳义齿制作的所有材料

向位置明显降低，但是骨高度却充足的患者。这种病例可能需要降低后牙区的骨量，同时行上颌窦提升以保证窦嵴距（图 3.2）。

固定冠桥修复体需要的垂直距离最小，因为我们制作的修复体最大限度地模拟了天然牙的高度和宽度比例。这类修复体需要的垂直距离（剩余牙槽嵴的软组织到对颌牙𬌗面或切缘）为 7~13mm，后牙区为剩余软组织到对颌的垂直距离（图 3.3）。已有研究报道固定修复体需要的牙弓间隙平均为 10mm[15]。最后，复合固定修复体需要的空间介于覆盖式义齿和固定冠桥修复体之间，推荐的理想垂直距离是 13~15mm[16]，这个距离包括了人工牙、传统 CAD/CAM 钛支架和（或）义龈，但同时也应该保证卫生清洁的便利性（图 3.4）。

无牙颌患者

当一个无牙颌患者前来就诊，首先应该确定哪一种修复体最适合这位患者。有时，临床医生

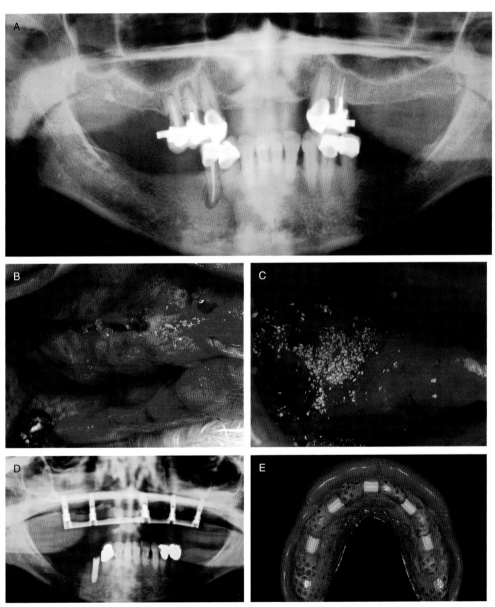

图 3.2　A. 上颌无法保存，拟拔除后行种植体支持的覆盖义齿修复。B. 去除上颌后牙区一部分骨以满足种植体支持的杆覆盖义齿对垂直修复空间的要求。C. 行上颌窦外提升，使骨量满足种植体植入的要求。D. 术后曲面体层片。E. 最终上颌修复体的组织面。植骨和种植手术来自 Dr. Charles Shanks, Maryville TN; 图片由 Dr. Charles Shanks 授权发表

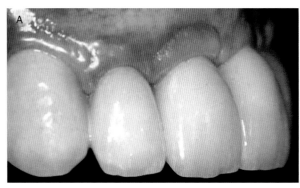
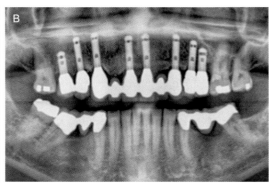

图 3.3　A.上颌无牙颌轻度萎缩，最终修复体采用种植体支持的金瓷冠修复，修复体的穿龈轮廓自然，这些冠桥修复要求 7~13mm 的垂直修复空间。B.10 年复诊曲面体层片。种植手术来自 Dr. Mike Block， New Orleans， LA

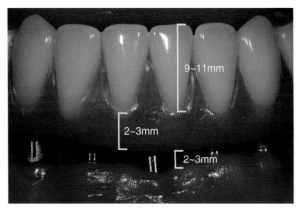

图 3.4　复合式义齿需要 13~15mm 的垂直修复空间。种植手术来自 Dr. Joshua Champbell, Oak Ride, TN

还没有为患者进行全面的检查和诊断就提出修复建议，这样做为时过早。很容易假定固定修复体永远优于活动修复体，因为固定修复体的最终修复效果更接近天然牙列。另外，当把修复体与天然牙列相比较，患者应该对仅有部分腭板覆盖的修复体更满意，这是一种根据常识的推断。然而事实真的是这样吗？换句话说,固定修复体和(或) 腭部局部覆盖的修复体一定会为无牙颌患者提供最舒适的修复效果吗？而且，要取得患者满意的修复效果就一定需要种植体吗？

　　2003 年，Heydecke 等报告了患者对上颌固定和活动修复体满意度的研究结果[17]。这是一个组内对比的研究，包括了患者对修复体的最终选择。之前曾进行过下颌种植修复的患者也可以纳入本研究，在上颌植入 4~6 颗种植体，首先，一

半患者进行固定义齿修复，另外一半患者进行活动义齿修复，佩戴两个月后分别换为活动和固定义齿修复，再佩戴两个月。研究中患者通过视觉模拟量表（visual analog scales， VAS）为义齿的总体满意度（与天然牙对比）进行打分，患者的生理和心理功能，以及总体健康状况由范畴量表（category scales， CAT）测量。心理评估包括总体满意度、舒适感、语言能力、义齿稳定性、美观、清洁难易程度、咬合状况和咀嚼功能。该研究中，佩戴可摘覆盖义齿的患者比佩戴固定义齿的患者得分更高。事实上，最终选择活动义齿的患者数量是固定义齿的 2 倍，由此作者得出结论，与固定义齿相比，上颌多颗种植体支持的覆盖义齿修复可能为患者带来更好的功能效果和总体满意度。

　　2000 年，de Albuquerque 等报道了另外一项以患者为中心的修复效果调查[18]。这是一个交叉试验，对比有无腭板覆盖的上颌覆盖义齿的患者满意度。试验纳入的是佩戴上下颌全口义齿 5 年以上的讲法语的无牙颌患者。上下颌各植入 4 颗种植体，分 4 个时期收集数据：①新的上下颌全口义齿；②上颌全口义齿，下颌固定修复体；③上颌覆盖义齿全腭板覆盖，下颌固定义齿修复；④上颌覆盖义齿部分腭板覆盖，下颌固定义齿修复。患者对不同修复方法的比较用 VAS 和 CAT 评估。该研究结果显示不同治疗阶段患者的满意度没有显著差异，也就是说，上颌覆盖义齿有没有腭板

覆盖并不影响患者的满意度。值得注意的是，上颌种植修复体并没有比传统修复体得分更高，这提示我们对于有足够骨量支持的患者来说，种植修复不一定是最理想的选择。换句话说，有足够的骨量支持的患者，传统上颌全口义齿修复就可以达到满意的效果。

上述的两个研究可以明确地阐明一点：每一例无牙颌患者都应该进行详细的诊断过程，包括了解患者主诉、收集病史、影像检查 [二维和（或）三维的] 及诊断蜡型[15-16,19]。修复医生负责将临床客观所见、现有修复体的状况与患者的主诉联系起来。如果患者的旧修复体设计不当和（或）适合性差，可能需要制作一个临时修复体以完成诊断。在诊断过程中制作临时修复体的作用不应该被低估或过分强调。1971 年，Earl Pound 医生提出了义齿制作的"分支概念"[20-21]，该项技术中所描述的临时或者试验性义齿用来评估微笑和侧面美学、发音、咬合的垂直高度、说话的垂直距离，患者对材料厚度的耐受性、支持、稳定、固位、舒适感，以及患者的总体满意度。治疗之初选择合适大小和形状的前牙，根据美学和发音要求放置在与唇部相适合的框架之内。这些牙齿的位置非常重要，因为它们的切缘决定了上下颌牙弓修复时合适的咬合平面。开始用传统临时义齿达到的修复效果可以帮助医生决定患者真正需要的修复体的类型、设计、种植体的数量和位置，以及是否需要手术增加组织（植骨）或者减少组织（去骨）。

下颌无牙颌的治疗方案

下颌无牙颌可选择的治疗方案通常包括：①传统义齿；②种植体固位的覆盖义齿；③种植体支持的覆盖义齿；④复合固定修复体修复，即刻或非即刻负重。如果传统的临时活动义齿不能满足患者的要求再考虑种植修复。

种植体固位的下颌覆盖义齿通常在下颌前牙区植入 2 颗种植体，种植体仅起到辅助义齿固位的作用（图 3.5），后牙区的黏膜提供咀嚼时的支持作用。

种植体支持式的覆盖义齿通常于两侧颏孔之间植入至少 4 颗种植体。带悬臂的杆提供后牙区咀嚼时的支持（图 3.6）。这种设计适合于长期受义齿压痛困扰的患者，这种情况的患者通常有中重度的后牙牙槽嵴吸收，种植体应放在颏孔之间，以获得较大的 AP 距（anterior/posterior，前后牙力矩之比）。

下颌复合式牙齿修复需要植入 4 颗或 4 颗以上的种植体及最大的 AP 距。牙槽嵴萎缩的病例中，种植体只能植入到前牙区，因为后牙区没有足够的骨高度，无法安全地避开下牙槽神经。这些种植体利用螺丝固位，至少可以制作一个固定的一段式全颌修复体，适合于无法忍受覆盖义齿树脂基托异物感的患者，或者希望行固定修复的患者，这种修复方案可以拔除余留牙后即刻进行或延期修复。拔牙后即刻种植的病例通常需要降低一部分垂直骨高度，以满足修复对垂直距离的要求。

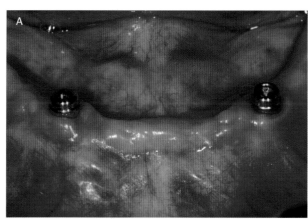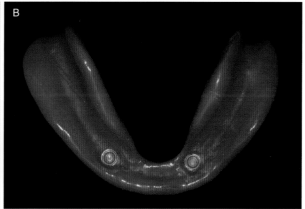

图 3.5　A. 前牙区 2 颗非夹板式（独立）附着体基桩辅助义齿固位。B. 最终种植体固位的覆盖义齿组织面观。种植手术来自 Dr. Robert Cain，Oak Ridge，TN，图片由 Dr. Robert Cain 授权发表

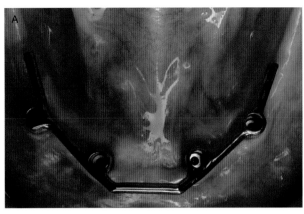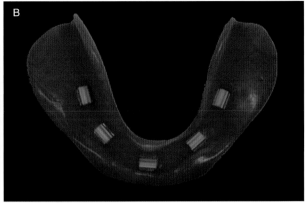

图 3.6　A.4 颗种植体位于双侧颏孔之间，由杆连接到一起，行下颌种植体支持式覆盖义齿修复。B.最终修复体的组织面观。种植手术来自 Dr. Jack Gotcher，Knoxville，TN

下颌骨中度吸收的患者仅需要少量磨平刃状牙槽嵴，使骨面的宽度符合种植体植入的要求，远中种植体可以垂直植入，或倾斜植入以增加种植体的 AP 距，但最大倾斜角度不超过 30°（图 3.7）。下颌前牙区必须有足够的垂直骨高度植入足够长的种植体，来支持整个下颌的修复体。对于下颌重度牙槽嵴吸收的患者，则需要进行垂直骨增量以植入最小长度的种植体。建议在种植体支持的覆盖义齿和种植体支持的固定义齿修复时，下颌至少植入 4 颗不短于 10mm 的种植体[22-24]。严重的下颌骨萎缩进行手术是一种挑战。下颌垂直高度不足时需要垂直向植骨，可选用的手术技术种类较多，包括外置式自体骨块分期重建，下颌骨下缘植骨、夹层植骨[25-30]。2002 年，Marx 描述了一种帐篷法垂直骨增量技术[31]。这种技术从口外颏下经皮入路，以大的 AP 距在颏孔之间植入 4~6

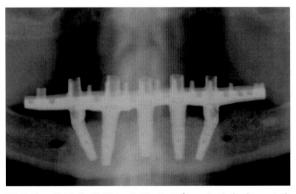

图 3.7　种植体的植入位置可以有一定的角度，以获得更大的 AP 距，但不能超过 30°。种植手术来自 Dr. Joshua Champbell，Oak Ridge，TN

颗种植体，骨膜及软组织进行翻瓣（reflect），使软组织充分牵拉开。种植体植入并固定在下颌骨下缘，植体向上延伸高出原始骨水平 9~11mm。从髂嵴获取皮髓质骨填充到种植体周围，起到"帐篷支柱"的作用，支撑表面的骨膜和软组织。没有支撑作用的植骨材料表面的软组织会下垂和（或）收缩，导致植骨材料的吸收。在植骨材料愈合及硬固期间，该技术利用种植体支持表面的软组织。植骨材料硬固，种植体骨结合后，二期手术暴露种植体，再进行种植体支持的覆盖义齿修复或复合式固定义齿修复。这种帐篷技术可以安全有效地重建严重吸收的下颌骨[32]（图 3.8）。

当下颌后牙区严重骨吸收，种植体只能植入到前牙区，需设计和制作带悬臂的种植体支持式修复体（复合式修复体或杆支持式覆盖义齿）以恢复后牙咬合。悬臂延伸的长度可以是种植体 AP 距的 1.5 倍左右[33]。AP 距的测量是从中线处种植体的中间部分与双侧最远中种植体的远中面的连线之间的垂直距离，例如，AP 距 10mm，那么悬臂可以延伸 15mm（1.5×10mm=15mm；图 3.9）。很多病例会出现种植体支持式修复体的部件折断及其他修复问题，因此 Shackelton 等进行了一项研究[34]，旨在探索不考虑种植体 AP 距的情况下，悬臂的长度与修复体的存留时间有无联系。研究结果显示悬臂不大于 15mm 的修复体显著优于悬臂 15mm 以上的修复体。最后，在 2000 年 Sadowsky 和 Caputo 报道了下颌覆盖义齿设计时悬

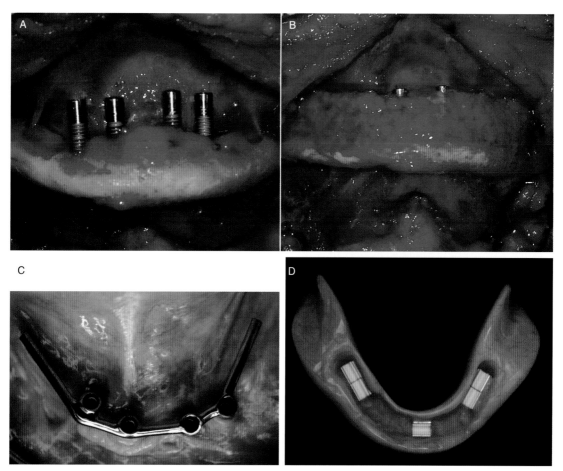

图3.8　A.双侧颏孔之间植入4颗骨内种植体,略高于骨平面,以支撑覆盖的软组织。B.自体骨移植,环绕所有种植体。C.最终用于固位的连接杆。D.最终下颌种植体支持式覆盖义齿的组织面。植骨和种植手术来自 Dr. Eric Carlson, Knoxville, TN

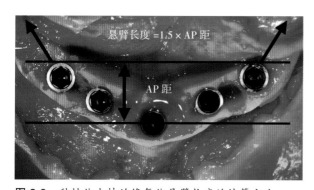

图3.9　种植体支持的修复体悬臂长度的计算方法

臂是否与牙槽嵴接触的应力分布特点,发现如果悬臂远中延伸基托不与牙槽嵴紧密接触,当受到载荷时,将对远中同侧种植体产生最大的应力[35]。此研究发现模拟下颌覆盖义齿远中延伸基托与组织的接触,传递到同侧末端种植体基台的应力较低。这些研究说明,种植体植入到下颌前牙区,

行复合式义齿修复或者种植体支持式杆覆盖义齿修复时,合适的悬臂长度和远中延伸基托的组织支持是可靠的设计。因此,如果这两类修复体需要植骨,应集中植在前牙区而不是后牙区。

上颌无牙颌的治疗方案

　　上颌无牙颌修复时有独特的挑战,包括微笑美学、侧面美学、发音、清洁的便利程度[36-37]。可以说上颌无牙颌的修复是口腔修复学中最具挑战性的。缜密的计划对任何牙科修复都很重要,对上颌无牙颌的修复来说更是至关重要。外科和修复医生都应该着眼于切缘或者咬合平面开始计划而不是骨组织。通过诊断检查可以确定人工牙的理想位置及可用于上颌牙弓的颌间距离[19]。接下来便可以选择合适的修复设计。最终修复体的

设计决定了种植体的数量和位置，以及该患者是否需要植骨或者去掉部分骨。

通常可选择的上颌无牙颌治疗方案和下颌相似（仅有少数例外）：①传统全口义齿；②种植体固位的覆盖义齿；③种植体支持的覆盖义齿；④即刻或非即刻负载的复合式固定义齿；⑤即刻或非即刻负载的固定冠桥修复。正如下颌无牙颌的治疗，如果患者配戴新的临时（全口）修复体不能达到满意的效果，则可能需要种植修复。但要注意的是，有的患者就是需要带有唇侧基托的修复体（传统的全口义齿，种植体固位或种植体支持的义齿）来支撑嘴唇以获得良好的面部／侧面美学。

种植体支持的覆盖义齿需要4颗左右的骨内种植体，种植在前牙区由中线向两侧梨形分布，辅助义齿固位[39]。关于无牙颌上颌的种植体固位覆盖义齿中，非夹板（non-splinted，独立）种植体的成功率，并没有太多文献支持。可以假设，如果无牙颌上颌的形态及骨量都很充足，种植体可以相对平行植入，那么独立种植体支持的覆盖义齿是一种可行的方案[40]。然而，可能很少有上颌牙弓需要这种类型的种植体，说明大部分种植体固位的修复体都是杆连接4颗种植体[39]（图3.10）。这些病例中，主要的固位力来自设计和制作合理的修复体。具体地说，合适高度和厚度的唇侧基托，准确的组织面设计，抛光面设计和修整及咬合都对种植体固位上颌覆盖义齿的固位

起到重要的作用。从这一点来讲，种植体固位的覆盖义齿要获得理想的固位，全腭板覆盖是必须的。如前所述，应用杆连接的义齿需要15~17mm的垂直修复空间。

如果患者不能忍受腭板，可以考虑设计为马蹄形，或者需要全部种植体支持进行功能性负重[咀嚼功能和（或）副功能]。如果患者并不排斥活动修复，那么可以在上颌无牙颌植入6颗种植体，有两种设计方案连接种植体：①一个连续杆；②后牙区两个分段杆。不管哪一种杆式覆盖义齿，无论种植体位于前牙区还是后牙区，都要求15~17mm的垂直修复空间。

2008年，Krennmair等发表了一篇回顾性研究[41]。这些研究的目的是评估种植体支持式的覆盖义齿其种植体应该位于前牙区还是后牙区，发现种植体的生存率在前牙区（98.0%）和后牙区（97.4%），不植骨（98.0%）或植骨（97.5%）都没有显著差异。作者得出的结论是上颌种植体支持的覆盖义齿修复时，前后牙区（植骨或不植骨）种植体都可以取得较高的生存率。虽然修复后整个固位部件的维修率在两个组都很低，但是后牙组卡扣加紧或者更新的出现率是前牙组的2倍。因为固位好坏是预测患者对覆盖义齿满意度的理想指标之一[42]，上颌种植体最好有较大的AP距，用跨牙弓的连续杆连接，以保证附着体在一定时间内都有较好的固位效果（图3.11）。这就意味着，上颌种植体支持式的覆盖义齿修复时，要求前后

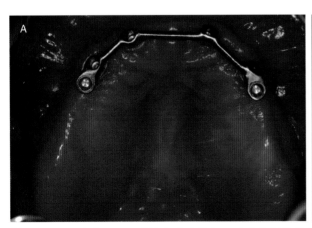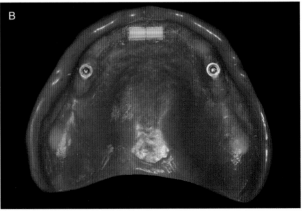

图3.10　A.前牙区4颗种植体的连接杆，用于上颌种植体固位的覆盖义齿修复。B.最终修复体的组织面观。种植手术来自 Dr. Jack Gotcher，Knoxville，TN

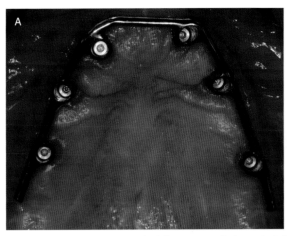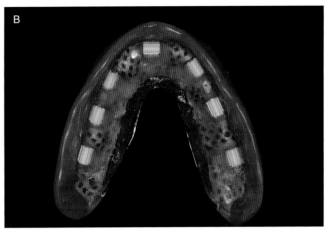

图 3.11 A.6 颗种植体的连接杆，AP 距较大，用于上颌种植体支持式覆盖义齿修复。B. 最终修复体的组织面观，马蹄形设计。种植手术来自 Dr. Danny Adkins，Knoxville，TN

牙区都有足够的垂直骨量以植入种植体，才能取得最佳的长期修复效果。

上颌无牙颌的固定修复包括复合式义齿和冠桥修复。这些修复设计都必须同时满足微笑美学和侧面美学，支持最佳的发音效果，便于清洁。上颌活动固定联合修复最不容易达到这三点要求[36-37]，如果固定修复体需要义龈来达到微笑或侧面美学，必须要求义龈与天然牙龈的过渡是自然的，人眼不易分辨或者最高笑线时仍被嘴唇遮挡。虽然不断有更好更合适的材料引入口腔医学，义龈的颜色和明暗很难完全模拟天然牙龈，因此将二者的交界处隐藏在嘴唇下方可达到预期更好的美学效果。如果患者是高笑线，并且（或者）因为任何原因需要材料延伸到唇侧，覆盖在上颌无牙颌剩余牙槽嵴上，修复体的组织面将会是凹面设计，不利于口腔卫生的清洁，导致菌斑聚集和软垢的堆积（图 3.12A~C）。如果一个复合式修复体的组织面不能做成凸面或者平面，医生应该考虑换一种修复方式，比如冠桥固定修复或者种植体支持式的覆盖义齿修复（图3.12D~F）。如果患者牙槽骨萎缩较少，骨量充足，最好选用冠桥修复体，因为冠桥修复要求的最佳垂直修复空间较小（7~13mm）。需要注意的是，如果上颌无牙颌修复后要即刻负载，那么垂直骨量降低多少是由最终修复体决定的而不是即刻负载的临时修复体决定的。换句话说，最终的冠桥

修复体不要求降低垂直骨量而复合式义齿则要求 13~15mm 的修复间隙（图 3.13）。

牙列缺损的患者

牙列缺损患者的治疗遵循与前述全口无牙颌同样的原则，美学、发音、便于清洁，以及垂直修复空间的要求。上下颌牙列缺损可选择的治疗方案包括：①固定冠桥修复体；②局部复合式义齿；③种植体和牙支持的"部分覆盖义齿"。如果患者笑线高，有严重的垂直向骨缺损，为了美学效果和便于口腔卫生维持，一副"部分覆盖义齿"应该是最佳选择（图 3.14）。牙槽骨中重度萎缩，低位笑线的患者，不需要完整的唇侧基托，义龈和天然牙龈的交界在大笑时依然可以隐藏到嘴唇下方，便可以考虑行部分复合式义齿修复。进行部分复合式义齿修复牙列缺损时还有一点值得注意，就是人工牙与天然牙的白色美学过渡（prosthetic white to natural white）以及义龈与天然牙之间的红白美学过渡（prosthetic pink to natural white）（图 3.15）。如果任何修复材料不能与天然组织（牙龈或牙齿）之间有良好的过渡，或者因为高笑线二者的交界不能有效地遮挡在嘴唇下面，应避免用部分复合式义齿修复。基于这一点，部分复合式义齿更适用于上颌后牙区而不是前牙区。有些牙列缺损患者，剩余牙槽嵴虽然存在中重度萎缩，但依然有足够骨量植入合适长

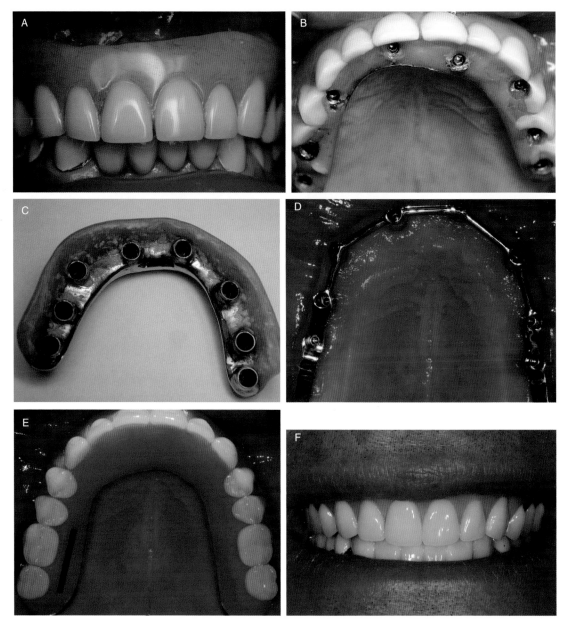

图 3.12　A. 患者高笑线，因此复合式修复体应用了唇侧基托。B. 这种固定式义齿不易进行口腔卫生清洁。C. 义齿组织面有菌斑和软垢的堆积。D. 改变修复体的设计，制作连接杆支持上部的覆盖义齿。E. 新的上颌种植体支持式锁合杆修复体的咬合面观。F. 修复后微笑照。种植手术来自 Dr. Carroll Shanks，Maryville, TN

度的种植体，可以进行部分覆盖或者复合式义齿修复。这种情况不需要植骨。然而，如果垂直骨量不足以植入最短的种植体，则需要针对有问题的种植体进行垂直骨增量。上述两种修复方案中，都可以通过合适的牙龈色修复材料获得更好的软组织美学效果。如果牙列缺损患者牙槽骨仅有轻微萎缩，骨量充足，可以像牙列缺失患者一样考虑传统的冠桥修复，同样需要 7~13mm 的垂直修复间隙。

生物学宽度和软组织美学

牙列缺损行冠桥修复时，在考虑是否植骨之前，应注意哪些基本原则可以促进前牙的美学。前文已述，口腔种植体需要功能和美学兼顾。要了解维持种植体周围美学的因素，有必要先了解影响天然牙美学的因素。美学是由牙齿和周围软组织共同构成的。天然牙或者义齿想获得一个迷人的微笑，应该有合适的比例、颜色和亮度、表面纹理、

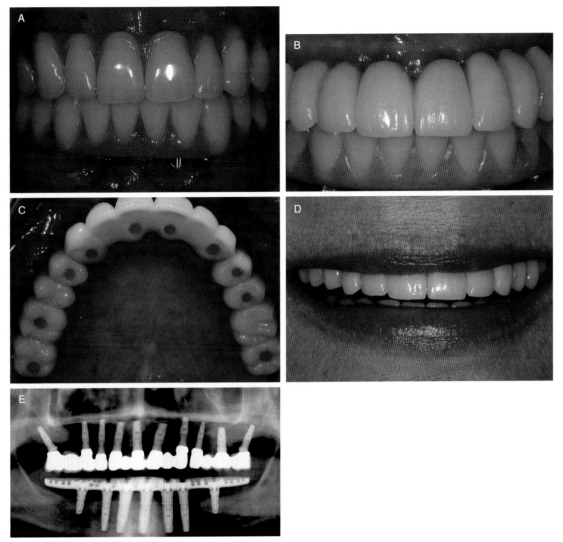

图 3.13　A. 上下颌即刻负重的修复体。B. 最终修复体：上颌螺丝固位的金瓷冠修复，下颌 CAD/CAM 钛支架＋树脂复合式义齿修复。C. 上颌螺丝固位金瓷桥咬合面观。D. 修复后微笑照。E. 修复后曲面体层片。植骨和种植手术来自 Dr. Joshua Champbell，Oak Ridge，TN

轮廓、形态、最重要的是与中线对称[43]。另外，牙龈必须是健康的，对称的，没有明显退缩[43]。当患者临床牙冠较短，长宽比较小，牙龈高度不一致，或者牙冠有被动的伸长（altered passive eruption），选择性的美学牙冠延长手术来延长临床牙冠可以提高微笑美学。牙冠延长术在有无修复治疗时都可以进行。大量文献证实天然牙周围有一定的生物学宽度[44-45]。因此，需要牙冠延长时，需要改变牙槽嵴顶的位置以获得最佳的软组织效果。牙冠延长术后，嵴顶的结缔组织在骨组织表面再生，结合上皮覆盖结缔组织，形成新的生物学宽度[46]。

种植体周围的美学原则类似于天然牙。修复体要有理想的比例、颜色和明度、表面纹理、轮廓和形态，同时要求与中线对称，并且牙龈健康，从而为种植修复提供最佳的美学效果。有报道称种植体周围也会建立生物学宽度[47-51]。当种植体周围有炎症细胞侵入时，结缔组织向根方退缩保护骨组织，骨组织相应吸收，结合上皮覆盖结缔组织。有数据显示，种植体周围不仅存在生物学宽度，其生理性的形成过程及稳定的宽度也和天然牙周围的生物学宽度类似[50-51]。足以说明，生物学宽度决定着牙槽嵴骨改建及周围牙龈的位置。天然牙的生物学宽度位于环绕牙齿的嵴顶以上，

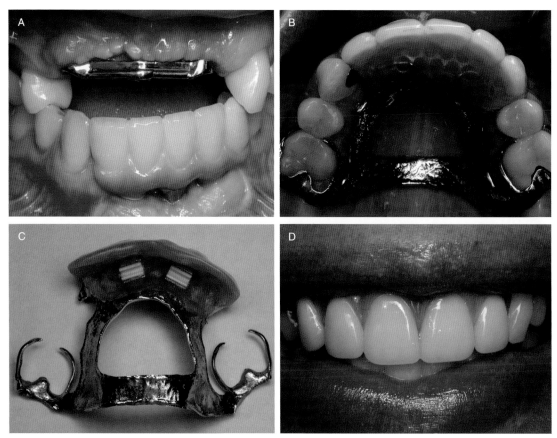

图3.14　A.患者因肿瘤切除部分颌骨造成牙齿缺失,前牙区连接杆支持部分覆盖义齿。B.最终修复体咬合面观。C.最终修复体的组织面观。D.修复后微笑照种。植手术来自 Dr. Kevin Gross, Maryville TN

而种植体的生物学宽度位于嵴顶以下。这也解释了为什么种植体（与基台之间）的微间隙暴露在口腔环境中以后会出现环形骨吸收至第一二个螺纹的位置。最后，是现有修复体的轮廓及周围的骨决定了种植体周围牙龈的位置和外形[52]。因此，牙列缺损患者进行冠桥修复时，手术医生应尽可能多地保留骨，有些临床情况要求垂直和水平骨增量以支持种植体，牙龈也同样需要支持。

种植体支持的单冠修复

　　不管是修复1颗上颌前牙区的天然牙还是1颗该区域的种植体，都具有极高的美学挑战。为了获得满意的效果，单个修复体在患者微笑时必须能够以假乱真。另外，修复体周围的牙龈必须健康，与对侧同名牙尽量接近。缺牙区越接近中线，软组织的对称性就越重要。

　　是什么决定了种植体周围软组织的高度呢？

如前所述，已经公认种植体微间隙暴露到口腔环境后，种植体周围会建立生物学宽度[47-49]，最终使得种植体周围的骨吸收至种植体-基台连接线下方1.5~2mm[53]。如果种植体距离邻牙1.5mm以上，那么种植体周围骨吸收不会影响到相邻天然牙的邻面。维持天然牙周围的骨高度是至关重要的，因为是骨组织支撑了种植体与天然牙之间的软组织。有文献测量了乳头的垂直高度，Tarnow[54]发现如果2颗天然牙间的邻面接触点到牙槽嵴顶的距离小于等于5mm，最终牙龈乳头充满邻间隙的概率大于98%。当这个距离仅增加1~6mm时，牙龈乳头充满邻面间隙的概率大于56%。Choquet[55]描述了种植体修复体与天然牙之间的组织高度，如果种植体与邻近天然牙间的邻面接触点到牙槽嵴顶的距离小于等于5mm，牙龈乳头可能充满邻间隙的概率大于88%，如果这个距离增加1~6mm，牙龈乳头充满邻间隙的概率大于

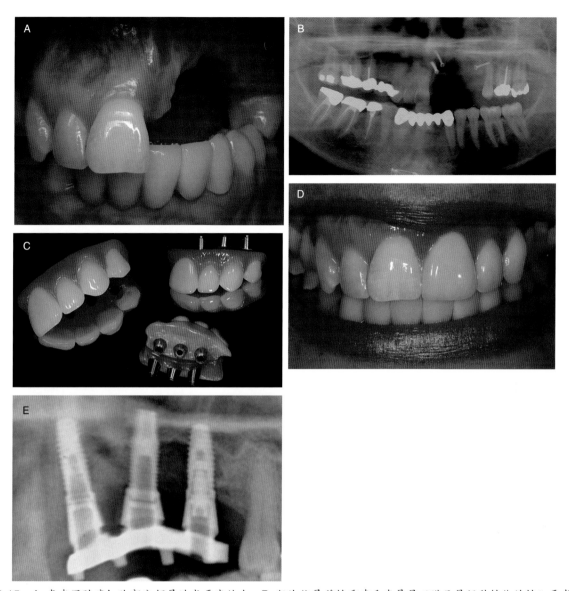

图 3.15　A.患者因肿瘤切除部分颌骨造成牙齿缺失。B.行块状骨移植重建垂直骨量以满足最短种植体的植入要求。C.最终"环绕式"CAD/CAM 钛支架＋树脂复合式义齿的三面观。D.修复后微笑照该病例中，义龈与天然牙龈和红色美学过渡，人工牙与天然牙的白色美学过渡，以及义龈与天然牙的红白美学过渡都处理的非常成功。E.修复后影像学检查。植骨和种植手术来自 Dr. David Johnson, Oak Ride, TN

50%。因此制订治疗计划时，不管是否植骨，都应该明确是邻牙的垂直骨高度决定了牙龈乳头的高度。此外，当邻间隙骨高度不足时，为了提高美学效果，需要设计长接触的冠修复体。如果天然牙唇侧或邻面牙槽嵴的高度不足，可以考虑选择性的正畸牵引，将骨高度向冠方提升，以增加软组织高度[56]。

种植体周围的骨组织决定着其唇侧软组织的垂直高度。Grunder 等建议，种植体唇侧至少应该有 2mm 的骨以支撑和维持牙龈的高度[57]。这就意味着大部分缺牙位点都需要进行水平骨增量才能

最大限度地维持唇侧牙龈的高度。如果种植体唇侧的骨量小于 2mm，建立生物学宽度的过程造成的骨吸收可能导致唇侧牙龈高度的降低。这种情况的美学效果较差，需要手术或者修复方法来纠正。图 3.16 描述的病例说明，种植体唇侧软组织的缺损将直接导致难以接受的美学效果，这个病例中，种植体的唇侧位置形成了一个三壁骨缺损（近中、远中和腭侧），通过水平向植骨可以增加唇侧软组织的高度，最终的修复效果可以认为是水平向骨重建和合适的种植体位置所带来的"垂

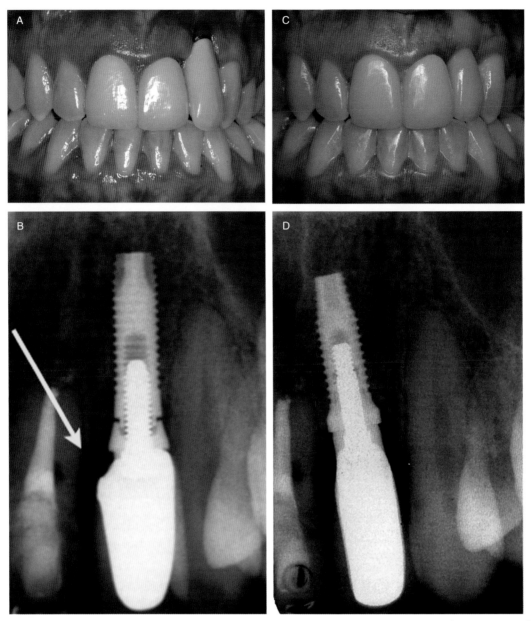

图 3.16　A. 种植体植入位置过于偏唇侧导致垂直向软组织缺失，美观效果差。B. 注意邻近中切牙邻面的骨高度。C. 重新种植改变种植体位置并重新修复后的效果。D. 治疗后影像学检查。第二次手术来自 Dr. James Madigan 和 Knoxville, TN

直向错觉"。值得注意的是，邻近天然牙的骨高度也是限制种植体周围软组织垂直高度的因素。最后，有些病例可能需要后期软组织移植来提高种植位点的角化龈质量。

种植体支持的联冠修复

　　相邻种植体之间的垂直骨量对于维持该区软组织的高度是至关重要的。相邻的两个种植体分别建立生物学宽度后，每个种植体周围 3mm 甚至

更多的侧方骨量会出现吸收[58]。最终导致种植体间牙槽嵴顶的少量吸收。即便种植体间的距离达到要求的 3mm 甚至更多，二者间的牙槽嵴顶也可能仅有 2mm、3mm 或者 4mm，平均 3.4mm 的软组织覆盖[59]，也就是说，种植体与天然牙之间的软组织高度可能会比两个位置正常的种植体之间的软组织高度低 1~3mm。跨中线区的软组织高度越低，微笑美学效果也就越差。这种情况需要决定是否进行软组织移植或者采取其他的多学科治疗。

多颗牙缺失计划进行种植修复时，要考虑到硬组织的垂直骨量及其对软组织的影响。高笑线、牙槽骨中重度萎缩的牙列缺损病例很难通过植骨获得理想的美学效果。牙列缺损患者垂直骨增量的方式有外置式骨块移植[60-63]，骨粉植骨[64-67]，帐篷式颗粒植骨[68]，牵张成骨[69]，钛网做支架植骨[70-71]或者联合应用多项技术[71-73]。需要提出的不仅仅是需要多少骨量才能使种植体获得成功的长期骨结合的问题，还有多少骨量才能满足美学修复效果对组织垂直高度要求的问题。在诊断阶段，修复医生应首先确定需要多少组织才能获得可以接受的牙齿比例（长宽比）。继而，临床团队应明确任何一个垂直骨增量技术的长短期可预测性。如果组织重建的可行性不大或者可预期性较差，那么选择修复时使用牙龈瓷可能是该患者最佳的选择。术前详细的诊断蜡型可以在很大程度上辅助决定理想的修复体设计。如前所述，遮挡牙龈瓷的边界对于获得可接受的美学效果是非常重要的，如果需要使用人工牙龈材料，可能需要降低前区垂直骨量来遮挡红色（义龈与天然牙龈之间的）美学交界线。

总 结

单颗牙或多颗牙的缺失都会给患者的咀嚼功能和微笑带来负面的影响。骨内种植体可以恢复缺失牙并恢复咀嚼功能及患者的微笑美学。要植入一定长度和宽度的种植体需要充足的骨量。一些病例需要包括垂直和（或）水平骨增量在内的分阶段治疗过程，才能重建出需要的骨量并进行种植手术。相反，一些病例在植入种植体之前需要减少垂直向骨量。所有的种植手术在计划时都应该考虑到最终的结果，简而言之，种植手术必须以修复为导向。治疗前认真详细的修复计划可以辅助医生为每一例患者选择个性化的最佳修复方案和设计。修复计划也会指示出需要的种植体数量、位置及需要植骨还是去骨。只有外科医生与修复医生的团队合作才可能最终取得良好的修复效果，要帮助患者重获健康和迷人的微笑，整个团队成员之间的交流也是非常重要的。

致 谢

Steven LoCascio 医生希望感谢他的妻子 Christl 及两位儿子 Steven，Jr. Brandor 一直以来的支持，以及参与到本章病例中的所有外科医生的合作。

参考文献

[1] Linkow LI. The blade vent-a new dimension in endosseous implantology. Dent Concepts, 1968, 11(2):3–12

[2] Linkow LI, Donath K, Lemons JE. Retrieval analyses of a blade implant after 231 months of clinical function. Implant Dent, 1992, 1(1):37–43

[3] Linkow LI, Wagner JR. Management of implant-related problems and infections. J Oral Implantol, 1993, 19(4):321–335

[4] Dal Carlo L, Pasqualini ME, Carinci F, et al. A brief history and guidelines of blade implant technique: a retrospec-tive study on 522 implants. Annals of Oral and Maxillofacial Surgery, 2013, 1(1):3

[5] Bodine RL, Yanase RT, Bodine A. Forty years of experience with subperiosteal implant dentures in 41 edentulous patients. J Prosthet Dent, 1996, 75(1):33–44

[6] Schou S, Pallesen L, Hjørting-Hansen E, et al. A 41-year history of a mandibular subperiosteal implant. Clin Oral Implants Res, 2000, 11 (2):171–178

[7] Bosker H, van Dijk L. The transmandibular implant: a 12-year follow-up study. J Oral Maxillofac Surg, 1989, 47(5):442–450

[8] Verhoeven JW, Cune MS, Van Kampen FM, et al. The use of the trans-mandibular implant system in extreme atrophy of the mandible; a retrospective study of the results in two different hospital situations. J Oral Rehabil, 2001, 28(6):497–506

[9] Bosker H, Jordan RD, Sindet-Pedersen S, et al. The transmandibular implant: a 13-year survey of its use. J Oral Maxillofac Surg 1991, 49(5):482–492

[10] AwadMA, Locker D, Korner-Bitensky N, et al. Measuring the effect of intra-oral implant rehabilitation on health-related quality of life in a randomized controlled clinical trial. J Dent Res, 2000, 79:1659–1663

[11] Jofre J, Castiglioni X, Lobos CA. Influence of minimally invasive implant-retained overdenture on patients' quality of life: a randomized clinical trial. Clin Oral Implants Res, 2013, 24:1173–1177

[12] Horowitz RA, Leventis MD, Rohrer MD, et al. Bone grafting: history, rationale, and selection of materials and techniques. Compendium of Continuing Education in Dentistry, 2014, 35 (Special Issue 4):1–13

[13] Phillips K, Wong KM. Vertical space requirements for the fixed detatchable implant supported prosthesis. Compendium of Continuing Education in Dentistry, 2002, 23(8):750–756

[14] Lee CK, Agar JR. Surgical and prosthetic planning for a two-implant-retained mandibular overdenture: a clinical report. J Prosthet Dent, 2006, 95(2):102–105

[15] Carpentieri, J, Drago C. Treatment of the edentulous and partially edentulous maxilla: clinical guidelines. JIRD, 2011, 3(1):7–17

[16] LoCascio S, Salinas T. Rehabilitation of an edentulous mandible with an implant-supported prosthesis. Pract Periodont Aesthet Dent, 1997, 9(3):357–370

[17] Heydecke G, Boudrias P, Awad M, et al. Within-subject comparisons of maxillary fixed and removable implant prostheses: patient satisfaction and choice of prostheses. Clin Oral Impl Res, 2003, 14:125–130

[18] de Albuquerque RF, Lund JP, Larivee J, et al. Within-subject comparison ofmaxillary long-bar implant-retained prostheses with and without palatal coverage: patient-based outcomes. Clin Oral Impl Res, 2000, 11:555–565

[19] Bedrossian E, Sullivan RM, Malo P. Fixed-prosthetic implant restoration of the edentulousmaxilla: a systematic pretreatment evaluationmethod. J OralMaxillofac Surg, 2008, 66:112–122

[20] Pound E, Murrell GA. An introduction to denture simplification. J Prosthet Dent, 1971, 26(6):570–580

[21] Pound E, Murrell GA. An introduction to denture simplification: Phase vII. J Prosthet Dent, 1973, 29(6):598–607

[22] Brånemark PI, Svensson B, van Steenberghe D. Ten-year survival rates of fixed prostheses on four or six implants ad modum Brånemark in full edentulism. Clin Oral Implants Res, 1995, 6(4):227–231

[23] Gallucci GO, Doughtie CB, Hwang JW, et al. Five year results of fixed implant-supported rehabilitations with distal cantilevers for the edentulous mandible. Clin Oral Implants Res, 2009, 20(6):601–607

[24] Eliasson A. On the role of number of fixtures, surgical technique and timing of loading. Swed Dent J Suppl, 2008, (197):3–95

[25] Baker RD, Terry BC, Davis WH, et al. Long-term results of alveolar ridge augmentation. J Oral Surg, 1979, 37:486

[26] DavisWH,Martinoff JT, Kaminshi RM. Long-termfollow up of transoral rib grafts for mandibular atrophy. J Oral Maxillofac Surg, 1984, 42:606

[27] Verhoeven JW, Cune MS, TerlouM, et al. The combined use of endosteal implants and iliac crest onlay grafts in the severely atrophic mandible: a longitudinal study. Int J Oral Maxillofac Surg, 1997, 26:5

[28] Finn RA, Bell WH, Brammer JA. Interpositional "grafting" with autogenous bone and coralline hydroxyapatite. J Maxillofac Surg, 1980, 8:217

[29] Härle F. Visor osteotomy to increase the absolute height of the atrophied mandible. A preliminary report. J Maxillofac Surg, 1975, 3:257

[30] Stoelinga PJ, Tideman H, Berger JS, et al. Interpositional bone graft augmentation of the atrophic mandible: A preliminary report. J Oral Surg, 1978, 36:30

[31] Marx RE, Shellenberger T, Wimsatt J, et al. Severely resorbed mandible: predictable reconstruction with soft tissue matrix expansion (tent pole) grafts. J Oral Maxillofac Surg, 2002, 60:8

[32] Korpi JT, Kainulainen VT, Sándor GK, et al. Long-term follow-up of severely resorbed mandibles reconstructed using tent pole technique without platelet-rich plasma. J Oral Maxillofac Surg, 2012, 70:2543–2548

[33] English CE. The critical A-P spread. The Implant Society March–April, 1990, 1(1): 2–3

[34] Shackleton JL, Carr L, Slabbert JC, et al. Survival of fixed implant-supported prostheses related to cantilever lengths. J Prosthet Dent, 1994, 71:23–26

[35] Sadowsky SJ, Caputo AA. Effect of anchorage systems and extension base contact on load transfer with mandibular implant-retained overdentures. J Prosthet Dent, 2000, 84:327–334

[36] Jemt T. Failures and complications in 391 consecutively inserted fixed prostheses supported by Brånemark implants in edentulous jaws: a study of treatment from the time of prosthesis placement to the first annual checkup. Int J Oral Maxillofac Implants, 1991, 6:270

[37] Schnitman P. The profile prosthesis: an aesthetic fixed implant-supported restora-tion for the resorbed maxilla. Pract Periodont Aesthet Dent, 1999, 11:143

[38] Fortin Y, Sullivan RM, Rangert B. The Marius implant bridge: surgical and prosthetic rehabilitation for the completely edentulous upper jaw with moderate to severe resorption: a 5-year retrospective clinical study. Clin Implant Dent Relat Res, 2002, 4:69

[39] Williams BH, Ochiai KT, Hojo S, et al. Retention of maxillary implant overdenture bars of different designs. J Prosthet Dent, 2001, 86:603–607

[40] Cavallaro JS, Tarnow DP. Unsplinted implants retaining maxillary overdentures with partial palatal coverage: Report of 5 consecutive cases. Int J Oral Maxillofac Implants, 2007, 22:808–814

[41] Krennmair G, Krainhofner M, Piehslinger E. Implant-supported maxillary over-dentures retained with milled bars: maxillary anterior versus maxillary posterior concept–A retrospective study. Int J Oral Maxillofac Implants, 2008, 23:343–352

[42] Ettinger R, Jakobsen J. A comparison of patient satisfaction and dentist evaluation of overdenture therapy. Community Dent Oral Epidemiol, 1997, 25:223–227

[43] Chiche G, Pinault A. Esthetics of Anterior Fixed Prosthodontics. Berlin: Quintessence Publishing Co, 1994

[44] Gargulio AW,Wentz FM, Orban B. Dimensions and relations of the dentogingival junction in humans. J Perio, 1961, 32:261–267

[45] Vacek JS, Gher ME, Assad DA, et al. The dimension of the human dentogingival junction. I J Perio Rest Dent, 1994, 14(2):155–165

[46] Oakley E, Rhyu I, Karatzas S, et al. Formation of biologic width following crown lengthening in nonhuman primates. I J Perio Rest Dent, 1999, 19(6):529–541

[47] Berglundh T, Lindhe J. Dimension of the periimplant mucosa. J Clin Periodontol, 1996, 23:971–973

[48] Ericsson I, Nilner K, Klinge B, et al. Radiological and histological character-istics of submerged and nonsubmerged implants. Clin Oral Impl Res, 1996, 7:20–26

[49] Abrahamsson I, Berglundh T, Lindhe J. The mucosal barrier following abutment dis/reconnection. J Clin Periodontol, 1997, 24:568–572

[50] Cochran DL, Hermann JS, Schenk RK, et al. Biologic width

around titanium implants. A histometric analysis of the implant–gingival junction around unloaded and loaded nonsubmerged implants in the canine mandible. J Periodontol, 1997, 68:186–198

[51] Hermann JS, Buser D, Schenk RK, et al. Biologic width around titanium implants. A physiologically formed and stable dimension over time. Clin Oral Impl Res, 2000, 11:1–11

[52] Priest G. Predictability of soft tissue form around single-tooth implant restorations. Int J Perio Rest Dent, 2003, 23:19–27

[53] Lazarra RJ, Porter SS. Platform switching: a new concept in implant dentistry for controlling postrestorative crestal bone levels. I J Perio Rest Dent, 2006, 26:9–17

[54] Tarnow DP, Magner AW, Fletcher P. The effect of the distance from the contact point to the crest of bone on the presence or absence of the interproximal papilla. J Periodontol, 1992, 63:995–996

[55] Choquet V, Hermans M, Adriaenssens P, et al. Clinical and radiographic evaluation of the papilla level adjacent to single-tooth dental implants. A retrospective study in the maxillary anterior region. J Perio-dontol, 2001, 72:1364–1371

[56] Chambrone L, Chambrone LA. Forced orthodontic eruption of fractured teeth before implant placement: case report. J Can Dent Assoc April, 2005, 71(4):257–261

[57] Grunder U, Gracis S, CapeliiM. Influence of the 3-D bone-to-implant relationship on aesthetics. I J Perio Rest Dent, 2005, 25:113–119

[58] Tarnow DP, Cho SC,Wallace SS. The effect of inter-implant distance on the height of inter-implantbone crest. J Periodontal, 2000, 71:546–549

[59] Tarnow D, Elian N, Fletcher P, et al. Vertical distance fromthe crest of bone to the height of the interproximal papilla between adjacent implants. J Periodontol, 2003, 74:1785–1788

[60] Misch CM. Comparison of intraoral donor sites for onlay grafting prior to implant placement. Int J Oral Maxillofac Implants, 1997, 12:767

[61] Rasmusson L, Meredith N, Kahnberg KE, et al. Effects of barrier membranes on bone resorption and implant stability in onlay bone grafts. An experimental study. Clin Oral Implants Res, 1999, 10:267

[62] Proussaefs P, Lozada J, Rohrer MD. A clinical and histologic evaluation of a block onlay graft in conjunction with autogenous particulate and inorganic bovine mineral (Bio-Oss): a case report. Int J Periodontont Restor Dent, 2002, 22:567

[63] Keller EE, Tolman DE, Eckert S. Surgical-prosthodontic reconstruction of advanced maxillary bone compromise with autogenous onlay block bone grafts and osseointegrated endosseous implants: a 12 year study of 32 consecutive patients. Int J Oral Maxillofac Implants, 1999, 14:197

[64] Buser D, Dula K, Belser UC, et al. Localized ridge augmentation using guided bone regeneration. Ⅱ. Surgical procedure in the mandible. Int J Periodontics Restorative Dent, 1995, 15:10

[65] Buser D, Dula K, Hirt HP, et al. Lateral ridge augmentation using autografts and barrier membranes: a clinical study with 40 partially edentulous patients. J Oral Maxillofac Surg, 1996, 54:420

[66] Buser D, Dula K, Hess D, et al. Localized ridge augmentation with autografts and barrier membranes. Periodontol 2000 1999, 19:151

[67] Misch CM, Misch CE. The repair of localized severe ridge defects for implant placement using mandibular bone grafts. Implant Dent, 1995, 4:261

[68] Le B, RohrerM, Prassad H. Screw "tent-pole" grafting technique for reconstruction of large vertical alveolar ridge defects using mineralized allograft for implant site preparation. J Oral Maxillofac Surg, 2010, 68:428–435

[69] Jensen OT, Cockrell R, Kuhike L, et al. Anterior maxillary alveolar distraction osteogenesis: a prospective 5-year clinical study. Int J Oral Maxillofac Implants, 2002, 17:52

[70] Louis PJ, Gutta R, Said-Al-Naief N, et al. Reconstruction of the maxilla and mandible with particulate bone graft and titanium mesh for implant placement. J Oral Maxillofac Surg, 2008, 66:235

[71] Thor A. Reconstruction of the anterior maxilla with platelet gel, autogenous bone and titanium mesh: a case report. Clin Implant Dent Relat Res, 2002, 4:150

[72] Simion M, Jovanovic SA, Tinti C, et al. Long-term evaluation of osseointegrated implants inserted at the same time or after vertical ridge augmentation: a retrospective study on 123 implants with 1–5 year follow-up. Clin Oral Implants Res, 2001, 12:35

[73] Fugazzotto PA. Report of 302 consecutive ridge augmentation procedures: technical considerations and clinical results. Int J Oral Maxillofac Implants, 1998, 13: 358

第4章 口腔种植学中的正畸治疗：矫治性种植位点形成

Ali Borzabadi-Farahani[1], *Homayoun H. Zadeh*[2]

引 言

为实现种植修复体最佳的美学效果和功能，要求种植体的植入与设计的修复体间的关系协调，并且有足够的骨量和黏膜[1-4]。在病理性疾病导致的骨和软组织缺损的病例中，已经开展过多种重建性手术。这些手术已经可以成功增加骨量和软组织量，但最具挑战性的情况是骨和软组织的垂直增量。骨增量手术的潜在并发症表明这些手术方式也有缺点。正畸治疗经常作为一种辅助治疗来优化种植位点。本章将分析可用于种植治疗前的正畸策略。

矫治性种植位点形成

在需要种植体的缺牙区，对颌牙伸长或邻牙向缺牙间隙（未来的种植位点）倾斜的现象比较常见。在诊断时要认真分析缺牙间隙，以便确定人工牙的最佳比例和位置。接下来就是确定个性化的修复治疗方案，即采用螺丝固位修复体还是粘接固位修复体，以便确定种植体的预期位置和轴向。对于4mm直径的种植体，要获得最佳的种植体植入，要求大约有8mm的近远中间隙[3-4]。这相当于在种植体周围存在2mm厚的骨量以获得最佳的软组织美学效果和远期成功率[3-6]。同理，为了设计和制作人工牙冠，要求从牙槽嵴顶到对颌牙𬌗面有约8mm的垂直间隙[5]。固定矫治器（fixed orthodontic appliances）可用于竖直倾斜的邻牙和调整间隙。如果确定需要植入种植体，那么在矫治性种植位点的形成过程中需要定期拍放射片观测牙根是否到达合适位置。以理想的牙冠位置（即牙冠的转矩和倾斜度）为目标的正畸治疗，可能会误导种植体的植入，而且经常不能获得适合种植体植入的足够根间间隙和根间平行。因此，正畸牙移动（orthodontic tooth movement）需要在放射片显示种植位点的三维情况下进行。

在过去20年里，已经采用将微种植体（mini-implants）[7]、骨支抗（skeletal anchors）、临时支抗钉（temporary anchorage devices，TADs）植入牙槽骨根间部或腭部的方法来增强支抗（anchorage）。它们可以和固定矫治器一起将伸长的牙齿向根方压入，调整近远中间隙，比如向近中移动下颌磨牙或向远中移动上颌磨牙，并且扶正向缺牙间隙倾斜的邻牙（图4.1A）[8-9]。TADs是纯钛或钛合金的骨螺纹钉[10]，具有光滑的表面，这是为了防止形成骨结合（osseointegration），便于最后TADs的取出并减少取出过程中骨折的风险[11-13]。TADs体部直径为1.5~2mm，长为6~10mm[14]，通常用于牵引牙齿移动6~8个月。与骨内种植体相比，TADs更依赖于牙槽骨和硬腭骨皮质产生的机械固位而不是骨结合[14]。随着牙齿伸长，对靠近牙周破坏患牙根尖的牙齿阻力中心施加一个顺时针方向力

1 Orthodontics, Warwick Dentistry, Warwick Medical School, University of Warwick, Coventry, UK
NHS England, UK
Department of Orthodontics, School of Dentistry, Shahid Beheshti University of Medical Sciences, Tehran, Iran Formerly, Craniofacial Orthodontics, Children's Hospital Los Angeles and Center for Craniofacial Molecular Biology, University of Southern California, Los Angeles,
California, USA
2 Division of Periodontology, Laboratory for Immunoregulation and Tissue Engineering, Diagnostic Sciences and Dental Hygiene, University of Southern California, Los Angeles, California, USA

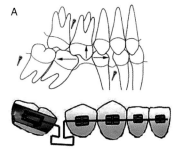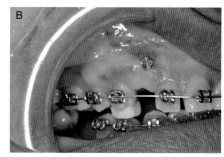

图 4.1　A. 利用临时支抗钉（TADs）和正畸力形成矫治性种植位点。B. 在右上侧切牙的远中植入 1 颗 TAD 促进右上尖牙处的间隙关闭。因为该成年患者的右上尖牙向腭侧错位，所以手术拔除。然后在右上第一前磨牙区行正畸间隙调整，为单个种植体植入创造条件，从而替换原来的第一前磨牙。（由 J.Kishabay, K.Daroee, D.Casione 授权发表）

矩，会使根尖颊向移动。利用带有负转矩的方丝或托槽，形成对抗力矩，可以降低颊侧骨板形成骨开窗或骨开裂（fenestration/dehiscence）的风险[40]。这种治疗策略可以让软组织向冠方移动，促进邻间牙龈乳头的改善和形成[34]，同时促进种植体周围角化龈的形成，这类似于炎症组织如龈沟上皮发生角化[19, 35, 45-46]。

使用自攻手柄旋入 TADs 之前，需要注射少量局麻药[14]。旋入后，TADs 可立即负载用于增强支抗。在种植体植入之前，需要对很多成年患者做精确的间隙调整方案和正畸牙移动(图 4.1B)。在这方面，最近有临床试验研究[15]表明 TADs 是一种安全、多用和微创的支抗技术，它可以不依赖于患者的配合，并且在需要最大支抗时比传统的支抗方法更可靠。

正畸伸长移动

正畸伸长移动的最早适应证是用于消除因牙周疾病导致牙根周围骨内缺损[16]，或者处理裂纹至龈下的冠折或龈下龋坏导致不能保留的患牙[17-18]。正畸伸长移动（orthodontic extrusion）形成种植位点的相关依据已经有文献报道[19-37]（表 4.1）。患者（19~62 岁）牙体或牙周破坏而不能保留的患牙，通过正畸伸长移动来增加种植位点的软硬组织量（如增加角化的附着龈）[20,37]，并减少或防止垂直或颊舌侧骨量不足，从而避免或减少进行软硬组织增量手术[19]。Salama 等研究者[23]描述了所谓的"正畸伸长重建"（orthodontic extrusive remodelling）或"正畸力拔出"（orthodontic

forced extraction），即对保留无望的患牙伸长移动至适合的拔除位置，目的是在沿牙齿移动的方向形成软硬组织。

牙槽嵴骨增量技术在增加牙槽嵴宽度时比增加牙槽嵴高度更具有可预见性[38]。如引导骨组织再生（guided bone regeneration，GBR）、牵张成骨术（distraction osteogenesis）和外置式植骨（onlay bone grafting）等骨增量技术已经用于垂直骨增量[38]，尽管这些方法有技术要求并且成功率也不相同。GBR 和牵张成骨术可以分别成功增加 2~8 mm 和 5~15 mm 的垂直骨量[39]。GBR 最常见的并发症是屏障膜暴露，发病率为 0~45.5%。牵张成骨术的并发症发病率高（10%~75.7%），包括牵张器断裂、牵张区感染、输送骨或基骨断裂、输送骨轻度吸收、软组织开裂、早期或延期骨整合和无纤维结合等[39]。此外，输送骨的移动路径很难控制，这可能会导致垂直增加的骨无法达到理想的位置。

正畸伸长移动是最可靠、相对微创的获得垂直

表 4.1　正畸伸长移动形成种植位点的临床适应证

Ⅱ度或Ⅲ度松动的牙周病患牙伴有垂直骨吸收

大面积冠龋或复发性龈下龋

创伤性牙根纵折伴有大量垂直和水平向骨吸收

严重的牙龈退缩伴有邻间牙龈乳头丧失和牙槽骨吸收

牙周手术治疗失败或根管治疗失败伴有牙髓 – 牙周联合病变

冠根比不良

严重的牙根外吸收

骨增量和牙龈乳头再生的方法之一[40]。这在实现垂直骨增量比较有挑战的上颌前牙区尤其突出。有文献综述介绍了各种正畸伸长移动的治疗方案[19]。然而，对于成功的牙齿伸长，要求菌斑控制良好，消除牙周炎，至少存在1/4~1/3的根尖牙槽骨附着，利用方丝使牙齿产生可控的垂直向和唇（颊）向移动以及牙齿处于足够的稳定期[23、26、40-41]。在前牙和后牙上建议施加轻而持续的牵引力，大小分别是15g和50g[19]。推荐每个月正畸伸长牙齿移动1~2mm，每伸长1mm稳定1个月（通常需要4~6个月）[19、40、42-43]。伸长牙周破坏的牙齿时，需要施加朝向角形骨缺损方向的转矩[19、26]和牙齿倾斜度，从而增加该区域的牙槽骨[35、40]。一项动物研究表明80%的垂直向牙齿牵出移动会伴随附着龈的形成[44]。随着牙齿的伸长，对靠近牙周破坏患牙根尖的牙齿阻力中心会施加顺时针力矩，从而会使根尖朝唇（颊）侧移动。利用带有负转矩的方丝或托槽，可以降低唇（颊）侧骨板形成骨开窗或骨开裂的风险[40]。这种治方法有望使软组织向冠方移动，促进邻间牙龈乳头的改善和形成[34]，同时促进种植体周围角化龈的形成，这就类似炎症组织如龈沟上皮发生角化[19、35、45-46]。

利用正畸伸长移动形成种植位点经常需要预先对牙齿进行根管治疗以防止牙齿殆面调磨后牙齿敏感或牙髓暴露[45]。为了消除殆干扰及与对颌牙弓的接触，需要降低被牵引牙齿牙冠的垂直高度[40、47]。拔除因牙周破坏伸长的牙齿后，进行即刻种植或水平骨增量手术以防止骨和软组织的进一步丧失[40]。

图4.2显示了通过正畸伸长移动优化牙槽嵴的条件后进行种植治疗的临床病例。术前的临床检查（图4.2A，B）和影像学检查（图4.2C）表明左上中切牙存在严重的牙周炎，并伴随牙槽骨的垂直丧失，Miller 3级退行性缺损和牙齿伸长。正畸伸长上颌左侧中切牙，使其朝冠方（图4.2D）和腭侧（图4.2E）移动。以每月1mm的速度牵引牙齿，牵引结束后保持6个月以稳定新形成的牙槽骨。图4.2F，G中的根尖片显示上颌左侧中切牙与邻牙间的角形骨缺损再生。在进行6个

月的活动性正畸移动和6个月的维持后，矢状面的CBCT影像表明牙槽骨明显向下垂直生长（图4.2H）。然而，由于牙槽骨的宽度只有5.5mm，决定执行牙槽骨水平骨增量手术使种植位点最优化。最后，拔除牙齿（图4.2I，J），进行GBR（图4.2K）。通过垂直前庭切口骨膜下隧道（vestibular incision subperiosteal tunnel access，VISTA）手术暴露唇（颊）侧牙槽骨[48]。在前庭沟正中唇系带处做1cm长的垂直切口，剥离黏骨膜形成骨膜下隧道暴露唇侧骨板。2个1.5mm×8mm的骨钉（Salvin Dental Specialties，Charlotte，NC）的一半植入唇侧骨板内，剩下的一半保留在骨面上。去蛋白的小牛骨粉（Bio-Oss，Geistlich Pharma North America，Princeton，NJ）覆盖在上颌左侧中切牙及邻牙的唇侧骨板表面。6个月后，拍CBCT评估增加的骨量是否足够（图4.2C）。这个时候是确定牙槽嵴的骨量情况的最佳时机。尽管还需要水平骨增量，但正畸牵引还是改善了牙槽嵴形态。在种植体植入之前，制作诊断蜡型（diagnostic wax-up）来设计美学区未来修复体的比例（图4.2M）。根据诊断蜡型制作手术导板（图4.2N，O），通过在设计的修复体的根尖方形成3mm长，腭侧形成2mm宽的颈部轮廓来协助种植体的定位[49-50]。种植体（Astra Tech Osseospeed，4.0mm×11mm）在导板的引导下植入（图4.2P）。图4.2Q展示了为了改善种植体周围软组织，做牙槽嵴顶腭侧切口。在将龈瓣复位缝合前，在瓣上做一个Palacci切口（Palacci incision）[51]，然后将其向近中旋转。

计算机辅助设计和计算机辅助制作（CAD/CAM）完成的具有完整解剖形态虚拟的基台（ATLANTIS abutment，DENTSPLY Implants，Molndal，Sweden）（图4.2R）和研磨切削后的成品（图4.2S）。制作烤瓷修复体并交付临床医生（图4.2T，U）。对于这位牙周和牙体破坏的患者，其修复治疗涉及牙周医生、正畸医生、修复医生、技师和CAD/CAM多学科间的团队合作。这种治疗方式需要认真仔细的治疗计划、团队合作及操作技术以确保达到患者满意的效果。在治疗过程

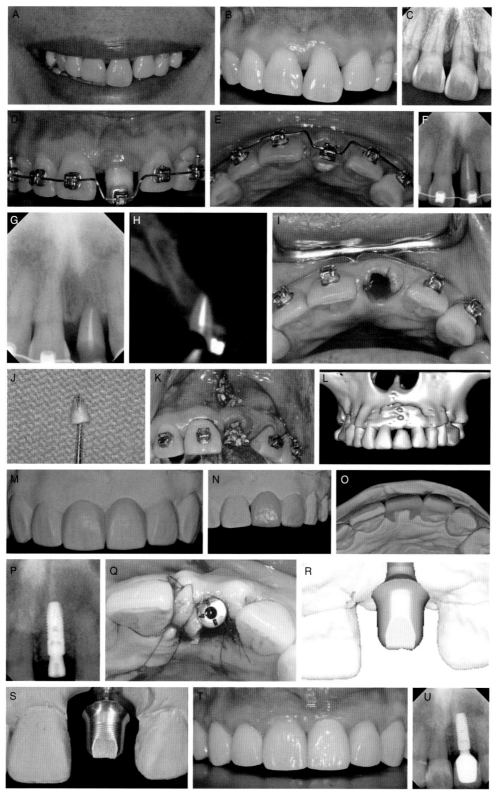

图 4.2 A,B.1 例需要正畸伸长移动患者的术前临床照片和影像片（C）。D,E. 使用方丝弓，通过正畸治疗使左上中切牙牙冠向腭侧移动，牙根向唇侧和垂直向移动，从而增加通常比较薄的拔牙窝唇侧骨壁的骨量。F,G. 正畸治疗中和治疗后的根尖片。H. 正畸治疗结束时的 CBCT 矢状面影像显示牙根在垂直向和唇向被动萌出。I. 拔牙窝。J. 拔除的左上中切牙牙根。K. 垂直前庭切口骨膜下隧道（VISTA）技术。L. 骨增量后的 CBCT 影像。诊断蜡型（M）用于制作手术导板（N,O）。P. 即刻种植术后影像片。Q. 左上中切牙种植术后临床照片。R,S. 虚拟设计的 CAD/CAM 基台。T,U. 烤瓷修复体（由 J.Kishabay，K.Daroee，D.Casione 授权发表）

中的每一步，需要列出详细的决策树，而且各种选择需要在治疗团队成员间讨论。尽管正畸牵引可在种植体植入前改善牙槽骨的骨量，但这并不是需要正畸治疗的唯一原因。在这个病例中利用正畸治疗作为综合治疗的一部分来使缺牙间隙和剩余牙的位置最优化，为修复做准备。

同任何技术一样，正畸伸长移动有利也有弊。优点是正畸伸长移动可以增加牙槽嵴的垂直骨量并且为种植体植入提供患者自己生长的骨。然而，缺点是会延长治疗时间，增加额外的根管治疗费用，而且垂直牵引生成的骨可能没有足够的颊舌径宽度。

牙齿保留和延期正畸间隙开展

当牙体缺失的患者近期内不可能进行种植手术时，建议保留滞留乳牙或破坏的患牙。这是因为在先天性缺牙[43]或牙齿拔除后[52-56]的无牙区，牙槽嵴的颊舌径宽度和垂直高度有一定程度的减少。以前的研究表明在下颌第二乳磨牙拔除后，前4年内牙槽嵴宽度减少25%，7年后牙槽嵴颊舌径宽度的骨缺损达到30%[52]。正如在这位多颗牙缺失患者的口腔曲面体层片上发现的一样（图4.3），该患者下颌右侧乳磨牙缺失（箭头），导致下颌左右侧牙槽嵴高度差异明显。然而，保留下颌左侧乳磨牙可导致一定程度的垂直向骨发育不良（图4.3）。早期确定剩余牙槽嵴的发育情况非常重要，发育情况有可能非常糟糕，早期拔除滞留乳牙并关闭间隙（图4.4）是一种可能的方案，从而避免以后种植体植入和对颌牙伸长。

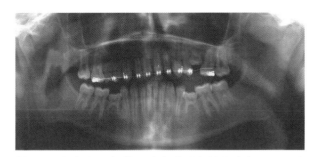

图4.4　上颌和下颌第二前磨牙区成低位咬合，以及垂直骨发育不足非常明显

人体和动物研究证实拔牙后的牙槽嵴缺损主要发生在颊侧[52, 57-58]，并且牙槽嵴的宽度比高度减少更多[56]。随机临床试验表明非磨牙拔除后6个月，牙槽嵴的宽度和高度分别减少2.6mm和0.9mm[58]。这种可以通过保留滞留乳牙来避免的骨缺损经常需要骨增量或者偏腭侧或舌侧植入种植体。如同在图4.5中看到的一样，在青春期保留、牵引和修复冠折或牙冠严重缺损的（由于龋病或牙齿磨损）的恒牙是在种植前维持牙槽嵴骨量的一种策略。图4.5展示了保留、牵引和修复一位14岁男孩冠折的上颌右侧中切牙的病例（图4.5A，B）。尽管该牙的预后差，但是不建议在青少年期进行种植治疗[59]。因此，在完成根管治疗后修复牙冠（图4.5C）并且进行正畸牵引（图4.5D，E）。在正畸牵引结束后对该牙永久修复（图4.5F，G）并且维持使用将近10年。

在种植体植入前，无牙区经常有一定程度的骨缺损需要骨增量。为了让修复位置最优化，可能需要正畸间隙调整来为种植体创造理想的间隙。然而，在正畸间隙开展结束后新形成的无牙区牙槽嵴可能会继续吸收[60-62]，尽管在牙齿移动2年后，明显的改变很小[61]。这种骨缺损可以在常见的先天性缺牙部位如上颌侧切牙或下颌前磨牙缺失部位发现[63]。文献建议直到13岁[64]或骨生长后期[65]才将尖牙向远中移动，从而防止先天性上颌侧切牙缺失部位产生医源性牙槽嵴缺损和未来的骨增量需求。然而，这是一个有争议的方法[61]。因此，尽可能缩短正畸间隙开展和种植体植入的时间间隔，从而防止牙槽嵴进一步吸收。

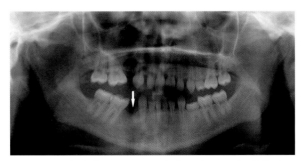

图4.3　该患者多颗牙缺失，包括上颌和下颌前磨牙，箭头示右下前磨牙区存在垂直骨缺损

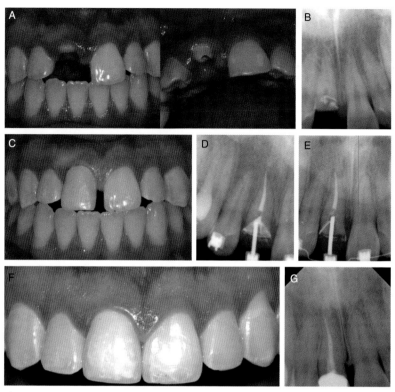

图 4.5　A,B.保留 14 岁男孩冠折的右上中切牙。牙齿修复完成（C）并接受了根管治疗和正畸伸长移动（D, E）。F.正畸伸长移动结束后永久修复。G.正畸结束 5 年后的维持情况

矫治性种植位点转换

　　牙齿的拔除可导致牙槽嵴明显萎缩，尤其在没有牙槽嵴保留措施的情况下[66]。目前已经发展了各种外科技术来实现牙槽骨增量。正畸治疗是替代外科治疗增加邻近天然牙的萎缩无牙区骨量的一种方法。向邻近的萎缩的牙槽嵴缺牙区进行正畸牙移动，牙齿周围的牙槽骨也会随之移动[65, 67-72]。这种治疗方法可以增加牙槽嵴骨量，可潜在性地避免进行外科牙槽嵴增量手术。采用正畸治疗来增加邻近天然牙的萎缩牙槽嵴骨量的方法，其专业术语是矫治性种植位点转换（orthodontic implant site switching，OISS）[5, 73]。在仔细选择病例的情况下，这种方法可以将需要外科骨增量的可能性消除或最小化（图 4.6）。这种方法对被移动的天然牙牙周组织的改变很小，而且可以利用邻牙刺激无牙区以形成牙槽嵴骨，从而可避免进行骨移植[70]。OISS 可用于常见的先天性缺牙部位如上颌和下颌侧切牙或前磨牙区[63]，使该部位产生足够的骨量。比如，第一前磨牙缺失导致牙槽嵴变窄和骨量不足，将第二前磨牙向近中移动至原来第

一前磨牙的位置（反之亦然），那么在原来第二前磨牙的位置就遗留了有足够骨量的牙槽嵴，从而避免了种植前的骨移植[65, 70, 72]。根据临床病例报道，在保持期，正畸牙移动使缺牙区牙槽嵴颊舌径宽度分别在距牙槽嵴顶 2mm 和 5mm 处增厚 1.6mm 和 0.8mm。在 1 年后随访，增加的骨量变化很少[72]。

正畸保持

　　正畸间隙调整或正畸种植位点转换后的正畸保持对于维持种植位点的牙槽嵴骨量非常重要。对于儿童，正畸治疗完成后到种植治疗开始前会间隔几年的时间。由于种植位点相邻牙齿的位置容易改变，因此，成功的矫治性种植位点形成后需要粘接固定保持器或者固定桥[75]。没有形成咬合接触的对颌牙伸长到缺牙间隙也会影响以后的修复治疗[76]。为了保持合适的种植位点，要防止邻牙牙根重新靠近种植位点，邻牙牙冠向种植位点倾斜[77-78]，以及对颌磨牙的伸长等位置改变[76]。

　　正畸保持后，有关上颌中切牙和尖牙牙根的

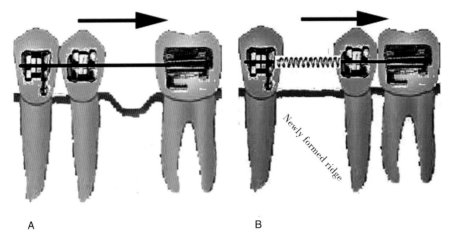

图4.6 矫治性种植位点转换利用牙移动产生新骨 [5,73]。A. 将第一前磨牙向远中推移至存在骨缺损的第二前磨牙的位置。B. 在第一前磨牙区有新骨形成，可进行种植体植入，从而避免了骨移植

位置情况研究表明11%的患者存在原来位置的复发，甚至严重到种植体不能植入相应区域 [78]。这种复发有可能会影响或阻止种植体植入，这就需要进一步正畸治疗为种植体植入创造条件。以前的研究证实活动保持器不能有效地维持缺牙间隙的大小 [78]，因此，建议使用固定粘接的弓丝或者固定树脂粘接桥。这种方法可以防止在保持期内牙根向附近移动或牙齿缺失后对颌磨牙的伸长 [70, 78]。

总 结

牙槽嵴骨增量手术在供骨区和受植区都可能出现相应的并发症和手术风险，比如在供骨区出现出血，牙齿、黏膜和皮肤的感觉异常，术后疼痛等，在受植区可能出现移植骨或黏膜暴露，移植骨吸收，移植骨移位和感染等 [79-82]。此外，牙槽嵴骨增量手术具有生物学上的局限性，尤其是垂直牙槽嵴骨增量手术 [40]。正畸治疗作为一种替代或辅助治疗方法具有克服这些局限的潜能，这对临床医生是有利的。如今，还没有对外科牙槽骨增量技术和正畸替代治疗方法的效果进行比较，但是促进种植体位点形成的每一种方法都有各自的优点和缺点 [83]。以后可以通过多中心随机临床试验解决这个问题。同时，建议临床医生要权衡每一种种植位点形成方法的优点和缺点，尽可能给每个病例选择合适的治疗策略。

致 谢

全体作者向正畸医生 John Kishabay，修复医生 Kathy Daroee 和牙科技师 Domenico Casione 先生表示由衷的感谢，他们为患者的临床治疗实行了多学科间的团队合作，图4.1 和 4.2 展示了他们的病例。同时感谢 Allen 出版社同意将先前发表过的文章的部分章节重新发表（Journal of Oral Implantology, 2012, 38：779–791, 2015, 41：501–508）。

参考文献

[1] Le B, Nielsen B. Esthetic implant site development. Oral Maxillofac Surg Clin North Am, 2015, 27:2835

[2] Tarnow DP, Cho SC,Wallace SS. The effect of inter-implant distance on the height of inter-implant bone crest. J Periodontol, 2000, 71:546–549

[3] Spray JR, Black CG, Morris HF, et al. The influence of bone thickness on facial marginal bone response: stage 1 placement through stage 2 uncovering. Ann Periodontol, 2000, 5:119–128

[4] Le BT, Borzabadi-Farahani A. Labial bone thickness in area of anterior maxillary implants associated with crestal labial soft tissue thickness. Implant Dent, 2012, 21:406–410

[5] Borazabadi-Farahani A. Orthodontic considerations in restorative management of hypodontia patients with endosseous implants. J Oral Implantol, 2012, 38:779–791

[6] Le BT, Borzabadi-Farahani A, Pluemsakunthai W. Is buccolingual angulation of maxillary anterior implants associated with the crestal labial soft tissue thickness Int J Oral Maxillofac Surg, 2014, 43:874–878

[7] Creekmore T, Eklund M. The possibility of skeletal anchorage. J ClinOrthod, 1983, 4:266–269

[8] Skeggs RM, Benson PE, Dyer F. Reinforcement of anchorage during orthodontic brace treatment with implants or other surgical methods. Cochrane Database of Systematic Reviews, 2007, Issue 3, Art. No.: CD005098

[9] Reynders R, Ronchi L, Bipat S. Mini-implants in orthodontics: a systematic review of the literature. Am J Orthod Dentofac Orthop, 2009, 13:564.e1–19

[10] Carano A, Leonardo P, Velo S, et al. Mechanical properties of three different commercially available miniscrews for skeletal anchorage. Prog Orthod, 2005, 6:82–97

[11] Chen YJ, Chen YH, Lin LD, et al. Removal torque of miniscrews used for orthodontic anchorage–a preliminary report. Int J Oral Maxillofac Implants, 2006, 21:283–289

[12] Jolley TH, Chung CH. Peak torque values at fracture of orthodontic miniscrews. J Clin Orthod, 2007, 41:326–328

[13] Kravitz ND, Kusnoto B. Risks and complications of orthodontic miniscrews. Am J Orthod Dentofacial Orthop, 2007, 131(Suppl 4):S43–S51

[14] Cousley RR, Sandler PJ. Advances in orthodontic anchorage with the use of mini-implant techniques. Br Dent J, 2015, 218(3):E4

[15] Sandler J, Murray A, Thiruvenkatachari B, et al. Effectiveness of 3 methods of anchorage reinforcement for maximum anchorage in adolescents: a 3-arm multicenter randomized clinical trial. Am J Orthod Dentofac Orthop, 2014, 146:10–20

[16] Brown IS. The effect orthodontic therapy has on certain types of periodontal defects. I. Clinical findings. J Periodontol, 1973, 4:742–756

[17] Ingber JS. Forced eruption. I. A method of treating isolated one and two wall infrabony osseous defects–rationale and case report. J Periodontol, 1974, 45:199–206

[18] Ingber JS. Forced eruption: part Ⅱ. A method of treating nonrestorable teeth–periodontal and restorative considerations. J Periodontol, 1976, 47:203–216

[19] Korayem M, Flores-Mir C, Nassar U, et al. Implant site development by orthodontic extrusion: a systematic review. Angle Orthod, 2008, 78:752–760

[20] Mantzikos T, Shamus I. Forced eruption and implant site development: soft tissue response. Am J Orthod Dentofacial Orthop, 1997, 112:596–606

[21] Mantzikos T, Shamus I. Case report: forced eruption and implant site development. Angle Orthod, 1998, 68:179–186

[22] Buskin R, Castellon P, Hochstedler JL. Orthodontic extrusion and orthodontic extraction in preprosthetic treatment using implant therapy. Pract Periodontics Aesthet Dent, 2000, 12:213–219

[23] Salama H, Salama M. The role of orthodontic extrusive remodelling in the enhancement of soft and hard tissue profiles prior to implant placement: a systematic approach to themanagement of extraction site defects. Int J Periodontics Restorative Dent, 1993, 13:312–333

[24] Mantzikos T, Shamus I. Forced eruption and implant site development: an osteophysiologic response. Am J Orthod Dentofacial Orthop, 1999, 115:583–591

[25] Ostojic S, Sieber R, Borer K, et al. Controlled orthodontic extrusion with subsequent implantation [in French, German]. Schweiz Monatsschr Zahnmed, 2005, 115:222–231

[26] Zuccati G, Bocchieri A. Implant site development by orthodontic extrusion of teeth with poor prognosis. J Clin Orthod, 2003, 37:307–311

[27] Nozawa T, Sugiyama T, Yamaguchi S, et al. Buccal and coronal bone augmentation using forced eruption and buccal root torque: a case report. Int J Periodontics Restorative Dent, 2003, 23:585–591

[28] Danesh-Meyer MJ, Brice DM. Implant site development using orthodontic extru- sion: a case report. NZ Dent J, 2000, 96:18–22

[29] González López S, Olmedo Gaya MV, Vallecillo Capilla M: Esthetic restoration with orthodontic traction and single tooth implant: case report. Int J Periodontics Restorative Dent, 2005, 25:239–245

[30] Biggs J, Beagle JR. Pre-implant orthodontics: achieving vertical bone height without osseous grafts. J Indiana Dent Assoc, 2004, 83:18–19

[31] Celenza F. The development of forced eruption as a modality for implant site enhancement. Alpha Omegan, 1997, 90:40–43

[32] Chambrone L, Chambrone LA: Forced orthodontic eruption of fractured teeth before implant placement: case report. J Can Dent Assoc, 2005, 71:257–261

[33] Chandler KB, Rongey WF. Forced eruption: review and case reports. Gen Dent, 2005, 53:274–277

[34] Lin CD, Chang SS, Liou CS, et al. Management of interdental papillae loss with forced eruption, immediate implantation, and root-form pontic. J Periodontol, 2006, 77:135–141

[35] Uribe F, Taylor T, ShaferD, et al. Anovel approach for implant site development through root tipping. Am J Orthod Dentofacial Orthop, 2010, 138:649–655

[36] Makhmalbaf A, Chee W. Soft-and hard-tissue augmentation by orthodontic treatment in the esthetic zone. Compend Contin Educ Dent, 2012, 33:302–306

[37] Amato F, Mirabella AD, Macca U, et al. Implant site developme- nt by orthodontic forced extraction: a preliminary study. Int J Oral Maxillofac Implants, 2012, 27:411–420

[38] Esposito M, Grusovin MG, Coulthard P, et al. The efficacy of various bone augmentation procedures for dental implants: a Cochrane systematic review of randomized controlled clinical trials. Int JOralMaxillofac Implants, 2006, 21:696–710

[39] Rocchietta I, Fontana F, Simion M. Clinical outcomes of vertical bone augmenta-tion to enable dental implant placement: a systematic review. J Clin Periodontol, 2008;35(Suppl 8),203–215

[40] Hochman MN, Chu SJ, Tarnow DP. Orthodontic extrusion for implant site development revisited: a new classification determined by anatomy and clinical outcomes. Semin Orthod, 2014, 20:208–227

[41] Kokich VG, Kokich VO. Interrelationship of orthodontics with periodontics and restorative dentistry//Nanda R, ed. Biomechanics and Esthetic Strategies in Clinical Orthodontics. Louis MO: Elsevier St, 2005: 348–372

[42] Rose TP, Jivraj S, CheeW. The role of orthodontics in implant dentistry. Br Dent J, 2006, 201:753–764

[43] Salama H, Salama M, Kelly J. The orthodontic–periodontal connection in implant site development. Pract Periodontics Aesthet Dent, 1996, 8:923–932

[44] Kajiyama K, Murakami T, Yokota S. Gingival reactions after experimentally induced extrusion of the upper incisors in monkeys. Am J Orthod Dentofacial Orthop, 1993, 104:36–47

[45] KimSH, Tramontina VA, Papalexiou V, et al. Orthodontic extrusion and implant site development using an interocclusal appliance for a severe mucogin-gival deformity: a clinical report. J Prosthet Dent, 2011, 105:72–77

[46] Celenza F. Implant interactions with orthodontics. J Evid Based Dent Pract, 2012, 12 (Suppl 3):192–201

[47] Rasner SL. Orthodontic extrusion: an adjunct to implant

treatment. Dent Today, 2011;30:104,106,108–109

[48] Zadeh HH. Minimally invasive treatment of maxillary anterior gingival recession defects by vestibular incision subperiosteal tunnel access and platelet-derived growth factor BB. Int J Periodontics Restorative Dent, 2011, 31:653–660

[49] Cooper LF. Objective criteria: guiding and evaluating dental implant esthetics. J Esthet Restor Dent, 2008, 20:195–205

[50] Evans CD, Chen ST. Esthetic outcomes of immediate implant placements. Clin Oral Implants Res, 2008, 19:73–80

[51] Palacci P, Nowzari H. Soft tissue enhancement around dental implants. Periodontol 2000, 2008, 47:113–132

[52] Ostler M, Kokich V. Alveolar ridge changes in patients congenitally missing mandibular second molars. J Prosthet Dent, 1994, 71:144–149

[53] Pietrokovski J, Massler M. Alveolar ridge resorption following tooth extraction. J Prosthet Dent, 1967, 17:21–27

[54] Pietrokovski J, Sorin S, Hirschfeld Z. The residual ridge in partially edentulous patients. J Prosthet Dent, 1976, 36:150–158

[55] Schropp L, Wenzel A, Kostopoulos L, et al. Bone healing and soft tissue contour changes following single-tooth extraction: a clinical and radiographic 12-month prospective study. Int J Periodontics Restorative Dent, 2003, 23:313–323

[56] Van der Weijden F, Dell'Acqua F, Slot DE. Alveolar bone dimensional changes of post-extraction sockets in humans: a systematic review. J Clin Periodontol, 2009, 36:1048–1058

[57] AraujoMG, Lindhe J. Dimensional ridge alterations following tooth extraction. An experimental study in the dog. J Clin Periodontol 2005;32:212–218

[58] Iasella JM, Greenwell H, Miller RL, et al. Ridge preservation with freeze-dried bone allograft and a collagen membrane compared to extraction alone for implant site development: a clinical and histologic study in humans. J Periodontol, 2003, 74:990–999

[59] Daftary F, Mahallati R, Bahat O, et al. Lifelong craniofacial growth and the implications for osseointegrated implants. Int J Oral Maxillofac Implants, 2013, 28:163–169

[60] Uribe F, Chau V, Padala S, et al. Alveolar ridge width and height changes after orthodontic space opening in patients congenitally missing maxillary lateral incisors. Eur J Orthod, 2013, 35:87–92

[61] Nováčková S,Marek I, Kamínek M. Orthodontic tooth movement: bone formation and its stability over time. Am J Orthod Dentofacial Orthop, 2011, 139:37–43

[62] Spear FM, Mathews DM, Kokich VG. Interdisciplinary managem-ent of single-tooth implants. Semin Orthod, 1997, 3:45–72.

[63] Vahid-Dastjerdi E, Borzabadi-Farahani A, Mahdian M, et al. Non-syndromic hypodontia in an Iranian orthodontic population. J Oral Sci, 2010, 52:455–461

[64] Beyer A, Tausche E, Boening K, et al. Orthodontic space opening in patients with congenitally missing lateral incisors. Angle Orthod, 2007, 77:404–409

[65] Carmichael RP, Sándor GK. Dental implants in the management of nonsyndromal oligodontia. Atlas Oral Maxillofac Surg Clin North Am, 2008, 16:11–31

[66] Horváth A, Mardas N, Mezzomo LA, et al. Alveolar ridge preservation. A systematic review. Clin Oral Investig, 2013, 17:341–363

[67] Zachrisson BU. Orthodontic tooth movement to regenerate new alveolar tissue of bone for improved single implant aesthetics. Eur J Orthod, 2003, 25:442

[68] Kokich VG. Maxillary lateral incisor implants: planning with the aid of orthodontics. J Oral Maxillofac Surg, 2004, 62(9 Suppl 2): 48–56

[69] Gündüz E, Rodríguez-Torres C, Gahleitner A, et al. Bone regeneration by bodily tooth movement: dental computed tomography examination of a patient. Am J Orthod Dentofacial Orthop, 2004, 125:100–106

[70] Kokich VG, Kokich VO. Congenitally missing mandibular second premolars: clinical options. Am J Orthod Dentofacial Orthop, 2006, 130:437–444

[71] Fudalej P, Kokich VG, Leroux B. Determining the cessation of vertical growth of the craniofacial structures to facilitate placement of single-tooth implants. Am J Orthod Dentofacial Orthop, 2007, 131(Suppl 4):S59–67

[72] Lindskog-Stokland B, Hansen K, Ekestubbe A, et al. Orthodontic tooth movement into edentulous ridge areas – a case series. Eur J Orthod, 2013, 35:277–285

[73] Borzabadi-Farahani A, Zadeh HH. Adjunctive orthodontic applications in dental implantology. J Oral Implantol, 2015, 41:501–508

[74] Diedrich PR, Fuhrmann RA, Wehrbein H, et al. Distal movement of premolars to provide posterior abutments for missing molars. Am J Orthod Dentofacial Orthop, 1996, 109:355–360

[75] Petridis HP, Tsiggos N, Michail A, et al. Three-dimensional positional changes of teeth adjacent to posterior edentulous spaces in relation to age at time of tooth loss and elapsed time. Eur J Prosthodont Restor Dent, 2010, 18:78–83

[76] Lindskog-Stokland B, Hansen K, Tomasi C, et al. Changes in molar position associated with missing opposed and/or adjacent tooth: a 12-year study in women. J Oral Rehabil, 2012, 39:136–143

[77] Dickinson G. Space for missing maxillary lateral incisors – orthodontic percep-tions. Ann R Australian Coll Dent Surg, 2000, 15:127–131

[78] Olsen TM, Kokich VG Sr. Post orthodontic root approximation after opening space for maxillary lateral incisor implants. Am J Orthod Dentofacial Orthop, 2010, 137:158.e1–158.e8

[79] Meraw SJ, Eckert SE, Yacyshyn CE, Wollan PC: Retrospective review of grafting techniques utilized in conjunction with endosseous implant placement. Int J Oral Maxillofac Implants, 1999, 14:744–747

[80] Serra FM, Cortez AL,Moreira RW, et al. Complications of intraoral donor site for bone grafting prior to implant placement. Implant Dent, 2006, 15:420–426

[81] Raghoebar GM, Timmenga NM, Reintsema H, et al. Maxillary bone grafting for insertion of endosseous implants: results after 12–124 months. Clin Oral Implants Res, 2001, 12:279–286

[82] Misch CM. Comparison of intraoral donor sites for onlay grafting prior to implant placement. Int J Oral Maxillofac Implants, 1997, 12:767–776

[83] Magkavali-Trikka P, Kirmanidou Y, Michalakis K, et al. Efficacy of two site-development procedures for implants in the maxillary esthetic region: a systematic review. Int J Oral Maxillofac Implants, 2015, 30:73–94

第5章　口腔种植中牙槽嵴的影像学评估——锥形束状CT

Sanjay M. Mallya

引　言

颌骨影像学评估是种植术前治疗计划的重要组成部分，有利于种植支持式修复体的整体成功。在最初诊断阶段，影像学评估扩大了临床检查的范围，对拟种植位点的解剖和结构特点进行评估，针对特定的种植治疗计划反映总体的口腔健康状况。可以提供这些信息的影像形式有：传统根尖片、曲面体层片和锥形束状CT（CBCT）。医生必须熟悉各种片子的优缺点和放射剂量。合理地运用影像学资料对于制订有效的治疗计划、最大限度减少种植体植入的并发症有非常重要的作用。

传统影像学

对于种植患者最初的评估通常利用传统的二维影像，即根尖片和曲面体层片。初步检查的总体诊断目标是对牙齿和牙槽骨结构有一个总体的评估。曲面体层片在一张影像中可同时显示上下颌牙弓。拍摄时X线射线源和图像接收器围绕患者旋转，在一定区域内聚焦，将该区域的结构投射成清晰的影像，不在该区域的结构被模糊掉，这就确保了弧形牙弓中被选中的结构不会与对侧牙弓的结构重叠。曲面体层片能反映的颌骨解剖结构范围较广，包括上下颌牙槽嵴、上颌窦、颞下颌关节。曲面体层放射技术已经较为普及，成本较低，因此常用于种植患者的初步影像学检查，可以获得牙体牙周总体的健康状况，包括牙槽骨的边缘位置、根尖周疾病、残根和病理学信息。曲面体层片的一个局限是不能充分反映解剖结构的细节，因此常与咬合片、选择性的根尖片联合

使用，才能提供更加详细的检查信息，例如龋坏、牙齿周围骨吸收的水平、硬骨板的完整性、龋坏牙或者根管治疗后牙齿的牙周膜间隙，更好地评估细微的根尖周和牙周病变。总之，在必要的时候结合曲面体层片和选择性的口内根尖片足以为口腔种植术前初步评估提供足够的诊断信息。这些传统的影像检查可以大致评估牙槽嵴吸收程度，与下颌神经管、上颌窦、鼻腔等重要结构的邻近程度，邻牙的倾斜角度，也可以估算无牙颌的长度（图5.1）。以上这些都是种植治疗可行性和复杂程度的重要考虑因素。

像其他平片一样，曲面体层片最主要的缺陷是只能提供二维信息，不能提供任何缺牙区牙槽嵴颊舌向信息或解剖结构的颊舌向关系。在制订种植治疗计划时，曲面体层片一个重要的缺点是图像的几何扭曲，这就限制了在曲面体层片上测量的使用。很多因素都可以影响几何扭曲，包括机器本身的因素，聚焦物的位置，牙弓形态，X

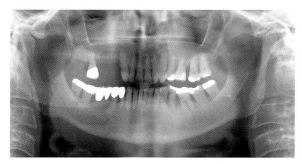

图5.1　1例牙列缺损患者行种植治疗前初步的曲面体层片检查，见右侧上颌后牙区牙槽骨垂直向吸收，接近上颌窦底。上下颌骨均有中重度的牙槽骨吸收。摘自Mallya，White，2013（由Wiley授权发表）

Section of Oral and Maxillofacial Radiology, UCLA School of Dentistry, Los Angeles, California, USA

线束与被扫描解剖结构之间的角度。然而，这些因素中大部分都不能被完全控制或者标准化。重要的是，图像水平向和垂直向的放大比例是不一致的，因此，试图通过数学方法纠正各种原因引起的几何扭曲而导致的测量误差是不可行的。因此，通过曲面体层片测量，比如测量剩余牙槽嵴高度，是不准确也不可靠的。由于这个限制，曲面体层片不能单独用作口腔种植诊断治疗计划中的影像检查。

CBCT 的原理

近 15 年来，CBCT 的发展使牙颌面诊断影像得以革新。利用先进的技术，可以在相对低放射剂量的情况下获得高质量的图像。CBCT 在牙颌面诊断中有多种应用，包括潜在种植位点评估、内科诊断，以及治疗计划、正颌正畸治疗计划时颅颌面部评估、颞下颌关节评估、鼻窦的检查、颌骨骨内病变、智齿的检查。要想在这些诊断任务中正确地应用 CBCT，临床医生必须了解 CBCT 成像的基本原理，才能把握好 CBCT 的适应证，并且根据不同的诊断需要优化影像检查方案。

CT 是显示人体的断层图像，其成像设备包括一个 X 线源和一排安装在扫描机架（gantry）或者 C 形臂上的检测器组成。放射源和检测器围绕患者旋转一周，沿旋转弧从不同角度获得二维投射影像。这些二维投射影像可以是几张也可以是几百张，每一个投射影像都代表着 X 线束旋转时通过人体后的衰减图，CT 重建的运算法则利用所有投射影像的衰减量在成像体积中形成不同物体的空间位置，医学领域广泛应用的多层螺旋 CT（MDCT）及牙科 CBCT 应用的都是这个基本的 CT 重建的运算法则。MDCT 的放射源形成一个窄的扇形 X 线束，扫描机架旋转后获得的连续、部分重叠的解剖断层，然后通过计算机运算产生成像体积。CBCT 中，放射束呈圆锥形，可以扫描到更广泛的解剖范围。扫描机架旋转以后获取整个体积的图像，然后再重建成单张图像。虽然 MDCT 和 CBCT 产生断层片的原理是相同的，这两种技术却有很大的不同，这些不同对于牙科的

应用非常有意义。首先 CBCT 的空间分辨率更高，从而能更好地评估牙齿和牙周的细节。其次，标准 MDCT 成像方案的放射剂量远高于 CBCT，因此 CBCT 的放射损害更小。

传统的根尖片和曲面体层片最大的局限是只能提供二维图像，相比之下，CBCT 更有优势，它可以评估三个平面的解剖，可以重建出几乎任何一个平面的信息。其次，传统二维影像存在沿 X 线束路径的结构重叠，但 CBCT 就不存在这个问题。最后，根尖片和曲面体层片都有内在的几何扭曲，CBCT 重建时没有几何扭曲，因此可以提供更准确可靠的线性和角度测量。

CBCT 的技术参数

有很多 CBCT 装置在设计、轨迹（footprint）、探测器和视野（FOV）（大小）都有所不同，重要的是，这些装置在成像质量和放射量方面都有很大差异，同一装置不同的成像方案之间也有差异[1]。临床医生必须明白不同技术组件和参数对成像质量和放射剂量的影响，针对每个患者不同的诊断需求优化这些参数。

图像探测器

图像探测器捕捉透过患者身体后的 X 线光子，形成基本的二维投射影像，这些影像构成了 CT 重建的原始数据。牙科 CBCT 装置中有两种类型的电子图像探测器。较早的设备用的是电子图像增强器，这个系统用荧光屏幕将 X 线量子转换成可见光量子，再用光电阴极将后者转换为电子[2]。这些电子经过一系列电极加速后冲击到外置式的磷光体（含有荧光粉的）屏幕上，产生可见光图像，然后由 CCD 相机捕捉到图像。由于有很多组件，整个图像增强器稍微有点笨重。另外，由于设计限制，这个系统会出现内在的以及诱发的伪影[2]。尤其在图像增强器使用期间，磷光体老化后，通过捕捉 X 线量子产生的光强度降低。新一代 CBCT 用的是平板检测器（FPD）。这种电子接收器的荧光屏幕由碘化铯或者硫氧化钆制成，将 X 线量子转换为光电子后由晶体管阵列薄膜读取出来。平板检测器对 X 线更加敏感，相对于电

子图片增强器，其形成的图像更有高的空间分辨率和对比分辨力，伪影更少 [3]。

基础投射影像的数量

如前所述，放射源和检测器绕患者旋转的时候生成一系列二维投射影像。这些影像的数量随设备生产厂家、成像方案的不同而不同。帧频（单位时间的投射量）、旋转电弧的幅度以及旋转时间都是影响基础投射影剂量的因素。通常，投射影像数量增加，CT 图像的空间分辨率和对比分辨力提高，但患者接收的放射剂量也随之增加。不管是制造商还是临床医生，在放射剂量和成像质量之间寻找平衡点是很重要的。

有的设备提供"高分辨率"成像方案，这个选项需要的放射量增加，扫描机架的旋转时间更长，成像过程中患者发生移动的可能性增加。有的 CBCT 装置只利用部分（一般是 180°）旋转电弧来获得部分投射影像，也有的高端 CBCT 装置既可以 360° 旋转又可以 180° 旋转来捕捉图像。如前所述，不同成像方案对成像质量的影响是需要考虑的。一些体外研究显示，应用部分（180°）旋转电弧不会影响根纵折和模拟根尖周损伤的诊断，但是，降低基础投射影像的数目会同时降低对比噪音率，增加图像的伪影（如金属种植体周围的伪影）。

视 野

视野（FOV）（图 5.2）是拍摄方案的重要方面，必须有临床医生开具处方决定 CBCT 扫描的视野范围。小视野能反映患者的组织量较少，但是相对大视野来说放射剂量也减少。重要的是，小视野扫描的空间分辨率比大视野高。牙科 CBCT 的视野通常分为局部或小视野（小于 5cm），中等视野（5~15cm），大视野或全视野（15cm 以上）。一个最重要的指导原则就是在提供的解剖信息能满足诊断需求的前提下，尽量用最小的拍摄视野。

立体像素的大小

立体像素（体素）是 CBCT 扫描中最小的三维数据单位。目前 CBCT 系统中体素在 0.076~0.4mm。通常，体素尺寸越小，获得的图像空间分辨率更高。然而，临床医生必须认识到体

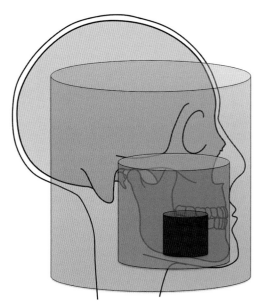

图 5.2 视野。小（局部）、中（牙槽骨）及大（颌面部）视野的简图。摘自 Mallya SM，White SC. The Nature of Ionizing Radiateon And The Risks Rom Maxillaofacial Cone Beam Computed Tomography. Cone Beam Computed Tomogramphy，John Wiley& Sons，Inc, 2013: 25–41（由 Wiley 授权发表）

素尺寸并不是空间分辨率的唯一决定因素。一些设备本身的参数，例如重建运算法则，重建的核心，基础投射量等，都是信噪比和空间分辨率更重要的决定因素。因此，单独用小体素探测器未必能获得高分辨率的图像。

X 线的曝光参数

与传统影像学技术类似，X 线管的电压（kV）和电流（mA）必须根据每一个个体做出调整。有些 CBCT 设备，这些参数是固定的，操作者无法改变，有些 CBCT 设备有内置的自动曝光控制特点，根据每个患者特定的基数个性化设置 X 线管的电流，这个特点对于减少放射剂量是很重要的。

种植治疗计划的影像学诊断目标

根据病史采集和临床检查获取的信息，可以为该患者设计一个合理的影像学检查。曲面体层片用于种植患者最初的影像学评估，可以提供剩余牙列、残根及缺牙位点的病理情况的总体评价。如果需要，根尖片可以作为这些信息的补充，对

于牙齿和周围的牙槽骨进行更准确的分析。这些初步评价后，需要对缺牙位点进行更仔细的评估以制订种植治疗的术前计划，这就需要断层片来提供三个空间平面的信息。获取断层影像的方法有传统 X 线断层片、MDCT 和 CBCT。美国口腔颌面部放射学会建议：任何潜在的种植位点检查都应该包括垂直于该位点的断层片[4]。考虑到放射剂量，成本和空间分辨率，CBCT 影像是一个可选择的获取断层片的形式。临床医生应该综合考虑上文提及的各种参数，为患者设计个性化的CBCT 影像方案。这就必须考虑需要覆盖多大的解剖面积才能完成诊断任务，通常来讲，要选择能提供足够解剖信息的最小视野。理想情况下，CBCT 成像过程应该使用斯坦特印模材料（stent），这种印模材料由丙烯酸制成，含有 X 线阻射的标记物可以显示理想的种植位点（图 5.3）。这些 X 线阻射标记物可以是简单的牙胶棒也可以是能够显示理想修复体位置和外形的更加复杂的标记物，后者需要修复医生、放射医生及种植外科医生之间更好的合作。

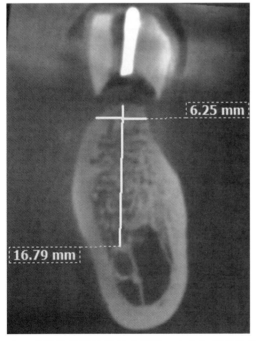

图 5.3 下颌缺牙区的横断面影像。内含阻射剂的斯坦特材料显示出未来修复体的轮廓。测量牙槽嵴顶到下牙槽神经管上方骨皮质的距离，以及牙槽嵴的宽度

放射影像特定的诊断目标是：

1. 评估剩余牙槽嵴的形态及缺牙区种植的可用骨量。可用骨量是种植治疗计划中要考虑的重要因素。它指导我们确定植入缺牙区的种植体数量、位置，以及每个种植体的尺寸。CBCT 影像可以准确地测量剩余牙槽嵴的颊舌向宽度和垂直高度（图 5.3）。测量后医生可以确定可用骨量，特别是种植体的最大尺寸。重要的是，CBCT 可以评估牙槽骨颊舌向吸收的程度，这是二维片不能明确显示的（图 5.4）。而且，对缺牙区的测量可以确定种植体植入的数量。当确定了骨缺损的程度时，测量出需要增加的骨量，可以指导骨增量手术类型的选择。例如，轻微的骨缺损可以在种植同期植入骨移植材料或者采用骨挤压技术，严重的骨缺损则需要更加复杂的增量手术，如块状骨移植或者上颌窦提升。

2. 评价拟种植区域骨小梁及骨皮质的结构和质量。除了骨量，局部的骨质也是种植成功的一个重要因素。种植位点的牙槽骨应该能够为种植体提供初期稳定性，种植体周围骨的环境应该有利于诱导骨结合的形成。通常，通过肉眼观察骨小梁的数量和皮质骨可以评估骨质。应用最广泛的骨质分类是由 Lekholm 和 Zarb 提出的[5]，根据皮质骨的厚度和骨小梁密度将牙槽骨分为 4 类，1 型几乎全部由皮质骨构成，而 4 型则由很薄的皮质骨包裹疏松的矿化不良的骨松质构成。2 型和 3 型都是由中等数量的皮质骨和充足的矿化良好的松质骨构成。目前，骨质的评估是根据影像资料从视觉上主观判断的。根据文献报道的种植体较高的成功率来看，这种对种植位点骨质的视觉评估足以保证种植体植入的成功及骨结合的实现。这种视觉的评估应观察到皮质骨的厚度、骨小梁的放射密度，以及是否存在会影响种植体植入的骨硬化区（图 5.5）。

CT 扫描的数据被划分为独立的体积像素，每一个体素由一个数值或者 CT 值表示，用来描述这个体素在成像体积中的灰度值。MDCT 设备中，CT 值记为亨氏单位（HUs），表示一个体素 X 线相对于水的衰减。然而牙科 CBCT 设备并没有使

用一个标准的缩放系统。重要的是，CBCT 的 CT 值极易受到很多因素的影响，这些因素包括曝光参数，视野（大小）及被扫描物体在成像体积内的位置[6-9]。因此，测量 CBCT 扫描中的 CT 值并不是一个可靠的定量测量 X 线衰减量的方法，不能用来推断骨的矿化程度。很多软件提供测量灰度值的工具，可以测目标区域，也可以测量图像中某个特定的点的灰度值，临床医生在用这些工具判断骨质时应该持谨慎的态度。

3. 辨别解剖结构及其影响种植体植入的变异和病理情况。辨别缺牙区的重要解剖结构是评估

缺牙区的重要方面。这些重要的解剖结构包括鼻腭管、切牙孔、鼻底、上颌窦、下颌神经管、颏孔和舌孔。认真地判断神经血管的位置和走行对于预防种植时损伤到这些解剖结构非常重要。一般来说，神经血管管道的皮质骨轮廓呈现为 X 线阻射的线，然而有的患者，特别是骨量较少或骨质疏松的患者，这些结构的皮质骨边界可能很薄或者缺如，这种情况准确辨识管腔是至关重要的。

鼻腭管和切牙孔 鼻腭管位于颌骨中线位置，紧邻上颌中切牙腭侧，内含腭降动脉的鼻腭分支和鼻腭神经。鼻腭管在腭部的开口称为切牙

A

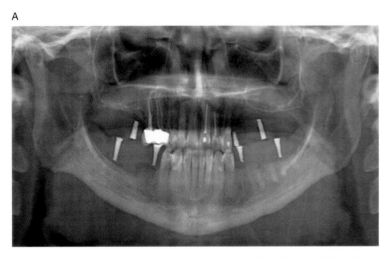

B

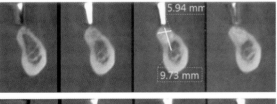

下颌左侧磨牙

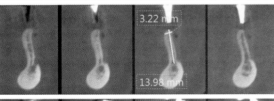

下颌左侧前磨牙

下颌右侧前磨牙

下颌右侧磨牙

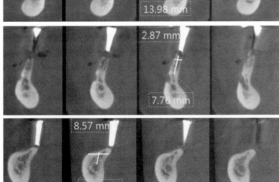

图 5.4　A. 曲面体层片显示上下颌骨部分牙齿缺失，X 线阻射标记物用于提示种植体的拟植入位点。B. 下颌缺牙区的 CBCT 横断面，剩余牙槽骨存在明显的颊舌向骨吸收，但是曲面体层片无法体现

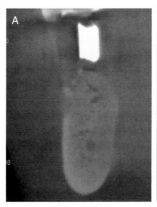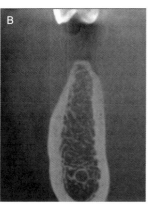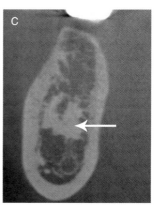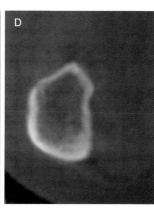

图5.5 4例不同患者的下颌横断面影像，显示不同的骨质。A.下颌骨从嵴顶到下缘都出现了明显都骨硬化。B.较厚的皮质骨包绕良好的松质骨。C.牙槽嵴部分有足够的皮质骨厚度包绕足够的松质骨。注意骨硬化区域（箭头）。D.颊舌侧薄层骨皮质包绕稀疏的骨松质

孔，切牙孔和鼻腭管的形状和大小变化很大。这些结构在根尖片和曲面体层片上都可以看到，但是它们的走行及其与邻牙的关系最好在CBCT的矢状和冠状切面来判断（图5.6）。

鼻腔 鼻腔是腭部上方X线透射的气腔，由鼻中隔在中线位置一分为二。鼻底是弯曲的X线阻射线。薄的骨突从鼻腔侧壁突出，由薄的黏膜

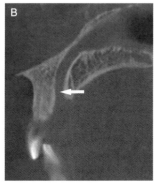

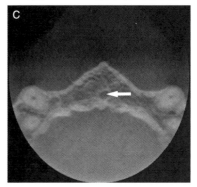

图5.6 A.根尖片显示切牙孔。B.CBCT近中矢状面显示鼻腭管和切牙孔。C.冠状面显示切牙孔在腭骨的开孔位置

包裹，称为鼻甲（图5.7）。

上颌窦 上颌窦是四对鼻窦之一，它们分别是上颌窦、筛窦、蝶窦和额窦。眶底构成了上颌窦的顶，上颌窦底即为牙槽骨，窦底黏膜经常与磨牙牙根接触或者突向牙根间的牙槽骨（图5.8）。

评估上颌窦时应重点观察有无分隔及神经血管腔（neurovascular canals）。上颌窦分隔由窦底或侧壁突起至窦腔（图5.9）。根据分隔的长度，可能把窦腔分为两个甚至多个腔。窦分隔的存在，增加了窦膜（schneiderian membrane）穿孔的危险性，特别是侧壁开窗上颌窦提升时，而且，侧壁开窗的位置也因分隔的长度和位置不同而改变。其次，应判断上颌窦侧壁内上牙槽后动脉的位置（图5.10），表现为侧壁的一个切迹或者独立的管腔，术中损伤该动脉容易引起大量出血，临床医生可以通过上颌窦侧壁的切迹间接地辨认出上牙槽后动脉，如果没有切迹，CBCT扫描也很难辨别这根血管。因此，即便没有这些影像学特征，

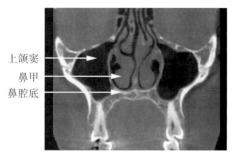

上颌窦
鼻甲
鼻腔底

图5.7 CBCT冠状面显示鼻腔和上颌窦

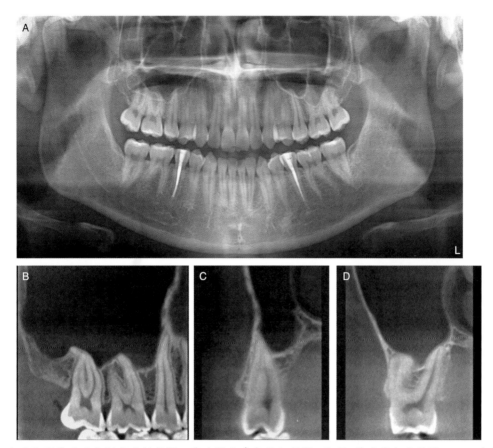

图 5.8　A. 曲面体层片显示上颌窦为投射影，其边界为清晰的阻射影。B~D. 前磨牙和磨牙区 CBCT 矢状面和冠状面显示上颌窦底与牙根间的密切关系

临床医生也应预期到血管损伤的潜在并发症。

　　下颌神经管　在制订下颌后牙区的种植计划时，确认下颌支内下牙槽神经的位置及其在下颌体内的走行是至关重要的。在曲面体层片上，下颌神经管是两条独立的 X 线阻射线，由下颌升支延伸到颏孔，通常在前磨牙根方表现为卵圆形的透射区（图 5.11）。CBCT 截面图上，下颌神经管是圆形或者卵圆形的透光区，周围有清晰的皮质骨边界。有时，神经管的皮质骨会变薄或者缺如。神经管与牙根及剩余牙槽嵴嵴顶的关系是必须评估的。解剖结构的变异包括分叉的下颌神经管、副颏孔和下牙槽神经前襻，即下牙槽神经向前走行超过颏孔，向后回环后再出颏孔。这些解剖结构的变异经常会出现，比如下牙槽神经分叉和副颏孔（图 5.12）。

　　有时还存在下颌切牙管，是由颏孔延伸至下颌前牙区的管腔。另外，紧邻颏结节的舌孔开口也应该能够辨识（图 5.13）。下颌切牙神经血管

束支配下颌前牙区的牙齿，当下颌前牙缺失，损伤下颌切牙神经并不会带来神经功能的障碍。然而，损伤血管则会引起大量出血，使种植体手术变得更为复杂。

　　解剖结构的变异　其中一个影响种植的解剖变异是牙槽嵴倒凹，下颌后牙区舌侧的倒凹（图 5.14）和上颌前牙区唇侧的倒凹应特别注意。

　　另一个虽然少见但是很有临床意义的解剖变异是：窦性小管，内含上颌牙槽嵴前牙区的神经血管束。有时，这条管道从鼻底穿过上颌牙槽嵴，延伸至腭侧皮质骨板（图 5.15）。如果管腔较大，损伤内部的血管可能引起术中的大量出血。

　　缺牙位点也应该认真评估是否有病理性或者有变化的骨结构。例如，不规则的暗影常提示残留的炎症。缺牙区如果有过度的硬化，比如形成一定的硬化区域（图 5.16）或者纤维骨性病变，都可能会影响种植手术。

　　4. 在种植体植入之前，对骨增量术前及术后

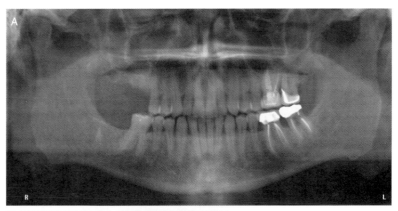

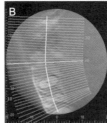
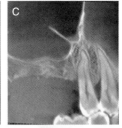

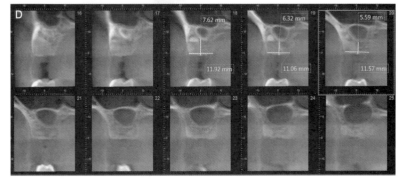

图5.9 A.曲面体层片。B~D.CBCT均用于右侧上颌后牙区种植的术前设计。B.水平面显示D中冠状面不同切面的位置。C.矢状面显示上颌窦靠近前牙区的位置由窦底向上伸出隔板。D.一组冠状面显示上颌窦隔板将其一部分分割成小室。同时注意残留的牙根

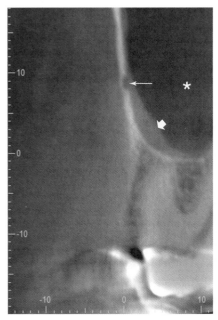

图5.10 上颌窦冠状面,可见上牙槽后动脉位于上颌窦侧壁内(长箭头处)。同时注意上颌窦黏膜有增厚的迹象(粗箭头),星号(*)表示上颌窦窦腔

的状况进行评估。当最初的临床检查和CBCT显示种植前应先进行骨增量时,CBCT可以提供非常重要的信息,指导临床医生选择和设计骨增量的方案。

CBCT可以清晰地观察到上颌窦的病理变化,包括黏膜增厚、积液、息肉和黏液囊肿(图5.17)。根据要求拍摄的视野上,这些上颌窦的病理变化有时只能看到一部分,这时需要扩大CBCT拍摄视野,以评估整个鼻窦的总体健康状况,因为这与上颌窦提升密切相关。同时,还应评估上颌窦口的开放情况(图5.18)。

CBCT还可以评估供骨区的情况,诸如下颌颏部和升支。例如,皮质骨块通常从下颌骨体后牙区获取,就需要评估下颌神经管的颊舌向位置及方向,才能确定在不损伤下牙槽神经的情况下能获取骨块的最大厚度。

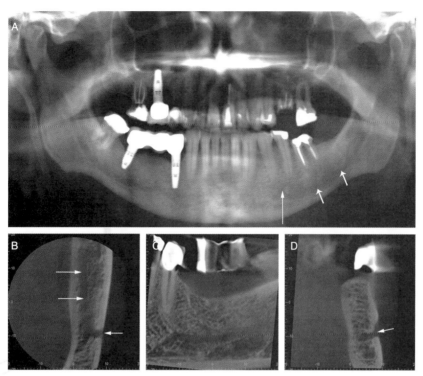

图 5.11　A. 曲面体层片显示下颌神经管的走行（短箭头），以及颏孔的位置（长箭头）。B~D.CBCT 水平面、矢状面和冠状面，这些切面可以对神经管的走行和颏孔的位置进行更好的评估

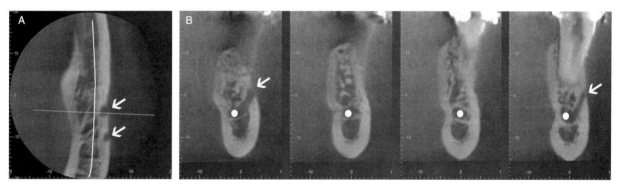

图 5.12　A. 副颏孔下颌左侧前磨牙区的水平面。B.CBCT 冠状面显示下颌神经管的位置（白点）并且止于两个独立的颏孔（箭头）

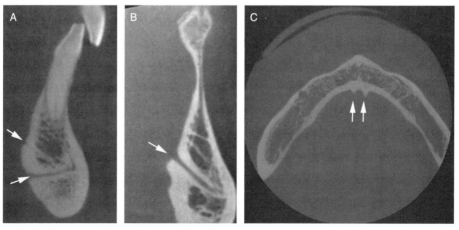

图 5.13　A~B. 下颌前牙区 CBCT 矢状面显示舌管的走形和舌孔的位置。C. 舌孔通常位于两侧颏棘中间，颏棘常表现为下颌前牙区中线位置舌侧骨皮质的小突起

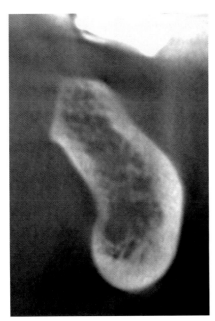

图 5.14 下颌磨牙区牙槽骨 CBCT 冠状面，牙槽嵴向舌侧倾斜，下颌骨舌侧出现明显倒凹

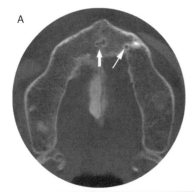

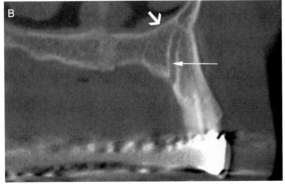

图 5.15 窦性小管。A. 上颌牙槽骨水平面示鼻腭管（粗箭头）及位于上颌前牙腭侧的窦性小管（细箭头）。B. 冠状面示窦性小管由鼻底向腭侧皮质骨走行

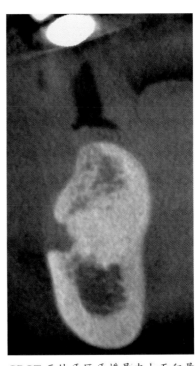

图 5.16 CBCT 示缺牙区牙槽骨内大面积骨硬化，由于血管减少，该区域可能影响植体骨结合

或自体骨块与下方骨松质的成功骨结合、移植骨块的内部或者周围没有炎症。上颌窦提升失败可能会引起窦黏膜的炎症，表现为黏膜增厚（图 5.21）。

5. 制订以修复为导向，兼顾美观和功能的治疗计划。种植体支持的修复体要获得总体的成功，不仅取决于骨结合，还依赖于兼顾美学和功能的软硬组织轮廓。美学区种植更是如此。应用制作良好的影像学斯坦特印模膏来评估修复体的理想位置和轮廓对于达到上述目标很有帮助。更加准确的方法是应用第三方软件读取 CBCT 数据，用电脑模拟治疗计划（图 5.22）并将计划转化成计算机制作的手术导板。应用这种技术可以促使临床医生之间在种植体植入、修复的诊断和制订治疗计划等方面更好地协作。计算机制作的导板引导下的种植体植入与传统导板引导下的植入在成功率方面是相当的。然而临床医生必须了解这种系统的准确性也不是绝对的，近期一篇 Meta 分析显示，种植体预计植入的位置和实际植入的位置之间存在误差，平均误差在植入位点为 0.9mm，在种植体根尖是 1.3mm，平均角度偏差 3.5° [10]。

CBCT 也可以评估骨增量术后的效果（图 5.19~5.20）。骨增量成功的标志有：牙槽嵴垂直高度和（或）水平宽度的增加、同种异体骨

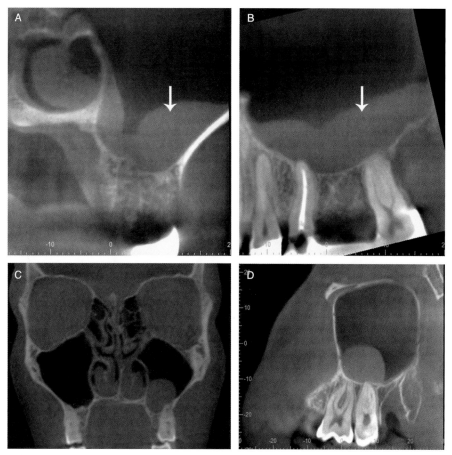

图 5.17　冠状面（A）和矢状面（B）显示上颌窦黏膜增厚（箭头），上颌窦底表现为完整的皮质骨线。C～D.上颌窦内圆顶型阻射影，没有骨质的增生或者破坏，提示上颌窦积液现象

重要的是，这些测量的浮动范围很大。临床医生充分考虑系统内误差的来源是至关重要的，应计

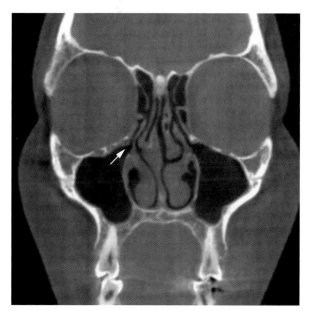

图 5.18　上颌窦冠状面，双侧上颌窦均没有黏膜增厚或者其他软组织变化，箭头示右侧上颌窦开孔

划出足够的安全区域以免误差导致重要解剖结构的损伤，例如破坏神经血管束。

6.评估术后的种植并发症。CBCT 影像在术后评估种植体，特别是潜在的种植并发症方面有重要的应用价值。这些并发症包括皮质骨穿孔（图 5.23）或者临近重要解剖结构的损伤。例如，如果一个患者种植术后出现疼痛，神经功能障碍或者感觉异常，常规的选择就是拍摄 CBCT 来判断是否有下颌神经管的损伤。同样的，如果患者出现种植体的松动或者种植体周围有感染迹象，也应该拍摄 CBCT。读片时，医生应注意金属种植体的放射增强伪影，通常使其周围看起来像透射区域，因此种植体周围的骨无法对其进行准确判断。最后，所有计划取出种植体的患者都应该拍CBCT 判断种植体周围的骨量，以及种植体与周围重要解剖结构如神经血管束、上颌窦、鼻腔的关系。

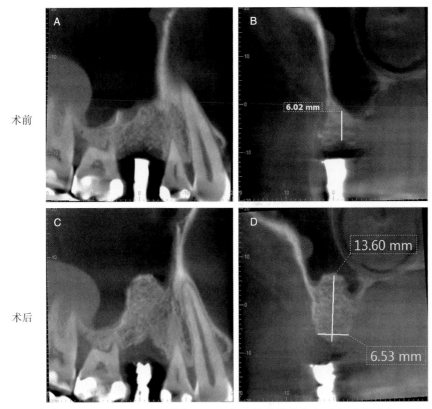

术前

术后

图 5.19　分别为上颌窦提升前后的矢状面和冠状面影像，可见术后植骨材料与邻近松质骨融合，提升以后获得了足够的宽度和高度以植入种植体

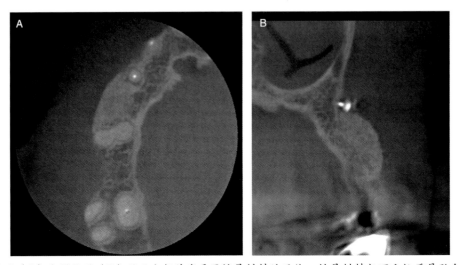

图 5.20　水平面（A）和冠状面（B）显示上颌前磨牙区植骨材料的吸收。植骨材料与下方松质骨融合

CBCT 检查的辐射危害

应用诊断性影像学检查的前提是其所带来的益处大于辐射本身的危害。如前所述，CBCT 是用于术前制订种植计划和评估术后并发症的可靠影像形式。大量文献研究了 CBCT 检查的放射剂量问题，这些研究利用和组织等同的仿真人体模型检测不同器官吸收的射线量，计算出一项特定的 CBCT 检查的有效剂量。临床医生应理解"有效剂量"这个概念，它是一个表示某项影像学检查所带来的净伤害的单位，可以用于比较不同影像形式、成像方案、放射过程作用于人体的不同部位所带来辐射危害。例如，颌面部 CBCT 的有效剂

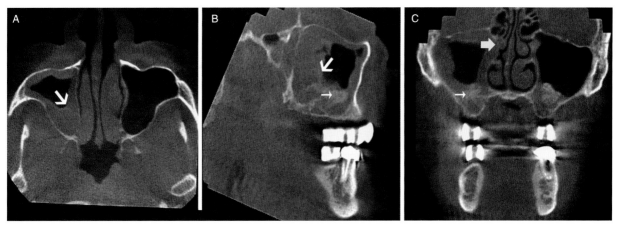

图 5.21　水平面（A）和矢状面（B）和冠状面（C）均显示上颌窦植骨材料无吸收，上颌窦黏膜明显增厚（小箭头），周围点缀着 X 线阻射的植骨材料（大箭头），右侧上颌窦开口被增厚的黏膜堵住（黄箭头）

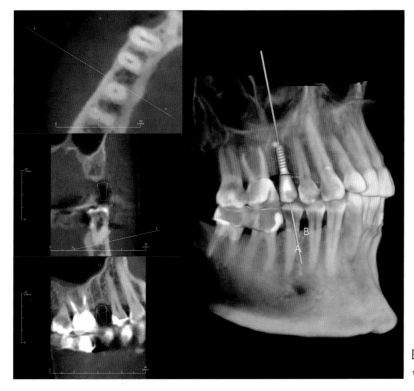

图 5.22　用 Anatomage in vivo 软件在电脑上模拟种植体和修复体

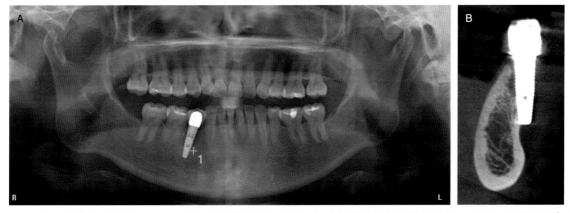

图 5.23　曲面体层片（A）和 CBCT 冠状面图像（B）用于评估下颌前磨牙区种植体的植入位置，注意舌侧穿孔和沿着舌侧皮质骨板的开裂性骨缺损，这些信息在 CBCT 上可以清晰显示但在曲面断层片无法体现

量是 40μSv，大约是曲面体层片检查（20μSv）的 2 倍。

不同生产商制作的 CBCT 放射剂量会有很大不同。另外，放射剂量的大小与选用的成像方案密切相关，特别是拍摄的视野大小。表 5.1 总结了大、中、小视野有效剂量的范围，当向患者描述 CBCT 的辐射量时，将它们转换成表 5.1 中的自然环境的放射剂量很有助于患者理解。

CBCT 在种植患者诊断和制定治疗计划过程中的应用指南

很多专业的组织都已经发布了 CBCT 在种植患者诊断和制定治疗计划中的应用指南，例如 AAOMR[4]、骨整合协会[11]、欧洲骨整合协会[12]、国际口腔种植大会（ICOI）[13] 及国际口腔种植学会（ITI）[14]。AAOMR 特别推荐 CBCT 作为潜在

种植位点术前检查的影像方式[4]。同样，ICOI 共识小组得出结论：2D 影像始终无法像 CBCT 扫描那样提供三维信息，在没有得到这些额外的信息之前，要推测哪些病例无法从中受益几乎是不可能对的[13]。即便很多专业组织都强烈建议使用 CBCT，临床医生为种植患者开出术前评估的 CBCT 检查单时仍应该十分谨慎，为此，临床医生应了解 CBCT 的临床非适应证（clinical liabilities）。除了检查特定的种植位点，全视野 CBCT 必须用于可能的病理情况的评估。如果需要，不是很精通全视野 CBCT 的牙科医生应听取专科医生（如口腔颌面部放射科医生）对整个影像的专业解读。

表 5.1 CBCT 和牙颌面放射片的有效剂量

放射片类型	有效剂量（μSv）*	等效背景辐射量（d）†
小视野 CBCT	13~44	2~5
中视野 CBCT		
标准模式	28~548	3~65
高分辨率模式	68~652	8~77
大视野 CBCT	30~1073	4~126
口内 X 线片		
咬翼片（PSP/F-速率，矩形聚焦）	5	0.6
（PSP/F-速率，矩形聚焦）	35	4
（PSP/F-速率，圆形聚焦）	171	20
全景片（数字的，CCD-基础的）	14-24	2-3
头颅侧位片（数字的，PSP-基础的）	6	0.7

摘自 Mallya SM，White SC：The Nature of lionizing Radiation and the Risks from Maxillofacial Cone Beam Computed Tomography. Cone Beam Computed Tomography，John Wiley & Sons，Inc，2013，PP. 25–41.
* 剂量为最接近的整数值
† 根据每年的 3.1μSv 暴露量计算出等效背景天数。当剂量高于 10μSv 时，等效背景天数就约等于一个近似的整数值

参考文献

[1] Pauwels R, Beinsberger J, Stamatakis H, et al. Comparison of spatial and contrast resolution for cone-beam computed tomography scanners. Oral Surg Oral Med Oral Pathol Oral Radiol, 2012, 114(1):127–135

[2] Wang J, Blackburn TJ. The AAPM/RSNA physics tutorial for residents: X-ray image intensifiers for fluoroscopy. Radiographics, 2000, 20(5):1471–1477

[3] Seibert JA. Flat-panel detectors: how much better are they? Pediatric Radiology, 2006, 36(Suppl 14):173–181

[4] Tyndall DA, Price JB, Tetradis S, et al. Position statement of the American Academy of Oral and Maxillofacial Radiology on selection criteria for the use of radiology in dental implantology with emphasis on cone beam computed tomography. Oral Surg Oral Med Oral Pathol Oral Radiol, 2012, 113(6):817–826

[5] Lekholm U, Zarb GA. Patient selection and preparation// Branemark PI, Zarb GA, Albektsson T, eds. Tissue Integrated Prostheses Osseointegration in Clinical Dentistry. 3rd edn. Chicago IL: Quintessence Publishing Co, 1985: 199–209

[6] Nomura Y, Watanabe H, Honda E, et al. Reliability of voxel values from cone-beam computed tomography for dental use in evaluating bone mineral density. Clin Oral Implants Res, 2010, 21(5):558–562

[7] Oliveira ML, Tosoni GM, Lindsey DH, et al. Influence of anatomical location on CT numbers in cone beam computed tomography. Oral Surg Oral Med Oral Pathol Oral Radiol, 2013, 115(4):558–564

[8] Oliveira ML, Tosoni GM, Lindsey DH, et al. Assessment of CT numbers in limited and medium field-of-view scans taken using Accuitomo 170 and Veraviewepocs 3De cone-beam computed tomography scanners. Imaging Science in Dentistry, 2014, 44(4):279–285

[9] Pauwels R, Nackaerts O, Bellaiche N, et al. Variability of dental cone beam CT grey values for density estimations. Br J Radiol, 2013, 86(1021):20120135

[10] Bornstein MM, Al-Nawas B, Kuchler U, et al. Consensus statements and recommended clinical procedures regarding contemporary surgical and radio- graphic techniques in implant dentistry. Int J Oral Maxillofac Implants, 2014, 29(Suppl):78–82

[11] 2010 Guidelines of the Academy of Osseointegration for the provision of dental implants and associated patient care. Int J Oral Maxillofac Implants, 2010, 25(3):620–627

[12] Harris D, Horner K, Grondahl K, et al. E.A.O. guidelines for the use of diagnostic imaging in implant dentistry 2011. A consensus workshop organized by the European Association for Osseointegration at the Medical University of Warsaw. Clin Oral Implants Res, 2012, 23(11):1243–1253

[13] Benavides E, Rios HF, Ganz SD, et al. Use of cone beam computed tomography in implant dentistry: the International Congress of Oral Implantologists consensus report. Implant Dent, 2012, 21(2):78–86

[14] Bornstein MM, Al Nawas B, Kuchler U, et al. Consensus statements and recommended clinical procedures regarding contemporary surgical and radio-graphic techniques in implant dentistry. Int J Oral Maxillofac Implants, 2014, 29(Suppl):78–82

第6章 口腔种植学中牙槽嵴缺损的分类

Patrick Palacci

概 述

1985 年，Lekholm 和 Zarb[1] 根据牙槽骨的形态和骨质提出了颌骨的分类，该分类方法适用于分析种植支抗。他们描述了 5 种上下颌骨横截面形态（图 6.1）：

A 型：大部分牙槽嵴存在。

B 型：中等程度的吸收。

C 型：剩余牙槽嵴出现明显吸收（只有基底骨保留）。

D 型：基底骨开始出现吸收。

E 型：基底骨出现明显吸收。

他们还描述了 4 种骨质：

1 型：几乎整个颌骨由均匀的密质骨组成。

2 型：厚的皮质骨包绕一个高密度松质骨核。

3 型：薄的皮质骨包绕一个高密度松质骨核

4 型：薄的皮质骨包绕一个低密度松质骨核

除了这个分类之外，还有考虑了牙槽嵴黏膜厚度的分类。Lekholm 和 Zarb 提出的分类有助于阐明外科技术与颌骨形态和骨质的关系。这个分类可以决定种植体植入的位置和数量，以及是否需要辅助性手术使种植体植入位置最优化。

例如，A 型颌骨可以直接植入种植体，而 D 型颌骨需要辅助性手术优化种植体植入条件。

骨质方面，种植医生需要注意初期稳定性，并且在预备种植窝和种植体植入过程中避免过热。这就是为什么要考虑预备不足或预备过度，以及不同种植体直径的选择。

根据 Seibert 的分类 [2-3]，无牙区牙槽嵴可以分为 3 级（图 6.2）：

Ⅰ级：颊舌向宽度减少，冠根向高度正常。

Ⅱ级：冠根向高度减少，颊舌向宽度正常。

Ⅲ级：Ⅰ级和Ⅱ级共存，即高度和宽度均减少。

在上颌前牙区，需要考虑唇线的位置（高位或低位）及唇的活动范围。唇线位置和唇的活动范围决定是否需要辅助性手术来获得最佳的美学效果 [4]。

具有高位唇线和明显唇活动范围的患者的种植治疗更有挑战性。

种植体的位置，软组织的形态、颜色、质地（牙间乳头存在与否），以及最终人造修复体的质量都对最终的总体效果非常重要。

形态
上颌骨

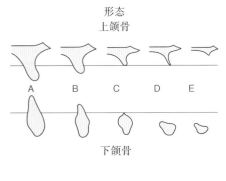

下颌骨

骨质

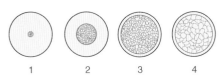

图 6.1 Lekholm 和 Zarb 提出的颌骨形态和骨质分类（1985）[1]

Brånemark Osseointegration Center, Marseille, France

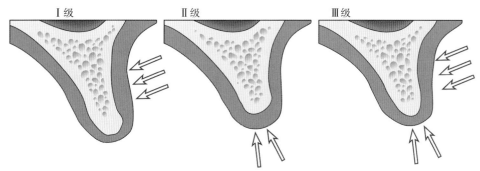

Ⅰ级　　　　Ⅱ级　　　　Ⅲ级

图 6.2　Seibert 提出的牙槽嵴缺损分类（1983）[3]

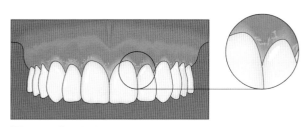

图 6.3　牙间乳头

牙间乳头是相邻两牙冠间牙周软组织的一部分（图 6.3）。牙齿间的接触关系、相邻牙面间的距离、釉牙骨质界（CEJs）的形态决定了牙龈乳头的形状。因此，在前牙区牙间乳头呈角锥形或圆锥形。

文献主要描述了两种牙龈形态[2, 5-6]，即弧形 – 薄龈型（scalloped-thin）和平厚龈型（flat-thick）（图 6.4）。牙龈形态由很多遗传学和局部因素决定，包括牙齿解剖形态和牙齿邻面接触区位置和大小。

牙槽嵴的 Palacci-Ericsson 分类

上颌前牙区牙槽嵴总体形态（包括软组织）的分类有助于术者评估种植治疗的解剖条件。这种牙槽嵴分类方法是基于软硬组织的垂直和水平缺损程度来划分的，也适用于颌骨其他区域。根据牙槽嵴的垂直高度可分为 4 级，根据水平宽度也可分为 4 级[7-9]。

根据垂直缺损程度，Ⅰ级：龈乳头完整或轻度缺损（图 6.5）。Ⅱ级：龈乳头局限性缺损（图 6.6）。Ⅲ级：龈乳头严重缺损（图 6.7），Ⅳ级：龈乳头消失（图 6.8）。

根据水平缺损程度，A 级：唇侧组织完整或轻度缺损（图 6.9）。B 级：唇侧组织局限性缺损（图 6.10）。C 级：唇侧组织严重缺损（图 6.11）。最后，D 级：唇侧组织极度缺损，常伴随局限的附着龈缺损（图 6.12）。当然，会有多个级别的缺损同时存在，每个患者需要针对性分析。

最终良好的效果取决于临床医生对总体治疗复杂性的理解。上颌前牙区牙槽嵴的分类可以记录治疗前的牙槽嵴解剖条件，并且可指导临床医生选择合适的治疗方案以便达到预期的最终效果。有些患者（如ⅠA 级）的治疗通常只需要合适的种植体植入和最小范围的软组织处理。

在一个ⅠA 级病例中，存在完整而健康的龈乳头和完整的牙槽嵴。种植治疗成功的关键是：

· 最佳的种植体位置。

· 微创手术。

· 重视种植体周围软组织。

· 不需要辅助性手术。

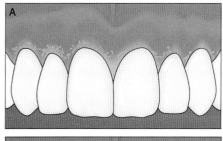

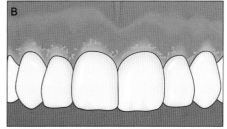

图 6.4　A. 弧形 – 薄龈型。B. 平厚龈型

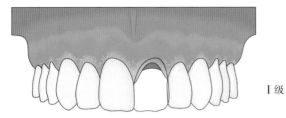

图 6.5 Ⅰ级

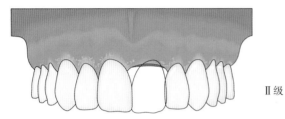

图 6.6 Ⅱ级

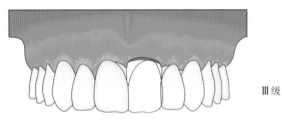

图 6.7 Ⅲ级

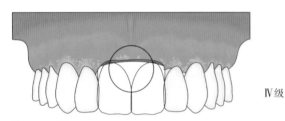

图 6.8 Ⅳ级

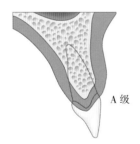

图 6.9 A级

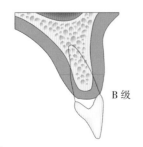

图 6.10 B级

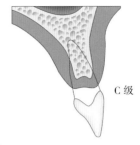

图 6.11 C级

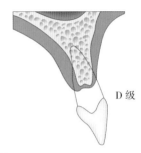

图 6.12 D级

ⅠA级病例很少；大部分病例在牙齿拔除后软硬组织会吸收，几周后，很可能变成ⅡB级，这时就需要辅助性手术处理软硬组织。

然而，在ⅠA级病例满足以下条件时，我们可以考虑在牙齿拔除后同期植入种植体：

· 无创拔牙。

· 牙槽嵴保存术。

· 最佳的种植体位置。

· 软组织增量手术（结缔组织移植）。

· 最佳的临时修复体。

· 最佳的穿龈轮廓（emergence profile）创造最佳的血供条件。

· 仔细的控制力。

这些都是种植治疗成功所需要的。

▶病例1：图6.13~6.18

患者，女，57岁，上颌前牙患有重度牙周炎，伴有严重的软硬组织缺损。主诉：改善美观，如有可能立即行临时固定修复[10]。

使用牙周膜切割刀小心拔除4颗上颌切牙，避免任何牙槽嵴骨折或改变。植入3颗种植体，在左上中切牙处充填生物材料并行结缔组织移植以保存牙槽嵴的软硬组织量[11-12]。

种植体和拔牙窝骨壁间的间隙也用生物材料

充填，从而降低骨吸收的风险，并且保持软组织量和总体的美学效果[13]。

然后戴上螺丝固位的坚固临时修复体，临时修复体要有足够的邻间隙以确保种植体和龈乳头之间软组织的血供。4 个月后戴最终修复体，达到最佳的口腔卫生维持和美学效果。种植修复体的咬合非常重要，必须仔细检查，以便维持长期的骨结合。

相反，在Ⅳ级牙槽嵴要达到可接受的效果，可能需要在种植体植入的术前、术中或术后进行辅助性的软硬组织外科手术。

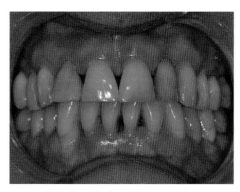

图 6.13　该病例的主要特点是高位唇线、唇运动范围大及美学期望高。牙周炎后软组织退缩

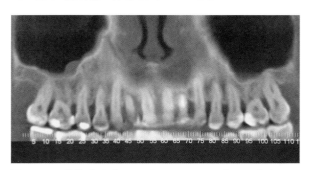

图 6.14　影像学检查，切牙周围明显的骨组织丧失

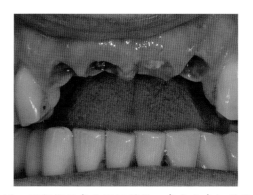

图 6.15　不翻瓣以减小组织创伤，在左上中切牙处利用生物材料充填和结缔组织移植行位点保存术

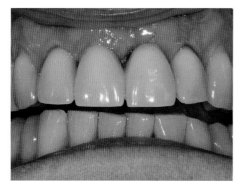

图 6.16　临时修复体就位，术后 2 周的牙龈乳头及直接与种植体延续的穿龈轮廓

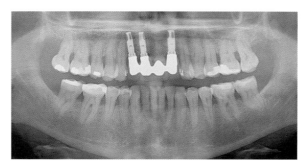

图 6.17　最终修复后的影像学检查

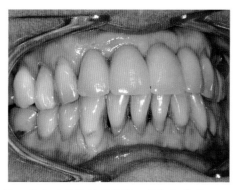

图 6.18　术后 6 年的临床效果，软组织稳定

▶病例 2：图 6.19~6.27

患者，男，45 岁，右上中切牙根折导致急性脓肿和明显的牙槽缺损。牙根拔除导致牙槽嵴缺损和龈乳头丧失[14-15]。

进行自体骨（取自下颌骨颏部）移植，在种植体植入时将移植的结缔组织放在龈瓣下方，从而获得足够的软组织以便在安放基台时进行牙龈乳头重建[6-10, 16-17]。采用氧化锆基台和全瓷冠修复以获得最佳的美学效果。

这个病例的牙槽嵴在拔牙前可分为ⅠA 级，在拔牙和骨吸收后变成了ⅢC 级。从ⅢC 级到ⅠA

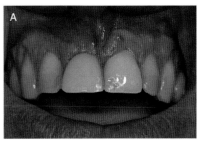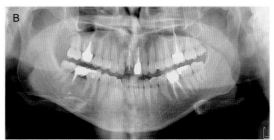

图 6.19　A.右上中切牙拔除前口内照。B.影像学检查显示右上中切牙根折

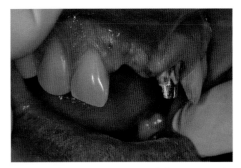

图 6.20　右上中切牙拔除后，牙槽嵴和龈乳头丧失

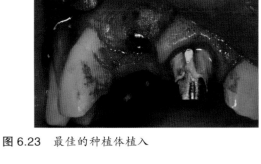

图 6.23　最佳的种植体植入

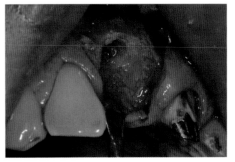

图 6.21　牙槽嵴唇侧骨板缺失，需要行牙槽嵴骨增量手术

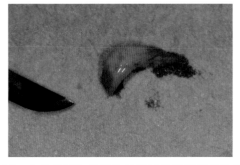

图 6.24　在结节区取结缔组织瓣移植到理想的位置

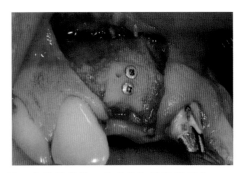

图 6.22　自体骨移植，重建最初的解剖形态

级的转变不可能一步完成。必须首先进行牙槽嵴骨增量手术使牙槽嵴分类由ⅢC级转变为ⅡB级；然后在种植体植入时进行软组增量使分类由ⅡB级转变为ⅠA级。

软硬组织增量术的好处是值得关注的，比如骨增量 2mm，软组织增量 2mm 或邻牙冠延长 1~2mm，这些方法联合应用可获得 5~6mm 的组织增量，这可以产生明显不同的效果。

在美学区这种效果极其重要，是影响最终美学效果的关键因素。

还没有科学证据表明，从功能和存活的角度考虑，肯定需要附着龈（Wennström et al., 1994[18]）。然而，从美学和口腔卫生的角度考虑，种植体周围有足够附着龈是更好的。

因此，最终的美学和功能效果与三个主要因素相关：颌骨、软组织和修复重建的设计。修复缺失牙只是治疗的一部分，尤其是在上颌前牙区。

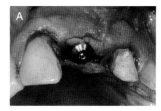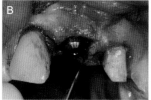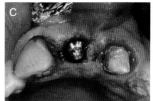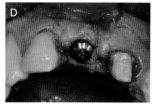

图 6.25　A.Palacci 发明的带蒂龈瓣，龈乳头重建术可以重建丧失的龈乳头：在种植体和愈合基台的唇侧做带蒂龈瓣，血供由与正常牙龈相连的龈瓣基部提供。B. 向远中旋转远中带蒂龈瓣来重建远中牙龈乳头。C. 向近中旋转近中带蒂龈瓣来重建近中牙龈乳头。D. 采用可吸收缝线将唇侧牙龈向腭侧缝合

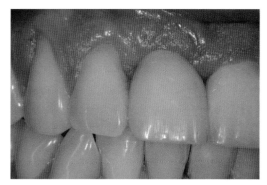

图 6.26　戴临时修复体

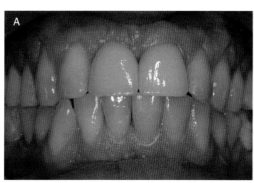

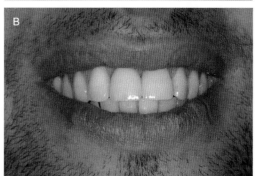

图 6.27　最终修复体完成 7 年后：A. 口内照片显示重建的牙龈乳头。B. 高位唇线患者的口外正面照片显示重建的牙龈乳头和最终的美学效果

另一部分则是要修复缺损的牙槽嵴和（或）覆盖在牙槽嵴表面的软组织。恢复正常的牙槽嵴形态对于美学成功非常关键。

掌握上颌前牙区牙槽嵴的分类可以指导临床医生采取合适的治疗方案，从而获得稳定且可预期的功能和美学效果。

种植体植入的精确性

有时可以直接植入种植体而不需要辅助性手术。然而，在种植体植入时，可能需要少量的骨增量来增加对种植休周围软组织的支持。在其他情况下，需要增加软组织量来提高最终的效果，从而促进软组织的维持。

要达到最佳的种植体植入和龈乳头重建效果，需要考虑软硬组织情况。修复体最后的成功和以下因素密切相关[21]。

· 硬组织处理。
· 软组织处理。
· 修复体的质量。
· 美学因素。

除了上述这些因素，种植体植入的精确性也是非常重要的概念。

· 如果种植体在近远中向和颊舌（腭）向的轴向正确，那么软组织可在未来的修复部件之间存活、生长、增殖（图 6.28）。

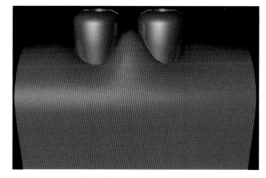

图 6.28　2 颗种植体最理想的植入位置：2 颗种植体中心相距 7~8mm，两个基台边缘相距 2~3mm。牙龈乳头可以形成并且稳定

·两个种植体间需要足够的距离（两个种植体的中心要相距 7mm，两个基台至少间隔 2mm）。

·如果两个种植体相距太近，则任何外科技术都不能使种植体间形成牙龈乳头。明确的是当两个基台之间的距离少于 2mm，就不能够保证在垂直向有足够的血供。意味着牙龈乳头的最大高度不能超过骨水平 2~3mm（图 6.29）。

·然而，如果两个种植体相距太远，那么在两个种植体之间不能形成龈乳头（图 6.30）。

·同理，如果种植体太靠（唇）颊侧，则（唇）颊侧软组织下面的骨板就会非常薄。已知最大的压力位于种植体的底部，（唇）颊侧骨板太薄而不能承受此压力，则会导致牙槽骨退缩，进而导致龈乳头消失。

两个种植体间存在过度明显的角度会导致以下情况。

·两个牙冠彼此汇聚，从而导致软组织无法在它们之间生长（图 6.31）。

·两个牙冠彼此分散，不能对龈乳头提供足够的支持（图 6.32）。

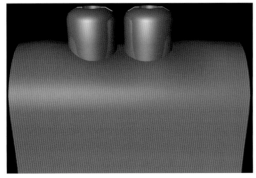

图 6.29 2 颗种植体间的间隙不够：血供不足导致牙龈乳头和牙槽骨丧失

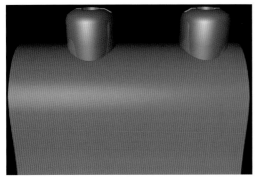

图 6.30 两个基台之间相距 4mm 以上：牙龈乳头因无支持而变得平坦

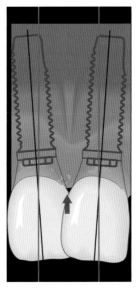

图 6.31 如果 2 颗种植体轴向汇聚明显，穿龈轮廓（emergence profile）就会改变从而破坏牙龈乳头

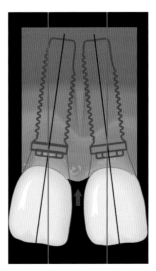

图 6.32 如果 2 颗种植体轴向分散大，会形成较大的邻间隙，从而使邻间龈乳头丧失

为了明确治疗目标和治疗方法，医生应该在治疗一开始就评估患者的临床情况。

IVD 级

在这种情况下，主要目的是在有或无骨组织增量的条件下，将种植体植入剩余牙槽嵴。在大部分病例中，要恢复牙槽嵴的原始状态是极其困难的，甚至是不可能的。

龈乳头的存在需要硬组织支持，而牙槽嵴垂直骨增量是最有挑战性的治疗方法之一。在任何治疗前要告知患者该治疗的目的。有时候，明

智的做法是告知患者在这种情况下要获得最佳的
最终效果，最好的修复方式包括在修复体中设计
丙烯酸树脂或瓷制作的义龈。患者在理解了解决
这个问题的挑战性后，并且知道如果不采用该修
复方式，最后他们的牙齿会显得很长而且会有黑
三角存在时，他们会更容易接受医生的建议（图
6.33~6.39）。

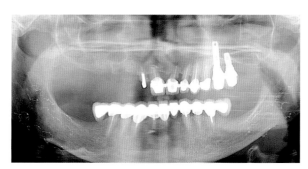

图 6.33　上颌牙列缺失的影像学检查，无法保留的上
颌切牙、尖牙和前磨牙要拔除，几年前植入的种植体骨
结合完好

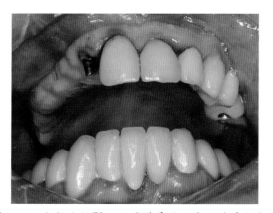

图 6.34　上颌右侧ⅣD级牙槽骨的临床照片看上去像
ⅢC级，但是在这些牙齿拔除后牙槽骨吸收，便会立即
变成ⅣD级

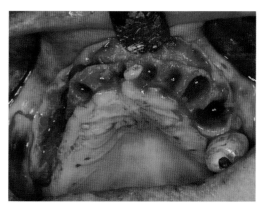

图 6.35　拔除患牙，预备种植窝

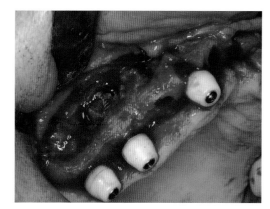

图 6.36　上颌窦提升增加种植体植入深度

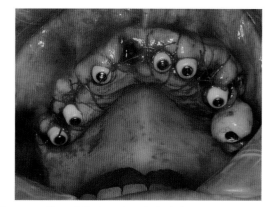

图 6.37　植入种植体，旋入愈合基台

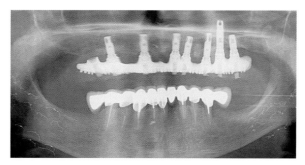

图 6.38　患者修复后的口腔曲面体层片

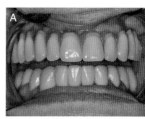
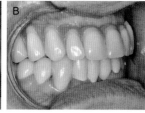

图 6.39　口内正面照（A）和口内侧面照（B）。在修
复体上用丙烯酸树脂形成义龈以解决功能、美观、发音
和舒适的问题

讨 论

几十年来，种植治疗用于治疗缺牙的患者，而且美观不是患者的主要目的。通过戴金属支架制作的固定桥和粉色树脂基托承载的树脂牙来重建缺失牙的功能。随着时代的发展和无数美学失败病例的出现，美学要求越来越明显。

表6.1展示的Palacci-Ericsson分类给临床医生提供了最初的诊断指导，并且对不同治疗序列提供了建议。

总 结

在任何种植治疗前都要对患者的临床情况进行仔细评估。本文提到的牙槽嵴分类方法有助于术者更加精确地评估上颌前牙区或颌骨其他部位的情况，并且在考虑生物学因素的情况下指导整体治疗。

表6.1 Palacci-Ericsson分类

	垂直缺损		水平缺损
I级	龈乳头完整而健康	A级	唇侧组织完整或轻度缺损
II级	龈乳头局限性缺损少于50%	B级	唇侧组织局限性缺损
III级	龈乳头严重缺损超过50%	C级	唇侧组织严重缺损
IV级	龈乳头缺失（无牙区）	D级	唇侧组织大范围缺损伴有局限性的附着龈缺损

参考文献

[1] LekholmU, Zarb GA. Patient selection and preparation//Brånemark P-I, Zarb G, Albrektsson T. Tissue Integrated Prosthesis: Osseointegration in Clinical Dentistry. Chicago IL: Quintessence Books, 1985: 199–210

[2] Seibert J, Lindhe J. Esthetics in periodontal therapy//Lindhe J, Karring T, Lang NP. Clinical Periodontology and Implant Dentistry. 3rd edn. Copenhagen: Munksgaard, 1997:647–681

[3] Seibert J. Reconstruction of deformed, partially edentulous ridges, using full thickness onlay grafts, Ⅱ. Prosthetic/periodontal interrelationships. Compend Contin Educ Dent, 1983, 4:549–562

[4] Palacci P. Optimal implant positioning and soft-tissue considerations. Oral Maxillofac Surg Clin North Am, 1996, 8:445–452

[5] Olsson M, Lindhe J. Periodontal characteristics in individuals with varying form of the upper central incisors. J Clin Periodontol, 1991, 18:78–82

[6] Olsson M, Lindhe J, Marinello CP. On the relationship between crown form and clinical features in the gingiva in adolescents. J Clin Periodontol, 1993, 20:570–577

[7] Palacci P, Ericsson I. Esthetic Implant Dentistry Soft and Hard Tissue Management. Chicago IL: Quintessence Books, 2001

[8] Palacci P, Ericsson I, Engstrand P, et al. Optimal Implant Positioning and Soft Tissue Management for the Brånemark System. Chicago IL: Quintessence Books, 1995

[9] Palacci P, Nowzari H. Soft tissue enhancement around dental implants. Periodontol, 2000, 2008, 47:113–132

[10] Berglundh T, Lindhe J. Dimension of the peri-implant mucosa: biological width revisited. J Clin Periodontol, 1996, 23:971–973

[11] Sclar A. Soft Tissue and Esthetic Considerations in Implant Dentistry. Chicago IL: Quintessence Publishing, 2003

[12] Araujo MG, Sukekava F, Wennstrom JL, et al. Tissue modelling following implant in fresh extraction sockets. Clin Oral Implants Res, 2006, 17:615–624

[13] Block M. Color Atlas of Dental Implant Surgery. 3rd. Missouri: Saunders, 2010:255–260

[14] BeckerW, Ochsenbein C, Tibbetts L, et al. Alveolar bone anatomic profiles as measured from dry skulls: clinical restorations. J Clin Periodontol, 1997, 24:727–731

[15] Nowzari H, Aalam AA. Mandibular cortical bone graft. Part 2: surgical technique, applications, and morbidity. Compend Contin Educ Dent, 2007, 28:274–280

[16] Palacci P. Soft tissue management and esthetic considerations// Brånemark P-I. The Osseointegration Book:Ffrom Calvanium to Calcaneum. Chicago IL: Quintessence Publishing, 2005:285–307

[17] Aalam AA, Nowzari H. Mandibular cortical bone grafts. Part 1: anatomy, healing process, and influencing factors. Compend Contin Educ Dent, 2007, 28:206–212

[18] Wennström JL, Bengazi F, Lekholm U. The influence of the masticatory mucosa on the peri-implant soft tissue condition. Clin Oral Implants Res, 1994, 5:1–8

[19] Israelon H, Plemons JM. Dental implants, regenerative techniques, and periodontal plastic surgery to restoremaxillary anterior esthetics. Int J OralMaxillofac Implants, 1993, 8:555–561

[20] Kan JY, Rungcharassaeng K, Umezu K, et al. Dimensions of peri-implant mucosa: an evaluation of maxillary anterior single implants in humans. J Perio-dontol, 2003, 74:557–562

[21] Sullivan RM. Perspectives on esthetics in implant dentistry. Compend Contin Educ Dent, 2001, 22:685–692

第7章　牙槽嵴增量：如何选择

Alan S. Herford, Katina Nguyen, Ayleen Rojhani

引　言

牙缺失后牙槽嵴会发生明显的变化，导致骨的重塑和骨量的丢失。这些变化在拔牙后的 3 个月内最明显，此后骨量仍将持续减少体积的 11%[1]。Ashman 的研究显示，拔牙后的 2~3 年内，牙槽嵴总体骨高度和骨宽度平均降低 40% 和 60%[2]。最大限度的骨吸收发生在牙槽嵴的水平面，使得牙槽骨宽度明显降低。有些患者希望用种植体和种植体支持式义齿修复缺失牙，但是骨量又不足，则需要进行骨增量。有很多技术可以成功地再生出新骨，例如引导骨再生，骨劈开技术，牵张成骨及块状骨移植。Aghaloo 和 Moy[3] 通过一篇系统评价来评估哪一种硬组织移植技术可以为种植体提供最好的骨支持。他们发现，不管使用哪种移植材料，上颌窦提升都有长期的成功率，但是牙槽嵴增量或许是更具有技术敏感性，种植体的存活是依靠剩余骨量的支持而不是移植骨的作用。

骨缺损的位置、（几何）形态及缺损的大小都有助于我们选择合适的骨增量技术，以及根据所需移植材料的量来选择供区的位置。很多缺损都是软硬组织缺损并存，必须考虑到骨增量对周围软组织的影响，因为骨增量有可能引起软组织的缺损而影响美观。

患者选择和准备

是否植骨应该以修复为导向。准确判断患者的现状并决定各种治疗方案的可行性是非常重要的。治疗计划要考虑患者是希望固定种植义齿修复还是宁愿做一副覆盖义齿，这直接影响到修复所需的骨量和颌间距离。修复的计划应该在植骨前就制订好。

骨增量过程中最常见的并发症是感染，感染可以导致创口延迟愈合，骨块的排异或者成骨不全。植骨术前患者应确保有良好的口腔卫生状况，尽力降低口内的菌斑数量。应该告知患者持续的吸烟及一些影响伤口愈合的系统性疾病如果控制不佳，都是增加并发症的危险因素，因此应该严格戒烟并且良好的控制系统性疾病。

对患者进行评估时，逐步地进行临床检查是非常有必要的，检查时充分了解骨缺损的位置和缺损类型，确定首选的骨增量技术和骨移植材料，以保证最佳的预期效果[4]。骨缺损可以是局部很小的范围，也可以是广泛的复合缺损，术前计划时应分析患者的石膏模型和计算机 3D 模型。对于复杂的骨缺损，锥形束状 CT（CBCT）影像有助于判断余留骨量、缺失骨量，以及需要哪一种骨增量技术。

软组织的量、角化龈厚度及已有的瘢痕组织都应该在术前进行评估。如果软组织缺损严重，无法完全覆盖植骨材料，建议在植骨前解决软组织的问题。

骨缺损的类型

根据骨缺损的特点对其进行分类，有助于选择成功可预期性最高的手术方式。牙槽骨缺损可以呈现各种形态和大小，可能是窄牙槽嵴（水平型骨缺损）也可能是高度不足（垂直型骨缺损），

Oral and Maxillofacial Surgery Department, Loma Linda University, Loma Linda, California, USA

有的患者同一颌骨上多种类型骨缺损并存，应该针对每一种缺损有对应的个性化治疗方案（图7.1）。四周有骨壁的缺损的治疗效果通常比没有骨壁的缺损好。需要评估邻牙是否有骨缺损导致的根面暴露，根面暴露的牙齿周围很难重新获得可预期的骨高度。有的患者甚至可以拔除这种根面暴露的邻牙，以获得该区域可预测性较高的植骨结果。

上下颌骨均可出现骨缺损（图7.2~7.3）。上颌的骨密度较下颌低，也可以根据骨质对颌骨进行分类（1~4型）[5]。

上颌牙槽骨缺损可以分为前牙区骨缺损和后牙区骨缺损。上颌骨的吸收模式可以导致上下颌骨之间的Ⅲ类关系，此时上颌骨前牙美学区需要在牙槽骨的唇侧和垂直向进行增量。而后牙区的吸收模式使上颌骨变窄，常需要侧方的骨增量。上颌后牙区上颌窦的位置是另外一个需要考虑的因素。应该评估上颌的垂直向位置，严重广泛吸收的上颌骨通常需要将上颌牙槽突向前向下移动（Le Fort Ⅰ型）以重新获得Ⅰ类上下颌骨关系（图7.4~7.5）。

下颌骨在选择植骨类型的时候要重点考虑其独特的解剖特点。以颏孔为界，下颌骨缺损分为前部骨缺损（双侧颏孔之间）和后部骨缺损（颏孔以后）。对于下颌后部的骨缺损，牙槽骨吸收的量，以及下牙槽神经的位置是决定使用何种骨增量方式的重要因素。临床医生要问一个很重要的问题：下牙槽神经上方还有多少骨？如果下牙槽神经上方只有几毫米的骨量，可以选择在剩余

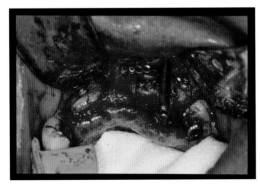

图7.1　图中同一例患者不同类型的骨缺损用了两种骨增量技术，图片右侧垂直性骨缺损用牵张成骨纠正，图片左侧水平性骨缺损行Onlay植骨

牙槽嵴上方进行隧道植骨，也可以考虑引导骨再生技术。应注意避免使用固位螺丝，因为可能损伤到神经。下牙槽神经非常接近牙槽嵴顶时，应避免骨块移植、骨切开（如牵引，三明治技术）等。下颌骨两侧颏孔之间的骨缺损可选择的骨增量术式则更为丰富。

骨增量技术的种类
引导骨再生

引导骨再生（guided bone regeneration，GBR）是最具有文献支持的骨增量技术之一，被广泛应用于局部牙槽嵴缺损的增量。引导骨再生利用颗粒性植骨材料，覆盖生物膜以维持骨粉稳定、防止愈合过程中非成骨细胞（如成纤维细胞、上皮细胞）的长入（图7.6）。屏障膜可以是可吸收性膜，也可以是不可吸收性膜。对于水平向骨增量，应用生物膜和颗粒性自体骨可以增加牙槽嵴的厚度[6-7]。垂直向骨增量具有更高的技术敏感性和不可预测性，对于较大范围的复杂缺损，Onlay植骨的预后可能更好。引导骨再生联合钛网也可以应用于局部的牙槽嵴增量[10]（图7.7~7.8）。

优　点

不管是应用可吸收性膜还是不可吸收性膜，都可以阻止非成骨细胞长入植骨区域，成骨效果具有更高的可预测性。引导骨再生技术有大量文献支持，植入后随访12.5年的研究显示其成功率高达93%[11]。

缺　点

膜的不稳定可能导致延迟愈合，以及缺少间充质向成骨细胞转化而形成纤维性愈合。

膜的塌陷会导致成骨不全和纤维组织生长。膜下方必须维持足够的空间供细胞迁移和新血管长入。大的缺损可能需要颗粒骨粉和钛网的支持。

引导骨再生技术应用二十多年来，有大量文献支持和可预期的结果。目前的研究致力于提高生物相容性好的可吸收性膜的性能以满足日益增长的美观需求，提高骨再生的能力。

骨劈开

不适合种植的窄牙槽嵴可以利用骨劈开技术

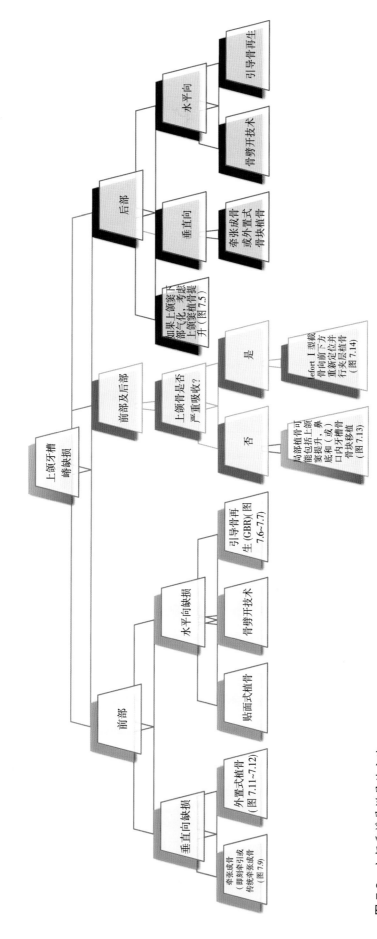

图 7.2 上颌牙槽骨增量的方法

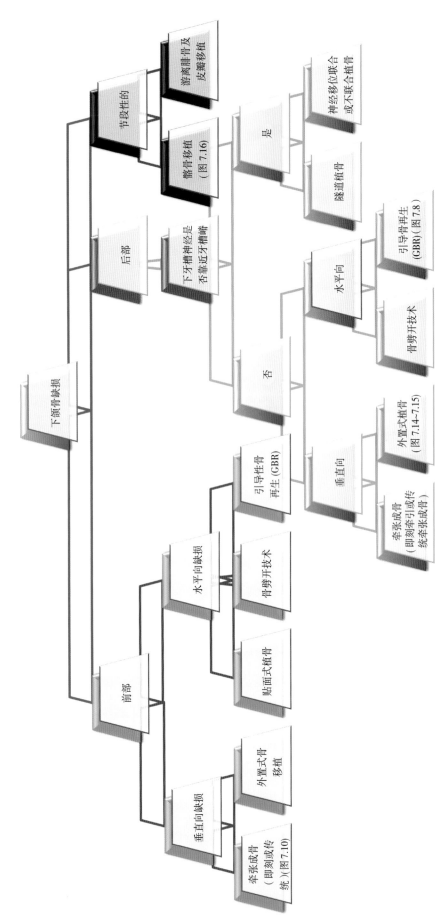

图 7.3　下颌骨牙槽骨增量的方法

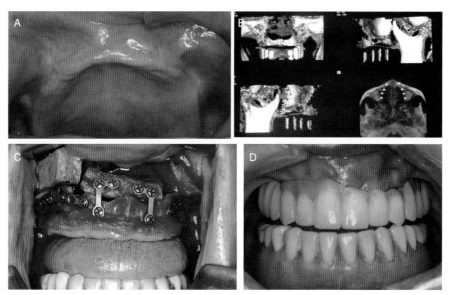

图 7.4 Le Fort Ⅰ 型截骨及夹层植骨：A. 上颌牙槽骨重度萎缩。B. 影像学检查显示牙槽骨大量吸收 C. 行 Le Fort Ⅰ 型截骨同期夹层植骨。D. 临时修复体就位

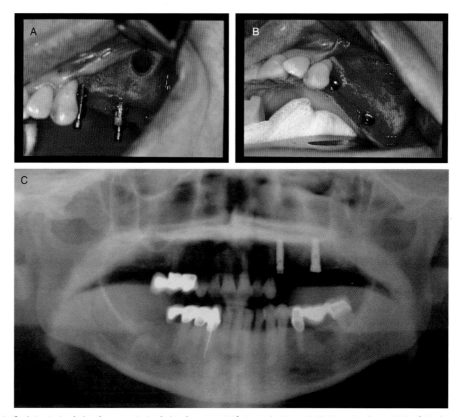

图 7.5 骨粉植骨进行上颌窦提升：A. 上颌窦提升。B. 置骨粉同期植入种植体。C. 术后影像学检查

进行水平向骨增量。该技术是用骨刀将唇颊向的皮质骨板与舌腭侧骨板分开，制造出空间[12-14]。骨劈开可以应用于口内的任何位置，但更推荐用于美学区和下颌后牙区。据一些研究报道，骨劈开的成功率为 98%~100% [15]。

优 点

骨劈开技术几乎不破坏骨膜，因此植骨位点可以更好地抵抗骨吸收，进行骨重塑。主要的优点是植骨材料进入到骨髓腔，有丰富的血供。提高牙槽骨从嵴顶到龈方外形的连贯性，对于美学

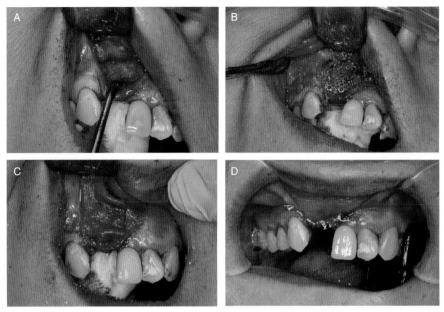

图7.6 上颌前牙区局部引导骨再生：A.上颌前牙区局部骨缺损。B.移植骨粉，钛网固定。C.钛网表面覆盖胶原膜，D.无张力缝合

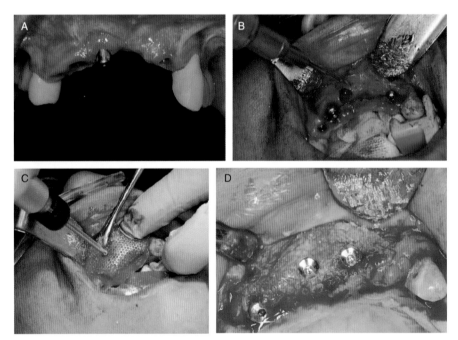

图7.7 上颌前牙区引导骨再生。A.上颌前牙区骨缺损，种植失败。B.翻瓣后，上颌前牙区骨缺损。C.置骨粉覆盖钛网。D.同期植入种植体

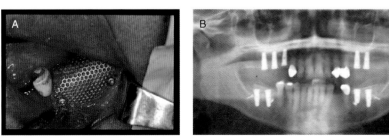

图7.8 下颌后牙区引导骨再生：A.置骨粉覆盖钛网。B.植入种植体

区而言是很大的优势。

缺 点

对于非常薄的牙槽嵴，骨劈开的难度较大，也无法解决明显的垂直骨量不足。

牵张成骨

牵张成骨（distraction osterogenesis，DO）可以再生缺失的软硬组织[16-17]（图7.9~7.10）。当两部分骨被牵张而分开时，机体有能力生成新骨，牵张成骨利用的就是这种能力。截骨术后放置骨牵张装置，通常，如果截骨部位有纤维血管桥形成，会有一周的潜伏期。在活动期，这些血管桥在分开的骨之间，为新骨形成提供支架。牵张成功以后，装置还将在原位放置一段时间，一旦成骨稳定（一般是2~6个月），则可取下牵张成骨装置，植入种植体。Chiapasco比较了引导骨再生和牵张成骨技术，二者在种植体植入时牙槽嵴增量的效果同等有效，但是从垂直向骨增量的长期预后来看，牵张成骨的预期效果更好[18]。

优 点

牵张成骨最主要的优点是通过对骨逐渐地牵引，可以刺激新骨形成和软组织再生。在垂直向骨增量时，牵张成骨的效果与其他技术相似。

牵张成骨的并发症较少，也不需要取骨。

缺 点

需要二次手术取出牵张器。Swennen等[19]的一项研究显示，牵张成骨的并发症发生率为22%，大部分是由于机械牵张器相关的问题和局部感染，前者发生率为7.3%，后者发生率是5.8%。

可以在术后6个月内自动缓解的并发症有：暂时性的下牙槽神经损伤、疼痛、牙关紧闭，暂时性面神经麻痹和轻微的咬合干扰。也有可能发生局部感染，不正确的牵引速度，装置相关问题及骨开裂。装置失效引起的并发症则需要再次手术取出或者更换牵引器。装置失败时可能导致骨化不全和（或）支持骨的骨折[20]。

替代技术

即刻（静态）牵引或者"三明治技术"和传统（动态）牵张成骨类似，但是不需要使用牵张器[21]。骨劈开技术和传统牵张成骨相同，需要移动的那部分骨块放到计划的位置后用钛网和迷你螺丝固定，这样就创造了一个界限清楚的空间可以放置植骨材料，愈合结果可预测。

与Onlay植骨需要从牙槽窝进行血管重建不同，该技术中所移动的骨块仍有软组织覆盖，保证了血供，减少了骨吸收[18]。

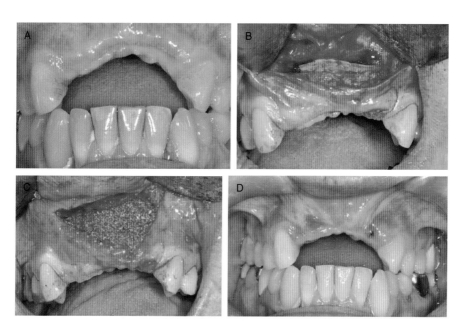

图7.9 上颌前牙区即刻（静态）骨牵引或三明治技术：A.上颌前牙区骨缺损。B.下颌升支取骨夹层植骨。C.置来源于牛的骨粉。D.术后愈合

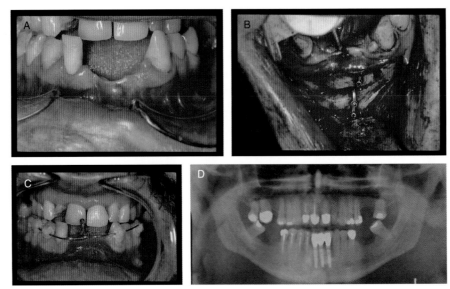

图 7.10　下颌前牙区传统（动态）牵张成骨：A.下颌前牙区骨缺损。B.牵张成骨。C.牵张成骨完成。D.种植修复

Onlay 植骨

从身体各部位获取的骨块均可用于牙槽嵴缺损的重建（图 7.11~7.16），根据骨块的形状及修复缺损的方式，它们可以是嵌入式（inlays）、贴面式（veneers）、外置式（onlays）或鞍式骨块。牙槽嵴高度充足但宽度不足时可以用贴面式植骨；同时需要进行垂直向和水平向增量时，可用鞍式植骨。所移植的骨块必须含有皮质骨，以便于螺丝固定，防止愈合过程中移位。这些植骨材料再血管化并被宿主骨代替。与松质骨相比，块状骨需要更多的时间成骨，因此分期手术比植骨同期植入种植体效果更可预期。如果余留骨足以为种植体提供初期稳定性而不需要依赖植骨材料的支持，也可以考虑植骨同期植入种植体[22]。

优　点

远离受区的自体骨块（髂嵴）适合应用于很多骨增量手术，尤其是较大的垂直向骨缺损。这些植骨材料没有排异性，提供了活细胞、蛋白质及新骨形成的支架[1]。从口内下颌支获取的皮髓质骨块用于水平向骨缺损的牙槽嵴重建效果可靠，成功率高，但是用于垂直向骨缺损有一定局限性[23]。

缺　点

需要另外的供区。取骨部位有可能有并发症。这些并发症有部位特异性，可能导致下牙槽神经损伤、步态障碍、瘢痕和感染。

展　望

对于复杂的骨缺损，自体骨仍然是最可靠的最佳选择。联合应用生长因子、干细胞治疗，这

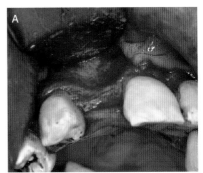
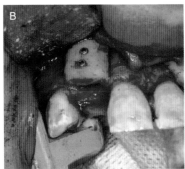
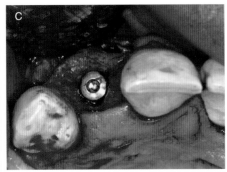

图 7.11　上颌前牙区下颌升支植骨：A.先天性侧切牙缺失。B.下颌升支骨块贴面式植骨。C.几个月后植入种植体

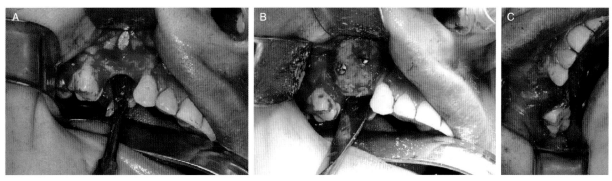

图 7.12 上颌前牙区局部块状骨移植：A. 上颌骨缺损。B. 骨块位。C. 无张力缝合

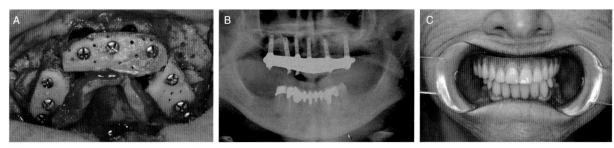

图 7.13 口外取骨，行上颌前后牙区骨块植骨：A. 髂嵴获取的骨块就位。B. 骨块固定 C. 植入种植

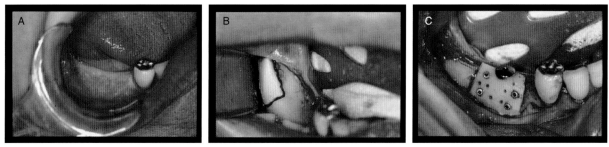

图 7.14 下颌后牙区块状骨移植：A. 下颌后牙区骨缺损。B. 下颌升支骨取骨。C. 骨块就位，固定

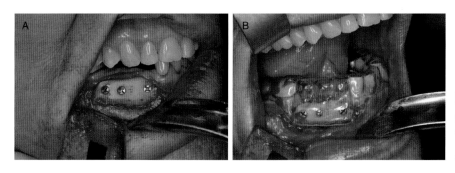

图 7.15 下颌后牙区下颌升支植骨：A. 下颌后牙区骨缺损，下颌升支取骨移植。B. 术中应用导板引导骨块就位

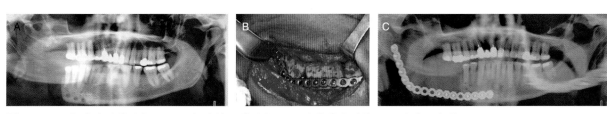

图 7.16 下颌连续性骨缺损：A. 下颌连续性骨缺损。B. 髂骨骨块移植。C. 重建下颌骨

些（生物）再生方面的进展及虚拟手术计划、3D打印，都有望提高将来我们治疗牙槽嵴缺损的方法。这些进展可能提高治疗效果，但也需要更多的研究来全面评估这些技术，以及他们在牙槽嵴再生中扮演的角色。

总　结

需要强调的是，进行植骨手术之前，应建立一个完善的治疗计划，包括最终的修复计划。有很多植骨材料（不管是自体骨还是异体骨）和技术可以用于牙槽嵴增量，要尽可能选择创伤最小，效果最肯定的手术方式。对于更加复杂的骨缺损，诸如骨块移植等技术的效果较为肯定。

参考文献

[1] Chiapasco M, Casentini P, Zaniboni M. Bone augmentation procedures in implant dentistry. Int J Oral Maxillofac Implants, 2009, 24:237–259

[2] Ashman A1, LoPinto J, Rosenlicht J. Ridge augmentation for immediate post-extraction implants: eight year retrospective study. Pract Periodontics Aesthet Dent, 1995, 7(2):85–94;quiz 95

[3] Aghaloo TL1, Moy PK. Which hard tissue augmentation techniques are the most successful in furnishing bony support for implant placement? Int J Oral Maxillofac Implants, 2008, 23(1):56

[4] Boyne PJ, Herford AS. An algorithm for reconstruction of alveolar defects before implant placement. Oral and Maxillofacial Surgery Clinics of North America, 2001, 13(3):533–542

[5] Lekholm U, Zarb GA. Patient selection and preparation. In: Osseointegration in Clinical Dentistry. Chicago IL: Quintessence Publishing Company, 1985: 199–209

[6] Buser D, Ingimarsson S, Dula K, et al. Long-term stability of osseointegrated implants in augmented bone: a 5-year prospective study in partially edentulous patients. Int J Periodontics Restorative Dent, 2002, 22:109

[7] Von Arx T, Buser D. Horizontal ridge augmentation using autogenous block grafts and the guided bone regeneration technique with collagen membranes: a clinical study with 42 patients. Clin Oral Implants Res, 2006, 17:359–366

[8] Chiapasco M, Abati S, Romeo E, et al. Clinical outcome of autogenous bone blocks or guided bone regeneration with e-PTFE membranes for the reconstruction of narrow edentulous ridges. Clin Oral Implants Res, 1999, 10:278

[9] Simion M, Dahlin C, Blair K, et al. Effect of different microstructures of e-PTFE membranes on bone regeneration and soft tissue response: a histologic study in canine mandible. Clin Oral Implant Res, 1999, 10:73

[10] Von Arx T, Walkamm B, Hardt N. Localized ridge augmentation using a microtitanium mesh: a report on 27 implants followed form 1 to 3 years after functional loading. Clin Oral Implants Res, 1998, 9:123

[11] Benic GI, Hämmerle CHF. Horizontal bone augmentation by means of guided bone regeneration. Periodontol, 2000, 2014, 66(1):13–40

[12] Kheur M, Gokhale SG, et al. Staged ridge splitting technique for horizontal expansion in mandible: a case report. J Oral Implantology, 2014, 4:479–483

[13] Jensen OT, BellW, CottamJ. Osteoperiosteal flaps and local osteotomies for alveolar reconstruction. Oral Maxillofac Surg Clin North Am, 2010, 22(3):331–346

[14] Jensen OT, et al. Island osteoperiosteal flap for alveolar bone reconstruction. J Oral Maxillofac Surg, 2010,68(3):539–546

[15] Jensen OT, Ringeman JL, Cottam JR, et al. Orthognatic and osteoperiosteal flap augmentation strategies for maxillary dental implant reconstruction. Oral Max-illofac Surg Clin North Am, 2011, 23:301–319

[16] Herford AS. Distraction osteogenesis: a surgical option for restoring missing tissue in the anterior esthetic zone. J Calif Dent Assoc, 2005, 33:889–895

[17] Elo JA, Herford AS, Boyne PJ. Implant success in distracted bone versus autoge-nous gone-grafted sites. J Oral Implantol, 2009, 35:181–184

[18] Chiapasco M, Romeo E, Casentini P, et al. Alveolar distraction osteogenesis vs vertical guided bone regeneration for the correction of vertically deficient edentu-lous ridges: a 1–3 year prospective study on humans. Clin Oral Implants Res, 2004, 15:82–95

[19] Swennen G, Schliephake H, Dempf R, et al. Craniofacial distraction osteogenesis: a review of the literature. Part 1: Clinical studies. Int J Oral Maxillofac Surg, 2001, 30:89–103

[20] Verlinden CRA, van de Vijfeijken SECM, Jansma EP, et al. Complications of mandibular distraction osteogenesis for congenital deformities: a systematic review of the literature and proposal of a new classification for complications, International Journal of Oral and Maxillofacial Surgery, 2015,44(1):37–43

[21] Herford AS, Tandon R, Stevens TW, et al. Immediate distraction osteogenesis: the sandwhich technique in combination with rhBMP-2 for anterior maxillary and mandibular defects. J Craniofac Surg, 2013, 24:1383–1387

[22] Bell RB, Blakey GH,White RP, et al. Staged reconstruction of the severely atrophic mandible with autogenous bone graft and endosteal implants. J Oral Maxillofac Surg, 2002, 60:1135

[23] Misch CM. Comparison of intraoral donor sites for onlay grafting prior to implant placement. J Periodontal Implant Sci, 2014, 44:33–38

第8章 3D 牙槽嵴重建术的第四维：对牙列缺损患者进行骨和软组织移植以补偿影响种植体植入骨整合的颅面部增龄性动态变化

Oded Bahat,[1] *Richard Sullivan*,[2] *Fereidoun Daftary*,[3] *Ramin Mahallati*,[3] *Peter S. Wöhrle*[4]

引 言

人的一生中，面部的骨和软组织在不断变化[1-7]。有些变化与性别相关，而有些则与性别无关。Kahn 和 Shaw 对 60 例牙列完整患者的面部进行计算机断层扫描三维重建[8]，发现各个年龄段均可能出现明显的面部变化。尽管变化开始的具体年龄、大小和方向各不相同而且无法预测，但相对而言女性患者面部骨变化更早发生（图8.1）。牙齿位置及维持种植体位置长期稳定的骨、软组织的三维变化，可以破坏最初种植修复的美学和功能效果，其后果不堪设想。本章将讨论这些问题。

增龄性变化

增龄性变化有很多，越来越常见的能够引起面部明显变化的因素包括体重增加、重力影响和日晒[4-5]。其次，脂肪的萎缩和肥大会明显改变面部丰满度，造成面部增龄性变化，但此因素作用相较并不明显[6, 10]。其他重要的因素还包括组织学和微观结构上的变化，如皮肤弹性降低和面部骨密度下降[6, 11-13]。由于咬合及颌位关系的改变，牙齿磨耗会一直存在[4-5]。

上颌骨和下颌骨增龄性变化会产生以下重要的改变[3, 14-17]。上、下颌骨会向下和向前生长使面部变大[4]，面部前后高度增加，尤其是面下份，会

因下颌角增大而变长[3, 16-17]。但令人困惑的是不同的研究显示不同的结果。Shaw 等研究者[18]发现随着年龄增加，男性和女性的下颌支和下颌体的高度都明显下降，而下颌角明显增大。这些变化大小存在性别差异[4, 19]，男性的面后部变化更大[20]。男性下颌支向下生长，下颌骨旋转（图8.2）[14-15]，而女性则下颌角增大（图8.3）[3, 16-17]。

男性和女性的牙弓长度减少，牙齿向近中移动均可导致牙齿拥挤，尤其是下颌[4, 7, 11, 21-22]。下颌后部矢状面观可发现，骨改建会导致牙槽骨舌侧骨吸收，颊侧骨沉积，从而两侧磨牙间的距离增加（图8.4）[12, 23-27]。

男性和女性的上颌矢状面的骨吸收都会导致颊侧骨缺损（图8.5）[14-15]。女性患者的上颌前牙区的骨吸收偏腭侧向下，这可能会引起种植体螺纹更早暴露[3, 17, 28]。而男性患者的上颌前牙区则垂直向下生长（图8.6）[3, 17, 28]。此外，男性和女性的眼眶间隙均增大[6, 8]，下颌前突的程度和形

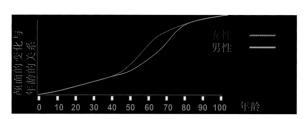

图 8.1 男性和女性的颅面部变化与年龄的关系图。女性人群的变化发生更早

1 American Board of Periodontology, Beverly Hills, California, USA
2 Clinical Technologies, Nobel Biocare North America, Yorba Linda, California, USA
3 Center for Implant and Esthetic Dentistry, Beverly Hills, California, USA
4 Newport Beach, California, USA

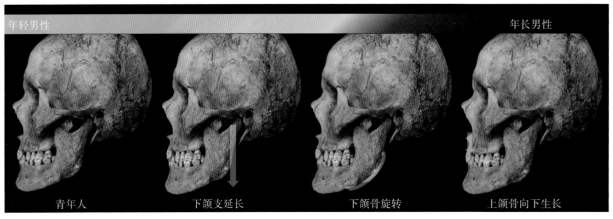

图 8.2 随着年龄增加，男性颅面部的总体改变，包括下颌支延长、下颌骨旋转和上颌骨前部向下生长

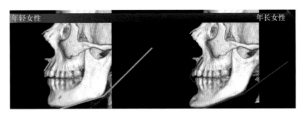

图 8.3 随着年龄增加，女性颅面部的总体变化，包括下颌角增大，上颌骨前份向内下生长

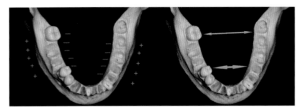

图 8.4 舌侧骨吸收、颊侧骨沉积导致两侧磨牙间的距离增大

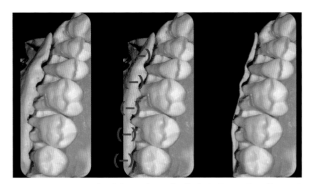

图 8.5 与颅面部增龄性变化相关的上颌后牙区颊侧牙槽骨吸收

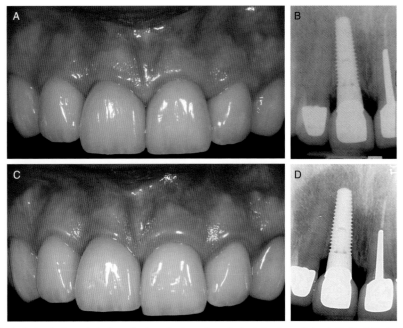

图 8.6 35 岁男性患者上颌前牙区的改变。术后 9 年的照片。左上中切牙及其相关结构继续向下生长，而种植体位置保持不变 [形成一个固连体]

状也发生改变[6]。

软组织也存在增龄性变化。上唇长度增加而
厚度减小[4, 19]，上颌切牙显露面积减少。因男性
下颌骨向前旋转，女性下颌骨向后旋转，下颌切
牙显露面积反而增大[17]。唇部朱红色减退，老年
人唇部朱红色几乎消失[6]。

短面型或长面型患者垂直向或水平向改变更
加明显（图 8.7）。虽然所有结构的三维位置都可
能会发生改变，但种植体植入后其位置并未改变，
只是与其他结构的相对位置发生变化。因此，在
短面型或长面型患者口内植入植体，在植体周围
骨发生改变后，会显得更加不对称[19, 29-30]。

制订适宜种植治疗计划以减小面部增龄性变化的不利影响

因此，治疗计划的制订需要考虑和预计可能
发生的增龄性变化。这需要采取因时制宜的治疗
方案，以减少颌骨内植入种植体后增龄性变化产
生的不利影响。

根据远期发生明显颅面部变化风险的高低，
将患者分成两组（表 8.1）。高风险患者：笑线高，
美学要求高，长面型或短面型，增龄性改变发生
较早，唇（颊）侧骨和牙槽间隔缺失或较薄（图 8.8），
需要非对称性植入种植体，薄龈生物型，以及高
弧形牙龈。低风险患者：笑线低，美学期望不高，
可对称性植入种植体，唇（颊）骨和牙槽间隔完
整或较厚，厚龈生物型，软组织位于邻牙冠方，
平坦型牙龈。

表 8.2 描述了治疗前需要完成的临床决策。
包括选择合适宏观和微观结构的种植体（图 8.9）。
种植体冠 1/3 的粗糙面和光滑面对骨改建的反应

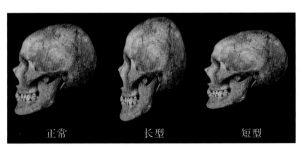

图 8.7　正常颅面骨、长型颅面骨和短型颅面骨间的不同

表 8.1　风险因素表

低风险	高风险
完整的牙槽间隔	血供条件差
完整的颊侧骨	美学要求高
厚龈型	短面或长面型
软组织在邻牙冠方	颊侧骨或牙槽间隔缺损
平弧形软组织	薄龈型
	高弧形牙周组织

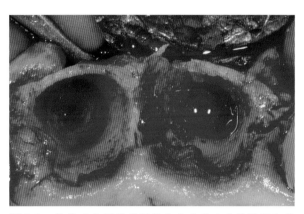

图 8.8　拔牙后上颌前牙区的𬌗面观显示牙槽间隔和唇
侧骨壁薄，这可能导致在增龄性变化过程中颊侧骨或牙
槽间隔完全缺失

不一样。骨板过薄和继发的骨缺损可能会引起软
组织对粗糙种植体表面产生不良反应。在一定宽
度的牙槽嵴上，宽直径种植体更容易出现早期暴
露和不良并发症。临床决策时考虑到种植体强度、
负载力、患者年龄及种植体螺纹早期暴露的可能
性非常重要。同时也应考虑到种植体根尖 1/3。锋
利的螺纹可增加种植体的切削力和锋利度。然而，
在美学要求高的区域，垂直向位置与相邻牙存在
明显差异并且伴有较薄软组织的种植修复体，应
将种植体取出。牙龈形态的不协调会表现出较差
的美学效果，因而美学区种植修复体与相邻牙在
垂直向位置存在的明显差异，不能够通过延长种
植修复体切缘的位置来解决。值得注意的是，取
出具有高切削力的种植体可能会造成剩余牙槽嵴
更大的缺损，重建也更加困难，甚至可能会导致
邻牙的牙槽嵴缺损（图 8.10）。

因而，我们需要改良传统骨切除术以适应将
来骨和软组织发生变化。这些具有导向性的改良

表 8.2 临床决策

非对称性植入
种植体直径
种植体宏观结构
种植体微观结构
拔牙和种植体植入的时间和位置
即刻负载还是延期负载
软硬组织移植：分期、方法和材料
临时修复的方式

要求医生在早期做临床决策时就要考虑选择合适的移植手术和移植材料。传统骨切除术的改良方式多种多样，且具有一定难度，并非普遍适用。手术的总体目标是适应未来的生理性骨改建，而不破坏最初植入种植体的稳定性及远期美学和修复效果。这要求改变骨切除术的入路点，以增加高风险区（上下颌后牙区）的骨组织和软组织的量（图 8.11 和图 8.12）。颅面部增龄性改变对上颌后牙区的影响表现为颊侧骨板和相关软组织

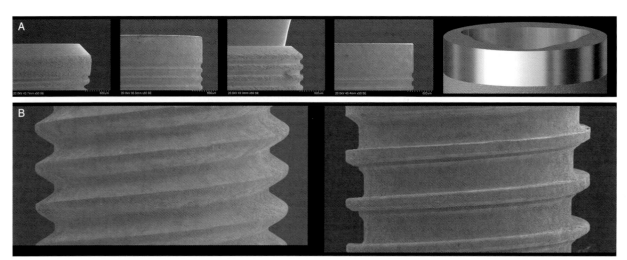

图 8.9　A. 如今种植体的宏观结构考虑的因素有基台的连接方式或平台转移（platform shift），以及表面质地的粗糙度和延展性。B. 种植体螺纹的几何形态是圆的还是方的，这是否对唇（颊）侧骨变薄有影响还未可知，在生理性骨改变后潜在性的种植体螺纹暴露是影响软组织的一个临床因素

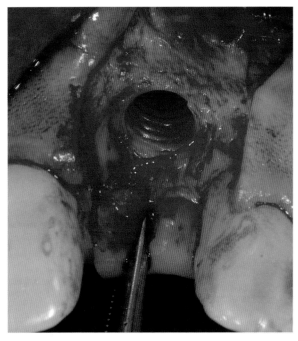

图 8.10　1 例高笑线患者上颌前牙的种植体取出后遗留的缺损。邻牙及其相关的美学区结构随着年龄增加向下和舌侧移动。种植体作为一个固结单位（ankylosed unit），其位置没有改变，最终导致种植体支持的牙冠位于邻牙的切缘上方

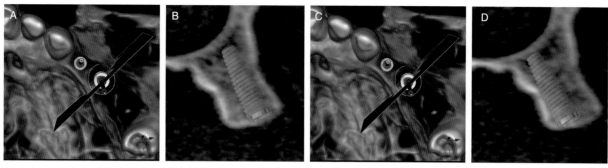

图 8.11 　颅面部的增龄性变化对上颌后牙区的影响表现为颊侧骨板及相关的软组织向内侧或腭侧移动。尽管主要目标要最佳的修复性支持和最佳的穿龈轮廓，但有时相比更靠外侧植入种植体（A，B），我们需要灵活地更靠内侧植入种植体（C，D），从而降低或者至少延迟由于长期的颅面部增龄性变化引起的破坏

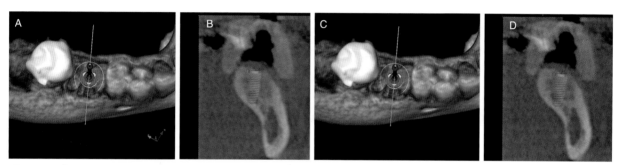

图8.12 　在下颌后牙区，骨的移动方向是从内侧到外侧。A，B.偏舌侧植入种植体最终可能导致种植体舌侧螺纹暴露，尽管修复效果很理想。C，D.更靠外侧在下颌骨植入种植体，同时满足修复要求可以预防颅面部增龄性改变引起的不良后果

向内侧（腭侧）移动。尽管我们的主要目标是实现最佳的修复性支持和穿龈轮廓（emergence profile），但有时相比靠外侧植入种植体（图8.11A，B），我们需要灵活地靠内侧植入种植体（图8.11C，D），从而降低或者至少延迟由于远期颅面部增龄性变化引起的破坏。在下颌后牙区，骨移动的方向是从内侧到外侧。偏舌侧植入种植体尽管修复效果很理想（图8.12A，B），但最终可能导致种植体舌侧螺纹暴露。因而在下颌骨更靠外侧植入种植体，能在满足修复要求的同时预防颅面部增龄性改变引起的不良后果（图8.12C，D）。若这些改良设计可能会导致在术中相对的一侧出现种植体螺纹暴露，则需要进行骨移植。

要慎重考虑选择移植材料。一旦移植手术成功，移植物会同局部的解剖结构一样发生相似的颅面部改变。因此，在前牙区植入单颗种植体

（图8.13）或重建缺损牙槽嵴（图8.14）时，需要改变移植技术和移植材料。颊侧骨和移植材料均有吸收的风险，可通过在颊侧移植异种骨（xenografts）或同种异体骨（allografts）来改善。

总 结

在成年患者颌骨内植入种植体的临床挑战还未完全解决。尽管已经讨论过低咬合、相邻种植修复体接触不良、种植体螺纹暴露等问题，但是为了补偿增龄性改变仍需要针对术前和术中变化制订系统治疗方案。成年人面部存在正常的动态生理性增龄变化，这会导致骨量减少以及牙和种植体上部结构改变。虽然这些积累的因素不可避免，但是只要适当地考虑分析，仍可以降低它们对种植修复的美学和功能的影响（表8.3）。

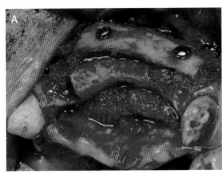
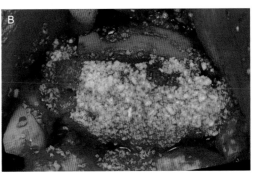

图 8.13　A.唇、舌侧自体骨移植重建上颌前牙区。一旦移植骨开始血管化和种植体植入后，移植骨会发生和正常牙槽嵴相似的颅面部生长变化，这可能导致种植体螺纹暴露。B.辅助性非可吸收性移植材料会引起纤维组织形成，从而掩盖暴露的种植体螺纹

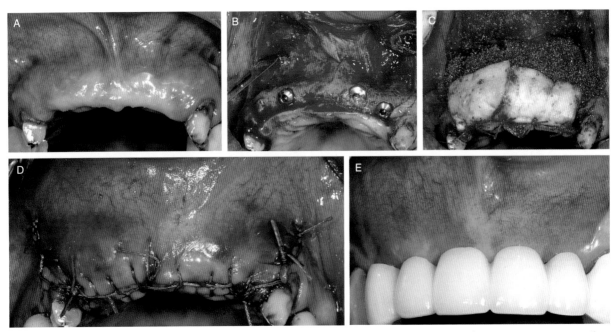

图 8.14　A.1例成年女性患者上颌前牙区先前植入的种植体上方的骨和软组织，由于牙槽嵴朝舌侧向下生长而变薄，并且导致种植体暴露。B.翻瓣，暴露牙槽骨。C.在牙槽上植入人工合成的非可吸收性骨粉 OsteoGraf LD-300 并覆盖 Biohorizon AlloDerm 生物膜。D.推进龈瓣并且一期缝合。E.术后2个月，上颌前牙区牙槽骨重建补偿了唇侧的骨吸收

表 8.3　临床风险和结论

颅面部增龄性变化贯穿人的成年时期
颅面部增龄性变化开始时间具有性别差异
知情同意书要考虑到增龄性变化
不同患者的风险不同（如具有高笑线和高美学要求的患者给医生的困难更大）
术前分析和手术步骤要适当改进
非对称性种植体植入比对称性种植体植入具有更高的风险
种植位点恢复具有挑战性，尤其在美学区

参考文献

[1] Behrents RG. Growth in the Aging Craniofacial Skeleton [monographs 17 and 18]. University of Michigan, Ann Arbor, MI, 1985

[2] Bishara SE, Treder JE, Jakobsen JR. Facial and dental changes in adulthood. Am J Orthod Dentofac Orthop, 1994, 106:175–186

[3] Forsberg CM. Facial morphology and aging: a longitudinal cephalometric investi-gation in young adults. Eur J Orthod, 1979, 1:15–23

[4] Oesterle LJ, Cronin RJ. Adult growth, aging, and the single-tooth implant. Int J Oral Maxillofac Surg, 2000, 15:252–260

[5] Albert AM, Ricanek K, Patterson E. A review of the literature on the aging adult skull and face: implications for forensic science

research and applications. Forensic Sci Int, 2007, 172:1–9

[6] Coleman SR. The anatomy of the aging face: volume loss and changes in 3-dimensional topography. Aesthet Surg J, 2006, (Suppl): S4–S9

[7] Shaw RB, Katzel EB, Koltz P, et al. Aging of the facial skeleton: aesthetic implications and rejuvenation strategies. Plast Reconstr Surg, 2011, 127:374–383

[8] Kahn DM, Shaw RB. Aging of the bony orbit: a three-dimensional computed tomographic study. Aesthet Surg J, 2008, 28:258–264

[9] Doual JM, Ferri J, Laude M. The influence of senescence on craniofacial and cervical morphology in humans. Surg Radiol Anat, 1997, 19:175–183

[10] Donofrio LM. Fat distribution: a morphologic study of the aging face. Dermatol Surg, 2000, 26:1107–1111

[11] Clauser LC, Tieghi R, Galiè M, et al. Structural fat grafting: facial volumetric restoration in complex reconstructive surgery. J Craniofac Surg, 2011, 22:1695–1701

[12] Little JW. Volumentric perceptions in midfacial aging with altered priorities for rejuventation. Plast Recon Surg, 2000, 105:252–266

[13] Shaw RB JR, Katzel EB, Koltz PF, et al. Facial bone density: effects of aging and impact on facial rejuvenation. Aesthet Surg J, 2012, 32:937–942

[14] CarmichaelRP,SandorGK. Dental implants,growth of the jaws, anddetermination of skeletal maturity. Atlas Oral Maxillofac Surg Clin North Am, 2008, 16:1–9

[15] Enlow DH. Handbook of Facial Growth. WB Saunders, Philadelphia, PA, 1990

[16] Tallgren A, Solow B. Age differences in adult dentoalveolar heights. Eur J Orthod, 1991, 13:149–156

[17] West KS, McNamara JA. Changes in the craniofacial complex from adolescence to midadulthood: a cephalometric study. AmJOrthodDentofacOrthop, 1999, 115:521–532

[18] Shaw RB, Katzel EB, Koltz PF, et al. Aging of the mandible and its aesthetic implications. Plast Recon Surg, 2010, 125:332–342

[19] Bondevik O. Growth changes in the cranial base and the face: a longitudinal cephalometric study of linear and angular changes in adult Norwegians. Eur J Orthod, 1995, 17:525–532

[20] Op Heij DG, Opdebeeck H, van Steenberghe D, et al. Facial development, continuous tooth eruption, and mesial drift as compromising factors for implant placement. Int J Oral Maxillofac Implants, 2006, 21:867–878

[21] Björk A. Variations in the growth pattern of the human mandible: a longitudinal radiographic study by the implant method. J Dent Res, 1963, 42:400–411

[22] Bishara SE, Treder JE, Damon P, et al. Changes in the dental arches and dentition between 25 and 45 years of age. Angle Orthod, 1996, 66:417–422

[23] Bondevik O. Changes in occlusion between 23 and 34 years. Angle Orthod, 1998, 68:75–80

[24] Enlow DH. The "V" principle. Am J Orthod, 1984, 85:96

[25] Enlow DH. A study of the post-natal growth and remodeling of bone. Am J Anat, 1962, 110:79–101

[26] Enlow DH: A morphogenetic analysis of facial growth. Am J Orthod, 1966, 52:283–299

[27] Enlow DH, Harris DB. A study of the postnatal growth of the human mandible. Am J Orthod, 1964, 50:25–50

[28] Sarnas KV, Solow B. Early adult changes in the skeletal and soft-tissue profile. Eur J Orthod, 1980, 2:1–12

[29] Opdebeeck H, Bell WH. The short face syndrome. Am J Orthod, 1978, 73:499–511

[30] Opdebeeck H, BellWH, Eisenfeld J, et al. Comparative study between the SFS and LFS rotation as a possible morphogenetic mechanism. Am J Orthod, 1978, 74:509–521

第 2 篇

联合使用引导性骨再生和颗粒状移植材料以修复牙槽的垂直缺损

第9章　与口腔种植位点骨增量相关的颗粒状骨移植材料和引导骨再生技术的应用

Flavia Q. Pirih[1], *Paulo M. Camargo*[2]

引　言

当前，牙种植体已经为口腔治疗理念带来了革命性的改变。种植义齿的出现使原本只能戴用固位、稳定欠佳修复体的患者可以享受到固定修复或戴用具有完备功能的活动修复，从而提高生活质量[1]。缺牙位点具备足够的骨量是牙种植体顺利植入的前提条件。牙齿拔除后，组织愈合过程中牙槽骨会发生塑形及改建，因此口腔种植体植入前常常需要进行牙槽骨增量和重建牙槽嵴，这些措施能够使未来的种植位点具备足够的骨量。这些步骤也能够使种植体在理想的位置植入以满足其上修复体所需的生物学、功能及美学要求。

本章旨在讨论口腔种植医学中与颗粒状骨移植物相关的牙槽嵴保存及增量技术。具体涉及的主题如下：①再生材料的选择；②颗粒状骨移植材料的适应证；③拔牙窝/牙槽嵴保存方法；④牙槽嵴增量术；⑤种植体周围裂开型/穿通型缺损；⑥种植体周围炎的再生性治疗；⑦手术并发症的处理。最后，为了加深对上述内容的理解，我们将会展示三个相关病例。

再生性材料的选择

就进行拔牙窝位点保存和萎缩牙槽嵴的治疗而言，临床医生在可用的骨移植材料、相关设备和药物上均有多种选择。第一种用于评估拔牙窝骨存量的临床对照试验是在拔牙时使用引导性骨组织再生技术（GBR），在此技术中膜被认为是唯一使用的医疗用品[2-4]。GBR是一种细胞阻隔技术，在此技术中，膜的存在阻止了拔牙窝附近来源于软组织的细胞向窝内的迁移，由此为骨细胞在此区域的定殖争取了时间[2]。在单独使用时，大部分的膜都存在向牙槽窝内塌陷的倾向，这就为硬组织的再生带来了技术难题。而此时若将骨移植材料置于新鲜的拔牙窝内，其不仅可以作为骨再生的支架，同时在伤口愈合过程中，还可以为骨的形成维持空间。由于GBR和骨移植材料在使用中的优点显而易见，故在拔牙窝中使用的绝大部分再生技术都倾向于进行吸收性膜与骨移植材料的联合应用。

膜

一些材料已经通过了验证并使用于拔牙窝的GBR中。这些膜材料可以分为可吸收和不可吸收两大类。膜的选择依赖于以下因素，包括生物相容性，与宿主组织的结合率/在宿主组织中的吸收率，在口腔环境中暴露后的耐受性，细胞阻隔性，以及例如刚性强度和空间维持能力等物理学特性及易使用性等[5]。

不可吸收性膜

最早在GBR中使用的膜材料是由诸如膨体聚四氟乙烯（e-PTFE）等制备而成的不可吸收性膜[2,4]。尽管使用不可吸收材料可以获得良好的效果，但伴随而来的主要风险则是组织瓣的裂开及膜材料在口腔环境中的暴露。一旦e-PTFE膜暴露，那么它必须被移除，而这常常会导致无法获得理想的骨再生[6]。为了克服不可吸收性膜固有的创口愈合问题，由具有高度生物相容性的材料所制备的可吸收性屏障膜应运而生[7]。

---

1 Section of Periodontics, UCLA School of Dentistry, Los Angeles, California, USA
2 UCLA School of Dentistry, Los Angeles, California, USA

尽管不可吸收性膜的使用对临床技术要求高，但钛增强型不可吸收性膜特别适用于需要大范围骨增量或想要进行垂直骨再生的情况，这是因为与可吸收性膜相比，它们在骨缺失区能够取得更加有效的空间维持效果 [8-9]。

就预期的水平向骨增量和种植体植入而言，有 meta 分析发现：就种植体植入并同期进行水平向骨增量而言，使用不可吸收性或可吸收性膜来进行 GBR，其种植体存留率之间并不具备显著差异 [10]。此外，可吸收性膜技术敏感性低，并且即使在暴露于口腔环境的情况下依然可以取得良好的效果。

可吸收性膜

可吸收性膜可以由多种天然或者合成材料制备而成。由胶原制成的可吸收性膜是当前研究最多，并且最常用于 GBR 的膜材料 [11]。

与不可吸收性膜相较，可吸收性膜具有如下优势：无须二次手术移除；对于暴露于口腔环境的情况显示出良好的耐受性 [6]；诸如感染等术后并发症罕见且并发症的总发生率也相对较低 [12-15]。

可吸收性膜的潜在缺点包括其仅能有限对抗膜向骨缺损区域的塌陷，无法作为有效的空间创造者或维持者 [16]；其吸收率不稳定并且存在吸收过快的风险 [16]；当其暴露于口腔环境时会发生快速的水解作用，从而有可能导致骨移植材料的暴露，潜在感染的发生，以及造成 GBR 效果的下降等。基于对这些限制因素的考虑，为给临床医生提供配方和材料更加优化的生物膜，相关技术人员正致力于该项技术的不断改进。

如前所述，最常使用的可吸收性膜由胶原制成；然而商品化的合成类可吸收性膜在临床上也得到了使用，它们是由聚乳酸、聚乙脂酸 [17]、聚氧乙烯 [18]、聚亚安酯及丙交酯或乙交酯复合物（如多聚甘氨酸 -910）和钙硫酸盐 [19] 等原料制成。合成类可吸收膜的主要缺点是增加了异物炎症反应的可能性 [20]。

总之，可吸收性膜常常用于拔牙窝的再生治疗及无须大量垂直向骨再生的牙槽嵴骨增量的病例。只要可吸收性膜能够和手术区域适应良好并保持稳定，预后就比较理想。

骨移植材料

临床研究表明，在进行拔牙窝位点保存或牙槽嵴骨增量时，相较于单独使用屏障膜而言，联合使用屏障膜及骨移植材料更具优势。骨移植材料的选择需要考虑到其生物学及物理学特性、吸收率、术后并发症的风险及患者的接受程度等 [21]。以下，我们将对大多数常用于骨再生的颗粒状移植材料的优点及不足予以讨论。

依据其在新骨形成中的作用，骨移植材料可以被分为骨生成型，骨诱导型和骨传导型三类。当进行拔牙窝或牙槽嵴再生治疗的骨移植材料选择时，上述性质应当予以考虑。骨生成型移植材料促新骨生成的能力来源于移植体自身内部的活细胞；而诱导型骨移植材料则主要通过促进具有骨形成能力的细胞向骨移植区域迁移，进而实现该类细胞在移植材料附近的即刻定植以诱导骨再生 [22]；最后，骨传导型骨移植材料仅是为骨形成提供一个支架，此时骨生成实际来源于与植入材料相邻的宿主骨 [23]。

自体骨移植材料

自体骨移植材料（自体移植材料）定义为移植物源自接受移植的患者本身。自体移植材料的获取途径包括口腔外或口腔内来源。口腔外来源包括髂嵴、颅顶及其他骨来源 [24-25]。口腔内来源则包括上颌结节、缺牙愈合区、下颌磨牙后区 / 下颌升支、外生骨疣或骨隆突等。口外来源的骨移植材料由于可能导致更多的并发症或者存在来源困难，从而造成其使用受限，因此目前口内来源的骨移植材料得到了更广阔的临床应用。

自体骨移植材料的主要优点是其兼有骨生成、骨诱导性及骨传导性。由于上述特点，自体骨移植材料被大多数人视为骨再生的金标准 [26]。尽管使用自体骨移植材料优势颇多，但是在许多情况下其不足也应当被予以考虑，包括：获取量受限，需要开辟第二术区，术后疼痛和不适的情况增加，移植材料吸收率难以预料，以及手术量和预后时间的增加等 [27-28]。

同种异体骨移植材料

同种异体骨移植材料是指作为移植材料来源的供体与受体为相同种属。当前使用的同种异体骨移植材料并不包含活细胞，但这类材料仍具备骨传导性和有限的骨诱导性[29]。目前最常见的颗粒状同种异体骨移植材料主要有尸源性的冻干骨（FDBAs）或脱钙冻干骨（DFDBAs）。该类骨移植材料来源于已通过传染病相关监测的供体，并且在组织库中均已实现商品化。目前已知同种异体骨的骨生成能力并不一致，其可能依赖于多种与供体相关的因素，例如年龄等[30]。

异种骨移植材料

异种骨移植材料是指其供体来源和植入受体间属于不同的种属。也已证明，异种骨移植材料具备骨传导性，因此可被当作骨再生支架使用。牛矿化骨基质堪比于人的骨基质，并且其生物相容性也已得到证实[31]。相较于同种异体移植物，这种材料的主要优势之一是其具有较缓慢的吸收速率，这使其可以为骨增量区域带来更久的空间维持效果[32]。除此之外，研究人员还发现，这类移植物的颗粒可以融合于新形成的骨基质中。由于异种骨移植材料的上述特点，加之其来源广泛并且易于使用，使其成为拔牙窝与牙槽嵴缺损区再生治疗中极佳的选择。同时，在对种植固位体周围出现的裂开型和穿通型缺损处理中，脱蛋白牛骨是最常用并且效果最好的骨替代材料[33]。

合成移植材料

合成移植材料是由天然材料或源于天然矿化材料合成而来的骨移植替代材料。这类材料包括磷酸钙（磷酸三钙、羟基磷灰石和磷酸钙骨水泥），生物活性玻璃及其他聚合物。当然，合成移植材料也存在可吸收和不可吸收两种类型[34]。

骨移植材料的选择

骨移植材料在选择上难以获得循证依据的支持。研究表明上述所有类型的骨移植材料都可以成功用于拔牙窝或者牙槽嵴缺损的骨再生治疗。然而并没有客观的数据支持某种移植材料具有超越其他移植材料的优势。当前的迹象表明：移植材料的选择需要考虑临床医生的偏好，患者的想法和接受度，同时还需要考虑到材料的特性及实施手术的目的。

颗粒状骨移植材料的适应证

颗粒状骨移植材料可以用于牙槽嵴的骨量维持或牙槽窝的位点保存，愈合牙槽嵴骨增量，种植区裂开型或穿通型骨缺损的处理，以及作为种植体植入后的骨移植材料。颗粒状移植材料和膜或屏障联合应用于GBR更加有利，不仅仅因为膜具备控制伤口愈合处细胞动力学的能力，而且屏障膜还可以将自然状态下呈颗粒状的移植材料包裹和固定在局部。在动物和人体研究中均表明GBR中联合使用骨移植材料可以在拔牙窝和牙槽嵴缺损处获得成功的骨再生[35]。并且，更重要的是，在先前骨增量的区域还可以实现种植体的植入并有利于其留存。

种植体植入前牙槽嵴保存术中颗粒状骨移植材料和 GBR 的联合应用

毋庸置疑，牙齿的存在与否会对牙槽嵴状况产生影响，当牙齿拔除后，牙槽嵴会发生垂直向或水平向的骨丧失[36-39]。Tan等通过系统性的回顾推断牙齿拔除6个月后会有29%~63%的水平向骨丧失，垂直向骨丧失达11%~22%[40]。由于牙齿拔除后的骨丧失无法避免，而种植稳定性和理想的种植位置的获取会由于骨丧失而大打折扣，因此牙槽嵴保存术/增量术常用于优化拔牙窝的自然愈合过程。

牙槽嵴或牙槽窝保存术

牙槽嵴/牙槽窝保存术旨在尽可能地减少牙齿拔除后对牙槽嵴的水平向或垂直向的骨量的影响。因此，牙槽嵴/牙槽窝保存术的目标是维持现存的软、硬组织，从而提高种植后的功能学及美学效果，并且简化后续过程，例如，在种植体植入时可以消除或减少对于后续骨增量的要求[41]。在骨增量区域与天然骨位置进行种植，二者的种植体留存率是相似的[42-43]。

已有若干文献报道了以牙槽嵴/牙槽窝保存

目的的外科技术。这些技术包括单独使用膜，单独使用骨移植材料或者联合应用膜和骨移植材料[44-45]。另外，可用于此目的的移植材料又包括有自体、同种异体及异种移植材料和合成移植材料等[46]。

以下所提到的外科技术，根据牙拔除术后牙槽窝的外形及颊侧骨板丧失的程度将其处理方案分为三组：无或微量骨缺损的保存方法，中度骨缺损的保存方法，以及严重骨缺损的保存方法。

无或微量颊侧骨缺损的牙槽嵴或牙槽窝的保存

若在微创拔牙后立刻就发现其不存在或仅存在少量的颊侧骨缺损，此时牙槽窝保存术难度较低，在对这种缺损类型，仅需要使用骨移植材料而无须使用生物膜（该情况极为少见）。在这种情况下，可使用吸收速度较低的颗粒状骨移植材料，例如，去蛋白牛骨矿化材料，将其置入牙槽窝内并用胶原塞（改良型生物胶原）和（或）游离龈瓣封闭，而游离龈瓣可在软组织愈合的早期过程中容纳骨移植材料。此类病例中，常由于牙齿已经不可修复而依然保留有完整的牙周支持组织，拔牙后由于牙槽窝壁可以抵御软组织的入侵因而不需要进行GBR[47-49]。

中度颊侧骨缺损的牙槽嵴或牙槽窝的保存

若在拔牙后存在中等程度的颊侧骨缺损（2~5mm），牙槽嵴保存术需重点考虑颊侧软组织向牙槽窝内移动的可能性。在这种情况下，可以使用不翻瓣手术，并将膜修整成冰激凌圆锥状而使其与牙槽窝颊侧骨板内面贴合[50]。待颗粒骨移植材料填满牙槽窝后，将膜的顶端（冰激凌桶的冰激凌部分）折叠并置于骨移植材料上从而消除牙槽窝入口，然后将其收拢并在腭组织下方缝合。接着，可以使用胶原塞或游离龈瓣覆盖于膜上以防止膜材料的过快水解。尽管推荐优先考虑如去蛋白牛骨一类的低替代率材料，但所有的颗粒骨移植材料均适于这种技术。

重度颊侧骨缺损的牙槽嵴或牙槽窝的保存

若拔牙后颊侧骨板存在严重（缺损≥5mm）的垂直向破坏，牙槽窝区域空间的维持将变得更加困难，这是因为大部分的颊侧骨壁都会发生

重建。在这种情况下，应该考虑包括颊侧瓣提升在内的可吸收性膜与颗粒状骨移植材料联合应用的GBR技术。在牙齿拔除及颊侧瓣提升至膜龈联合后，牙槽窝区域应当彻底清创。随后对膜材料予以修整（通常为可吸收性膜材料），从而使其能够覆盖颊侧缺失的骨板边缘，并与颊侧骨板的外表面相适应，并使用骨钉或者缝线进行固定。一旦将膜固定好后，颗粒骨移植材料将被充填于牙槽窝内。接着将膜收拢于腭部组织下并且予以缝合。此时也可再使用第二张膜，要求其较第一张膜稍小，将其覆盖于第一张膜上，从而使GBR的效果最大化。最后，将颊侧瓣缝合于膜材料上[44]，此时临床医生可以选择是否严密封闭组织瓣。颊侧瓣提升可以与e-PTFE一类的非可吸收性膜联合应用；但瓣膜的早期和后期的持续封闭必须在手术中给予保证，因为在愈合过程中任何非可吸收性膜在口腔环境内的暴露都将会损害到牙槽嵴或牙槽窝保存的效果。

牙槽嵴增量术

牙槽嵴增量术可以被用于水平型、垂直型或者复合型骨缺失。尽管本书的重点是垂直向牙槽嵴增量术，但就三维方向上的骨丧失而言，牙槽嵴在宽度上也常会存在不足。因此在垂直向骨增量前，使用颗粒骨移植材料增加牙槽嵴宽度至关重要。而在本章中，我们就将聚焦于颗粒骨移植材料在水平向骨增量术中的应用，而这种治疗方法往往具有良好的预后。如有必要垂直向骨增量亦可以使用颗粒状或者块状骨移植材料，或亦使用本书中所提到的其他技术。在分期重建技术中垂直向增量常作为二期手术在水平向增量术后完成。

在尝试增加牙槽嵴颊舌向的骨量时，临床医生常会发现两种迥异的情况：一是水平缺损仍位于牙槽嵴范围内，此时应当使用可吸收性膜联合骨移植材料的GBR技术；二是由于水平缺失所导致的骨增量程度超过了牙槽嵴的范围（位于牙槽嵴外），此时的预后最好的方案则是使用钛增强

型膜联合骨移植材料的 GBR 技术。

牙槽嵴区域内水平向骨缺损：可吸收性膜联合颗粒状骨移植材料的 GBR 技术

若水平向牙槽嵴骨缺损的增量仅局限于牙槽骨范围内，则骨增量预后最佳。在这种情况下，由于该区域无须额外的空间支持，因此，可吸收性膜联合颗粒状骨移植材料是适用的；此时，围绕缺损区边缘的骨性边界所导致的张力足以阻止膜的塌陷。简言之，在施行颊侧瓣提升和缺损区皮质去除术而取得最大血液供给后，可吸收性胶原膜就应当固定就位于颊侧骨板的外表面上。通常使用骨钉来完成膜的固定。当膜就位后，再将颗粒骨移植材料置入膜下缺损区。随后，将膜缝合在腭部组织上。接着，如前所述，为防止第一层膜的暴露，使用另一张膜覆盖其上，从而起到保护作用。最后，颊侧瓣应当被提升并且缝合在膜的上方；这种提升或需要在瓣的根方进行骨膜减张。此时，应注意的是无张力瓣膜的形成，其可以使生物膜材料早期暴露的风险降至最低。

超越牙槽嵴范围的水平骨缺损增量术：钛增强膜联合颗粒骨移植材料的 GBR 技术

如果水平牙槽嵴增量术超出牙槽骨所在范围，那么在愈合期间对骨增量空间进行维持是至关重要的。在这种情况下，可以使用钛增强型膜联合颗粒骨移植物的 GBR 技术。另一种推荐的方式是，使用外置式植骨（自体移植或同种异体移植），同时联合或不联合使用 GBR 技术。而联合使用颗粒骨移植物（异种骨移植材料）的 GBR 技术对于上述类型的缺损常常具有更好的预后。

相较于自体骨块移植而言，GBR/颗粒状骨移植材料联合应用技术具有技术简单且并发症较少的优势。获取块状移植材料会引起一些并发症：包括牙齿失活和下牙槽神经损伤。然而，由于缺乏对使用同种异体骨移植材料和异种骨移植材料的长期效果的研究，因此目前尚无法确定二者远期效果的优劣。

尽管就外科技术而言，本方法和应用可吸收性膜的情况时并无太大差异，但因为非可吸收性膜是不允许暴露于口腔环境中的，所以瓣膜必须进行严格持续的封闭。另外，除了骨膜减张及颊侧瓣的垂直松弛切口，临时性修复体必须进行充分缓冲从而使早期愈合阶段缝合线处不存在机械压力。

种植体植入时同期使用颗粒状骨移植材料的适应证

在种植体植入时，常常会发生骨开裂或者骨开窗。这些意外通常发生于种植固位体的颊侧面。联合颗粒骨移植材料的 GBR 常用于这类医源性缺损的骨再生。这些手术的技术原则与拔牙窝和牙槽骨缺损处的再生治疗相似。在保证种植体植入和固位体初期稳定性的条件下，应进行骨开裂或开窗部位周围颊侧骨板的皮质去除术。

骨开窗经常使用可吸收性膜联合颗粒状骨移植材料的 GBR 技术予以处理。只要开窗处的骨板具有足够厚度（≥ 2mm），种植体植入就可以同期完成（例如，与愈合基桩连接），并且在种植体骨整合同期实现从骨再生到愈合的过程。此时，膜的稳定性也许并不容易获得，应该通过将其缝合在垂直切口来获取。可吸收骨固定系统可以达到这一目的。

骨开裂可以用类似的方法处理，但种植体的植入应该分为两期，其固位体在骨整合阶段应该进行潜入式植入。这可以防止再生材料的污染并能够尽可能减小软组织入侵 GBR 或充填骨移植材料区域的概率。在这类情况下，因为种植体覆盖螺丝可以起到固定作用，所以容易获得膜材料的稳定性，而因为金属（钛）骨钉在后期种植体暴露手术中可以移除，因此它们也可以在此类型缺损的修复中得到应用。

种植体植入后应用颗粒骨移植材料的适应证

在种植体植入后对颗粒骨移植材料的应用多是针对种植体周围炎的治疗。尽管对种植体周围炎的病理，发展及治疗的研究并不透彻，但仍有许多治疗方式得到推荐[51]且其中涉及颗粒骨移植物的应用[52-54]。

当骨再生治疗用于种植体周围炎引起的支持骨丧失时，应该对固位体进行清创处理并且将颗粒骨移植物沿缺损区放置。此外，常常会联合使用膜或其他屏障材料，如钙硫酸盐。颗粒骨移植材料对于种植体周围炎诱发骨缺失的治疗可以获得临床和影像表现上的改善[53-54]；但术后也常会出现牙龈退缩的问题。为了尽可能减少牙龈退缩的风险，可以进行软组织和颗粒状骨材料的联合移植[55-56]。

颗粒状骨移植材料并发症的处理

当使用颗粒骨移植时，在种植位点成形和种植植入过程中发生并发症的情况并不常见。但如果发生并发症，其最常见的情况通常是非可吸收膜的暴露、颗粒骨移植材料被软组织包裹及感染。

膜的暴露

显而易见，当非可吸收性膜在愈合阶段早期暴露于口腔时，即便在临床可见的感染并未发生的情况下，骨增量术的效果也会大打折扣[57]。而一旦感染出现，结果将会是灾难性的。因此，当非可吸收性膜暴露时，最好将其移除并在软组织愈合后再进行处理。另外，在这种情况下，也会造成部分甚至是全部骨移植材料的损失[6, 15]。与非可吸收性膜相较，可吸收性膜的优越性再次得以体现，因为在使用可吸收性膜时若出现组织瓣开裂，可以产生自发愈合[58-59]。

颗粒骨移植材料的软组织包裹及再处理的要求

在牙槽嵴保存术和骨增量术中，有时会出现部分颗粒骨移植材料无法与骨基质发生融合的情况。这种情况在前次处理区域的冠状面更为常见，特别是拔牙窝区域。在面对这种情况时，医生将不得不进行抉择，究竟是去除软组织包裹的骨移植材料并行种植治疗，还是去除材料后先进行二次再生治疗，随后再视情况进行种植？幸运的是，因大量骨移植材料被软组织包裹而导致种植完全无法进行的情况并不常见。将软组织包裹的骨移植材料移除后，在该区域使用二次 GBR/ 骨移植联合种植的方式获得骨再生常常是可以取得成功的。

感　染

在 GBR 和种植体植入过程中发生感染的风险极小，其概率为 1%~4.5%[60-62]。尽管许多研究者提倡在骨再生和种植过程中进行抗生素的围手术期使用，但 Powell 等的一项研究表明在 GBR 过程中发生感染的风险只有 4%（25 例手术中仅有一例发生感染），其中使用骨移植材料与感染风险的增加无相关性，而应用膜材料也不会显著增加感染的风险。基于上述发现，本书作者认为围手术期使用抗生素也许并无裨益。当然，作者认为进行一项大样本的临床对照研究会更有说服力[62]。Chiapasco 的 meta 分析通过 374 例种植体周围骨缺损的病例（骨开裂和骨开窗），对非可吸收性膜与可吸收性膜间膜暴露 / 感染的发生率进行比较，并得出结论：约 20% 的非可吸收性膜会出现暴露 / 感染，而其中又有 14% 需要移除膜材料，相较之下可吸收性膜只有 5% 的暴露 / 感染发生率[63]。总之，在应用颗粒骨移植材料和膜材料时应当对全身性抗生素的使用持谨慎态度。但在术中直至创口完全关闭前，使用浓度为 0.12% 的氯己定（洗必泰）冲洗是十分必要的。

▶病例 1：牙槽窝保存术

患者先天缺失上颌前牙。部分恒牙根型较差。患者期望在上颌前牙区获得种植修复。在进行种植体支持式修复前，患者接受了正畸—正颌外科联合治疗。

临床检查表明患者牙齿形态异常和部分牙列缺损。另外，上颌系带的附着过低（图 9.1~9.2）。因此，在临床和影像学检查后，临床医生对患者实施了上颌前牙拔除术及牙槽窝位点保存，随后对两侧尖牙间的前牙缺失区施行了种植体支持式固定义齿修复。

通过局麻微创拔除术完成对两侧乳尖牙和乳切牙的拔除。环绕牙齿做龈沟内切口，小心使用根尖挺进行牙根和骨质的分离并使用牙钳拔除（图 9.3）。牙槽窝内使用刮匙予以清理并进行检查。

由于并不存在表面骨缺损，牙槽窝位点保存选择牛骨矿化材料，将其充填于牙槽嵴范围内并达到骨壁水平（图9.4）。随后，覆盖胶原塞于颗粒骨移植材料表面（图9.5），并用4.0缝合线予以缝合（图9.6）。最后施行颊系带切断术并将一个游离龈瓣转移到系带附着区。

行拔牙及牙槽窝位点保存术3个月后，对该区域进行种植评估。可见无牙区的软组织处于临床健康状态（图9.7~9.8）。

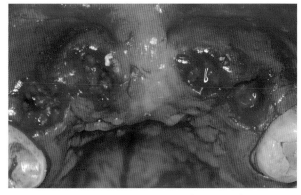

图9.4 上颌前牙区殆面观。拔牙窝被小牛来源的多孔矿化材料填充

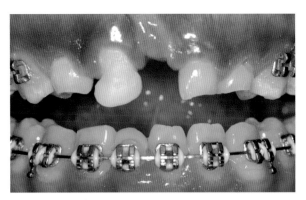

图9.1 上颌前牙区唇面观。可见两侧乳尖牙及乳切牙滞留，两侧尖牙之间的恒牙缺失

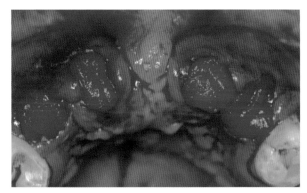

图9.5 上颌前牙区殆面观。胶原塞覆盖于骨移植材料表面

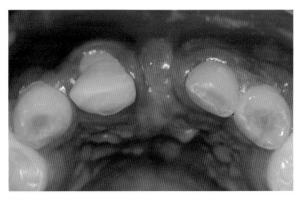

图9.2 上颌前牙区殆面观

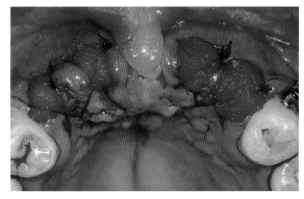

图9.6 上颌前牙区殆面观。使用铬制肠线固定胶原塞

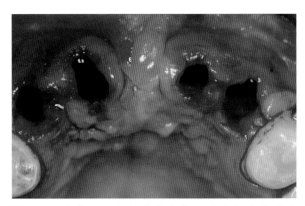

图9.3 微创、不翻瓣牙拔除术后的上颌前牙区殆面观

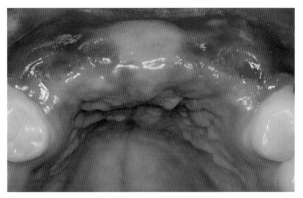

图9.7 拔牙3个月后的上颌前牙区殆面观

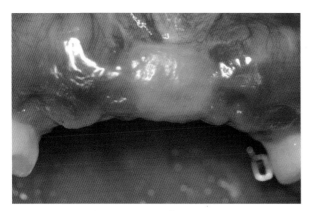

图 9.8　拔牙 3 个月后的上颌前牙区颊面观

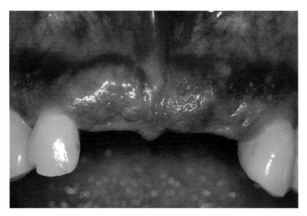

图 9.9　上颌前牙区唇面观，可见一个组织凹陷指向膜龈联合

▶病例 2：种植体骨开窗

　　患者右上颌中切牙和左上颌侧切牙无保留价值。于牙拔除术及牙槽窝位点保存 1 年后，对患者进行再评估并制作影像学导板。临床检查显示患区存在水平向及垂直向牙槽嵴缺损（图 9.9）。使用 CT 扫描对未来种植位点水平向和垂直向所需骨量予以明确（图 9.10~9.11）。依据当前右上颌中切牙和左上颌侧切牙区域的水平向和垂直向骨量，拟使用 2 颗种植体，1 颗置于右上颌中切牙处而另 1 颗置于左上颌侧切牙处。在种植同期将使用颗粒骨移植材料和可吸收性膜进行牙槽嵴增量术。

　　由于骨增量术的需要，当种植体植入时，在右上颌中切牙及左上颌侧切牙的远颊线角处做延伸超过膜龈联合的垂直切口。接着，翻全厚瓣。然后，使用外科导板施行骨切开术（图 9.12）。随后，植入 2 颗种植体（4mm×13mm）。种植体具有初期稳定性。而在两侧种植体处不出所料的发生了骨开窗 [近似 6mm（高）×3mm（宽）]（图 9.13）。此时，将脱蛋白牛骨颗粒移植材料置于 2

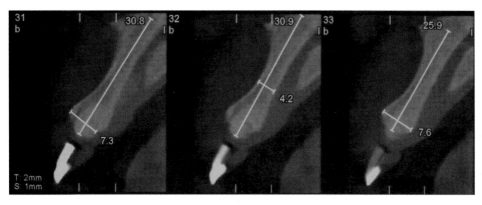

图 9.10　种植体植入前，右上颌中切牙区域的 CT 扫描。图片显示是影像学导板上描绘出的种植植入路径。注意：颊舌向最薄处骨厚度为 4.2mm

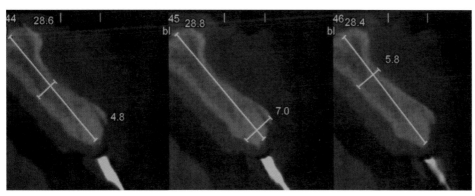

图 9.11　种植体植入前，左上颌侧切牙区域的 CT 扫描。图片显示是影像学导板上描绘出的种植植入路径。注意：颊舌向最薄处骨厚度为 4.8mm

颗种植体表面（图9.14）并联合应用了双层可吸收性膜（图9.15）。接下来，采取同期种植体植入，并连接愈合基台。使用非可吸收性缝线关闭组织瓣（图9.16）。最后，在术中对患者戴入局部临时修复体。在种植体植入9个月后，制作和戴入种植体支持式固定桥（图9.17~9.19）。

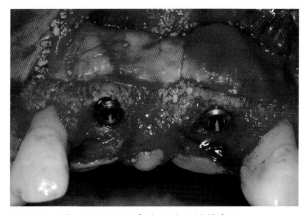

图9.15　将可吸收性膜覆盖于移植材料表面

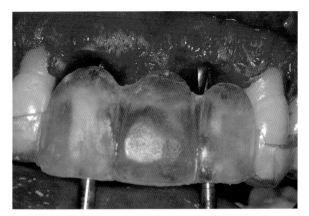

图9.12　外科导板和外科钻就位时的颊面观

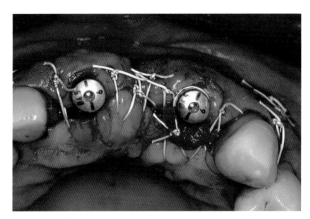

图9.16　愈合基台及组织瓣缝合的殆面观

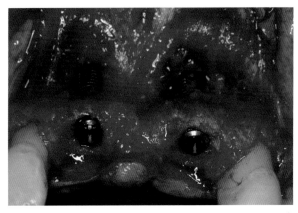

图9.13　种植体植入后的颊面观。留意两颗种植体骨开窗的发生

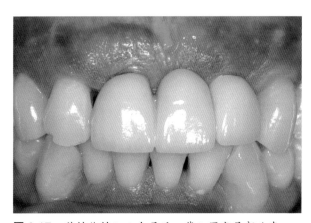

图9.17　种植体植入9个月后，戴入固定局部义齿

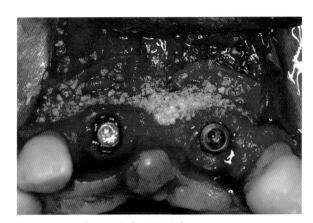

图9.14　充填颗粒状骨移植材料

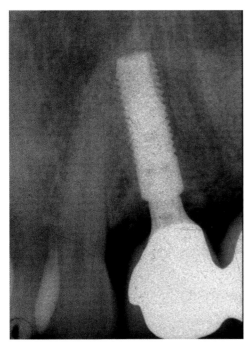

图 9.18　种植体植入后 9 个月，完成固定局部义齿戴入时即刻拍摄的右上颌中切牙种植体根尖 X 线片

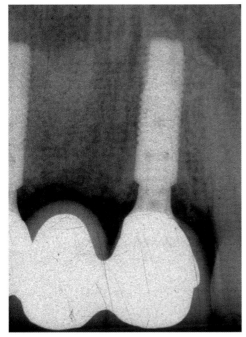

图 9.19　种植体植入后 9 个月，完成固定局部义齿戴入时即刻拍摄的左上颌侧切牙种植体根尖 X 线片

▶**病例 3**：种植体周围炎的骨再生治疗

　　患者，男性，60 岁，由于牙体折断欲行右上颌侧切牙拔除并行种植体支持式修复。对该患者右上颌侧切牙施行微创拔除术，紧接着使

用脱蛋白牛骨施行牙槽窝位点保存并待其愈合。拔牙后大约 4 个月，将 1 颗种植体植入相应缺牙区（图 9.20）。种植体植入 4 个月后，种植修复之前，经影像学检查发现种植体周邻面骨水平与种植体植入时近似（图 9.21）。种植 2 年后，患者进行定期回访。根据临床和影像学评估（图 9.22~9.23），患者被诊断为种植体周围炎。此时医生拟施行骨再生术以期恢复种植体周围骨组织缺损。

　　为实施骨再生术，首先在右上颌尖牙的远颊线角和左上颌中切牙近中线角间做垂直切口并延伸超过膜龈联合。接着，翻全厚瓣，去除肉芽组织，对种植体表面进行清创（图 9.24）。将脱牛蛋白颗粒骨移植材料置于种植体周骨缺损处（图 9.25）。然后将可吸收性胶原膜覆盖于移植材料上（图 9.26）。最后，缝合组织瓣和膜（图 9.27）。术后 6 个月，可见缺失处出现部分骨质影像（图 9.28）。

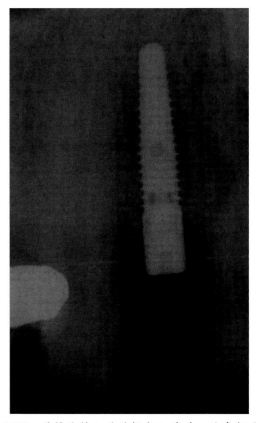

图 9.20　种植体植入时的根尖 X 线片。注意邻面骨水平

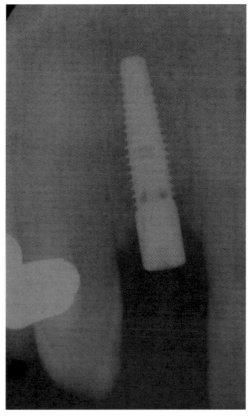

图 9.21　种植体植入 4 个月后，种植修复前的 X 线片

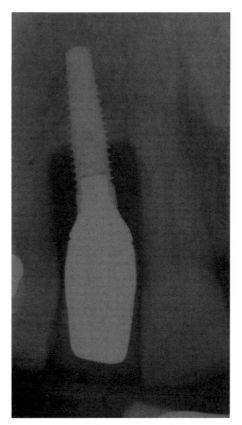

图 9.22　种植植入 2 年后根尖 X 线片。可见明显的邻面骨丧失

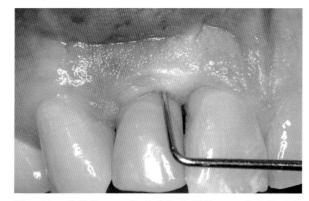

图 9.23　种植植入 2 年后的临床影像，可见种植固位体周围出现加深的牙周袋

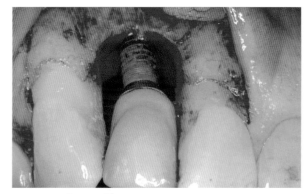

图 9.24　清除肉芽组织后的种植体颊面观

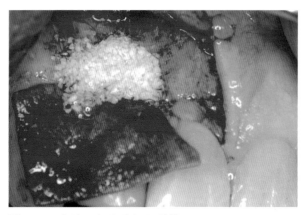

图 9.25　充填颗粒状骨组织材料

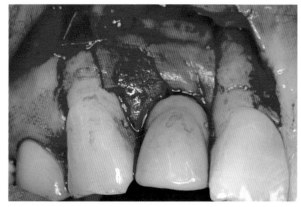

图 9.26　可见可吸收性膜覆盖于骨移植材料表面

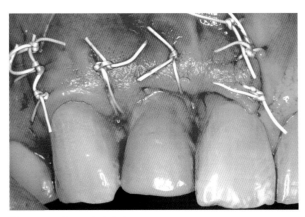

图 9.27　组织瓣缝合颊面观

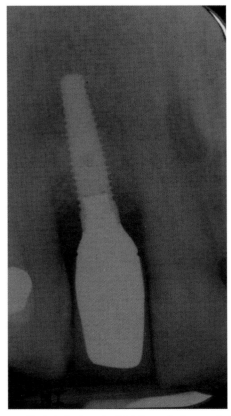

图 9.28　骨再生术后 6 个月根尖 X 线片。可见邻面骨水平增加

参考文献

[1] Boven GC, Raghoebar GM, Vissink A, et al. Improving masticatory per-formance, bite force, nutritional state and patient's satisfaction with implantoverdentures: a systematic review of the literature. J Oral Rehabil, 2015, 42(3):220–233. Epub 2014/10/14

[2] Dahlin C, Linde A, Gottlow J, et al. Healing of bone defects by guided tissue regeneration. Plast Reconstr Surg, 1988, 81(5):672–676. Epub 1988/05/01

[3] Dahlin C, Gottlow J, Linde A, et al. Healing of maxillary and mandibular bone defects using a membrane technique. An experimental study in monkeys. Scandi-navian Journal of Plastic and Reconstructive Surgery and Hand Surgery/Nordisk Plastikkirurgisk Forening [and] Nordisk Klubb for Handkirurgi, 1990, 24(1):13–19. Epub 1990/01/01

[4] Dahlin C, Sennerby L, Lekholm U, et al. Generation of new bone around titanium implants using a membrane technique: an experimental study in rabbits. Int J Oral Maxillofac Implants, 1989, 4(1):19–25. Epub 1989/01/01

[5] Nyman S, Lang NP, Buser D, et al. Bone regeneration adjacent to titanium dental implants using guided tissue regeneration: a report of two cases. Int J Oral Maxillofac Implants, 1990, 5(1):9–14. Epub 1990/01/01

[6] Zitzmann NU, Naef R, Scharer P. Resorbable versus nonresorbable membranes in combination with Bio-Oss for guided bone regeneration. Int J Oral Maxillofac Implants, 1997, 12(6):844–852. Epub 1998/01/13

[7] Benic GI, Hammerle CH. Horizontal bone augmentation by means of guided bone regeneration. Periodontol, 2000, 2014, 66(1):13–40. Epub 2014/08/16

[8] Jovanovic SA, Nevins M. Bone formation utilizing titanium-reinforced barrier membranes. Int J Periodontics Restorative Dent, 1995, 15(1):56–69. Epub 1995/02/01

[9] Simion M, Jovanovic SA, Tris0i P, et al. Vertical ridge augmenta-tion around dental implants using a membrane technique and autogenous bone or allografts in humans. Int J Periodontics Restorative Dent, 1998, 18(1):8–23. Epub 1998/04/29

[10] Jung RE, Fenner N, Hammerle CH, et al. Long-termoutcome of implants placed with guided bone regeneration (GBR) using resorbable and non-resorbable membranes after 12–14 years. Clin Oral Implants Res, 2013, 24(10):1065–1073. Epub 2012/06/16

[11] Hammerle CH, Jung RE. Bone augmentation by means of barrier membranes. Periodontol, 2000, 2003, 33:36–53. Epub 2003/09/03

[12] Hurzeler MB, Kohal RJ, Naghshbandi J, et al. Evaluation of a new bioresorbable barrier to facilitate guided bone regeneration around exposed implant threads. An experimental study in the monkey. Int J Oral Maxillofac Surg, 1998, 27(4):315–320. Epub 1998/08/11

[13] Oh TJ, Meraw SJ, Lee EJ, et al. Comparative analysis of collagen membranes for the treatment of implant dehiscence defects. Clin Oral Implants Res, 2003, 14(1):80–90. Epub 2003/02/04

[14] Sevor JJ, Meffert RM, CassinghamRJ. Regeneration of dehisced alveolar bone adjacent to endosseous dental implants utilizing a resorbable collagen membrane: clinical and histologic results. Int J Periodontics Restorative Dent, 1993, 13(1):71–83. Epub 1993/01/01

[15] Zitzmann NU, Scharer P, Marinello CP. Long-term results of implants treated with guided bone regeneration: a 5-year prospective study. Int J Oral Maxillofac Implants, 2001, 16(3):355–366. Epub 2001/07/04

[16] Zellin G, Gritli-Linde A, Linde A. Healing of mandibular defects with different biodegradable and non-biodegradable membranes: an experimental study in rats. Biomaterials, 1995,

16(8):601–609. Epub 1995/05/01

[17] Simion M, Misitano U, Gionso L, et al. Treatment of dehiscences and fenestrations around dental implants using resorbable and nonresorbable mem-branes associated with bone autografts: a comparative clinical study. Int J Oral Maxillofac Implants, 1997, 12(2):159–167. Epub 1997/03/01

[18] Wechsler S, Fehr D, Molenberg A, et al. A novel, tissueocclusive poly(ethylene glycol) hydrogel material. J Biomed Mater Res A, 2008, 85(2):285–292. Epub 2007/08/11

[19] Sottosanti JS. Calcium sulfate is a safe, resorbable barrier adjunct to implant surgical procedures. Dental implantology update, 1993, 4(9):69–73. Epub 1993/09/01

[20] von Arx T, Cochran DL, Schenk RK, et al. Evaluation of a prototype trilayer membrane (PTLM) for lateral ridge augmentation: an experimental study in the canine mandible. Int J Oral Maxillofac Surg, 2002, 31(2):190–9. Epub 2002/07/10

[21] Schallhorn RG. Present status of osseous grafting procedures. J Periodontol, 1977, 48(9):570–576. Epub 1977/09/01

[22] Narang R, Wells H, Laskin DM. Experimental osteogenesis with demineralized allogeneic bone matrix in extraskeletal sites. J Oral Maxillofac Surg, 1982, 40(3):133–141. Epub 1982/03/01

[23] Misch CE, Misch-Dietsch F. Keys to bone grafting and bone grafting materials//Misch CE. Contemporary Implant Dentistry. 3rd edn. Missouri: Mosby Elsevier, 2008: 839–869

[24] Schallhorn RG. Eradication of bifurcation defects utilizing frozen autogenous hip marrow implants. Periodontal Abstracts 1967, 15(3):101–105. Epub 1967/09/01

[25] Schallhorn RG. The use of autogenous hip marrow biopsy implants for bony crater defects. J Periodontol, 1968, 39(3):145–147. Epub 1968/05/01

[26] Simion M, Fontana F. Autogenous and xenogeneic bone grafts for the boneregeneration. A literature review. Minerva Stomatologica, 2004, 53(5):191–206. Epub 2004/07/21

[27] Dragoo MR, Sullivan HC. A clinical and histological evaluation of autogenous iliac bone grafts in humans. I. Wound healing 2 to 8 months. J Periodontol, 1973, 44(10):599–613. Epub 1973/10/01

[28] Rosenberg MM. Reentry of an osseous defect treated by a bone implant after a long duration. J Periodontol, 1971, 42(6):360–363. Epub 1971/06/01

[29] Goldberg VM, Stevenson S. Natural history of autografts and allografts. Clin Orthop Relat Res, 1987, 225: 7–16. Epub 1987/12/01

[30] Schwartz Z, Somers A, Mellonig JT, et al. Ability of commercial demineralized freeze-dried bone allograft to induce new bone formation is dependent on donor age but not gender. J Periodontol, 1998, 69(4):470–478. Epub 1998/06/03

[31] Klinge B, Alberius P, Isaksson S, et al. Osseous response to implanted natural bone mineral and synthetic hydroxylapatite ceramic in the repair of experimental skull bone defects. J Oral Maxillofac Surg, 1992, 50(3):241–249. Epub 1992/03/01

[32] Jensen SS, Broggini N, Hjorting-Hansen E, et al. Bone healing and graft resorption of autograft, anorganic bovine bone and beta-tricalcium phos-phate. A histologic and histomorphometric study in the mandibles of minipigs. Clin Oral Implants Res, 2006, 17(3):237–43. Epub 2006/05/05

[33] Jensen SS, Terheyden H. Bone augmentation procedures in localized defects in the alveolar ridge: clinical results with different bone grafts and bone-substitute materials. Int J Oral Maxillofac Implants, 2009, 24(Suppl):218–236. Epub 2009/12/04

[34] Knapp CI, Feuille F, Cochran DL, et al. Clinical and histologic evaluation of bone-replacement grafts in the treatment of localized alveolar ridge defects. Part 2: bioactive glass particulate. Int J Periodontics Restorative Dent, 2003, 23(2):129–137. Epub 2003/04/25

[35] Seibert J, Nyman S. Localized ridge augmentation in dogs: a pilot study using membranes and hydroxyapatite. J Periodontol, 1990, 61(3):157–165. Epub 1990/03/01.

[36] Schropp L, Wenzel A, Kostopoulos L, et al. Bone healing and soft tissue contour changes following single-tooth extraction: a clinical and radiographic 12-month prospective study. Int J Periodontics Restorative Dent, 2003, 23(4):313–323.Epub 2003/09/06

[37] Van der Weijden F, Dell'Acqua F, et al. Alveolar bone dimensional changes of post-extraction sockets in humans: a systematic review. J Clin Periodontol, 2009, 36 (12):1048–1058. Epub 2009/11/26

[38] Tallgren A. The continuing reduction of the residual alveolar ridges in complete denture wearers: a mixed-longitudinal study covering 25 years. J Prosthet Dent, 1972, 27(2):120–132. Epub 1972/02/01

[39] AraujoMG, Lindhe J. Ridge alterations following tooth extraction with and without flap elevation: an experimental study in the dog. Clin Oral Implants Res, 2009, 20 (6):545–549. Epub 2009/06/12

[40] Tan WL, Wong TL, Wong MC, et al. A systematic review of post-extractional alveolar hard and soft tissue dimensional changes in humans. Clin Oral Implants Res, 2012, 23(Suppl 5):1–21. Epub 2012/01/11

[41] Vignoletti F, Matesanz P, Rodrigo D, et al. Surgical protocols for ridge preservation after tooth extraction. A systematic review. Clin Oral Implants Res, 2012, 23(Suppl 5):22–38. Epub 2012/01/11

[42] Hammerle CH, Jung RE, Feloutzis A. A systematic review of the survival of implants in bone sites augmented with barrier membranes (guided bone regeneration) in partially edentulous patients. J Clin Periodontol, 2002, 29(Suppl 3):226–231; discussion 232–233. Epub 2003/06/06

[43] Donos N, Mardas N, Chadha V. Clinical outcomes of implants following lateral bone augmentation: systematic assessment of available options (barrier mem-branes, bone grafts, split osteotomy). J Clin Periodontol, 2008, 35(8 Suppl):173–202. Epub 2008/09/09

[44] Camargo PM, Lekovic V, Carnio J, et al. Alveolar bone preservation following tooth extraction: a perspective of clinical trials utilizing osseous grafting and guided bone regeneration. Oral Maxillofac Surg Clin North Am, 2004, 16(1):9–18, v. Epub 2007/12/20

[45] Lekovic V, Camargo PM, Klokkevold PR, et al. Preservation of alveolar bone in extraction sockets using bioabsorbable membranes. J Periodontol, 1998, 69(9):1044–1049. Epub 1998/10/17

[46] Avila-Ortiz G, Elangovan S, Kramer KW, et al. Effect of

alveolar ridge preservation after tooth extraction: a systematic review and meta-analysis. J Dent Res, 2014, 93(10):950–958. Epub 2014/06/27

[47] Sclar AG. Strategies for management of single-tooth extraction sites in aesthetic implant therapy. J Oral Maxillofac Surg, 2004, 62(9 Suppl 2):90–105. Epub 2004/08/28

[48] Tal H. Autogenous masticatory mucosal grafts in extraction socket seal procedures: a comparison between sockets grafted with demineralized freeze-dried bone and deproteinized bovine bone mineral. Clin Oral Implants Res, 1999, 10(4):289–296. Epub 1999/11/07

[49] Wang HL, Tsao YP. Mineralized bone allograft-plug socket augmentation: ratio-nale and technique. Implant Dent, 2007, 16(1):33–41. Epub 2007/03/16

[50] Elian N, Cho SC, FroumS, et al. A simplified socket classification and repair technique. Pract Proced Aesthet Dent, 2007, 19(2):99–104; quiz 6. Epub 2007/05/12

[51] Romanos G, Ko HH, Froum S, et al. The use of CO2 laser in the treatment of peri-implantitis. Photomed Laser Surg, 2009, 27(3):381–386. Epub 2009/07/03

[52] Froum SJ, Froum SH, Rosen PS. Successful management of peri-implantitis with a regenerative approach: a consecutive series of 51 treated implants with 3- to 7.5-year follow-up. Int J Periodontics Restorative Dent, 2012, 32(1):11–20. Epub 2012/01/19

[53] Schwarz F, Sahm N, Bieling K, et al. Surgical regenerative treatment of peri-implantitis lesions using a nanocrystalline hydroxyapatite or a natural bonemineral in combination with a collagen membrane: a four-year clinical follow-up report. J Clin Periodontol, 2009, 36(9):807–814. Epub 2009/07/30

[54] Roos-Jansaker AM, Lindahl C, Persson GR, et al. Long-term stability of surgical bone regenerative procedures of peri-implantitis lesions in a prospective case-control study over 3 years. J Clin Periodontol, 2011, 38(6):590–597. Epub 2011/04/15

[55] Schwarz F, John G, SahmN, et al. Combined surgical resective and regenerative therapy for advanced peri-implantitis with concomitant soft tissue volume augmentation: a case report. Int J Periodontics Restorative Dent, 2014, 34(4):489–495. Epub 2014/07/10

[56] Schwarz F, Sahm N, Becker J. Combined surgical therapy of advanced peri-implantitis lesions with concomitant soft tissue volume augmentation. A case series. Clin Oral Implants Res, 2014, 25(1):132–136. Epub 2013/01/29

[57] Machtei EE. The effect of membrane exposure on the outcome of regenerative procedures in humans: a meta-analysis. J Periodontol, 2001, 72(4):512–516. Epub 2001/05/08

[58] Friedmann A, Strietzel FP, Maretzki B, et al. Observations on a new collagen barrier membrane in 16 consecutively treated patients. Clinical and histological findings. J Periodontol, 2001, 72(11):1616–1623. Epub 2002/01/05

[59] Friedmann A, Strietzel FP, Maretzki B, et al. Histological assessment of augmented jaw bone utilizing a new collagen barrier membrane compared to a standard barrier membrane to protect a granular bone substitute material. Clin Oral Implants Res, 2002, 13(6):587–594. Epub 2003/01/10

[60] Pack PD, Haber J. The incidence of clinical infection after periodontal surgery. A retrospective study. J Periodontol, 1983, 54(7):441–443. Epub 1983/07/01

[61] Gynther GW, Kondell PA, Moberg LE, et al. Dental implant installation without antibiotic prophylaxis. Oral Surg Oral Med Oral Pathol Oral Radiol Endod, 1998, 85(5):509–511. Epub 1998/06/10

[62] Powell CA, Mealey BL, Deas DE, et al. Post-surgical infections: prevalence associated with various periodontal surgical procedures. J Periodontolm, 2005, 76(3):329–333. Epub 2005/04/29

[63] Chiapasco M, Zaniboni M. Clinical outcomes of GBR procedures to correct peri-implant dehiscences and fenestrations: a systematic review. Clin Oral Implants Res, 2009, 20(Suppl 4):113–123. Epub 2009/08/12

第10章 使用钛增强装置（保护骨再生）的牙槽嵴垂直骨增量术

Tetsh Takahashi[1]，*Kensuke Yamauchi1*[2]

引 言

当前，以将种植体植入发生萎缩的上、下颌骨为目的的牙槽嵴垂直向骨增量技术仍具有一定难度。现有的骨增量技术包括自体块状骨移植[1-2]，引导性骨组织再生（GBR）[3-5]，牵张成骨（DO）[6-9]及骨劈开术[10-12]。尽管在这些技术应用中，自体块状骨移植材料被视为"金标准"，但其却存在着可能发生骨吸收这一缺点[13-14]。也因此，使用不可吸收性或可吸收性膜材料的GBR得到了广泛应用，而其中钛增强屏障膜（TR膜），尤其是联合使用可吸收性屏障膜的GBR技术可以提供有限度的骨增量。

钛网已广泛应用于口腔颌面部不同尺寸的骨缺损重建手术。Boyne在1985年第一次将钛网用于萎缩性牙槽嵴的重建[15]。而Von Arx等则提出使用TIME技术进行钛网骨增量（自体骨移植材料联合钛网稳定装置）[16]。相较于其他骨增量方式，钛网具有如下优点：足够的机械强度能够提供更佳的空间维持效果；能够保护骨移植材料对抗软组织压力；能够保证骨移植材料的稳定性且可以促进移植材料区域的骨再生[17-20]。此外，钛网的网孔还有维持移植材料所在缺损处血供的重要作用[20]。

钛网装置

已有多种钛微网装置实现了商品化。笔者使用的包括有0.1mm或者0.2mm厚度的商品纯钛网板"M-TAM"（Stryker Leibinger GmbH&Co.KG，USA），0.1mm或者0.2mm厚度的ASTM F-67（Jeil Medical Co.Ltd.，Seoul，South Korea），以及0.2mm厚度的Ultraflex网板（Kyocera Medical Co.Ltd.，Osaka，Japan）。笔者也曾使用过0.4mm厚度的"非限制性钛网"（Stryker Leibinger GmbH&Co.KG，USA）及4~6mm长度的自攻螺丝（Jeil Medical Co.Ltd.，Seoul，South Korea）固定钛网。

手术过程

除了严重的上、下颌牙槽骨萎缩病例外，其他所有手术过程通常都在局部麻醉下进行，有时可能需要在静脉镇静剂的配合下完成。局部麻醉后，行牙槽嵴顶切口外加两个垂直松弛切口，并在颊侧翻全厚层黏骨膜瓣（图10.1~10.2）。在将全厚瓣完全翻起时应小心保护瓣膜内侧的骨膜。而对一些重要的解剖结构，例如，颏神经、面动脉和舌动脉等，都应予以保护。在进行翻瓣后，仔细检查骨组织并使用圆钻或电动外科器械在颊侧骨板上钻孔（图10.3）。这种去皮质术会引起出血和源自骨髓的骨祖细胞的渗出并促进骨移植材料的血管化形成。接着，使用刮刀（mx-scraper：Max Laboratories，Inc.，Hollis，NH，USA）在口腔内收集自体骨屑，收集部位主要位于下颌骨磨牙后区。在自体髂骨移植物获取的过程中，刮匙被用于收集颗粒状骨及骨髓（PCBM）。在一些病例中，会将脱蛋白牛骨基质（DBBM）（Bio-Oss：Geistlich Pharma，Wolhusen，Switzerland）或β-磷酸三钙（β-TCP，OSferion，Olympustermobiomaterial，Japan；颗

1 Department of Oral and Maxillofacial Surgery, Tohoku University Graduate School of Dentistry, Sendai, Miyagi, Japan
2 Dental Implant Center, Tohoku University Hospital, Sendai, Japan

粒大小 0.5~1.5mm）与自体颗粒状骨屑联合使用。此时，将骨移植材料与自体静脉血浸泡过的自体颗粒状骨屑按照 1:1 的比例混合。在术前应对钛网消毒，修剪并塑形成与缺失处相应的形

态。在术中对肽网进行塑形，在骨皮质去除区和钛网之间形成一个范围明确的空间，该空间模拟所需牙槽嵴的形态，以利于最后种植体的植入（图 10.4）。在缺损处充填骨移植材料（图 10.5）并使用 4~5mm 长的钛钉固定已成形的钛网（图 10.6）。当骨移植材料和钛网固定完成后，使用生理盐水冲洗术区。最后，在根方行黏骨膜松解并冠向复位颊侧瓣。

使用 5-0 尼龙丝线在组织瓣上方穿过骨膜上切口行无张力严密缝合（图 10.7）。术后，患者接受 5~7d 的广谱抗生素治疗。同时使用类固醇激素以减轻术后可能出现的张口困难、肿胀和疼痛。术后患者应该尽可能采取坐姿休息，术后当晚，患者在躺下休息时则应将身体上部略微抬高。术后几天一般会予以患者镇痛剂。

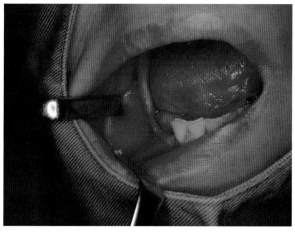

图 10.1　术前口内观

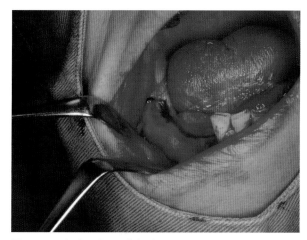

图 10.2　行嵴顶切口并翻瓣

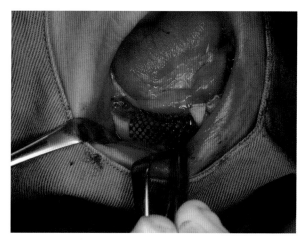

图 10.4　修剪钛网以获得理想的形态

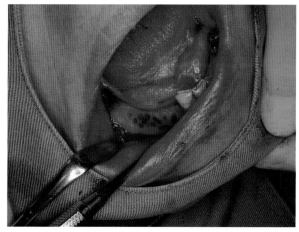

图 10.3　使用圆形钻在骨皮质上行皮质去除术

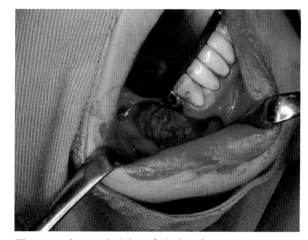

图 10.5　自同侧获得自体骨屑并充填于缺损区

术后 2 周内不应在骨移植区佩戴义齿或安放临时性修复体，术后 10d 拆线。术后 6 个月，再次翻瓣，暴露钛网（图 10.8）。在移除钛钉后，除去钛网（图 10.9~10.10），而此时骨增量区域应该已形成完全的骨融合。在钛网去除后，钛种植体可立刻或延后植入（图 10.11）。

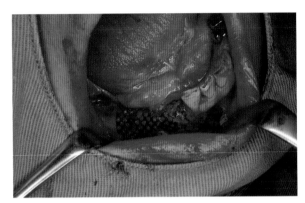

图 10.6　使用 4mm 长的钛钉固定钛网

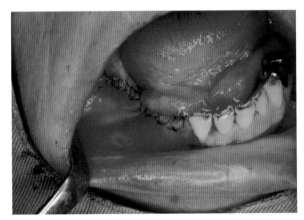

图 10.7　沿着面部前庭松弛骨膜以利于创口的无张力闭合，使用 5-0 尼龙缝线严密缝合组织瓣

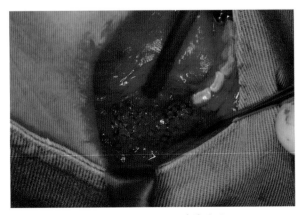

图 10.8　骨增量术后 6 个月翻瓣并暴露钛网

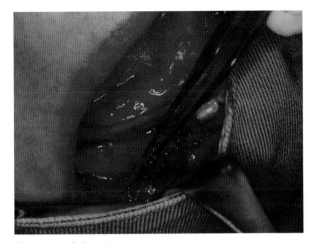

图 10.9　移除钛网

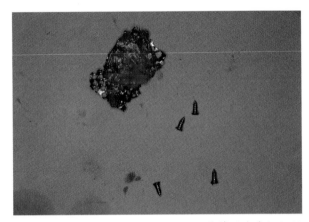

图 10.10　移除的钛网和螺丝，可见菲薄的瘢痕组织附着于肽网上

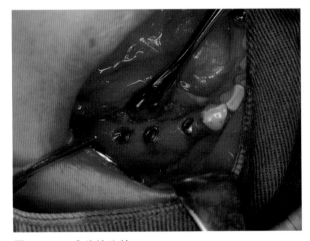

图 10.11　牙种植体植入

使用钛网与自体颗粒骨移植增量区域的骨质和骨量

在笔者先前的研究中，曾经对钛网骨移植增量术区的骨质和骨量进行评估[21]。笔者首先依据

形态将骨缺损分为 3 类：水平垂直复合型（HV），水平型（H）和牙槽窝型（S）（图 10.12）。对50 例骨缺损位点施行骨增量术，其中 29 例为上颌，21 例为下颌。钛网骨移植术的成功率约为88%。在上颌，59% 的骨缺损损为 H 型，而在下颌，71% 的骨缺损呈现为 HV 型。术后约 6 个月移除钛网。钛网移除后，在没有黏膜覆盖的钛网周围可观察到肉芽组织。我们使用了 CT 对增量骨组织进行评估。通过 Hounsfield 单位（HU）对骨量进行评价，这个值就来自髂骨的 PCBM 而言是354，而就口内来源的骨移植材料而言是599。比较发现，口内来源骨移植材料的 HU 值显著高于髂骨来源的 PCBM（表 10.1）。骨增量区的平均水平成骨为 [4.3 ± 2.0（SD）]mm；垂直向成骨则为 [8.1 ± 4.8（SD）]mm。对于 HV 型的缺失，平均水平成骨是 [3.7 ± 2.0（SD）]mm；垂直向成骨为 [5.4 ± 3.4（SD）]mm（图 10.13）。就 H 型缺损而言，平均水平骨生成是 [3.9 ± 1.9（SD）]mm（图 10.14）。就 S 型缺损而言，平均水平成骨是 [5.7 ± 1.4（SD）]mm；而平均垂直成骨是 [12.4 ± 3.1（SD）]mm（图 10.12，图10.15）。结果表明在垂直向成骨上，HV 型与 S型骨缺损间存在显著统计学差异（$P<0.05$）；然而在水平向成骨上则不存在显著差异（ANOVA：$P>0.05$）。HV 型骨缺损是最具挑战性的骨增量类型而 S 型则可以取得最好的骨增量效果。

表 10.1　骨增量的质量评估和缺损类型

	髂骨（N=5）	口内骨（N=16）
HU 值	392	596

t 检验，$P<0.05$
摘自：Ikuya et al, 2011。由 Wiley 授权发表

并发症

　　运用钛网保护骨增量技术中的主要并发症是愈合期钛网暴露。笔者过去的研究发现手术位点钛网暴露发生率约为 36%[21]，这个数据与 Her 等近期对 27 个使用钛网的手术位点进行追踪所报道的 26% 的暴露发生率近似[22]。在笔者既往的研究中，由于早期钛网暴露和感染导致的全面骨吸收（4.8%）和轻微感染引起的部分骨吸收（10%）的发生率与 Maiorana 等在骨吸收率上的研究结果亦相似，其结果表明在钛网暴露区域与暴露相关的早期移植材料吸收发生率为 15%~25%[23]。HV 型骨缺损的术区较 H 型和 S 型骨缺损而言，更具钛网暴露和骨吸收的发生风险。这种结果可能主要与术后软组织状况有关。H 型和 S 型骨缺损较 HV 型的骨膜覆盖面积更多。另外，缝合后 HV 型骨缺损的黏膜和骨膜张力也高于其他两种缺损。这些因素会对伤口愈合时的血供产生影响。即便钛网发生暴露，上述这些问题也大多不会影响种植治疗的结果。Kaplan-Meier 对种植预后进行了超过 96 个月的追踪分析，结果发现钛网保护骨增量术后大约 84% 的术区可以实行种植且种植体累

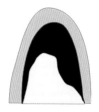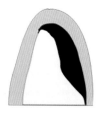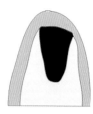

	水平垂直复合型（HV）（mm）	水平型（H）（mm）	牙槽窝型（S）（mm）
水平距离	4.1mm（0.5~7.7）	4.2mm（1.6~7.3）	5.2mm（4.0~7.5）
垂直距离	6.1mm（1.7~12.2）	–	10.7mm（2.1~17.0）

图 10.12　缺损类型和骨增量（mm）
摘自：Ikuya et al, 2011。由 Wiley 授权发表

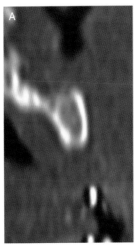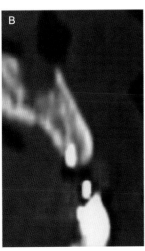

图 10.13 HV 型缺失的典型病例：A. 术前 CT 扫描。B. 术后 6 个月的 CT 扫描。移植区 Hounsfield 值为 702（自体骨来源为下颌升支）

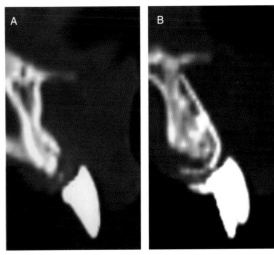

图 10.14 H 型缺损的典型病例：A. 术前 CT 扫描。B. 术后 6 个月 CT 扫描。移植区 Hounsfield 值为 524

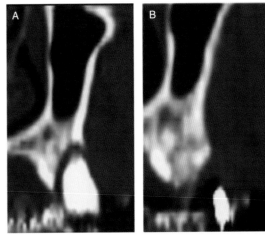

图 10.15 S 型缺损的典型病例：A. 术前 CT 扫描。B. 术后 6 个月 CT 扫描。移植区 Hounsfield 值为 891

积存留率约为 92.8%[21]。

目前已经发现如 e-PTFE 和钛增强型 e-PTFE 等非可吸收性膜的暴露会引起感染，从而危及种植结果[24-25]。过去的研究提示屏障膜会阻碍血供进入缺损移植区进而引起组织瓣开裂和膜材料暴露[26-27]。由于发生组织瓣开裂和膜材料暴露时无法自行愈合，所以此时必须移除非可吸收性膜以避免感染[24]。与膜暴露相反的是，钛网的暴露并不会影响最终的结果。

在钛网暴露 1 周以内，我们首先要对暴露区黏膜进行重新缝合。只有当经过仔细检查并确认出现严重感染时，才须移除钛网。在其他情况下，经过 1~2 周的愈合后，可发现钛网的暴露并不会直接导致显著的骨吸收，并且钛网似乎还可以耐受感染。若感染已出现并因此移除钛网，其下的颗粒骨移植材料也仅仅是发生部分的坏死或吸收，而非全面的骨吸收[21]。目前仍不清楚屏障膜和钛网存在这种差异的原因，一种可能的解释是钛网允许骨膜与移植骨间血供交换从而使移植骨获得了营养[21]。

种植体植入的指征和时机

钛网骨移植术是一种具有多种适应证的技术，并且也是其他骨增量术的前提。这是因为钛网具备足够的强度来保护骨移植材料并具有良好的可塑性。而钛网的良好可塑性表现为其可弯曲性，可修整性和可达到任意形状的三维塑形性。依据对上述骨增量的评估，钛网移植材料可适用于水平向骨缺损 6mm 内、垂直向骨缺损 12mm 范围内的骨量恢复。然而，实际骨增量则完全依赖于骨缺损区的形态和周围软组织状况。依据骨缺损的大小，表 10.2 列出了几种当前认可的骨增量术的适应证。使用屏障膜的 GBR 技术在垂直向上可以获得 3~4mm 内的骨增量；因此它被用于处理诸如意外暴露或者骨开窗这一类边缘骨质缺损。也可以运用于超过 3~4mm 的骨缺损上。由于其空间维持能力有限，所以建议在联合使用可吸收或不可吸收性膜的 GBR 技术时开展同期种植。

表 10.2　缺损大小及骨增量术

缺损大小	形态	应用技术	种植时机
边缘型	线性暴露或骨开窗	GBR	同期
小型缺损（<3~4mm）	表面平整 表面不平整	块状骨移植术 GBR 技术，TIME 技术	同期 / 分期
中型缺损（4~7mm）	表面平整 表面不平整	块状骨移植术 TIME 技术 TIME 技术	分期
大型缺损（<10mm）	瘢痕组织（-） 瘢痕组织（+）	块状骨移植术，TIME 技术 牵张成骨术	分期
超大型缺损（>10mm）	任意形态	牵张成骨术	分期

　　尽管自体块状骨移植术是上颌前牙区骨增量术的首选，但这一技术在缺损区不平整或骨缺损状况复杂的上、下颌后牙区却难以实施，特别是缺损区还包含有拔牙窝的情况。此时，钛网骨移植术则是牙槽嵴增量术的首选。

　　对垂直向超过 10mm 的大型骨缺损或者存在大量瘢痕组织的骨缺损而言，实施钛网骨移植术是非常困难的。目前在这种情况下只能运用牙槽嵴牵张成骨的方法。尽管在进行钛网骨移植术时可以选择同期或延期种植，但考虑到钛网的早期暴露和随之而来的感染可能会危及种植体，笔者更推荐延期的种植体植入。

▶**病例 1**　上颌前牙区牙槽骨萎缩的处理

　　患者，女性，60 岁，主诉为咀嚼功能失调（图 10.16）。有上颌可摘局部义齿修复史，但佩戴后上颌义齿稳定性差。全景片示上颌前牙区牙槽骨严重萎缩，缺损范围自左侧前磨牙至右侧前磨牙。由于存在广泛的水平向和垂直向骨缺损（图 10.17），拟使用钛网骨移植术。首先做嵴顶切口，切口延伸至邻近缺损区两侧磨牙的线角处。然后仔细的进行骨膜下分离以避免撕裂龈袖。如图 10.18 所示，可见上颌前牙区牙槽嵴表现出刀刃状外观，且前牙区的垂直向缺损非常明

　　显。另外，切牙孔范围大，为种植体植入带来困难。因此施以鼻底提升术，并完全移除切牙孔中的神经血管等内容物从而使得骨移植材料可以充填于该空腔中。使用圆钻在上颌的皮质骨表面进行去皮质术（图 10.18）。自左前髂嵴收集大约 10g PCBM 并置于上颌骨表面、鼻底及切牙孔内。（图 10.19）。将两个 0.2mm 厚度的钛网（Jeil

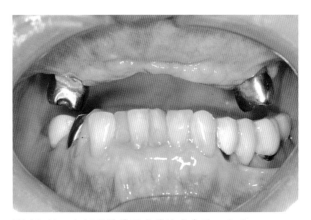

图 10.16　上颌牙槽骨严重萎缩患者的口内观

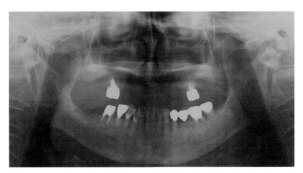

图 10.17　术前全景片

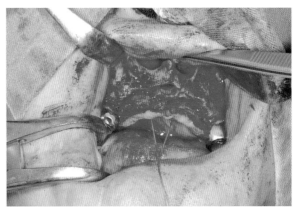

图 10.18　种植位点准备。暴露切牙孔并移除内容物。施行鼻底抬升术

Medical Co.Ltd., Seoul, South Korea）置于骨移植材料上（图10.20）。一旦钛网就位，立刻使用5mm长度的钛钉在其表面及腭表面进行固定。最后，沿着面部前庭做骨膜松弛以使伤口可以无张力闭合。术后，建议患者至少2周不得佩戴任何义齿。2周后对义齿进行广泛缓冲以预防伤口受压开裂，并且建议2个月内尽量少佩戴义齿并摄取软质食物。移植6个月后，翻瓣并暴露两个钛网（图10.21）。在拆除钛质螺丝后，移除钛网。可见增量骨完全骨融合（图10.22）。此时，植入6个11mm长度的牙种植体（图10.23）。种植术后3个月，制作并戴入固定修复体（图10.24）。

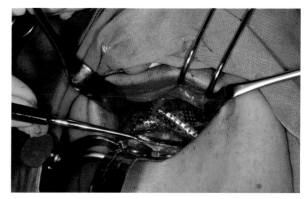

图10.21 增量术后6个月，暴露钛网并确认新骨形成

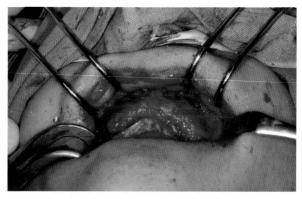

图10.22 在移除钛网后，可见骨增量区完全骨融合

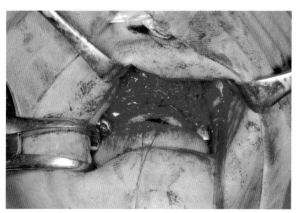

图10.19 将源于髂嵴的PCBM置于上颌表面、鼻底和切牙孔内

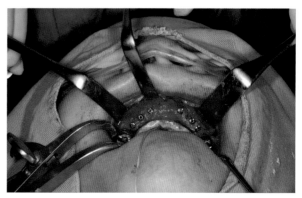

图10.23 妥善植入6颗牙种植体

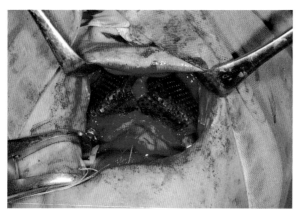

图10.20 用钛质螺丝固定两个钛网板（厚0.2mm，Jeil Co.Ltd., Seoul, South Korea）

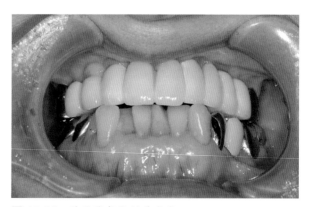

图10.24 最终修复体制作完成

▶**病例 2**　上颌后牙萎缩的处理（窦底提升术联合牙槽骨增量术）

垂直型牙槽骨吸收常见于上颌后牙区。此时常常需要对余留牙槽嵴同时进行垂直及水平向的骨增量术，而非简单进行窦底提升加嵌入式植骨。当前已有文献对自体骨移植伴窦底提升术，即所谓嵌入 – 外置式移植技术进行详细的介绍[28]。然而，有些情况下，由于余留牙槽嵴不平整且难以实施外置式植骨。在这种情况下，窦底提升术联合钛网骨移植术就成了上颌后牙区严重牙槽骨萎缩时进行骨增量的可行选择。

本临床病例为 1 例女性患者，57 岁。患者诉求对其上颌左侧缺失牙进行修复（图 10.25）。临床检查可见上颌左侧前磨牙和磨牙缺失（图 10.25）。全景片和 CT 表明在磨牙和前磨牙区存在垂直型骨缺损（图 10.26~10.27）。若进行种植则需要行窦底提升术和嵌入式植骨术。临床检查表明在前磨牙区也存在水平型骨缺损。另外，垂直牙槽嵴缺损提示若不进行垂直向外置植骨，即

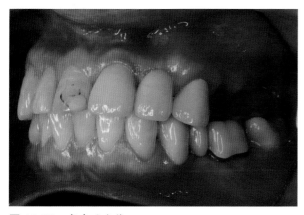

图 10.25　患者咬合像

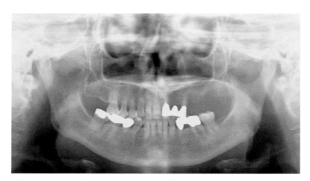

图 10.26　全景片显示磨牙和前磨牙区垂直向骨缺损

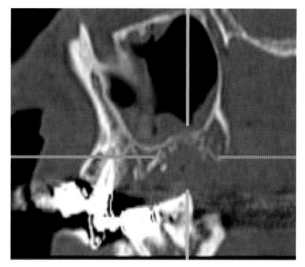

图 10.27　CT 扫描显示上颌窦底及牙槽嵴垂直骨丧失

使进行了窦底提升和嵌入式植骨，仍无法解决冠根比失调的问题。因此拟采用窦底提升术联合牙槽嵴增量术。

门诊手术在局麻和静脉镇静下进行。做嵴顶切口及两侧的松弛切口。翻全厚瓣，并暴露上颌骨侧面。使用圆钻行骨开窗并移去骨块。小心提升窦底鼻黏膜并避免出现黏膜穿孔（图 10.28）。使用刮刀（mx-grafter：Maxilon Laboratories, Inc., Hollis, NH, USA）从左侧下颌支收集自体颗粒骨（图 10.29）。多孔型 β - 磷酸三钙（β-TCP，Osferion，Olympustermobiomaterial，Japan）与相同分量的自体颗粒状骨混合（以 1 : 1 比例混合成骨移植材料）。把混合后的移植材料浸泡于自体静脉血中待用。将骨移植材料置于窦鼻黏膜下。而余留的移植材料置于骨窗上，并在其侧面和冠状向上进行堆砌（图 10.30）。然后使用 0.2mm

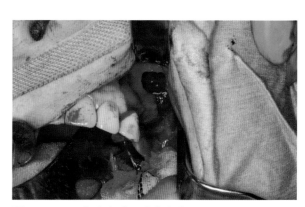

图 10.28　形成骨窗并抬升鼻窦底

厚的钛网稳定材料形态（Jeil Medical Co.Ltd., Seoul，South Korea）并使用5mm长度的自攻钛钉（Jeil Medical Co.Ltd.,Seoul,South Korea）穿颊、腭侧骨进行固定（图10.31）。做骨膜水平松弛切口帮助复位组织瓣，并使用4-0尼龙缝线严密缝合。

术后全景片显示：6个月后获得了理想的垂直骨高度（图10.32）。术后CT显示在前磨牙区和磨牙区的垂直骨增量分别是9.6mm（从8mm至17.6mm），14mm（从3mm至17mm），以及12.2mm（从2mm至14.2mm）（图10.33）。同时，此骨增量区域也为种植获得了足够的水平骨宽度。经过6个月的平稳愈合期，开始实施二期手术。以相同方式翻瓣并移除钛网，同时暴露重建的牙槽嵴。可见已获得足够的水平骨增量（图10.34）。植入2颗3.5mm×11mm和1颗4mm×11mm的Osseospeed种植体（Dentsply IH Co.Ltd.Tokyo，Japan）（图10.35）。在3个月后戴入三单位的最终固定修复体（图10.36）。临床咬合检查表明三维重建成功。

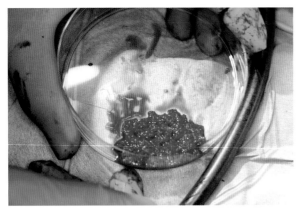

图10.29 从左侧下颌支收集自体颗粒骨

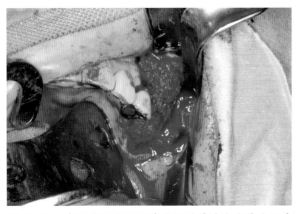

图10.30 在窦底黏膜下充填移植材料并将其覆盖于骨窗上

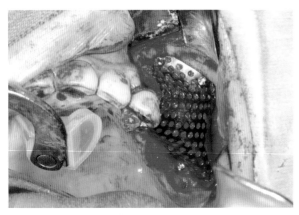

图10.31 在移植材料上覆盖钛网并用钛钉固定

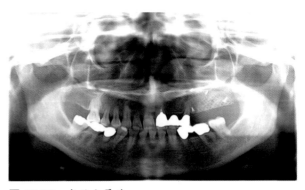

图10.32 术后全景片

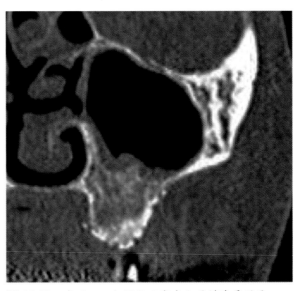

图10.33 术后CT扫描显示窦底和牙槽嵴骨增量

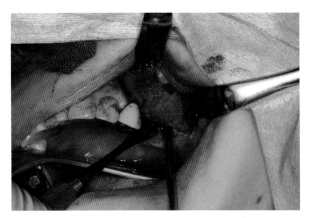

图 10.34　术后 6 个月，移除钛网；可见新骨形成

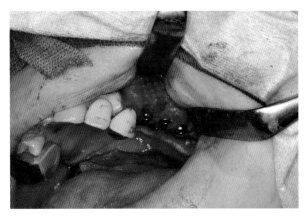

图 10.35　妥善植入 3 颗牙种植体

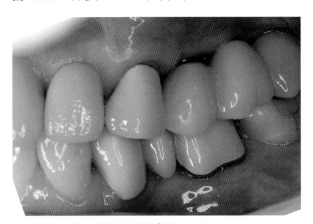

图 10.36　戴入固定联冠修复体

▶病例 3　下颌无牙区牙槽骨严重萎缩的处理

　　患者，男性，56 岁，主诉为使用下颌可摘局部义齿咀嚼时左下颌后牙区存在持续性疼痛（图 10.37）。大约 5 年前由于严重的牙周炎症导致其大部分牙齿丧失。患者曾进行可摘局部义齿修复，但义齿稳定性不佳。口内临床检查和全景片显示其下颌无牙区牙槽骨严重萎缩（图 10.38）。

　　使用 CT 扫描所获取的 Simplant®（Dentsply

IH Co.Ltd.Tokyo，Japan）模拟数据显示双侧后牙区牙槽嵴严重萎缩（图 10.39）。尤其是下牙槽神经似乎直接暴露在口腔黏膜下，这种情况在 Cawood 分类中属于第四类萎缩。拟应用钛网骨移植进行两侧下颌的垂直向牙槽嵴增量术。左侧预计最大骨获得量为 9mm 而右侧为 4.5mm。在全身麻醉下，自左侧下颌第二磨牙至右侧下颌第二磨牙做嵴顶切口。在嵴顶切口两侧末端做两个松弛切口。小心翻瓣以避免伤及颏神经。在颊侧骨面显露后发现左侧下牙槽神经血管丛直接暴露（图 10.40）。在左侧前部髂棘收集大约 3g PCBM。将颗粒大小为 0.5~1.5mm 并具有 5~20mm 贯通微孔的 β-磷酸三钙（β-TCP，Osferion，Olympustermobiomaterial，Japan）浸泡于自体静脉血中。然后将其与自体骨屑混合形成 1：1 比例的混合骨移植材料。在使用圆钻于两侧下颌骨上施行骨皮质去除术后，把 2g 混合的骨移植材料置于左侧术区，同时将另外 4g 置于右侧术区。用足量的骨移植材料完全覆盖神经

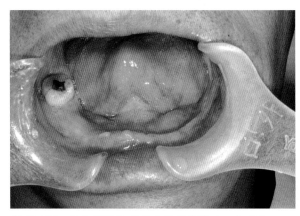

图 10.37　严重萎缩的下颌无牙牙槽嵴（口内观）

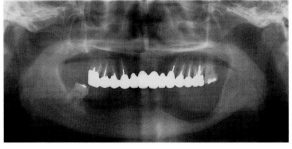

图 10.38　全景片显示下颌无牙区牙槽嵴严重萎缩，尤其是左侧下颌

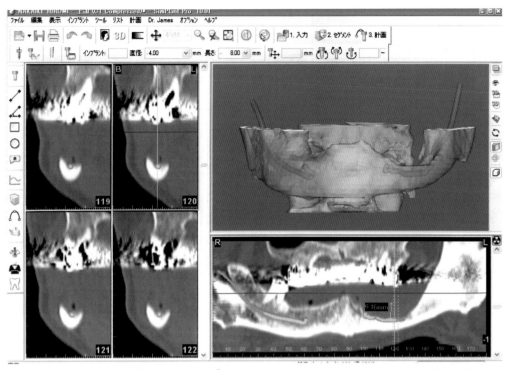

图 10.39　通过 CT 扫描获得的 Simplant®（Dentsply IH Co. Ltd. Tokyo，Japan）模拟数据

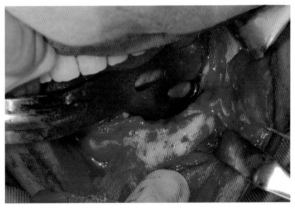

图 10.40　左侧下牙槽神经血管束直接暴露

血管丛。随后把两个 0.2mm 厚度的非限定性钛网（Dynamic mesh, Stryker & Leibinger GmbH & Co.KG，USA）覆盖在移植体材料上并且在两侧下颌骨上使用 1.4mm 宽，4mm 长的钛钉（Jeil Medical Co.Ltd.,Seoul, South Korea)进行固定（图 10.41）。小心制备两侧松弛切口，并使用 4-0 尼龙缝线严密缝合组织瓣（图 10.42）。建议患者 1 个月内不得戴用可摘局部义齿。术后无意外状况发生，在 6 个月后，移除钛网。此时，两侧下颌骨均获得了理想的骨增量。在左侧，可证实下牙槽神经血管束被新骨完全包埋并形成了新的下牙

槽孔（图 10.43）。钛网移除后的 CT 扫描则证实下颌骨两侧形成了很好的骨再生（图 10.44）。在钛网移除 1 个月后，植入 2 颗 4mm×11mm，1 颗 4.5mm×9mm 及 1 颗 4.5mm×9mm Tioblast® 种植体（Dentsply IH Co.Ltd，Tokyo）（图 10.45）。最后，制作杆卡式附着体和种植支持式覆盖修复体（IOD）（图 10.46）。修复完成后，患者没有出现局部感觉异常或者 IOD 佩戴疼痛。患者对本次治疗结果表现出了极高的满意度。

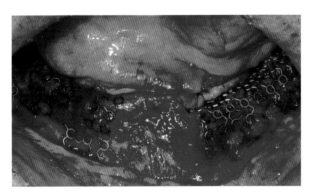

图 10.41　在骨移植材料上覆盖两个 0.2mm 厚度的钛网（Dynamic mesh, Stryker&Leibinger GmbH&Co.KG，USA）并且使用 1.4mm 直径和 4mm 长的钛钉进行固定

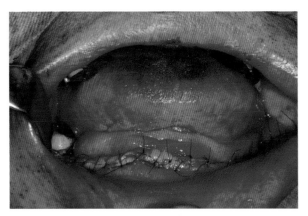

图 10.42　使用 4-0 的尼龙线严密缝合组织瓣

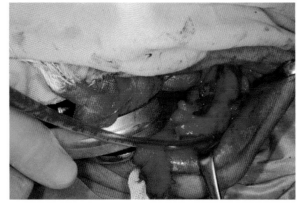

图 10.43　移除钛网后骨增量区的口内观。可见左侧下牙槽神经血管束被完全包埋在新骨内，同时也新形成了下牙槽孔

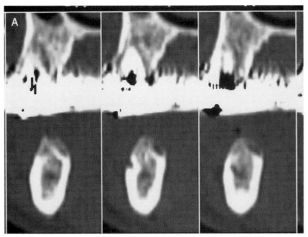
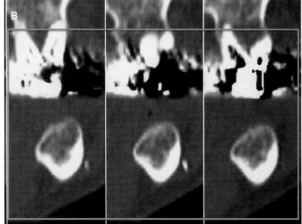

图 10.44　骨增量术后 6 个月 CT 扫描：左侧（A）及右侧（B）

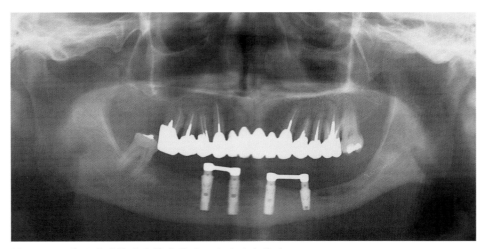

图 10.45　戴用牙种植体支持式覆盖义齿后的全景片

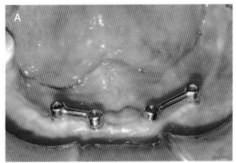
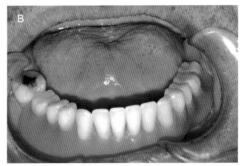

图10.46 最终IOD修复体的口内观：杆卡附着体（A）及IOD（B）

新型骨再生性钛网的应用：Ultraflex钛网

尽管商品化的钛质微网具有可塑性并且适用于多种类型的骨缺损，但是它们仍然需要经过切割、修剪及塑形才能得到与牙槽嵴相适应的理想外形。在临床应用时，修剪导致的锐利边缘有时会导致网板的暴露并且可能穿透菲薄的黏骨膜。最近一种被称为Ultraflex（Okada Medical Supply Co. Ltd., Tokyo Japan，Olympus Biomaterial Terumo Co.Ltd., Tokyo Japan，and Kyocera Medical Co.Ltd., Osaka, Japan）的超级可塑性网板被研制出来。这种新生代肽网的优点就在于其超强的可塑性。超可塑性网板的结构很像"金盏花"（图10.47）。这种结构使得网板可以适应未来牙槽嵴所需要的任意外形和弧度，并且不需要任何的剪切和修整。如图10.48A所示，传统的钛网被调整为弧形以适应下颌前牙区，这个钛网是被动扭转的，如果不通过剪切和修整就无法获得天然的圆弧外观。然而超可塑性网板不需要任何剪切和修整就可以完美适应圆弧结构（图10.48B）。新生代肽网在形成理想的预期牙槽嵴形态这一方面具有巨大的潜力。

▶**病例4** 右下颌前磨牙和磨牙缺失区牙槽骨萎缩

最后一个临床病例是右下颌前磨牙及磨牙缺失区的牙槽骨萎缩（图10.49）。因为牙槽骨萎缩严重且下牙槽神经管邻近种植区，若不进行骨增量术则无法进行种植体植入（图10.50）。拟采用钛网骨移植进行垂直向骨增量。做嵴顶切口和两个垂直松弛切口。注意不要损伤颏孔和颏神经。翻全厚瓣并暴露骨面（图10.51）。使用圆钻和超声骨刀（VarioSurg，NSK，Tokyo，Japan）行骨皮质去除术（图10.52）。然后对0.2mm厚度

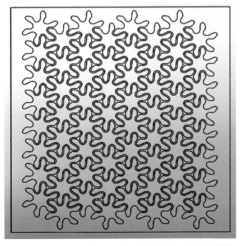
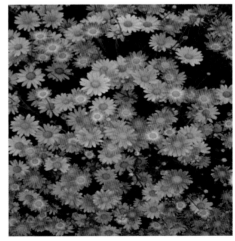

图10.47 超可塑性网板的结构与"金盏花"相似

的超可塑性肽网进行调整并使其与预期的牙槽嵴外形相适应（图 10.53）。在同侧下颌支收集自体颗粒骨屑。骨移植材料 DBBM（Bio-Oss；Geistlich Pharma，Wolhusen，Switzerland）浸泡于自体静脉血并与自体骨屑形成比例为1:1 的混合骨移植材料。将混合骨移植材料置

于缺损区（图 10.54）并且将塑形好的超可塑性网板覆盖在移植材料上，随后用 4mm 长度的迷你钛钉固定（Kyocera Medical Co.Ltd.，Osaka，Japan）（图 10.55）。术后 CT 扫描显示在钛网骨移植术区的骨增量外形理想（图10.56~10.57）。

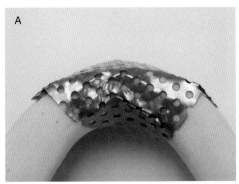
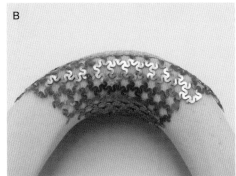

图 10.48　传统钛网与超可塑性钛网的比较：A.0.1mm 厚的传统型钛网（Jeil Medical Co.Ltd.，Seoul，South Korea）。B.0.1mm 厚的超可塑性钛网（Kyocera Medical Co.Ltd.，Osaka，Japan）

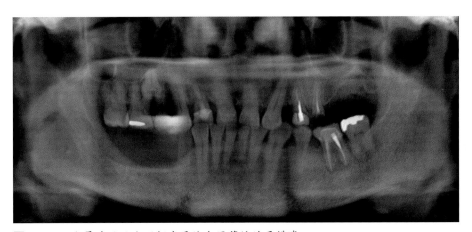

图 10.49　全景片显示右下颌磨牙缺失区萎缩的牙槽嵴

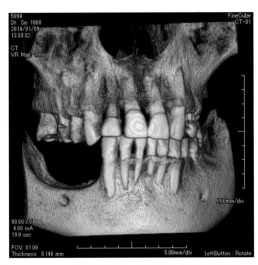

图 10.50　CT 扫描显示右下颌牙槽骨严重萎缩

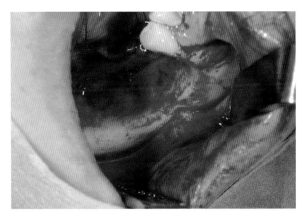

图 10.51　翻瓣并避免损伤颏孔和颏神经

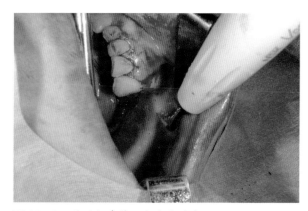

图 10.52 使用超声骨刀行去皮质术

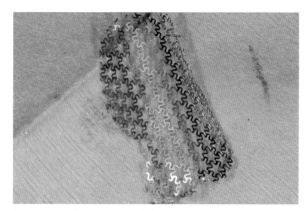

图 10.53 塑形 0.2mm 厚度的超可塑性钛网

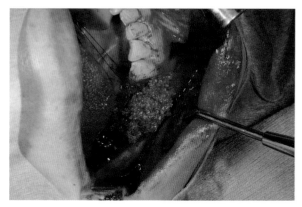

图 10.54 将骨替代材料覆盖于缺损区

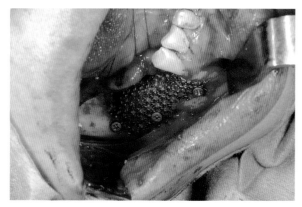

图 10.55 用微型螺丝固定钛网

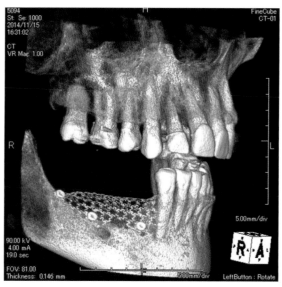

图 10.56 骨增量术后即刻 CT 扫描

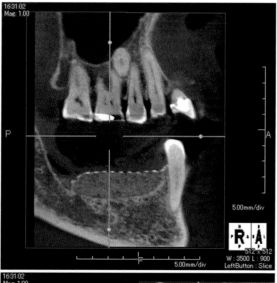

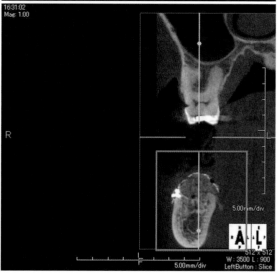

图 10.57 骨移植区 CT 扫描。A. 冠状面观。B. 矢状面观

钛网暴露的处理

如前所述,在愈合过程中发生钛网暴露是钛网骨移植术中最主要的并发症。尽管钛网暴露并不一定会造成骨增量的失败,但如若暴露发生,切要注意避免进一步的骨吸收。由于钛网有孔隙结构,不会干扰到下方组织的血运,因此不必立即移除钛网。在愈合过程完成后经常可以观察到组织包绕钛网的情况。在损伤愈合早期,由于新生、未成熟的肉芽组织尚未完全覆盖骨移植材料,因此不能完全避免移植物的暴露和感染的发生。此时若发生移植骨的感染则会导致严重的骨吸收。与此相反的是,在愈合开始几周后,新形成的肉芽组织将会覆盖骨移植材料,从而使得骨增量位点具备抵抗感染的能力,此时若感染发生则不会出现严重的骨吸收。若钛网暴露,移除钛网后可能会造成较大的牙槽黏膜缺损。在这种情况下,软组织的处理方式就尤为重要。以下是 1 例针对钛网暴露相关软组织处理的临床病例。在上颌后牙缺失区行钛网骨移植术后,出现了两处圆形的钛网暴露区域(图 10.58)。患者 3 个月前曾行联合钛网的牙槽骨增量术,骨移植材料未见感染,钛网暴露区也仅有很少量的骨吸收。术后 6 个月移除钛网时发现移植材料上方存在广泛的牙槽黏膜缺损。通过缝合人工真皮"Terdermis®"(Olympus Biomaterial Terumo Co. Ltd., Tokyo, Japan)来修复该大范围缺损(图 10.58)。最后成功植入种植体(图 10.59~10.61)。

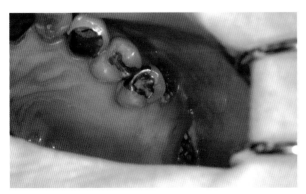

图 10.58　骨增量术后 3 个月发生钛网暴露,网周未见感染迹象

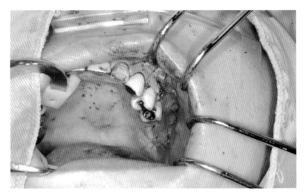

图 10.59　缝合人工皮瓣"Terdermis®"以恢复大面积缺损

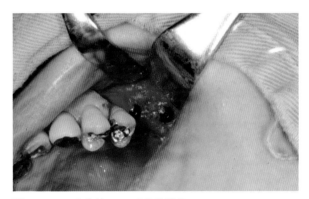

图 10.60　妥善植入 2 颗牙种植体

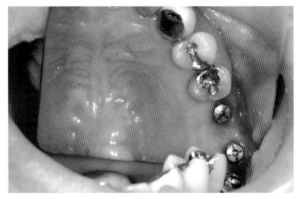

图 10.61　基台安装后

缺　点

该方法最主要的缺点是价格昂贵且愈合过程中钛网存在暴露的倾向。然而如前所述,虽然钛网暴露的可能性很大,但是发生感染的可能性却较低。在局部损伤控制的基础上,可以尽可能延迟钛网暴露的时间以待骨移植材料的成熟。另一缺点是该方法需要进行二次侵入性干预来取出钛网,且有时取出过程非常困难。事实上,如图 10.45 所示,可以考虑在术区保留部分钛网。另一

方面，若移植骨尚未成熟，由于取钛网时会使牢固附着于钛网的新生骨和存留的未成熟骨相分离，由此会导致一些骨移植区域的破坏。

总　结

用于上、下颌牙槽嵴萎缩的骨重建中的钛网和自体骨联合骨替代材料技术是一种应用广泛且成熟的骨增量技术。该技术能够提供足够的三维骨增量。尽管有钛网暴露及继发的部分骨吸收的风险存在，但是局部的损伤控制能够有效避免这类并发症，并促使骨移植材料最终成熟。

参考文献

[1] Triplett RG, Schow SR. Autologous bone grafts and endosseous implants: com-plementary techniques. J Oral Maxillofac Surg, 1996, 54:486–494

[2] Sethi A, Kaus T. Ridge augmentation using mandibular block bone grafts: preliminary results of an ongoing prospective study. Int J Oral Maxillofac Implants, 2001, 16:378–388

[3] Buser D, Dula K, Hirt HP, et al. Lateral ridge augmentation using autografts and barrier membranes: a clinical study with 40 partially edentulous patients. J Oral Maxillofac Surg, 1996, 54:420–432

[4] Zitzmann NU, Scharer P,Marinello CP. Long-term results of implants treated with guided bone regeneration: a 5-year prospective study. Int J Oral Maxillofac Implants, 2001, 16:355–366

[5] Simion M, Jovanovic SA, Tinti C, et al. Long-term evaluation of osseoin-tegarted implants inserted at the time or after vertical ridge augmentation: a retrospective study on 123 implants with 1–5 year follow-up. Clin Oral Implants Res, 2001, 12:35–45

[6] Jensen OT, Cockrell R, Kuhlke L, et al. Anterior maxillary alveolar distraction osteogenesis: a prospective 5-year clinical study. Int J Oral Maxillofac Implants, 2002, 17:52–68

[7] Hidding J, Lazar F, Zöller JE. The vertical distraction of the alveolar bone. J Craniomaxillofac Surg, 1998, 26:72–76

[8] Chiapasco M, Romeo E, Casentini P, et al. Alveolar distraction osteogene-sis vs. vertical guided bone regeneration for the correction of vertically deficient edentulous ridges: a 1–3 year prospective study on humans. Clin Oral Implants Res, 2004, 15:82–95

[9] Yamauchi K, Takahashi T, Nogami S, et al. Horizontal alveolar distraction osteogenesis for dental implants: long-term results. Clin Oral Implants Res, 2013, 24:563–568

[10] Lustmann J, Lewinstein I. Interpositional bone grafting technique to widen narrow maxillary ridge. Int J Oral Maxillofac Implants, 1995, 10:568–577

[11] Sethi A, Kaus T. Maxillary ridge expansion with simultaneous implant placement: 5-year results of an ongoing clinical study. Int J Oral Maxillofac Implants, 2000, 15:491–499

[12] Enislidis GE, Wittwer G, Ewers R. Preliminary report on a staged ridge splitting technique for implants placement in the mandible: a technical note. Int J Oral Maxillofac Implants, 2006, 21:445–449

[13] Widmark G, Andersson B, Ivanoff CJ. Mandibular bone graft in the anterior maxilla for single-tooth implants. Presentation of surgical method. Int J Oral Maxillofac Surg, 1997, 26:106–109

[14] Cordaro L, Amadé DS, Cordaro M. Clinical results of alveolar ridge augmentation with mandibular block bone grafts in partially edentulous patients prior to implant placement. Clin Oral Implants Res, 2002, 13:103–111

[15] Boyne PJ, Cole MD, Stringer D, et al. A technique osseous restoration of deficient edentulous maxillary ridges. J Oral Maxillofac Surg, 1985, 43:87–91

[16] Von Arx T, Hardt N, Wallkamm B. The TIME technique: a new method for localized alveolar ridge augmentation prior to placement of dental implants. Int J Oral Maxillofac Implants, 1996, 11:387–394

[17] Louis PJ. Vertical ridge augmentation using titanium mesh. Oral Maxillofac Surg Clin N Am, 2010, 22:353–368

[18] Roccuzo M, Ramieri G, Bunino M, et al. Autogenous bone graft alone or associated with titaniummesh for vertical alveolar ridge augmentation: a controlled clinical trial. Clin Oral Implants Res, 2007, 18:286–294

[19] Watzinger F, Luksch J, Millesi W. Guided bone regeneration with titanium membranes: a clinical study. Br J Oral Maxillofac Surg, 2000, 38:312–315

[20] Weng D, Hürzeler MB, Quiñones CR, et al. Contribution of the periosteum to bone formation in guided bone regeneration. A study in monkeys. Clin Oral Implants Res, 2000, 11:546–554

[21] Miyamoto I, Funaki K, Yamauchi K, et al. Alveolar ridge reconstruction with titanium and autogenous particulate bone graft: computed tomography-based evaluations of augmented bone quality and quantity. Clin Implant Dent Related Res, 2012, 14:304–311

[22] Her S, Kang T, Fien MJ. Titanium mesh as an alternative to a membrane for ridge augmentation. J Oral Maxillofac Surg, 2012, 70:803–810

[23] Maiorana C, Santoro F, Rabagliati M, et al. Evaluation of the use of iliac cancellous bone and anorganic bovine bone in the reconstruction of the atrophic maxilla with titanium mesh: a clinical and histologic investigation. Int J Oral Maxillofac

Implants, 2001, 16:427–432

[24] Simion M, Baldoni M, Rossi P, et al. A comparative study of the effectiveness of e-PTFE membranes with and without early exposure during the healing period. Int J Periodontics Restorative Dent, 1994, 14:166–180

[25] Zitzmann NU, Naef R, Schärere P. Resorbable versus nonresorbable membrans in combination with Bio-Oss for guided bone regeneration. Int J Oral Maxillofac Implants, 1997, 12:844–852

[26] Buser D, Ruskin J, Higginbottom F, et al. Osseionte-gration of titanium implants in bone regenerated in membrane-protected defects: a histologic study in the canine mandible. Int J Oral Maxillofac Implants, 1995, 10:666–681

[27] Park SH, Wang HL. Clinical significance of incision location on guided bone regeneration: human study. J Periodontol, 2007, 78:47–51

[28] Cordano L. Combined SFE and horizontal ridge augmentation with autologous block grafts, BCP, and GBR using a staged approach//Katsuyama H, Jensen SS. ITI Treatment Guide. Sinus Floor Elevation Procedures. Berlin: Quintessence Publishing, 2011,5:129–135

第 11 章　垂直向牙槽骨缺损修复中带蒂截骨联合颗粒骨移植夹层成形术的应用

*Rolf Ewers**

骨分类与骨再生技术

在修复前的外科手术中，骨增量术为修复缺损骨组织的手术方法。牙槽骨缺损的骨增量术应当达到缺失组织的再生（完全恢复），而非简单的空间上的恢复（瘢痕形成）[1]。因此骨和软组织手术应当使替代组织的形态和功能均获得重建[2]。骨组织是一个高度动态的系统，众多影响因素的相互作用维持着其结构的动态平衡，而这一动态平衡过程也被称为骨改建[3-4]。一方面破骨细胞吸收旧骨，另一方面成骨细胞产生新骨基质[5]。若吸收活动占据优势，就会导致颌骨区域骨萎缩的发生，这时就需要在种植体植入前进行骨的重建（骨增量）。在骨改建过程中，骨组织细胞的募集，破骨细胞、成骨骨细胞及其前体细胞的活化等都有赖于微循环，而微循环在代谢微调控过程中也发挥重要作用[6-7]。即使骨缺损区已进行了骨增量

的手术，缺损区内重建的骨移植材料也并不总能形成具有良好血管化的骨组织[8]。只有当骨缺损是被类似自然骨一般、具备动态改建的矿化组织修复和重建，而并非只是被无活力的骨移植材料充填或是瘢痕组织替代时，才能称之为真正意义上的"骨再生"。

可根据骨移植材料的活力、骨融合程度、边缘结合等方面对修复缺损的骨再生方法进行分类。而这些方面只有通过后期活检检测骨的动态矿化水平来予以确定[9]。由于常规进行活检并不现实，又缺乏侵入性检测手段来评估移植体的状态，硬组织增量术可经验性地根据移植方式的血管化程度和移植材料的大致活力来进行分类。于是，依据血管化程度或血管化的倾向[2]，将用于骨缺损重建的骨再生技术初步分为以下五类[10]（图11.1）：

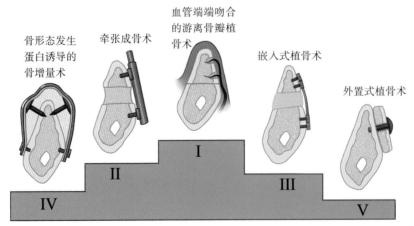

图 11.1　颌骨增量技术分类。依据骨移植体血管化程度或天然骨血管化状况，对骨质量由高到低进行排位，Ⅰ类：血管端端吻合的游离骨瓣植骨术；Ⅱ类：牵张成骨术；Ⅲ类：嵌入式植骨术；Ⅳ类：骨形态发生蛋白诱导的骨增量术；Ⅴ类：外置式植骨术

*University Hospital for Cranio Maxillofacial and Oral Surgery, Medical University of Vienna, Vienna, Austria

第Ⅰ类：血管端端吻合的游离骨瓣植骨术。

第Ⅱ类：牵张成骨术。

第Ⅲ类：带蒂分段截骨联合嵌入非血管化骨替代物植骨（嵌入式植骨术）。

第Ⅳ类：骨形态发生蛋白诱导的骨增量术（幕式植骨术）。

第Ⅴ类：非血管化骨移植（外置式植骨或引导性骨再生术）。

牵张成骨术

Ilizarov 首先报道了按照骨痂延长术的方式缓慢分开截断的骨可以诱导成骨，在这一过程中通过骨形态发生蛋白级链反应可以诱导出具有高度血管化表观反应的新骨[11]。通过这种方法最终形成了比传统骨移植术更具活力的骨组织[12-13]。通过牵张成骨可形成血管化良好的各向同性骨，与骨痂延长的成骨效果一致[14]。只要有足够的愈合时间，并且在板层骨形成和改建完成前的大约 4~6 个月的时间内，避免扭转和压力，牵张区新生成的骨将很少发生骨吸收[15-16]。

牙槽骨牵张成骨可以在许多适应证下增加牙槽骨的高度和宽度。所形成的骨大多是血管化良好的Ⅱ类骨。组织学研究已表明通过牵张术所形成的都是血管化良好的骨。牙槽骨的牵张成骨可以分为水平向牵张成骨和垂直向牵张成骨。需要指出的是，牵张成骨技术有两项缺点：首先是牵张装置会造成黏膜穿孔且佩戴牵张装置数月会造成患者的不适。另一个缺点是存在骨端错位的可能。另外，若牵张速度过快会造成骨发生玻璃样变。而若开始牵引时，基骨小于 8~9mm，则容易出现并发症及不理想的预后。这也是牵张成骨法不常用的原因所在。相反的，我们更喜欢采用垂直向及横向的一步法或两步法的带蒂夹层成形（截骨）术。只有在要恢复骨缺损的同时还需要恢复大量软组织的情况下，例如，严重创伤和烧伤时，我们才会选择使用牵张成骨。

垂直向的带蒂夹层截骨术（PSP）

由于口颌系统血运丰富，上、下颌骨有时并不需要渐进式的牵张。相反，可立即移动带蒂的骨段使中间腔隙达到 9~10mm。随后，采用接骨板或螺丝固定骨端，在中间腔隙内填入颗粒状骨移植材料[17-23]（图 11.2）。这种技术即垂直向带蒂夹层成形术（垂直向 PSP）。

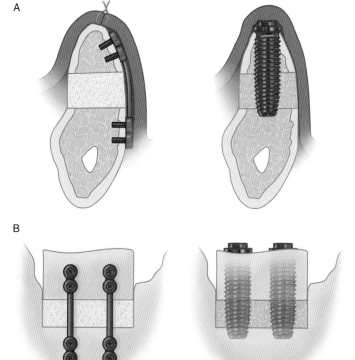

图 11.2　左图：应用微型接骨板的垂直向带蒂夹层骨成形术（PSP，带蒂夹层截骨术）；右图：在愈合的骨组织中植入种植体。A：截面观。B：正面观

上颌骨 PSP

1. 在高度萎缩的上颌骨中的一种特殊形式：马蹄形 Le Fort Ⅰ型截骨[24]。

2. 前牙区[24]PSP。

下颌骨 PSP

1. 后牙区 PSP。

2. 颏孔间区域 PSP（Ewers，2012）[24]。

只要是在制备出的骨腔隙中嵌入了如自体骨或其他用于骨增量的颗粒骨移植材料，且临近腔隙的截骨断面可以提供至少两个血管化来源，我们都将其分类为嵌入式植骨（Ⅲ类骨）。骨增量区通常有三种血管化来源，包括截骨面和完整（常见）的舌侧黏骨膜。垂直向 PSP（夹层截骨）和水平向 PSP（骨劈开）通常都具备这三种血管化来源。

嵌入式植骨通常包括以下三个术式

1. 通过牙槽窝植骨及填充的牙槽嵴保存术。

2. 上颌窦提升术。

3. 带蒂夹层成形术。

下颌后牙区垂直向 PSP 临床病例

相较于牵张成骨（Ⅱ类骨），PSP 技术可以免除患者长期佩戴牵张器的不便和频繁经历黏膜穿孔的痛苦。但 PSP 成骨（Ⅲ类骨）在血管化程度上不及牵张成骨（Ⅱ类骨）。

图 11.3 阐释了下颌后牙区 PSP 的方法。图 11.4~11.6 则展示了这一方法在 1 例 56 岁的患者缺损区的应用。局部放大的全景片显示，在下颌骨左侧后牙区神经管上方的牙槽骨对种植体植入而言高度不足（图 11.4）。在缺损区域内做切口并截骨，此切口与截骨步骤与同区域内牵张成骨术方法相同[25]。随后，仅在颊侧翻起黏骨膜，尽量减少黏骨膜与牙槽嵴的剥离（图 11.5）。当移动骨块时，黏骨膜的剥离需更加小心，以确保对血管化组织的保护。这一步骤与垂直向牵张成骨的步骤类似（Ⅱ类骨）。若在操作中不慎致使黏骨膜完全分离，则只能形成无血管化骨，即所谓的 V 类骨或者说其结果类似于 onlay 植骨。可用 Khoury 锯或超声骨刀完成此处截骨[26]。

在牵张成骨中，建议首先确认骨段移动可以

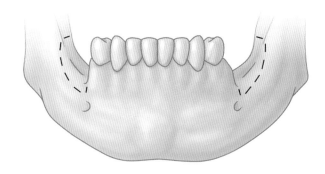
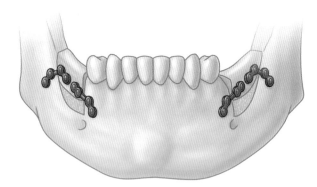
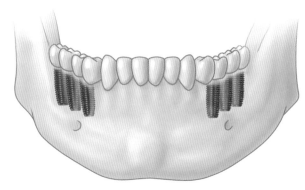

图 11.3　下颌后牙区 PSP 流程

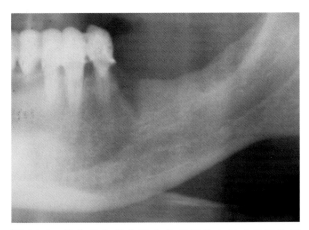

图 11.4　局部的全景片显示在下颌骨左侧后牙区神经管上方牙槽骨高度不足（随后步骤见图 11.5~11.6）

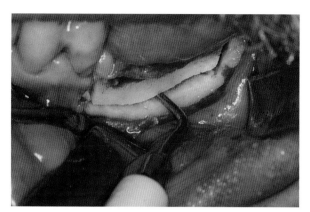

图 11.5　在垂直向 PSP 中用超声骨刀做箱状截骨为骨增量材料提供嵌入区

获得 9mm 的腔隙并通过检查确认骨块可移动性。确认完成后，需将骨段复原并紧密接触固定。1 周后开始牵张。之后牵张仍需缓慢并逐渐加力直到成骨完成。而在 PSP 技术中，可以直接移动骨段至所需位置，并即刻用微型接骨板或螺钉固定（图 11.6）。待舌侧放置可吸收性膜后（图 11.7）用海藻源性的 algisorb™（一种可再生的红海藻产品，Osseous Techologies of America，Hamburg，NY，http://www.osseoustech.com）填充骨段间的腔隙（图 11.8），随后用另一张可吸收性膜覆盖在骨增量材料上（图 11.9）。最后在颊侧用黏骨膜瓣覆盖以形成双层封闭。在术后即刻的全景片中尚不能看到所植入材料的影像（图 11.10）。这是由于 algisorb™ 为高度多孔结构，比孔隙少的高烧结羟基磷灰石材料阻摄性低。随着骨改建矿化程度的升高，algisorb™ 将融入新骨，并只需

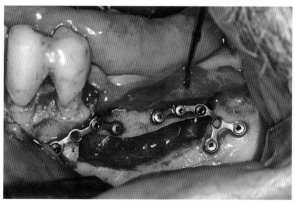

图 11.6　使用 2 个微型接骨板对垂直向移动约 9mm 的截断骨端进行固定，同时固定舌侧黏骨膜软组织瓣。由 Dr. H. Fahrenholz 授权发表

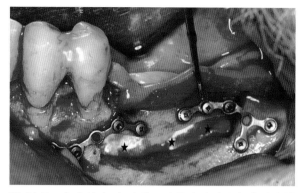

图 11.7　在舌侧（★）放置可吸收胶原膜避免骨增量材料的移动

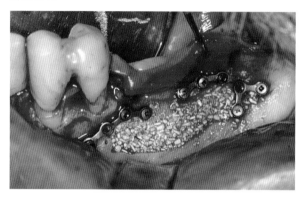

图 11.8　用 algisorb™ 填充骨断端腔隙

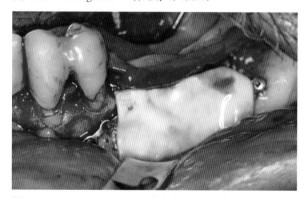

图 11.9　用可吸收胶原膜覆盖骨增量材料

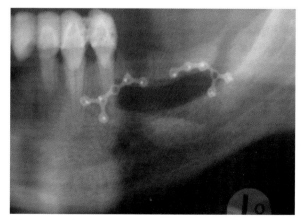

图 11.10　术后术区全景片：由于 algisorb™ 的高度多孔结构，因此具有较低的阻射性

要 2 个月就可以在全景片上显像（图 11.11）。3
个月后移除钛板和螺钉，植入 3 颗 3.0mm×15mm
Xive™（Dentsply）种植体（图 11.12）。种植后
6 个月可在全景片上看到 algisorb™ 已经高度矿化
（图 11.13）。通过对在种植过程中收集到的骨组
织进行组织学检测，证实植骨区显著成骨。在放
大的图像中可以看到孔隙已被新骨部分填充，以
及早期植入材料的吸收（图 11.14）。11 年后的
全景片显示原有的骨缺损已被自体骨组织完全修
复，3 颗种植体均具有良好的骨整合。临床检查
表明 11 年后种植体周围软组织依然保持健康（图
11.16）。

下颌前牙区（颏孔间区域）垂直型 PSP 的临床病例

图 11.7 展示了在下颌前牙区进行的垂直向带

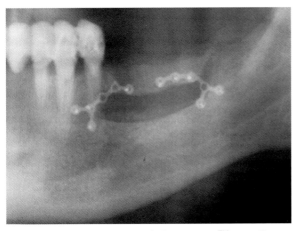

图 11.11　2 个月后术区全景片：algisorb™ 开始骨化，（可见靠下方的材料比上方的材料骨化更为明显）

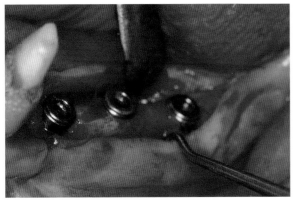

图 11.12　取出钛板后并植入 2 颗 3.0mm×15mm 和 1 颗 3.0mm×13mmXive™（Densply）种植体

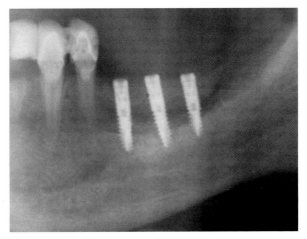

图 11.13　术区全景片显示种植术后 6 个月，骨断端间的腔隙已基本被新骨填充

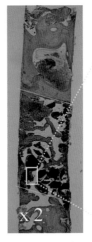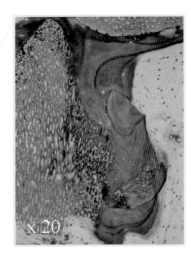

图 11.14　将环切下的骨进行硬组织磨片，2 倍视野下可见 algisorb™ 材料周围良好的成骨。（蓝色线指示原截骨面）。黄色方框内组织在右侧显示，为 20 倍放大视野下 algisorb™ 材料颗粒及周围骨组织。可见材料孔隙中充满了新生骨，并且在边缘区有材料的再吸收。小片的 algisorb™ 材料完全被骨包围或填充

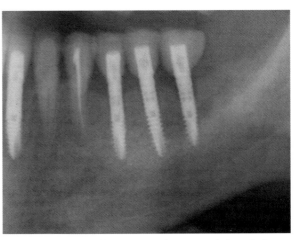

图 11.15　术区全景片显示 11 年后该区域未见异常

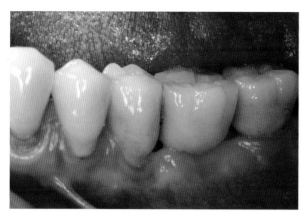

图 11.16　11 年后口内观：种植体周围软组织健康。修复治疗来自 Dr. Fahrenholz Vienna, Austria

蒂夹层成形术（PSP）。接受手术的是 1 例 59 岁的患者（图 11.18~11.28）。先行前庭沟切口，避让颏神经，用纵向摆锯、Khoury 锯或超声骨刀做弧形截骨[26]（图 11.18）。勿使骨膜自移动骨块上剥离。用两块可吸收性接骨板及螺钉固定骨固定端及输送端。在舌侧放置可吸收性膜以避免骨增量材料的移位（图 11.19）。随后用两块"双端 Y"形的微型接骨板（Synthes, Inc., West Chester, PA, USA）固定，并在两骨段间填充 algisorb™ 材料（图 11.20）。最后使用可吸收性膜覆盖骨增量材料并关闭创口。全景片、X 线头影测量片及 CBCT 均可见牙槽嵴高度增加（图 11.21~11.23）。组织学检测显示术区新骨形成（图 11.24）。在术后 12 年，种植体周围软组织依然保持稳定（图 11.25）。12 年后仍有令人满意的影像学表现：完善的骨结合，未发现牙槽嵴顶的骨吸收，种植体位置稳定且未出现舌侧移位（图 11.26~11.27）。经过 12 年的随访表明，修复体取得良好的美学效果，患者前牙区垂直高度恢复正常（图 11.28）。

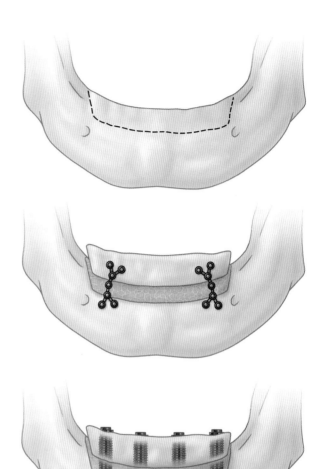

图 11.17　下颌前牙区垂直向带蒂夹层截骨术（PSP）流程

牙槽嵴顶水平向增宽术（水平向 PSP）（也见于丛书另一册《口腔种植之水平骨增量》）

以种植体植入为目的的水平向牙槽嵴增宽依靠以下两种基本方法。

　　a. 两步法水平向带蒂夹层成形术（PSP）。

　　b. 一步法水平向带蒂夹层成形术（PSP）。

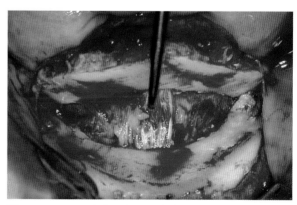

图 11.18　弧形截骨完成后该患者（59 岁）的术中情况；垂直型 PSP 技术中舌侧软组织蒂与骨块提升（后续步骤见图 11.19~11.28）

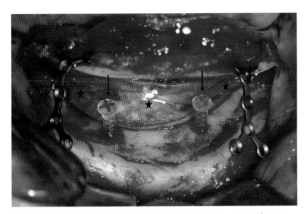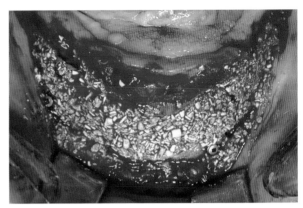

图 11.19　舌侧（星标）膜材料可防止骨增量材料移位；置入两颗可吸收微型螺钉（蓝色箭头）防止抬升的带蒂骨块下沉；最后用两块微型钛板固定抬升的骨块

图 11.20　微型钛板固定垂直分离的骨块并在骨腔隙中填入 algisorb™ 后的情况

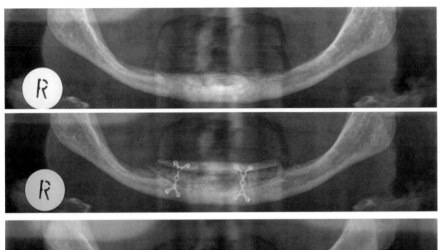

图 11.21　术前全景片（上），垂直向 PSP 术后全景片（中），以及 PSP 术后 6 个月移除钛板并植入 4 枚 3.8 和 4.5×15mm Xive（Densply）种植体（下）。algisorb™ 骨增量材料基本骨化完全

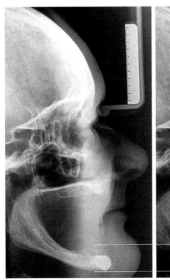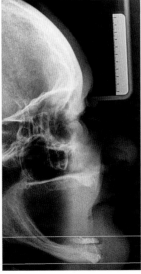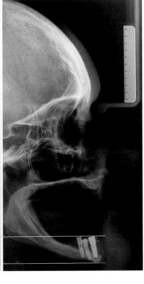

图 11.22　术前头影测量片（左），垂直型 PSP 术后头影测量片（中），以及术后 6 个月移除钛板并植入 4 枚种植体后头影测量片（右）。上方的黄线显示了骨高度的增加

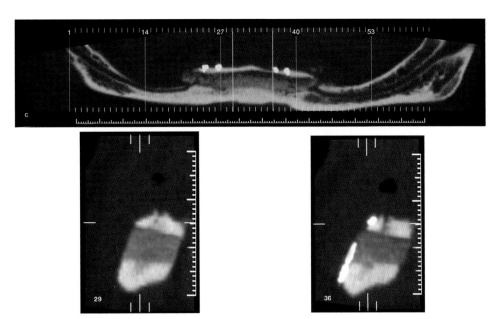

图 11.23　术后 CT 的冠状面重建可见下颌前牙区骨量的显著增加。29 号和 36 号重建直射片（下方）中可见垂直向骨高度增加了约 40%，并可见骨化的 algisorb™ 藻类材料

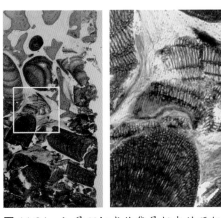

图 11.24　A. 骨环切术收集骨标本的硬组织磨片，2 倍放大视野下见 algisorb™ 骨增量材料周围骨再生良好。B. 黄框显示 20 倍放大视野下，可见外表面存在骨化的 algisorb™ 材料颗粒。部分材料孔隙中充满新生骨。小片的 algisorb™ 材料完全被骨包绕或填充

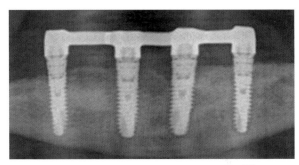

图 11.26　修复完成 12 年后全景片，algisorb™ 骨增量材料完全骨化，仅中间左侧种植体周围出现少许骨吸收迹象

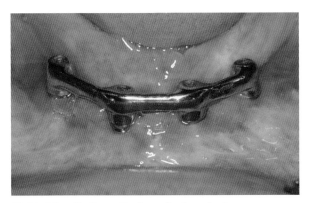

图 11.25　修复 12 年后口内观。来自 Dr. Finger, Eggenburg, Austria。由 Dr. R.Finger 授权发表

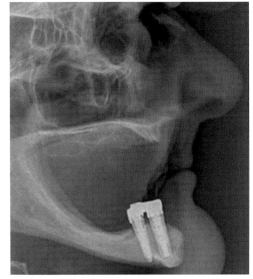

图 11.27　修复 12 年后头影测量片，骨情况稳定，种植体无舌侧移位，未见种植体周围骨吸收

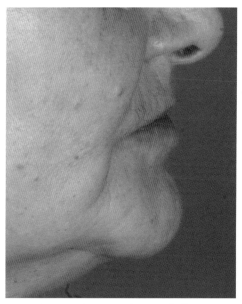

图 11.28　随访 12 年，可见良好的美学效果与和谐的前牙区垂直距离

a. 两步法

在骨劈开术中，常常完全剥离黏骨膜瓣以方便截骨。然而这种做法会破坏来自黏骨膜的血供。随后移动骨块时，该骨块已成为非血管化的骨，因而其本质实际上应算作 V 类骨，即非血管化自体骨 onlay 植骨[10]。

两步法水平向骨劈开是一种特殊的骨劈开方法，该法中首先进行预备性截骨，然后在至少 28d 后才进行最终的骨劈开和种植体的同期植入。由于在这种方法中形成了带蒂骨组织，因此可以被称为两步法水平向带蒂夹层成形术（PSP）。而依这种方法形成的是Ⅲ类骨（图 11.29）[10, 27]。当下颌致密的皮质骨存留时，经常使用这种方法，该法可同样运用于上颌骨。

下颌后牙区两步法水平向 PSP 临床病例

患者，61 岁，左下后牙缺牙区牙槽嵴菲薄（宽度丧失）（图 11.30~11.32）。在一期手术中，翻黏骨膜瓣后，做 4 处截骨线，即分别做牙槽嵴顶截骨，外加两处垂直向截骨线与根尖方向的水平向截骨线（图 11.30）。在 28d 后行二期手术，仅在嵴顶翻开黏骨膜，用 Beaver™ 刀加深垂直向截骨线，并用骨凿使颊侧骨块侧向移动（图 11.31）。当取得足够宽度的腔隙后，植入 Xive™（Densply）种植体并关闭创口（图 11.32）。种植体间的骨腔隙可选用颗粒状骨移植材料充填。

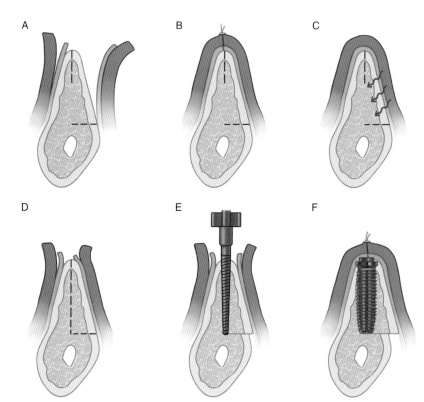

图 11.29　两步法水平骨增量（水平向 PSP）示意图：一期手术（A~C），4 周后行二期手术（D~F）。A.翻颊侧黏骨膜瓣，分别做嵴顶截骨，根方截骨及两侧垂直向截骨。B.黏骨膜复位缝合。C.在愈合过程中，即将移动的骨块正在经历血管化。D.截骨术后 4 周，仅在嵴顶翻开黏骨膜瓣以防破坏颊侧骨块的进一步血管化。E.依次使用双刃手术刀，骨凿和扩张螺丝缓慢分开骨断端以利种植窝预备。F.种植体植入，黏骨膜瓣复位并严密关闭创口

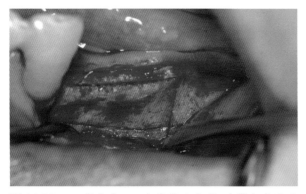

图 11.30　61 岁患者，4 处截骨已完成（剩余步骤见图 11.31~11.32）

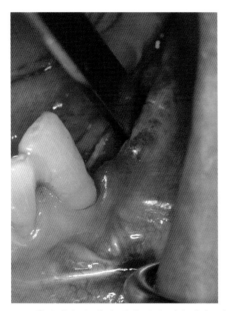

图 11.31　用骨凿使颊侧骨皮质水平向（颊向）移动，进行截骨增宽

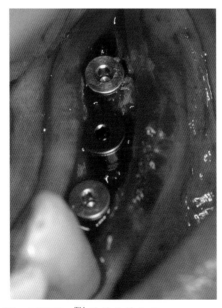

图 11.32　3 颗 Xive™ 种植体植入后

如果在二期 PSP 手术中无法立刻取得种植体的初期稳定性，也可以在二期手术 3~4 个月后再进行种植。

b. 一步法

在血供良好的牙槽嵴顶，可考虑翻半厚瓣（即无须自骨面剥离骨膜），并在一次手术中完成骨增宽或骨劈开[28-31]。由于是翻半厚瓣膜并使骨膜保留于骨面之上，因此有报道称这种方法可以显著减少骨吸收[32-33]。

讨　论

为获得更好的种植效果，在本书中介绍了多种骨增量方法。我们认为，无论采取哪种方法，想要取得理想效果其最重要的先决条件是所处理骨的血管化。所有的长期观察已证实，如若骨的血管化受到干扰，那么最终都会发生不同程度的骨吸收。

尽管牵张成骨所形成的骨的质量优于 PSP 技术，但对于患者来说 PSP 技术更为舒适（DO 技术中牵张装置可能会导致黏膜穿孔并干扰咀嚼功能，同时需要患者佩戴金属牵张器至少 3 个月）。所以尽管 DO 技术与 PSP 技术都能取得良好的临床效果，但 PSP 技术能取得患者更好的依从性。

参考文献

[1] Jensen O. Dentoalveolar modification by osteoperiosteal flaps//Fonseca RJ, Turvey TA, Marciani RD. Oral and Maxillofacial Surgery. 2nd edn. Philadelphia PA: Saunders, 2008, 1: 471–478

[2] Ewers R, Tomasetti B, Ghali GE, et al. A new biologic classification of bone augmentation//Jensen OT. The Osteoperiostal Flap. Chicago IL: Quintessenz Publ Co, 2010:19–42

[3] Rauch F, Travers R, Glorieux FH. Intracortical remodeling during human bone development: a histomorphometric study. Bone, 2007, 40:274–280

[4] Schopper C, Moser D. Biomaterials and bone repair//Ewers R, Lambrecht JT. Oral Implants–Bioactivating Concepts. Chicago IL: Quintessenz Publ Co, 2012:35–40

[5] Probst A, Spiegel HU. Cellular mechanisms of bone repair. J Invest Surg, 1997, 10:77–86

[6] Leunig M, Yuan F, Berk DA, et al. Angiogenesis and growth of isografted bone: quantitative in vivo assay in nude mice. Lab Invest, 1994, 71:300–307

[7] Hansen-Algenstaedt N, Joscheck C, Wolfram L, et al. Sequential changes in vessel formation and micro-vascular function during

repair. Acta Orthop, 2006, 77:429–439

[8] Aghaloo TL, Moy PK. Which hard tissue augmentation techniques are the most successful in furnishing bony support for implant placement? Int J Oral Maxillofac Implants, 2007, 22(Suppl):49–70 [erratum, 2008, 23:56]

[9] Ewers R, Goriwoda W, Schopper C, et al. Histologic findings at augmented bone areas supplied with two different bone substitute materials combined with sinus floor lifting. Report of one case. Clin Oral Implants Res, 2004, 15:96–100

[10] Ewers R. Implant surgery//Lambrecht JT. Oral and Implant Surgery-Principles and Procedures. Chicago IL: Quintessence Publ Co, 2009:273–420

[11] Illizarov GA, Deviatov AA. Surgical lengthening of the skin with simultaneous correction of deformities. Ortop Travmatol Protez, 1969, 30(3):32–37

[12] Michieli S, Miotti B. Lengthening of mandibular body by gradual surgical-ortho-dontic distraction. J Oral Surg, 1977, 35:187–192

[13] Block M. Biologic basis of alveolar distraction osteogenesis// Jensen OT. Alveolar Distraction Osteogenesis. Chicago IL: Quintessence Publ Co, 2002:17–28

[14] Kojimoto H, Yasui N, Goto T, et al. Bone lengthening in rabbits by callus distraction. The role of periosteum and endosteum. J Bone Joint Surg Br, 1988, 70:543–549

[15] Guerrero C. Intraoral distraction osteogenesis//Fonseca RJ, Turvey TA,Marciani RD. Oral and Maxillofacial Surgery, vol, 3, 2nd edn. Saunders, Philadelphia, PA, 2008:338–363

[16] Donath K, Breuner G. Amethod for the study of undecalcified bones and teeth with attached soft tissues. The Säge–Schliff (sawing and grinding) technique. J Oral Pathol, 1982, 11(4): 318–326

[17] Schettler D. Sandwich technic with cartilage transplant for raising the alveolar process in the lower jaw. Fortschr Kiefer Gesichtschir, 1976, 20:61–63

[18] Schettler D, Holtermann W. Clinical and experimental results of a sandwich-technique for mandibular alveolar ridge augmentation. J Maxillofac Surg, 1977, 5(3):199–202

[19] Ewers R, Fock N, Millesi-Schobel G, et al. a variation on alveolar distraction for vertical augmentation of the atrophic mandi-ble. Br J Oral Maxillofac Surg, 2004, 42:445–447

[20] Ewers R, Schicho K, Truppe M, et al. Computer aided navigation in dental implantology: 7 years of clinical experience. J Oral Maxillofac Surg, 2004, 62:329–334

[21] Enislidis G, Ewers R. Vertical augmentation of atrophic mandibles-pedicled sandwich-plasty or distraction osteogenesis? Br J OralMaxillofac Surg, 2005, 43:439

[22] Jensen OT, Kuhlke L, Bedard JF, et al. Alveolar segmental sandwich osteotomy for anterior maxillary vertical augmentation prior to implant placement. J Oral Maxillofac Surg, 2006, 64:997

[23] Jensen OT. Alveolar segmental "sandwich" osteotomies for posterior edentulous mandibular sites for dental implants. J Oral Maxillofac Surg, 2006, 64:471–475

[24] EwersR. Bone standard clinical situations//EwersR, Lambrecht JT. Oral Implants-Bioactivating Concepts. Chicago IL: Quintessenz Publ Co, 2012:225–383

[25] Millesi-Schobel G, Millesi W, Glaser C, et al. The L-shaped osteotomy for vertical callus distraction in the molar region of the mandible: a technical note. J Cranio Maxillofac Surg, 2000, 28:176–180

[26] Vercellotti T. Essentials in Piezosurgery: Clinical Advantages in Dentistry. Quin-tessence Publ Co, Chicago, IL, 2009:1–136

[27] Enislidis G, Ewers R. Vertical augmentation of atrophic mandiblespedicled sand-wich-plasty or distraction osteo-genesis? Br J Oral Maxillofac Surg, 2005, 43:439

[28] Scipioni A, Bruschi GB, Calesini G. The edentulous ridge expansion technique: a five-year study. Int J Periodontics Restorative Dent, 1994,14(5):451–459

[29] Rahpeyma A, Khajehahmadi S, Hosseini VR. Lateral ridge split and immediate implant placement in moderately resorbed alveolar ridges: How much is the added width? Dent Res J (Isfahan), 2013, 10(5):602–608

[30] Agrawal D, Gupta AS, Newaskar V, et al. Narrow ridge management with ridge splitting with piezotome for implant placement: report of 2 cases. J Indian Prosthodont Soc, 2014, 14(3):305–309. doi: 10.1007/s13191-012-0216-8. Epub 2012 Nov 25

[31] Khairnar MS, Khairnar D, Bakshi K. Modified ridge splitting and bone expansion osteotomy for placement of dental implant in esthetic zone. Contemp Clin Dent, 2014, 5(1):110–114. doi: 10.4103/0976-237X.128684

[32] Mounir M, Beheiri G, El-Beialy W. Assessment of marginal bone loss using full thickness versus partial thickness flaps for alveolar ridge splitting and immediate implant placement in the anterior maxilla. Int J Oral Maxillofac Surg, 2014, 24: ii, S0901-5027(14)00215-X. doi: 10.1016/j.ijom.2014.05.021 [Epub ahead of print].

[33] Seemann R, Perisanidis C, Traxler H, et al. Split-thickness flap with a semicircular punched-ridge pedicled periosteal flap for implant restoration in highly atrophic patients: a technical note. The International Journal of Oral and Maxillofacial Implants, 2014, 29:e10–12

第12章　超声骨刀应用于萎缩下颌骨的外科治疗：应用夹层截骨术及同期嵌入同种异体骨的垂直向牙槽嵴骨增量术

Dong-Seak Sohn

引　言

当牙齿因严重的龋坏或牙周疾病无法保留而拔除后，由于生理性的骨改建，牙槽嵴必然会发生骨吸收。为利用种植体支持式义齿恢复缺牙区牙弓的美观和功能，在进行种植体植入前或植入同期，常常需要行引导性骨再生术（GBR）或自体块状骨移植术（ABBG）。对于牙齿缺失的下颌骨进行骨增量有多种方法[1-5]。在这一章，我们将讨论采用夹层截骨术进行下颌骨垂直向骨增量的超声骨刀手术方法。

在众多方法中，带蒂的或嵌入式的牙槽骨移植术，以及夹层骨增量术都可成功用于下颌牙槽嵴中度吸收的治疗。Harle[6]首次报道了使用面甲骨切开术进行萎缩下颌牙槽骨垂直向骨增量的病例，其在颏孔间矢状向截断牙槽骨，并提升了舌侧牙槽骨。随后用弓丝对骨块进行固定。之后，许多临床医生对夹层骨增量术进行了改进。Schetteler[7]劈开了萎缩的牙槽嵴，并在腔隙中填充骨移植材料。Peterson与Slade[8]报道了Harle盔式截骨术的改进方法。在以往的文献中还有许多有关夹层骨增量手术方法改进的报道。

在夹层技术中，由于舌侧黏骨膜瓣并未离断从而保证了骨移植材料和抬升骨块的血供，因此最大限度地减少了骨坏死。此外，夹层骨增量技术还可以避免牵张成骨术给患者带来的不适感，以及购买牵张器的高昂成本。尽管过去该方法主要用于提高义齿的固位力，但现在也用于种植体植入前牙槽嵴骨量的增加。

在夹层截骨术中可优先选择超声骨刀进行手术，该器械在切割过程中避免了对如舌侧黏骨膜、颏神经、颊侧黏膜等骨周软组织的意外损伤。超声骨刀可以精确地对骨组织进行切割，并且尽可能减少切割过程中的出血。相较于自体块状骨移植手术，夹层截骨术由于无须供区，因而更加简单易行[9-10]。

超声手术设备已在临床医学和牙科领域中应用了很长时间[11-15]。这些设备的能量来源是高频震动产生的超声波，其震动频率已超出了人耳的听觉上限（20 000Hz）。硬组织切割所需频率为20 000~30 000Hz，而其他软组织手术或诊断性应用，如肿瘤手术、妊娠检查（超声扫描和回波描计），以及超声碎石术等则需要更高的频率。1880年，Jacques与Pierre Curie首次报道了超声手术在截骨术中的应用[16]。相比其他截骨工具，超声骨刀有以下优势：①微米级切割；②选择性切割；③空化效应；④低噪音[4, 13]。

1. 微米级切割　精确切割可以减少不必要的骨组织损耗，并可在保持切割界面清洁的情况下获得期望的骨组织形态。

2. 选择性切割　由于切割软组织需要50 000Hz以上的频率，而超声骨刀的频率在20 000~30 000Hz，因此只会选择性切割硬组织，从而保护邻近结构如血管、神经、软组织等。

3. 空化效应　超声振动造成工作头附近空气

*Department of Oral and Maxillofacial Surgery, Daegu Catholic University, School of Medicine, Daegu, Korea

的减压进而形成空化作用。对术区生理盐水的空化作用不仅有助于使术区温度降低，还有助于清洁术区，获得良好术区视野。

4. 低噪音　相较于传统的旋转式器械，超声骨刀在截骨过程中噪声更小，因此患者舒适度更好。

▶ **病例1：** 应用超声骨刀行夹层截骨术联合嵌入式植骨以治疗严重的下颌骨后牙区牙槽骨吸收

患者，男性，56岁，经私立医疗机构转诊至我院。左下颌牙槽骨由于失败的引导骨再生术及种植体周围糟糕的卫生状况而导致广泛的垂直向骨缺损（图12.1~12.3）。

局部麻醉下行重建手术。在左侧前磨牙和磨牙区做前庭切口，在颊侧翻全厚瓣并暴露牙槽骨

（图12.4）。黏骨膜切口线并不在嵴顶或偏向舌侧，以期为截骨段保留充足的血供。用超声骨刀（SurgyBone®, Silfradent srl, Sofia, Italy）在下牙槽神经上方5mm处做水平截骨及两侧略微外展的垂直向截骨，切割深度与牙槽嵴厚度相当，特别需要注意的是应使舌侧黏骨膜保持完整（图12.5）。在上述3处截骨完成后，将骨凿沿截断线插入致使骨块提升6mm（图12.6）。提升的骨块用"L"形接骨板与螺钉（Jeil Corp, Seoul, Korea）固定在基骨上（图12.7）。

将两份同种异体骨（OthoBlast Ⅱ ®, IsoTis OrthoBiologics, Inc, California, USA 与 Tutoplast® cancellous microchips, Tutogen Medical Inc., Neunkirchem am Brand, Germany, analogous to

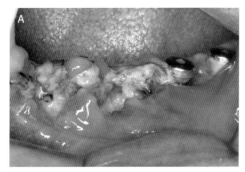
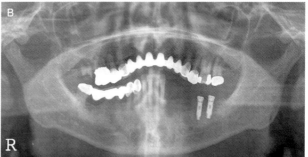

图12.1　行下颌骨骨移植、种植体植入，10d后失败

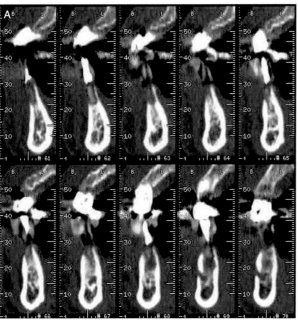
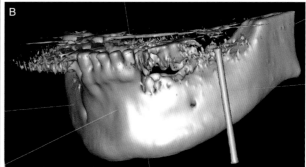

图12.2　CT显示左下颌尖牙与前磨牙区存在垂直向和水平向骨缺损

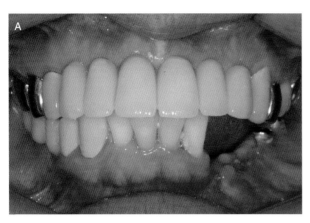 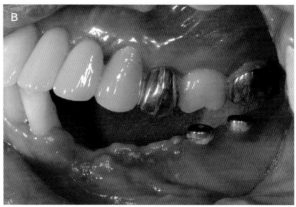

图 12.3　首次骨移植术后 4 周，临床检查可见缺牙区牙槽嵴垂直向骨缺损

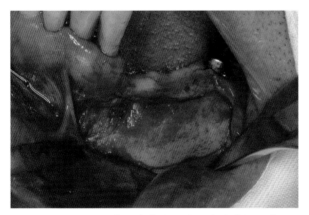 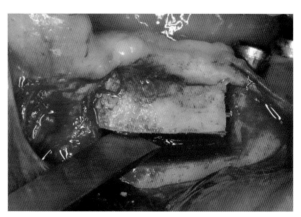

图 12.4　颊侧翻全厚瓣并暴露缺牙区牙槽骨颊侧壁

图 12.6　将骨凿插入截骨线中，分离嵴顶骨块使其向上移动

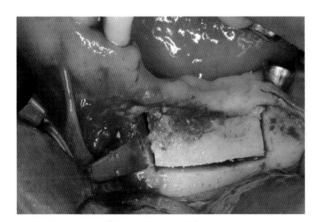 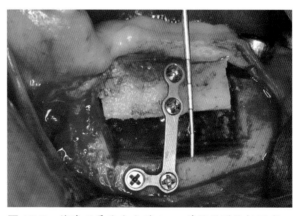

图 12.5　使用超声骨刀在下牙槽嵴神经上方 5mm 做水平截骨。在侧切牙远中与已植入种植体的近中分别做垂直截骨。使 3 处截骨相通连。3 处切口均应贯通舌侧皮质骨，以便于嵴顶骨块从下颌骨分离。超声骨刀仅够切割硬组织，可对舌侧黏骨膜、黏膜等软组织起到保护作用。对舌侧黏骨膜的损伤会减少嵴顶骨块的血供，进而导致骨吸收或坏死

图 12.7　将嵴顶骨块向上移 6mm 并用微型钛板固定。用钛板固定骨块能减少后续发生的骨吸收

Puros®in the USA）置于提升的骨块与基骨间的腔隙内，随后将可吸收胶原膜（Tutogen Pericardium®，Tutogen Medical GmbH，Neunkirchem am Brand，Germany）覆于颗粒状骨移植物上（图12.8~12.11）。4周后，磨牙区原有的2颗中的1颗种植体因为骨整合失败而移除（图12.12）。术后予以4个月愈合期。

接下来的手术包括植骨区的活检、接骨板拆除及3颗种植体（2颗长14mm，1颗长

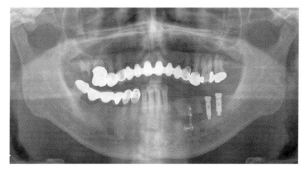

图12.11　术后全景片可见成功的垂直向骨增量

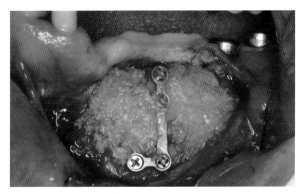

图12.8　凝胶状骨（Othoblast Ⅱ®）与矿化的同种异体骨（Tutoplast cancellous microchip®）置于骨移植位点

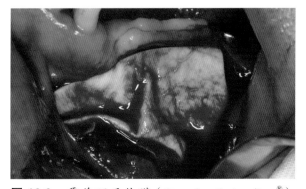

图12.9　覆盖可吸收膜（Tutoplast Pericardium®）于骨移植位点

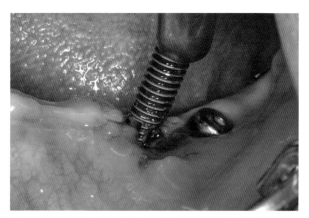

图12.12　4周后，磨牙区种植体因为骨整合失败而移除

11mm，Ankylos®，Friadent GmbH，Mannheim，Germany）的同期植入（图12.13~12.15）。在前牙区暴露的种植体旁植入凝胶化骨（OthoBlast Ⅱ®），在骨移植位点表面覆盖可吸收膜（Tutogen，Pericardium®）（图12.16）。为了在种植位点周围形成附着角化龈，进行根向复位瓣的同时获取一条细长的腭部软组织带，并将其缝合至受区。在该过程中同时也用到了氰基丙烯酸盐组织黏合剂（图12.17~12.18）

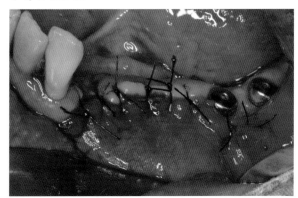

图12.10　无张力缝合

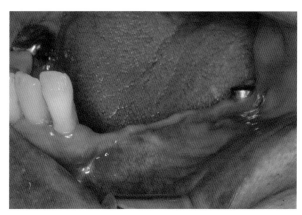

图12.13　4个月后，可见牙槽嵴垂直向的增高

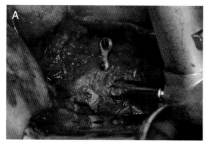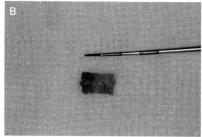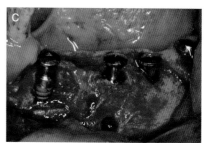

图 12.14　暴露新骨，使用活检评估植入区的新骨形成状态

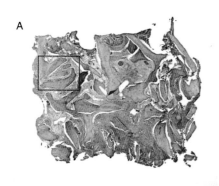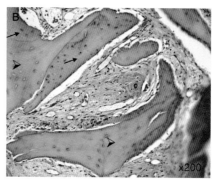

图 12.15　在骨移植体（三角）附近见新骨形成（箭头），未见炎症或排异反应。总骨量的百分比为 37.4%

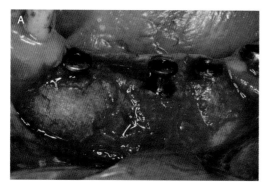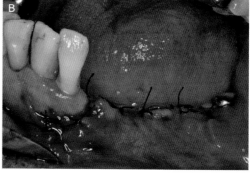

图 12.16　移除接骨板，应用一段式种值体植入术植入 3 颗种植体（Ankylos®）并连接愈合基台。在暴露的种植体旁植入 Othoblast Ⅱ® 并在骨移植位点表面覆盖可吸收膜。可见附着龈的缺失

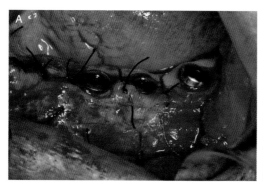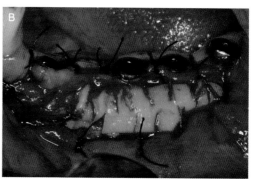

图 12.17　预备根向复位瓣，收集腭组织并植入受区，通过缝合和组织黏合剂进行固定

6个月的愈合期后，制作并黏结种植体支持式两单位全瓷固定桥（图12.19）。根尖片显示6个月后牙槽骨行使功能时状态稳定（图12.20A）。目前，随访显示该种植体支持式修复体已良好地行使功能达7年（图12.20B）。

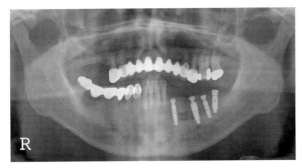

图12.18　全景片示种植体植入骨增量区

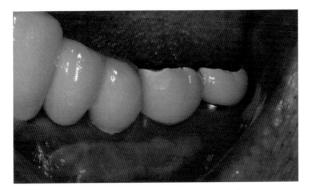

图12.19　5个月的愈合期后，粘接最终修复体

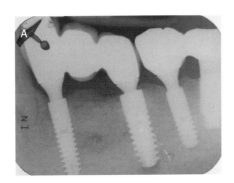

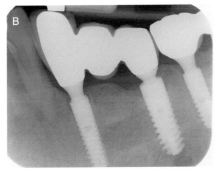

图12.20　根尖片显示6个月后牙槽骨状态稳定，7年后该修复体功能良好

▶**病例2**：应用超声骨刀行夹层截骨术联合嵌入式植骨以修复严重萎缩的下颌前牙区牙槽嵴

患者，女性，45岁，主述为下前牙缺失25年，严重影响美观。无特殊的疾病诊断及治疗史。临床检查见下颌骨前牙区严重的垂直向（约10mm）合并水平向牙槽骨萎缩。上颌前牙略伸长，呈Ⅲ类错𬌗关系（图12.21）。由于缺牙区剩余牙槽骨高度和宽度均不足，须在种植体植入前行牙槽嵴增量术。

向患者解释并分析多种手术方式及其预后、优点和并发症等。由于患者下颌正中联合区骨量不足（可用于骨增量的骨高度小于6mm），所以该病例不适用于口内自体骨块移植。而由于考虑到手术费用昂贵及愈合期间给患者带来的不适，故牙槽骨牵张成骨的骨增量方案也被排除在外。因此，拟采用夹层截骨术。患者接受该手术方案，并同意进行超声骨刀夹层截骨术联合嵌入式同种异体骨移植术。

局麻下进行手术。术前1h予头孢曲松（1g，静脉注射）。行下颌前庭水平切口，小心翻开黏骨膜并暴露下方骨组织。不进行嵴顶或舌侧的黏骨膜剥离以保障截断术后骨块的血供。用超

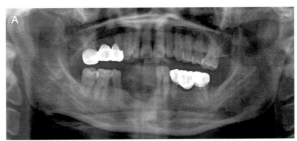

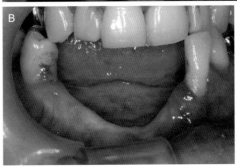

图12.21　术前全景片与口内观，可见下颌骨前牙区牙槽嵴严重萎缩

声骨锯（Surgybone，Silfradent srl，Sofia，Italy）分别做两个略外展的垂直向截骨及一个水平向截骨，该器械的运用也避免了损伤舌侧黏骨膜（图12.22~12.23）。所有骨截断完成后，测试前部骨块移动性。截断的骨块向冠方移动约10mm以容纳嵌入的骨移植体。注意不要用任何尖锐器械如骨凿或截骨器械损伤舌侧的黏骨膜。移动的骨块用钛板及微型螺钉（Jeil Corp.，Seoul，Korea）固定，为嵌入的骨移植体提供牢固的支架（图12.24A）。嵌入骨腔隙的移植材料为矿化的同种异体骨基质（Ortho-Blast Ⅱ ®，IsoTis OrthoBiologics Inc.，CA）（图12.24B）。复位前庭侧的黏骨膜，用cytoplast CS-05缝线（Osteogenics Biomedical Inc.，TX）（图12.25）严密缝合。术后X线片显示夹层截骨术取得成功（图12.26）。术后7d联合应用阿莫西林[750mg，每日3次(tid)]与萘普生（825mg，tid）。术后14d拆线。

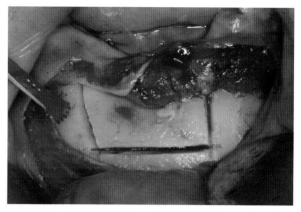

图12.23　用超声骨锯做一个水平向截骨及两个垂直向截骨，使截骨线相连。将包括舌侧骨皮质在内的牙槽骨彻底截断后，用骨凿分开骨段

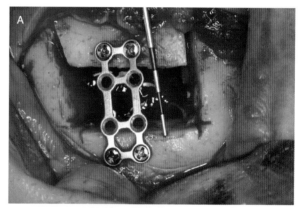

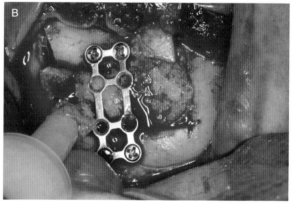

图12.24　向上移动骨段10mm并用微型钛板固定。钛板可防止骨段下沉。骨段与基骨间隙由胶原化同种异体骨（Orthoblast Ⅱ）填充

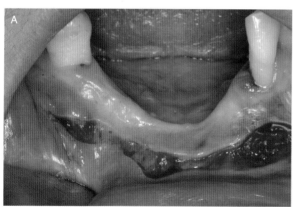

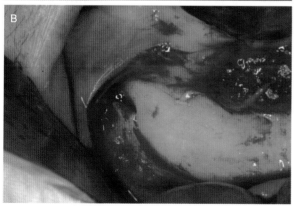

图12.22　做前庭黏膜切口以确保骨段血供最大化。暴露双侧颏神经，双侧垂直向截骨至少在颏神经前5mm处进行

经过6周的愈合，行前庭沟成形术以恢复变浅的前庭间隙，并在牙槽嵴骨增量区形成附着角化龈（图12.27）。6个月后取出微型钛板、钛钉，并对增量区骨组织进行活检，使用HE染色行组织学评估（图12.28~12.29）。活检结果表明新骨

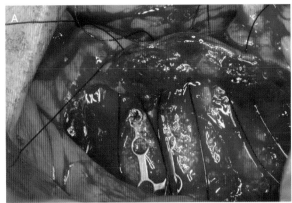

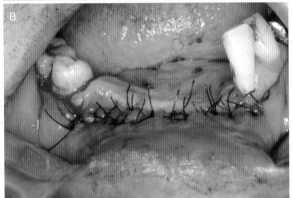

图 12.25　用 3 处悬吊缝合将颏肌固定于唇黏膜防止颏部塌陷。使用间断缝合严密关闭创口

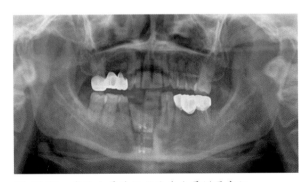

图 12.26　术后全景片显示垂直向骨增量良好

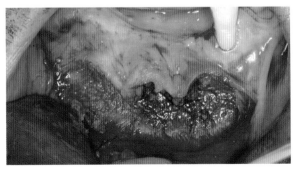

图 12.27　夹层骨成形术后 6 周，行前庭成形术恢复前庭间隙

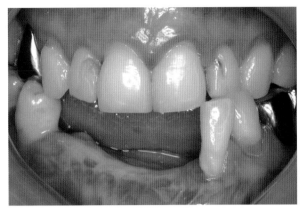

图 12.28　经 6 个月愈合后，口内观见下颌骨前牙区牙槽嵴高度提升

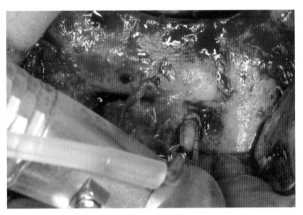

图 12.29　移除骨板，通过活检评估骨再生情况

形成良好，并且一些骨移植物与新生板层骨间实现桥接。未见骨移植材料的活动性吸收或被新骨替代的迹象。纤维血管化的骨髓不含成熟的造血成分，同时亦未见炎症或排异反应（图 12.30）。

在双侧下颌侧切牙区及右侧尖牙区位点同时植入 3 颗种植体（BioHorizons, One-piece 3.0, BioHorizons Inc., Birmingham, AL, USA）（图 12.31）。将混有牛骨粉（OCS-B, NIBEC Corp., Seoul, Korea）的纤维蛋白黏合剂（Greenplast, Green Cross Co., Yon-gin, Korea）作为移植材料植入，以使骨增量区牙槽嵴获得更饱满的轮廓（图 12.32）。采用种植体支持式临时固定修复体进行即刻修复（图 12.33）。5 个月后行最终固定修复（图 12.34A）。X 线片确认了该区域的骨高度处于稳定状态（图 12.34B）。目前，该种植体支持式的修复体已良好行使功能达 8 年（图 12.35）。

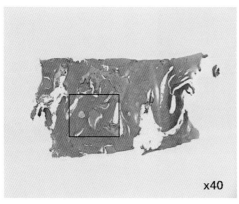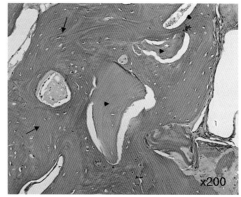

图 12.30　骨移植颗粒（三角）周围见新生骨形成（箭头）

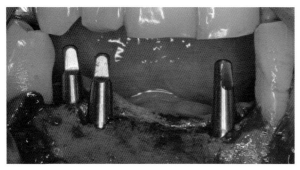

图 12.31　3 颗一段式 BioHorizons 植体植入。可见垂直向骨增量良好，但种植体周围的牙槽骨仍较薄

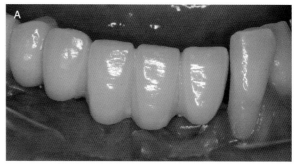

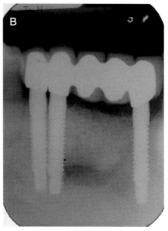

图 12.34　5 个月愈合期后戴入最终修复体（3 颗种植体支持的五单位全瓷桥）

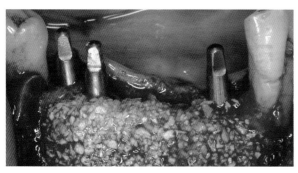

图 12.32　另植入牛骨粉进行水平向骨增量

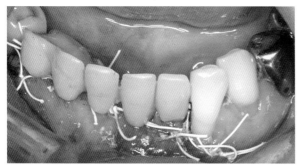

图 12.33　戴入下颌即刻临时固定修复体

讨　论

在下颌后牙区进行种植时，为取得良好的种植体骨结合并为避免种植体植入造成神经损伤确保下牙槽神经上方具备足够的骨高度就显得尤为重要。自 19 世纪 70 年代末期，在 Harle[6] 首次报道了用盒式截骨术对牙槽骨萎缩的下颌骨进行骨增量后，许多临床医生都对带蒂嵌入式植骨术进行了改良及发展[17-20]。在过去，这些方法主要用

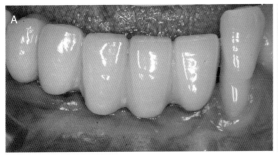
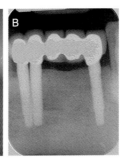

图 12.35 修复体行使功能 8 年：临床和 X 线检查均显示种植体边缘骨水平稳定

于增加传统可摘修复体（义齿）的固位，而现在它们则用于牙槽骨增量以利于种植体的植入。

Politi 与 Robiony[18] 指出相比外置式植骨，牙槽骨夹层截骨术能保证嵌入的骨移植材料取得更好的血管化。这也是是该法中骨移植体不易发生再吸收的原因。Jensen 等 [19] 也指出，尽管牵张成骨也能取得一样的良好效果，但更推荐使用夹层截骨术。这是因为夹层截骨术操作更加简便，且能在骨高度上进行 3~6mm 的微调整。然而，在 Egbert 等 [20] 的报道中提及：在许多牙槽嵴萎缩的下颌骨中，下牙槽神经会更加偏向舌侧。此时在不损伤神经的前提下，常没有足够的空间行牙槽骨夹层截骨术。Jesen[21] 也指出，许多患者在夹层截骨术后都有不同程度的一过性感觉异常，最长的可持续 6 周，而这种感觉异常可能是因为翻瓣时对颏神经的牵拉或触碰所造成的。

对于一个成功的夹层截骨术而言，微创外科技术至关重要。应用超声设备可避免损伤软组织及舌侧黏骨膜的血供。Moon 等 [22] 与 Sohn 等 [23] 均认为超声骨刀手术具有精准控制截骨量以减少术中下牙槽神经和软组织创伤的优点。在使用超声设备的所有病例中均未发生过神经损伤。术中，需保证舌侧黏骨膜及瓣的完整性，为移动骨段提供充足的血供 [22-23]。

超声手术设备在截骨术中不会造成软组织的撕裂或灼伤，其还可对骨进行微米级切割，从而实现精准简单的截骨控制，最大限度地减少骨损伤。而在严重牙槽嵴骨缺损的病例中应用超声设备的夹层截骨术，不仅可以增加牙槽骨的高度，而且有利于维持骨增量牙槽嵴的长期稳定性。

尽管夹层截骨术是严重的牙槽嵴缺损获得重建的可取方法之一，但其稳定性随时间的变化尚待考证。Choi 等 [24] 对在萎缩的前牙区下颌骨进行的夹层截骨术联合嵌入式同种异体骨移植术进行了研究，表明术后 3 个月部分病例的牙槽嵴顶高度出现 1.5mm（18%）~3.0mm（28%）不等的吸收。在该项研究中，并未对移动的骨段与基骨进行固定。然而 Jesen[21] 则报道，在中等萎缩的下颌骨后牙区应用同种异体骨植骨可以获得 4~8mm 的骨增量高度，且除 1 例患者发生骨吸收（2 年随访发生 1mm 骨吸收）外，其余病例均无骨吸收的发生。在上颌前牙区中度骨缺损的情况下，使用颗粒骨移植体可获得 3~6mm 的垂直向骨增量并且在种植体植入时未发现明显的骨吸收。而在 5 年随访后，大部分的种植位点可见约 1mm 的骨吸收 [25]。Sohn 等 [23] 也在其研究中证明，相较于未进行固定的病例，进行骨块固定的病例中骨吸收发生更少。该研究团队也报道了用夹层截骨术可在下颌前牙区获得 10mm 的骨增量，且在 5~6 年的随访期中增量骨都具有良好的稳定性。

采用自体骨移植材料被认为是骨增量术的金标准 [25-26]。但为取得足量自体骨常带来许多问题：该方法需要开辟第二术区，导致手术时间和费用的增加，以及可能出现的供区并发症 [27-28]。采用可以促进骨再生的合适的生物材料来作为自体骨的替代品，可以避免第二术区的开辟。许多研究 [29-32] 都报道了在骨缺损区应用同种异体骨可以获得大量的新骨。在这些研究中，将矿化的同种异体骨材料嵌入移动骨段和基骨间的腔隙中，经过 6 个月的愈合期可见到良好的新骨形成。在光镜下进行组织学分析表明植入的颗粒状骨移植物与新形成的骨结合良好，植入的骨替代材料为新骨形成提供了支架。

总　结

对于医生和患者而言，运用超声设备的夹层牙槽骨增量术是一个相对简单且预后较好的手术方法。该技术无须开辟供区，并且在种植体植入前可为中度至重度的牙槽嵴缺损提供垂直向骨增量。

参考文献

[1] Misch CM, Misch CE, Resnik RR, et al. Reconstruction of maxillary alveolar defects with mandibular symphysis grafts for dental implants; a preliminary procedural report. Int J Oral Maxillofac Implants, 1992, 7:360–366

[2] Jensen OT. Distraction osteogenesis and its use with dental implants. Dent Implantol, 1999, 10:33–36

[3] Maiorana C, Santoro F, Rabagliati M, et al. Evaluation of the use of iliac cancellous bone and anorganic bovine bone in the reconstruction of the atrophic maxilla with titaniummesh: a clinical and histologic investigation. Int J OralMaxillofac Implants, 2001, 16:427–432

[4] Sohn DS. Piezoelectric block bone graft in severely atrophic posterior maxilla with simultaneous implant placement. Dent Success, 2003, 10:1208–1213

[5] Lee HJ, Ahn MR, Sohn DS. Piezoelectric distraction osteogenesis in the atrophic maxillary anterior area: a case report. Implant Dent, 2007, 16:227–234

[6] Harle F. Visor osteotomy to increase the absolute height of the atrophied mandible. A preliminary report. J Maxillofac Surg, 1975, Dec;3(4):257–260

[7] Schettler D. Sandwich technique with cartilage transplant for raising the alveolar process in the lower jaw. Fortschr Kiefer Gesichtschir, 1976, 20:61–63

[8] Peterson LJ, Slade EW Jr. Mandibular ridge augmentation by a modified visor osteotomy: a preliminary report. J Oral Surg, 1977, 35(12):999–1004

[9] Vercellotti T. Technological characteristics and clinical indications of piezoelectric bone surgery. Minerva Stomatol, 2004, 53(5):207–214

[10] Sohn DS, Ahn MR, LeeWH, et al. Piezoelectric osteotomy for intraoral harvesting of bone blocks. Int J Periodontics Restorative Dent, 2007, 27(2):127–131

[11] Horton JE, Tarpley TM Jr, Jacoway JR. Clinical applications of ultrasonic instru-mentation in the surgical removal of bone. Oral Surg Oral Med Oral Pathol, 1981, 51:236–242

[12] Torrella F, Pitarch J, Cabanes G, et al. Ultrasonic osteotomy for the surgical approach of the maxillary sinus: a technical note. Int J Oral Maxillofac Implants, 1998, 13:697–700

[13] Vercellotti T. Piezoelectric surgery in implantology: a case report–a new piezo-electric ridge expansion technique. Int J Periodontics Restorative Dent, 2000, 4:359–365

[14] Vercellotti T, De Paoli S, Nevins M. The piezoelectric bony window osteotomy and sinus floor elevation: introduction of a new technique for simplification of the sinus augmentation procedure. Int J Periodontics Restorative Dent, 2001, 21:561–567

[15] Sohn DS, Ahn MR, Jang BY. Sinus bone graft using piezoelectric surgery. Implantology, 2003, 7:48–55

[16] Curie J, Curie P. Contractions et dilatations produites par des tensions dans les cristaux hémièdres à faces inclinées. CR Acad Sci Gen, 1880, 93:1137–1140

[17] Bell WH, Buckles RL. Correction of the atrophic alveolar ridge by interpositional bone grafting: a progress report. J Oral Surg, 1978, 36(9):693–700

[18] Politi M, Robiony M. Localized alveolar sandwich osteotomy for vertical augmen-tation of the anterior maxilla. J Oral Maxillofac Surg, 1999, 57(11):1380–1382

[19] Jensen OT, Kuhlke L, Bedard JF, et al. Alveolar segmental sandwich osteotomy for anterior maxillary vertical augmentation prior to implant placement. J Oral Maxillofac Surg, 2006, 64:290–296

[20] Egbert M, Stoelinga PJ, Blijdorp PA, et al. The "three-piece" osteotomy and interpositional bone graft for augmentation of the atrophic mandible. J Oral and Maxillofac Surg, 1986, 44(9):680–687

[21] Jensen OT. Alveolar segmental "sandwich" osteotomies for posterior edentulous mandibular sites for dental implants. J Oral Maxillofac Surg, 2006, 64(3):471–475

[22] Moon JW, Choi BJ, LeeWH, et al. Reconstruction of atrophic anterior mandible using piezoelectric sandwich osteotomy: a case report. Implant Dent, 2009, 18(3):195–202

[23] Sohn DS, Shin HI, Ahn MR, Lee JS. Piezoelectric vertical bone augmentation using the sandwich technique in an atrophic mandible and histomorphometric analysis of mineral allografts: case report series. Int J Periodontics Restorative Dent, 2010, 30 (4):383–391.

[24] Choi BH, Lee SH, Huh JY, et al. Use of the sandwich osteotomy plus an interpositional allograft for vertical augmentation of the alveolar ridge. J Cranio-maxillofac Surg, 2004, 32:51–54

[25] Jensen OT, Kuhlke L, Bedard JF, et al. Alveolar segmental sandwich osteotomy for anterior maxillary vertical augmentation prior to implant placement. J Oral Maxillofac Surg, 2006, 64:290–296

[26] Boyne PJ, James RA. Grafting of the maxillary sinus floor with autogenous marrow and bone. J Oral Surg, 1980, 38:613–616

[27] Wood RM, Moore DL. Grafting of the maxillary sinus with intraorally harvested autogenous bone prior to implant placement. Int J Oral Maxillofac Implants, 1988, 3:209–214

[28] Kalk WW, Raqhoebar GM, Jansma J, et al. Morbidity from iliac crest bone harvesting. J Oral Maxillofac Surg, 1996, 54:1424–1429; discussion, 1430

[29] Shin HI, Sohn DS. A method of sealing perforated sinus membrane and histologic finding of bone substitutes: a case report. Implant Dent, 2005, 14:328–333

[30] Callan DP, Salkeld SL, Scarborough N. Histologic analysis of implant sites after grafting with demineralized bone matrix putty and sheets. Implant Dent, 2000, 9:36–44

[31] Babbush CA. Histologic evaluation of human biopsies after dental augmentation with demineralized bone matrix putty. Implant Dent, 2003, 12:325–332

[32] Froum SJ, Tarnow DP,Wallace SS, et al. The use of a mineralized allograft for sinus augmentation: an interim histological case report from a prospective clinical study. Compend Contin Educ Dent, 2005, 26(4):259–260, 262–264, 266–268

第 3 篇

提升上颌窦以进行上颌后牙区
牙槽嵴垂直向骨增量

第13章 上颌后牙缺牙区种植诊断及治疗计划

*Douglas E.Kendrick**

引 言

确定上颌后牙区的种植植入位点常常较为困难。上颌窦气化，牙齿缺失或牙周病导致牙槽骨吸收，均可能减少植体植入时的骨量。多年缺牙的区域骨量可能仅有几毫米甚至更少。此类患者需进行上颌窦提升以保证有足够骨量进行种植。

上颌窦提升的发展历程

上颌窦（又称 Highmore 海默尔窦），最初可能是由古埃及人发现的[1]。公元 15 世纪，达·芬奇首次描绘上颌窦。1651 年，英国外科医生、解剖学家 Nathaniel Highmore 第一次详细描述上颌窦结构，并附有文字及插图，因而上颌窦最初命名为 Highmore（达·芬奇的描绘图纸直到 1901年才被发现）。美国医生 George Caldwell 和法国喉科医生 Henry Luc 首次提出可在上颌窦侧壁开窗以接近上颌窦，此方法经过改良被用于上颌窦提升（Caldwell-Luc 方法）。

Hilt Tatum 首次提出可侧壁开窗提升上颌窦黏膜，并将植骨材料置于窦底，以增加牙槽骨高度[2]。Boyne 和 James 首先公开发表上颌窦提升过程，利用 Caldwell-Luc 方法将自体骨植入上颌窦底，增加已吸收的牙槽骨骨量，从而增加可摘局部义齿的颌间距离[3]。此后，许多外科医生发表了各种上颌窦提升的手术方式及多种骨移植材料的应用。1994 年 Summers 提出经牙槽嵴顶提升上颌窦，又称间接窦提法[4]。虽然有众多技术不断改进手术过程，但手术总体原则仍然与最初时一致。

上颌窦生长发育、解剖学、组织学及生理学

两块上颌骨沿腭中缝融合，形成上颌、前硬腭板、鼻底、鼻外侧壁及眶下。上颌骨还包括整个上颌牙列，并且是上颌窦结构组成的一大部分。上颌骨侧壁前起尖牙突，后至颧突区域，表面平滑。有牙的上颌骨表面有突起，但无牙颌患者随着时间推移突起吸收消失。

上颌窦是四对鼻窦中最大的，由上颌骨、颧骨、腭骨、蝶骨和下鼻甲组成。窦腔呈一底朝鼻腔外侧壁，尖对颧突的锥体（图 13.1）。上颌窦四壁分别为上颌骨前（侧）壁、上颌骨后壁、上壁（眶底）、底壁（上颌骨牙槽突）。上颌窦可通过裂孔穿过鼻外侧壁与中鼻道的半月裂孔相通。该裂孔位于上颌窦内侧壁高于窦底约 35mm 处[5]。窦口鼻道复合体 （OMC）中裂孔的通畅对上颌窦的健康十分重要（图 13.2）。术前窦口鼻道复合体不通畅，可作为上颌窦提升术的相对禁忌证。可通过内镜窦内清创重建窦口鼻道复合体通畅，提高上颌窦健康状况，以便进行直接（侧壁开窗）上颌窦提升和植骨。

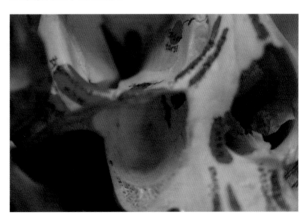

图 13.1 头骨右上颌窦解剖结构

*Department of Oral and Maxillofacial Surgery, The University of Iowa Hospitals and Clinics, Iowa City, Iowa, USA

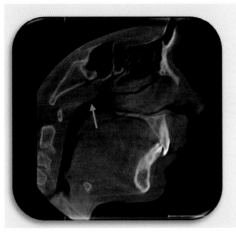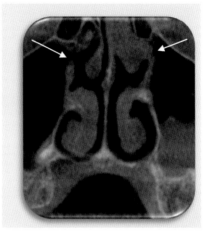

图 13.2　锥形束计算机断层扫描（CBCT）矢状面和冠状面影像清晰显示窦口鼻道复合体（OMC）

上颌窦动脉血供来源于面动脉和上颌动脉（眶下动脉、上牙槽后动脉、腭大动脉）分支[6]。静脉回流入蝶腭静脉、面静脉及翼丛。支配上颌窦的神经主要为上牙槽前、中、后神经，眶下神经及腭大神经。淋巴回流经颌下、颈深、咽后淋巴结。

上颌骨由第一鳃弓（下颌弓）发育而成，于胚胎第 7 周开始骨化。在胚胎第 16 周，鼻外侧壁部分黏膜向内陷入上颌骨体，上颌窦开始形成。出生时上颌窦为管状结构，成年时膨胀至锥体形。刚出生时，上颌窦长度、宽度、高度分别为 7mm、4mm、4mm[7]。上颌窦腔通过气化过程扩大——上颌骨内表面骨吸收，外表面骨沉积。此外，恒牙萌出和相关窦腔气化也可使上颌窦容积扩大。一生中上颌窦一直不断缓慢扩大，并可延伸至上颌牙牙根之间。气化主要发生在第一、第二磨牙处，但也可向前延伸至尖牙（图 13.3~13.4）。若气化导致骨质完全吸收消失，上颌窦黏膜便与上颌余留后牙牙周韧带直接接触。当上颌后牙缺失时，上颌窦可扩大至整个缺牙区。成人上颌窦平均容积为 15mL，内外径尺寸为 25~35mm，垂直径尺寸为 36~45mm，前后径尺寸为 38~45mm[6]。上颌窦内表面相对光滑，但也可有间隔存在。高达 37% 患者在进行 CT 检查时可发现上颌窦内存在间隔，且间隔可为单个或多个[8-9]。

薄窦黏膜，即 Schneiderian，贴于上颌窦内表面，由上皮、皮下结缔组织（固有层）和骨膜组成。健

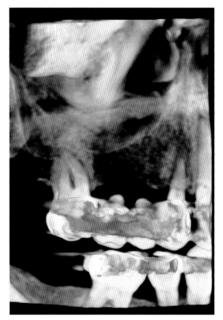

图 13.3　CBCT 三维影像显示牙齿缺失后上颌窦气化

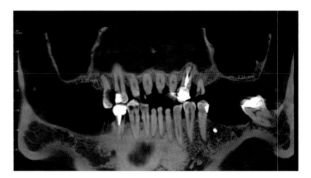

图 13.4　CBCT 全景重建显示牙齿缺失后上颌窦气化

康上颌窦内，窦黏膜厚度约 1mm 或更薄[6, 10-11]。上皮为呼吸道上皮，主要为假复层纤毛柱状细胞。窦内纤毛以每分钟 6mm 速度将碎屑、微生物、黏

液移动至窦裂孔[12]。也存在部分杯状细胞以产生黏蛋白。皮下结缔组织内含有胶原蛋白、血管、肌上皮，以及混合性黏液腺和浆液腺。鼻窦的功能尚未明确，可能与增加面部骨骼重量，加强声音共鸣、外伤时减震、加热润湿吸入空气，及免疫防御有关。

上颌窦提升的生物学基础

无牙周病的健康牙齿有利于维持牙槽骨骨量。上颌后牙缺失后，牙槽骨因失去功能及负荷，可能发生吸收。由于颊侧骨板较薄，且骨小梁排列疏松，密度较低（3类和4类骨）[13]，大部分骨吸收发生于牙槽嵴颊侧。由于牙槽骨颊侧骨板吸收，剩余牙槽嵴中点位置更偏腭侧[14]。上文提到，上颌窦吸收窦底剩余牙槽骨骨质以不断扩大，而此时牙槽骨仍在自我吸收。此双重吸收常常导致上颌后牙区牙槽骨骨质较薄，尤其是在缺牙多年的区域。

骨整合部分依赖于初期稳定性。口腔内上颌后牙区致密骨最少，骨内根形种植体很难获得初期稳定性。与致密骨相比，骨密度降低减少了植体与骨质接触面积，改变了应力向植体根方传导的模式[15-16]。上颌后牙区一定要有足够的骨量和骨密度以承受较大咬合力，尤其是在牙弓后 1/4，此处承担主要咀嚼压力，受力更大。后牙区受力约为前牙区5倍，而磨牙区受力最大可达 1378~1723Pa[17-18]。骨条件不佳，或植体植入长度较短，负载后有可能出现种植失败。推荐植入 4.0mm 及以上直径植体，植入长度至少为 10mm，以便于应力传导，获得足够初期稳定性[14]。可适当增加植体数量，每个缺牙对应植入植体，通过固定义齿将植体连成整体（种植桥），以分散、减少植体受力。存在异常副功能习惯患者更应如此。由于上颌后牙区受力较大，骨条件不佳，外科医生更加需要优化设计治疗计划和手术过程中的每一方面，以便种植成功。

上颌窦植骨的目的是恢复上颌牙槽嵴骨量以允许植体植入。骨移植材料与自体骨完全整合是植体稳固成功所必需的。整合过程需要足

够的血供和成骨细胞，这两者均主要来源于骨膜[19-20]。由于牙槽骨血供 70%~100% 来源于骨膜，软组织处理时应小心谨慎[20]。整合过程中，血小板、巨噬细胞和成骨细胞分泌的细胞介质可促进骨移植材料内血管形成[19]。起初成骨细胞形成不成熟新骨，之后发生骨改建，取而代之的是成熟的板层骨。许多因素可能推延骨移植材料整合过程，包括使用非自体骨移植材料、骨质疏松、糖尿病、化疗、牙槽骨高度降低、窦穿孔、吸烟及饮酒。

自体骨是骨移植的金标准，具有骨传导、骨诱导的功能，且可提供成骨细胞。口内或口外均可获取自体骨。窦底自体骨移植可用于气化上颌窦，尤其是之前骨移植失败及需要同期进行牙槽骨水平增量的病例。单独使用自体骨或混合异种骨可缩短骨移植愈合期[21]。然而，有研究发现单独使用自体骨进行上颌窦骨移植时，其骨吸收速度较混合异种骨材料快[19]。自体骨混合牛异种骨已经显示有较好的移植效果[21]。此组合中自体骨成分可促进愈合，而异种骨又可减少吸收。窦提过程中使用富血小板纤维蛋白、重组人骨形态发生蛋白 2（rhBMP-2）、纤维蛋白胶也可获得良好效果。

适应证

当医生判断上颌牙槽嵴至窦底骨量不足时即可进行上颌窦骨移植。上颌窦过度气化，因牙周病或拔牙造成牙槽骨骨量过度损失时都可能需要上颌窦植骨。牙槽骨高度小于 10mm 时常经牙槽嵴顶（间接）进行上颌窦提升，而当高度小于 5mm 时则通过侧壁开窗（直接）进行提升。上颌窦提升的适应证包括单颗牙种植、多颗牙种植以及上颌无牙颌。

禁忌证

上颌窦提升的禁忌证包括口腔卫生不良、修复空间不足、严重口腔不良习惯、牙科感染、滥用药物或酒精、有未经治疗的急性或慢性鼻窦炎、使用抗凝或抗血小板药物、肿瘤、局部囊肿、放疗、

控制不佳的全身性疾病，以及免疫功能低下。吸烟和进展性牙周炎会增加上颌窦提升的风险[10]。

吸烟患者种植失败率比非吸烟患者大2~3倍[10]。吸烟患者上颌后牙植骨失败率高于非吸烟患者约10%[22]。吸烟能够降低纤毛功能和上颌窦的免疫反应，增加鼻窦炎发生的风险。此外，吸烟还能减少植骨区血供，抑制创口愈合。慢性吸烟患者骨密度是正常人的1/6~1/2[22]。因而最好建议患者术前2~4周及术后4~6周避免吸烟，以促进植骨区愈合。糖尿病控制良好或适度控制患者（糖化血红蛋白分别为<7%和7%~9%）种植成功率为97.2%，与非糖尿病患者成功率（98.8%）相近[23]。

所有可逆性禁忌证应在术前完成治疗。治疗牙科各方面疾病。影像显示的上颌窦疾病应采用药物或手术方法进行治疗（图13.5）。控制全身性疾病。服用抗凝药物患者可能需要改变药物。若术前不及时发现和治疗不良全身疾病与上颌窦情况，可能会加剧原有窦疾病病情。

诊断和治疗计划

适宜的诊断和治疗计划应该由种植医生和修复医生协调完成。外科医生应当了解患者的用药史、手术史、牙科治疗史和其他病史。全面检查评估患者整体身体健康状况及牙列、牙周条件。准确测量牙槽骨高度和缺牙间隙，以便种植和修复。通过照片、根尖片、曲面体层片和断层扫描片（CT）影像辅助诊断。

影像片可用于评估垂直骨量和水平骨量，有无病理结构存在，是否需要骨移植。通常选择全景片和根尖片用于上颌窦提升位点的初步评估（图13.6）。锥形束计算机断层扫描影像（CBCT）是一种现代化成像方式，能三维分析评估上颌窦健康和形态[24]（图13.2~13.5，图13.7）。CBCT可在室内使用，降低了患者的花费和所受到的辐射量。上颌窦影像评估应包括窦口鼻道复合体位置的确定，了解窦健康状况和窦底形态。图13.6~13.8中的全景片、CBCT及口内照显示牙槽骨吸收萎缩、上颌窦气化。

如有必要，可通过诊断模型分析咬合状况，制作诊断蜡型和手术导板辅助制订治疗计划。图13.9~13.10中展示了诊断蜡型和手术导板。种植

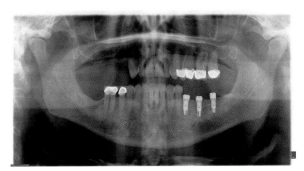

图13.6 全景片显示右侧上颌窦气化，剩余牙槽骨高度降低

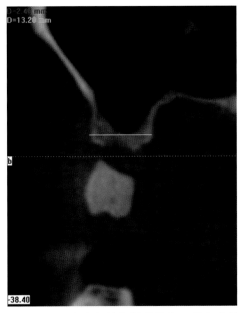

图13.7 CBCT显示右侧上颌窦气化，剩余牙槽骨高度降低

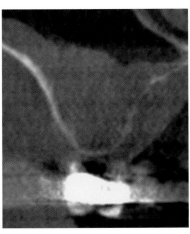

图13.5 CBCT冠状面影像显示上颌窦疾病

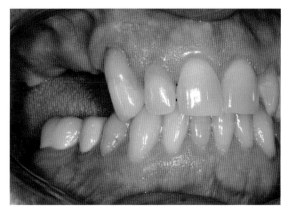

图 13.8 口内照显示右上颌缺牙区牙槽骨吸收

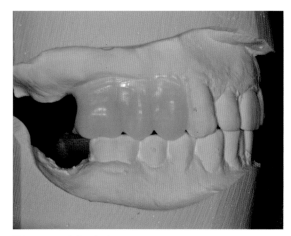

图 13.9 诊断蜡型

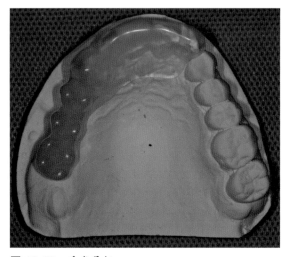

图 13.10 手术导板

应基于修复。由于上颌后牙区骨条件不佳，通常每一个缺牙处对应植入 1 颗植体[25]，且尽量避免采用悬臂修复[26]。为免于上颌窦提升有多种方法可采用，例如植入短植体，缺牙区远中存在天然

牙可进行固定修复，或者进行活动义齿修复。术前对患者对治疗的期望和目标进行评估。因整个治疗过程有可能超过 1 年，且费用昂贵，应向患者交代治疗周期和费用。

侧壁开窗技术（侧方或直接上颌窦提升）

采用改良的 Caldwell-Luc 方法暴露上颌窦。在牙槽嵴中间或稍偏腭侧做一切口。前后垂直松弛切口应稍远离计划去骨边缘线，以备术中需扩大骨窗，并且避免骨移植区表面存在创缘。松弛切口外展，使瓣的基底部宽于顶部。翻开全厚瓣，暴露上颌骨侧壁。用圆形金刚砂钻或超声骨刀去骨，预备一圆形或椭圆形骨窗直至上颌窦黏膜暴露。可以冲掉、移除骨窗，或在窦提升时将其推入窦内。用弯曲器械，如窦刮匙，轻轻分离窦黏膜。窦黏膜必须从窦底提升，而且应向前、后、内侧延伸分离开，以便形成足够的植骨空间。手术医生将选好的植骨材料放置于窦底。根据缺牙区骨量情况及计划植入植体数目确定植骨量，一般推荐植入 2~5mL 材料，以免材料过量和窦黏膜坏死[27]。如果计划窦提升的同期种植，应同时进行植骨，尤其需在上颌窦内侧和植体前部放置足够的移植材料。骨窗表面通常覆盖可吸收胶原膜进行一期缝合。图 13.11~13.14 展示了侧壁开窗和颗粒状骨移植材料植入。根据术者习惯，可将骨窗完全去除或推入上颌窦内。

经牙槽嵴提升（间接上颌窦提升）

当剩余牙槽骨高度大于 4~5mm 时，可以经

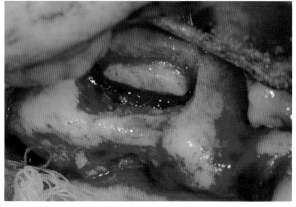

图 13.11 侧壁开窗去骨

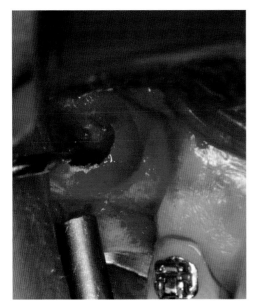

图 13.12 侧壁开窗进行窦黏膜提升

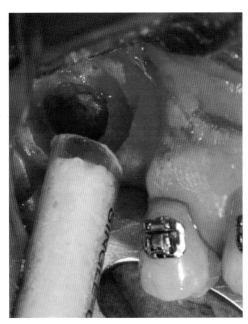

图 13.13 放置颗粒形骨移植材料

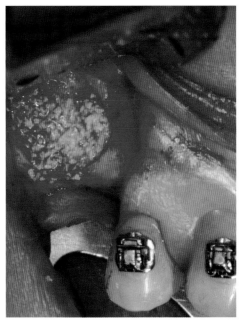

图 13.14 颗粒形骨移植材料放置到位

击骨凿器去骨备洞。如果最小的窦骨凿器仍无法穿透皮质骨，可用钻针去骨。用先锋钻预备至离窦底 2mm 处，之后使用骨凿器械。骨凿器械周围骨质被压实并发生位移，顶部骨质被凿断后向窦底移动，上颌窦黏膜随之被推向顶部（图 13.15~13.16）。此种方法去除了骨屏障，更有效地将上颌窦黏膜推入窦内。可用骨凿器将先锋钻收集的自体骨粉和异种骨移植材料放入窝洞内进一步提升上颌窦，增加窦底骨量。骨锤敲击时应动作轻柔，每次推进不超过 1mm 以免窦黏膜穿孔。手术过程中所有骨凿器放置角度应一致，以免形成椭圆形种植窝而非圆形。术区不需要冲洗。医生根据测量术前和术中 X 线片进行适当去骨。

间接窦提完成后可植入植体（图 13.17）。窝洞的直径应小于计划植入植体直径。植体植入成功必须获得足够的初期稳定性。此种窦提升方法要求剩余牙槽骨高度大于 5mm，通常植入 10mm 长度植体[30]。

同期种植与延期种植

对于上颌窦提升和种植手术往往有 3 种选择：两段式侧壁开窗提升延期种植、一段式侧壁开窗提升同期种植、一段式骨凿提升同期种植。表

牙槽嵴接近上颌窦使用骨凿间接提升[4]，可提升 3~7mm 垂直高度[28-29]。相比于侧壁开窗，经牙槽嵴提升方法按手术流程操作产生的创口较小，上颌窦黏膜穿孔率减降低，与之相关并发症发生率也随之降低[30]。

首先在牙槽嵴顶做一切口，翻开颊、腭侧黏骨膜瓣，暴露牙槽骨，暴露面积不宜过大。外科医生使用专用上颌窦骨凿逐级加大直径去骨。外科医生固定骨凿器，助手使用骨锤轻轻敲

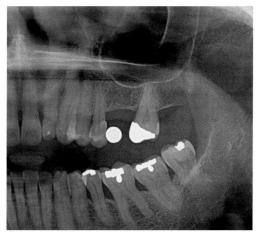

图 13.15 全景片做经牙槽嵴使用骨凿提升上颌窦（Summer 法）术前准备

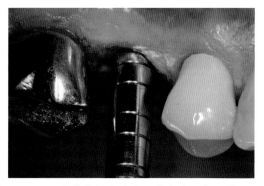

图 13.16 经牙槽嵴提升时使用骨凿的临床照片

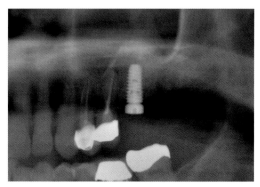

图 13.17 术后全景片显示经牙槽嵴提升上颌窦并同期种植，可见骨高度增加

13.1 描述了每种方法的优缺点[31]。选择上颌窦提升同期种植还是延期种植，主要取决于剩余牙槽骨量和骨质。总的来说，如需同期植骨种植，剩余牙槽骨高度至少为 4~5mm[31]。但仍有医生在剩余牙槽骨高度较低时成功同期种植。种植成功的关键是获得初期稳定性，以保证骨整合。图 13.18 展示了侧壁开窗窦提升并同期植入植体。

表 13.1 不同上颌窦提升的优缺点

方法	优势	缺点
两段式侧壁提升（骨高度小于 3mm）	上颌窦提升区域骨密度增加；可控的大范围上颌窦提升；	增加手术时间；延长治疗周期；增加上颌窦黏膜穿孔风险；
一段式侧壁提升（骨高度为 3~4mm）	缩短治疗周期	无法获得足够初期稳定性；操作困难；增加种植失败风险；
一段式内提升（骨高度在 4~5mm 以上）	创伤小；缩短治疗周期；愈合期较短；骨增量区封闭性更好；	无法直视窦黏膜；提升量有限；

可以按照 Achong 和 Block[31] 所提出的方法根据剩余牙槽骨高度判断种植时机。若牙槽骨高度小于 3mm，则采用两段式，侧方开窗提升上颌窦，经过 6 个月恢复期后再行种植，种植术后骨整合 4 个月再行修复。若牙槽骨高度为 3~4mm，则采用一段式侧方开窗提升同时植入植体，经过 6 个月骨整合后再行修复。若牙槽骨高度大于 5mm，则采用一段式骨凿间接提升上颌窦并同期种植，6 个月骨整合后再行修复。以上只是大致原则，医生可根据自己操作经验进行判断。

当上颌牙槽骨高度严重不足，延期种植相较于同期种植成功率较高时则采用延期种植[31]。然而，有研究显示延期种植和同期种植成功率相近。总的来说，缺牙区牙槽骨非常薄（小于 3mm）时建议延期种植。有研究表明延后 8 个月以上进行种植，其成功率（97%）高于延后 4~8 个月种植（84%）[32]。

经牙槽嵴使用骨凿进行上颌窦提升并且同期植入植体是较成功的手术方式。来自 8 个不同机构的 9 名医生对 101 例患者经牙槽嵴提升上颌窦植入 174 颗植体进行研究[33]。研究发现提升后骨高度增加 1~7mm。此方法在骨高度小于或等于 4mm 处种植成功率为 85.7%，大于或等于 5mm 处

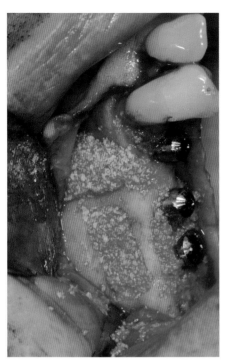

图 13.18　第一磨牙及第一、第二前磨牙区同期种植及颊侧骨增量

其成功率为 96%。上颌窦提升时不同骨移植材料增加骨量无明显差异。其余研究表明当牙槽骨初始高度大于或等于 5mm 时，间接窦提后同期种植成功率为 92%~97%[31, 34]。若骨高度小于 4mm 或更小，此方法成功率较低，为 73%~86%[32, 35]。与非锥形种植体相比，锥形植体能够压紧牙槽骨，可增加初期稳定性。

拔牙后即刻提升

上颌牙根间的上颌窦常常气化。一旦拔除牙齿，剩余骨量可能极小，往往需要进行上颌窦提升。

如果牙根之间骨量足够（4~5mm），可在拔除同时突破窦底进行上颌窦提升。使用小型骨凿或者环钻去除拔牙窝内骨分隔。用钝圆形骨凿轻轻将这部分骨碎片向上推以提升窦底去除骨间隔，再提升上颌窦。此方法可提升上颌窦黏膜约 5mm[35]。虽然植入颗粒形骨移植材料不是必需的，但放置植骨材料并覆膜可以减少颊侧骨板吸收。4~6 个月恢复期后可进行种植。若种植时骨量仍不足，可再次使用骨凿进行间接上颌窦提升另行增加垂直骨高度。

术后护理

术后告知患者勿咬硬物，尽量使用对侧咀嚼。告知患者要严格遵守窦提术后注意事项，避免擤鼻、打喷嚏。若要打喷嚏，一定要张口以减小窦内压力。其他活动，包括游泳、剧烈运动、潜水、海拔不断变化（乘坐飞机和登山）的活动应尽量避免。患者术后可能出现疼痛、肿胀、淤血。可将冰袋置于面部减轻术后肿胀。术后 2~3d 患者应保持头部抬高减轻水肿。少量出血情况较常见，可用纱球轻压止血。术后遵医嘱服用抗生素 1 周（每日 3 次，每次 500mg 阿莫西林；每日 3 次，每次 300mg 克林霉素）。

术后可通过全景片或 CT 确认植体植入位置和植骨量。图 13.19~13.20 分别显示了上颌窦提升 / 植骨和种植后的全景片和 CT 影像。修复前也需要进行影像学检查。图 13.21 显示上颌种植最终修复完成，窦内可见 8 个月前植入的植骨材料的均匀阻射影像。

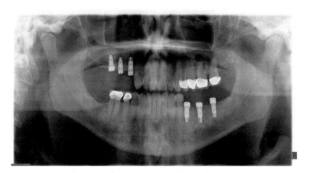

图 13.19　术后全景片显示上颌窦提升及植体植入

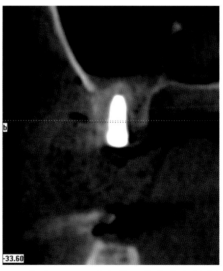

图 13.20　术后 CBCT 显示第一磨牙处上颌窦提升并植入植体

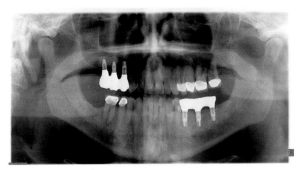

图 13.21　术后 8 个月采用三单位固定义齿（种植桥）修复第一磨牙、第一及第二前磨牙。上颌窦内可见阻射影像的骨移植材料

参考文献

[1] Mavrodi A, Paraskeva G. Evolution of the paranasal sinuses' anatomy through the ages. Anat Cell Biol 2013;46:235–238

[2] Tatum H Jr. Maxillary and sinus implant reconstruction. Dent Clin North Am, 1986, 30:207

[3] Boyne PJ, James RA. Grafting of the maxillary sinus floor with autogenous marrow and bone. J Oral Surg, 1980, 38:613–616

[4] Summers RB. A new concept in maxillary implant surgery: the osteotome technique. Compend Contin Educ Dent, 1994, 15:152

[5] Zinner ID, Shapiro HJ, Gold SD. Sinus graft complications. Problem solving. NY State Dental J, 2008, 74:40–43

[6] Cauwenberge PV, Sys L, De Belder T, et al. Anatomy and physiology of the nose and paranasal sinuses. Immunol Allergy Clin N Am, 2004, 24:1–17

[7] Ogle OE, Weinstock RJ, Friedman E. Surgical anatomy of the nasal cavity and paranasal sinuses. Oral Maxillofacial Surg Clin N Am, 2012, 24:155–166

[8] Velasquez-Plata D, Hovey LR, Peach CC, et al. Maxillary sinus septa: a 3-dimensional computerized tomographic scan analysis. Int J Oral Maxillofac Implants, 2002, 17:854–860

[9] Park YB, Jeon HS, Shim JS, et al. Analysis of the anatomy of the maxillary sinus septum using 3-dimensional computed tomography. J Oral Maxillofac Surg, 2011, 69:1070–1078

[10] Fugazzotto P, Melnick PR, Al-Sabbagh M. Complications when augmenting the posterior maxilla. Dent Clin N Am, 2015, 59;97–130

[11] Morgensen E, Tos M. Quantitative histology of the maxillary sinus. Rhinology, 1977, 15:129

[12] Tiwana, PS, Kushner GM, et al. Maxillary sinus augmentation. Dent Clin N Am, 2006, 50:409–424

[13] Ulm CW, Solar P, Gsellmann B, et al. The edentulous maxillary alveolar process in the region of the maxillary sinus–a study of the physical dimension. Int J Oral Maxillofac Surg, 1995, 24:279–282

[14] Misch CE, Chiapasco M, et al. Indications for and classification of sinus bone grafts, Chapter 4//Jensen OT. The Sinus Bone Graft. 2nd edn. Chicago IL: Quintessence Publishing Co, 2006, 41–51

[15] Misch CE. Density of bone. effect on treatment plans, surgical approach, healing and progressive loading. Int J Oral Implantol 1990:6:23–31

[16] Misch CE. Bone density//Misch CE (ed.), Contemporary Implant Dentistry. 2nd edn. St. Louis MI: Mosby, 1999:329–343

[17] Scott I, Ash MM Jr. A six-channel intra-oral transmitter for measuring occlusal forces. J Prosthet Dent, 1966, 16:56

[18] Anderson DJ. Measurements of stress in mastication. J Dent Res, 1958, 35:644–671

[19] Watzek G, Furst G, Gruber R. Biologic basis of sinus grafting, Chapter 2//Jensen OT. The Sinus Bone Graft. 2nd edn. Chicago IL: Quintessence Publishing Co, 2006:13–26

[20] ChanavazM. Anatomy and histophysiology of the periosteum: quantification of the periosteal blood supply to the adjacent bone with 85Sr and gamma spectrometry. J Oral Implantol, 1995, 21:214–219

[21] Misch CM. Maxillofacial donor sites for sinus floor and alveolar econstruction, Chapter 11//Jensen OT. The Sinus Bone Graft. 2nd edn. Chicago IL: Quintessence Publishing Co, 2006:129–145

[22] Chiapasco M, Rosenlicht JL, Ruggiero SL, et al. Contraindications for sinus graft procedures, Chapter 8//Jensen OT. The Sinus Bone Graft. 2nd edn. Chicago IL: Quintessence Publishing Co, 2006:87–101

[23] Tawil G, Younan R, Azar P, et al. Conventional and advanced implant treatment in the type II diabetic patient: surgical protocol and long-term clinical results. Int J Oral Maxillofac Implants, 2008, 23:744–752

[24] Regev E, Smith RA, Perrott DH, et al. Maxillary sinus complications related to endosseous implants. Int J Oral Maxillofac Implants, 1995, 10(4):451–461

[25] Zinner AD, Small SA, Landa LS. Prosthetic management of the sinus graft patient, Chapter 7///Jensen OT. The Sinus Bone Graft. 2nd edn. Chicago IL: Quintessence Publishing Co., Chicago, IL, 2006: 75–85

[26] Small SA, Zinner ID, Panno FV, et al. Augmenting themaxillary sinus for implants: report of 27 patients. Int J Oral Maxillofac Implants, 1993, 8:843–848

[27] Ardekian, L, Efrat OP, Mactei EE, et al. The clinical significance of sinus membrane perforation during augmentation of the maxillary sinus. J Oral Maxillofac Surg, 2006, 64:277–282

[28] Komarnyckyi OG, London RM. Osteotome single-stage dental implant placement with and without sinus elevation: a clinical report. Int J Oral Maxillofac Implants, 1998, 13:799–804

[29] Moy PK, Lundgren S, Holmes RE. Maxillary sinus augmentation: histomorpho-metric analysis of graft materials for sinus floor augmentation. J Oral Maxillofac Surg, 1993, 13:799–804

[30] Summers RB. Osteotome technique for site development and sinus floor augmentation, Chapter 22//Jensen OT. The Sinus Bone Graft. 2nd edn. Chicago IL: Quintessence Publishing Co, 2006:263–272

[31] Achong RM, Block MS. Sinus floor augmentation: simultaneous versus delayed implant placement, Chapter 5//Jensen OT. The Sinus Bone Graft. 2nd edn. Chicago IL: Quintessence Publishing Co, 2006:53–66

[32] Jensen OT, Shulman LB, BlockMS, et al. Report of the Sinus Consensus Conference of 1996. Int J Oral Maxillofac Implants,

1998, 13(Suppl):11–45

[33] Rosen PS, Summers R, Mellado RJ, et al. The bone added osteotome sinus floor elevation technique: multicenter retrospective of consecutively treated patients. Int J Oral Maxillofac Implants, 1999, 14:853–858

[34] Wallace SS, Froum SJ. Effect of maxillary sinus augmentation on the survival of endosseous dental implants. A systematic review. Ann Periodontal, 2003, 8:328–343

[35] Fugazzotto P, Jensen OT. Sinus floor augmentation at the time of tooth removal, Chapter 6//Jensen OT. The Sinus Bone Graft. 2nd edn. Chicago IL: Quintessence Publishing Co, 2006:67–74

第14章 嵴顶窦底提升术：骨凿技术

Michael Beckley[1], *Len Tolstunov*[2]

引 言

由于上颌后牙缺失上颌窦腔容易扩大或者形成气腔结构，所以在上颌后牙区域植入种植体具有挑战性。有很多方法对上颌后牙区域进行窦提升和垂直骨增量。本章节将会描述使用特别的骨凿技术进行嵴顶或间接（经牙槽嵴）窦底提升术。这种技术既可用于无牙颌位点使用骨移植物行经牙槽嵴提升窦底并植骨即刻植入种植体，也可用于有牙区域使用骨移植物行经牙槽窝提升窦底并植骨延期植入种植体。以下是对这两种方法的描述。

使用骨凿技术进行嵴顶窦底提升，植骨及种植体植入

成功植入种植体及完成骨整合需要足够的骨量。由于上颌窦的位置和大小，上颌后牙区域的骨量往往不足以进行种植体的植入。嵴顶窦底提升是一种可增加上颌后牙区域骨垂直高度和牙槽嵴宽度的简单而可预测的技术。该技术可用于植骨条件下或非植骨条件下的种植体植入。在拔牙的同时可灵活使用该技术。在拔牙的同时可进行嵴顶窦底提升和植骨，有时种植体也可同期植入[1]。

简 史

在1986年，H. Tatum[2]首次描述了经牙槽嵴的上颌窦提升及随后的种植体植入。1994年，R.B. Summers[3]发明了一种利用改良骨凿在具有5~6mm剩余骨量的上颌窦中侧向和根向推压骨质的方法（图14.1）。据报道，在46例患者植入的143颗钛等离子喷涂种植体的5年成功率为96%。在已行嵴顶窦底提升骨增量的位点植入种植体的成功率达92%~97%[4]。

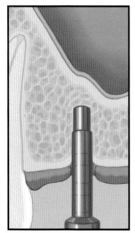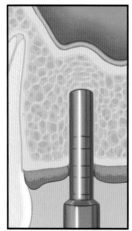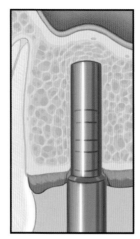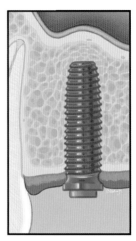

图14.1 图示由小到大使用骨凿向根方及侧方压缩窦下上颌骨。备洞完成后植入种植体

1.Department of Oral and Maxillofacial Surgery, University of the Pacific, Arthur A. Dugoni School of Dentistry Private Practice, Oral and Maxillofacial Surgery, Livermore, California, USA
2.Department of Oral and Maxillofacial Surgery, University of California San Francisco, School of Dentistry, University of the Pacific, Arthur A. Dugoni School of Dentistry Private Practice, Oral and Maxillofacial Surgery, San Francisco, California, USA

适应证和禁忌证

术前医生应该全面了解患者病史。嵴顶窦底提升术的禁忌证非常少。常见的系统性禁忌证包括以下情况（病情未控制的情况下）：高血压，糖尿病，甲状腺疾病及肾上腺疾病。其他的情况可包括凝血功能障碍，免疫功能不全，滥用药物，肿瘤，怀孕早期或围生期，及未治疗的精神性疾病。总的来说，若患者的慢性疾病控制良好，是可以考虑行窦提升和骨移植的。解剖学的和局部的禁忌证包括：急性窦炎，非通畅的窦口鼻道复合体，剩余骨高度低于 4mm，放疗史及颅面部发育不良。

最好能在术前治愈急慢性鼻窦炎。但这并非在所有情况下都是可行的。然而，如果对患者窦口鼻道复合体的通畅有任何怀疑，应该推迟手术直到窦相关疾病得到治疗。这些病例需要耳鼻喉科医生会诊。

实用外科解剖学

窦在拉丁语中是"口袋"的意思。上颌窦往往是鼻旁窦中最大的。成人上颌窦平均高度为 33mm，宽度为 23mm，前后距离为 34mm。第二前磨牙，第一和第二磨牙往往是与上颌窦最为接近的牙齿，也是经常导致牙源性鼻窦炎的牙齿。窦底与牙齿的关系是多样的。牙根可能被骨质覆盖，或者进入窦内而仅有极少或者无骨质覆盖。骨嵴和间隔很常见，能够将窦腔分为 2 个部分。这可能会对窦底提升及植骨造成挑战。术前三维影像能够有助于分辨骨嵴和间隔（图 14.2）。此区域神经分布及血供包括了上牙槽前、后神经和血管，及眶下神经和血管。在恒牙列形成前，上颌窦非常小，一直到恒牙列萌出时，上颌窦才发育到最终形态[5]。在牙齿拔除后或随着年龄老化，窦腔可能会变大或者更加气化[6]。

上颌窦口值得特别注意，因为一个开放的孔隙对于健康的上颌窦非常有必要。上颌窦口位于窦内侧壁中上部，与中鼻道相通，可通过窦口向鼻腔引流。窦口鼻道复合体的位置不会导致窦内

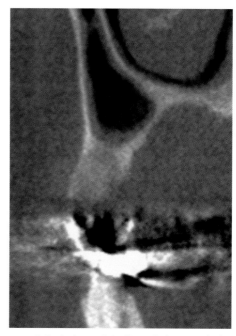

图 14.2　右侧上颌无牙颌第二前磨牙牙槽骨 CBCT 图像

排泄物因为重力作用而排出。窦内排泄物的排出主要通过黏膜纤毛的活动。窦内衬有含许多杯状细胞的假复层纤毛柱状上皮，在其下方有含有许多黏液腺的结缔组织层。窦的衬里常称为施奈德（Schneiderian）膜[7-8]。施奈德膜厚度与牙龈表型的关联性已有报道[9]。

移植材料

行嵴顶窦底提升同时往往需要骨移植。许多生物和合成的材料已被用于窦的植骨。这些移植材料可分为以下几类：

（1）自体骨（口内或口外的位点）。

（2）同种异体骨（人类尸体）。

（3）异体骨（牛骨、马骨、猪骨）。

（4）仿生骨（骨形态发生蛋白及其他）。

移植骨的生理学不在本章节讨论范畴。但需要特别注意的是到目前为止没有一种移植材料临床被证实在窦骨移植方面优于其他材料[10]。

嵴顶窦底提升（间接或经牙槽嵴）及植入种植体

嵴顶窦底提升可在局部麻醉或局部麻醉结合

静脉镇静下进行。当前，在窦提升、骨移植和植入种植体之前还没有术前影像学的评价标准。对术前影像的评估判断应该是基于患者特异性及临床医生的经验。目前已有的证据支持在骨移植和种植体植入前使用抗生素。青霉素类的抗生素使用最为广泛[11-13]。若患者对青霉素过敏，克林霉素是理想的替代抗生素。术后是否需要使用抗生素仍存在争议。

以下的病例阐述了嵴顶窦底提升术后即刻植入种植体以代替缺失的右侧上颌第二前磨牙。锥形束投照计算机重组断层影像设备（CBCT）扫描后显示骨质距窦底距离为7mm（图14.2）。我们计划在行嵴顶窦底提升术后植入13mm长的种植体，因此需要将窦底高度提升至现有骨高度的近2倍。在手术位点确认后（图14.3），可做一个小的切口并行全厚黏骨膜翻瓣或行颌面软组织穿孔，以暴露牙槽嵴。笔者更倾向于在助手翻开软组织的同时控制住骨凿和锤子（图14.4）。重要的是在推进骨凿时应该缓慢且确保随时处于控制中。这样可避免窦底及施奈德膜因疏忽而穿孔，或造成邻牙损伤，该操作目的是使牙槽骨向根方移动进入窦内，并向周围挤压骨质。在每个骨凿

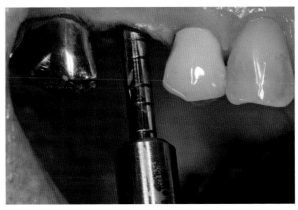

图14.4 放置并轻叩初始骨凿，使其进入根据术前影像事先确定的深度

均推进到了事先预定的深度后则放置更大的骨凿。通常每把骨凿都有刻度，以帮助医生评估深度和器械的推进。推进的深度也应当与种植体深度有关。最后一步使用的骨凿直径应该小于植入种植体的直径（图14.5）。这是为了保证种植体有足够的初期稳定性。初期稳定性对于种植的成功至关重要。下一步是植入种植体（图14.6）。在植入种植体时，如有必要，可对种植体轴向倾斜度做出小的修正。在植入种植体之前或之后往往应该在所预备的洞里放置一些颗粒状移植骨材料。如果能够获得足够的扭矩，则可在同一时间放置愈合基台（图14.7）。若旋入扭矩不足，则在上覆盖螺丝后将植体埋入龈下。术后CBCT影像显示了前磨牙区的种植体位置及它与上颌窦的关系（图14.8）。

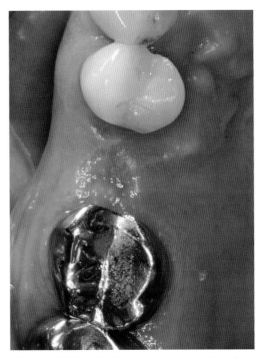

图14.3 右上颌缺牙区第二前磨牙位点临床图像

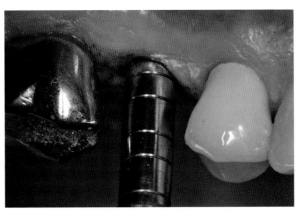

图14.5 最后放置的骨凿直径小于植入的种植体直径。以利于获得初期稳定性

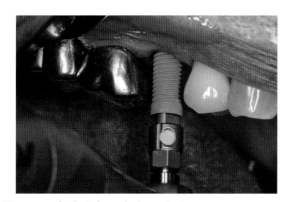

图 14.6　在最终备洞完成后放置 1 颗 4.0mm×13mm 的种植体

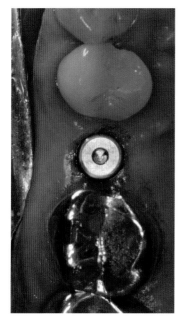

图 14.7　种植体愈合基台就位

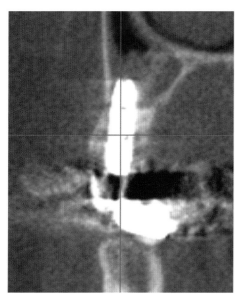

图 14.8　CBCT 扫描显示种植体位置

拔牙后经牙槽窝的窦底提升及骨移植

该方法可以有效地在微创拔牙的同时提升窦底并同期植骨。该步骤成功的关键是保存拔牙后的牙槽窝骨质，尤其是颊侧骨质和牙槽间隔。颊侧骨质的保护有助于骨移植，骨保存和种植体植入。在这些病例中牙槽间隔的保存有两个目的。一个目的是牙槽间隔作为牙槽窝中自体骨内部的支柱，通过间隔牙槽窝有助于骨移植过程，它应该足够稳定才能达成该目的。牙槽间隔越厚越好。经牙槽窝的窦提升主要是通过对近远中颊根的牙槽窝进行小心提升而完成。建议在窦提升的同时保存牙槽间隔骨质。

第二个目的则是牙槽间隔可作为窦底提升（与上文介绍的嵴顶窦底提升相似）的通道（图 14.9）。在该情况中，在牙槽窝中部的间隔骨质

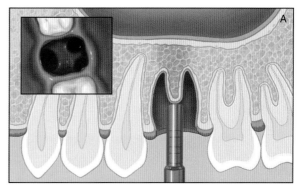

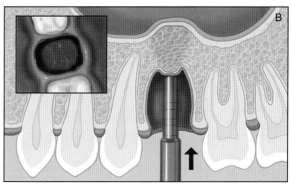

图 14.9　A. 经常利用新鲜拔牙窝的牙槽间隔骨质作为窦底提升的传输部分行经牙槽窝的窦底提升技术，这与在无牙颌区域使用嵴顶窦底提升法是相似的：这里的间隔骨质将会被骨凿推挤向根方移位。B. 经牙槽窝的窦底提升术中，间隔骨质向根方移位并"强迫"提升施奈德膜。新结合形成的牙槽高度由根尖周（牙槽窝周围）骨质高度加上修整后的牙槽窝高度（也经过骨移植）组成。在绝大多数情况下，在 4~6 个月后，该新形成的高度足够进行种植体植入

会在骨凿提升的同时，与窦底下方的剩余牙槽骨一起被向上推挤。使用牙周膜切割刀或分牙法拔除技术行微创拔牙有助于防止颊侧骨板断裂及牙槽间隔的破坏。

接下来的病例为在拔除 1 颗左侧上颌第一磨牙残冠后使用该技术。术前影像有助于测量牙齿周围和根分叉处牙槽嵴距窦底的距离（图 14.10）进而对手术进行规划。微创拔牙保存颊侧及牙槽间隔骨质（图 14.11），用骨凿进行提升（图 14.12A）。通过使用器械上的刻度来控制骨凿向根方进入的深度是很重要的（图 14.12B）。控制好施加于骨凿上的力量也很重要（图 14.12C，D）。过大的力量会导致施奈德膜穿孔会危害接下来的骨移植。对于窦膜小（针尖样）的穿孔（小于 4~5mm），可以使用胶原膜（胶原塞或胶原带）关闭穿孔后继续骨移植（图 14.13）。有时需要使用小的骨钻劈开或者使用轻柔力量离断牙槽间隔骨质以使其能够向上方提升。

在窦底骨质断裂、移位和提升后，则可使用外科医生选择的骨移植材料向垂直扩大的牙槽窝进行骨移植（图 14.14~14.16）。然后关闭手术位

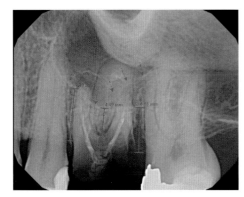

图 14.10 对残缺的左侧上颌第一磨牙测量以帮助医生计划嵴顶窦底提升

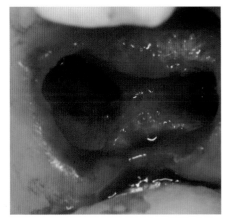

图 14.11 分根拔除左侧上颌第一磨牙，牙槽间隔骨质保持完整

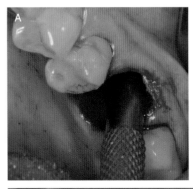
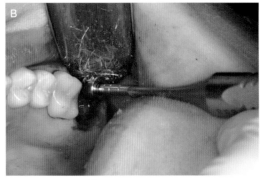
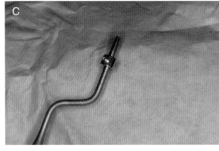
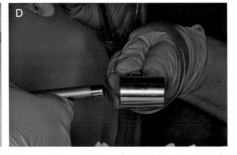

图 14.12 A.拔牙后行经牙槽窝的窦底提升技术的口内术中照片。该技术使用改良直形或弯曲杯形骨凿小心轻叩牙槽窝周围骨质，使其向窦底根方推进。B.拔牙后使用改良曲线型骨凿行经牙槽窝的窦底提升技术的口内术中照片。注意通过骨凿上的刻度控制骨凿向根方移动的深度。术前对窦底与牙槽窝间的垂直骨质高度的测量非常有助于窦的提升。C.使用曲线型骨凿行经牙槽窝的窦底提升。D.锤子以轻柔可控的力量叩击骨凿

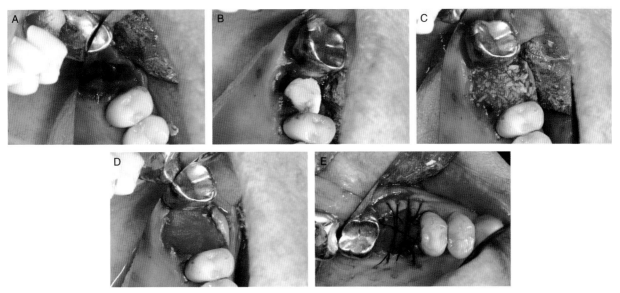

图 14.13　在穿牙槽窝的窦底提升术时针眼状穿孔的处理。A. 为了能够及早发现窦膜穿孔，在轻叩和提升的过程中定期检查牙槽窝底部是必须的。B. 胶原塞是用于覆盖针眼状穿孔的众多"膜"当中的一种。C. 在胶原塞放置后，骨移植材料可松散地放进牙槽窝中。D. 在放置骨移植材料后，可使用胶原或者 GTR 膜将移植材料与口腔环境隔离，这与任何牙槽嵴保存技术相似。E. 使用胶原塞关闭穿孔，然后进行牙槽窝骨移植，进而放置胶原或 GTR 膜，最后使用丝线关闭创口，促进愈合

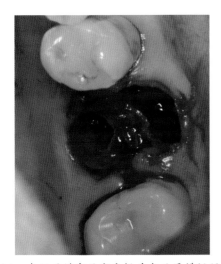

图 14.14　在经牙槽窝的窦底提升术后牙槽间隔骨质和牙槽窝

点。在使用 4-0 铬制肠线或丝线在放置屏障膜包围移植物后对切口采用一期缝合（较少见）或者二期缝合（图 14.13E）。早期术后影像可用于确认窦提升和移植材料的放置（图 14.17）。种植体可在 3~6 个月后植入（图 14.18）。对于成功的窦底提升，6 个多月后，理想的随访影像应该显示，重建稳定骨质在植入的骨内种植体根尖部上方（雪山效应）（图 14.19）。

在较少的情况下，拔牙、经牙槽窝的窦提升、骨移植及种植体植入可同期进行。是否将这几个步骤合并在一起进行取决于能否获得合适的种植体方向和初期稳定性。

并发症

嵴顶窦底提升术后的并发症很罕见。潜在的

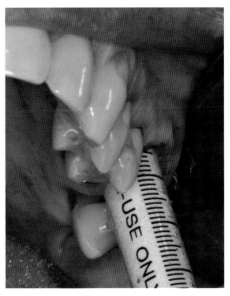

图 14.15　在窦底提升术后将骨移植材料放进牙槽窝

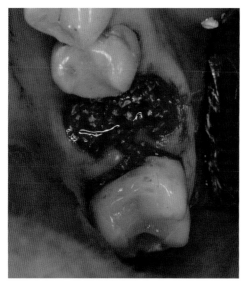

图 14.16　牙槽窝骨移植完成

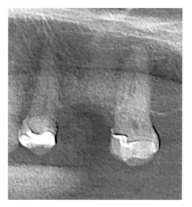

图 14.17　术后影像确认窦提升及放置的移植物

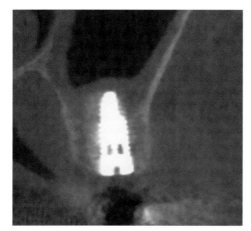

图 14.18　在窦提升和移植 3~6 个月之后植入种植体后的 CBCT 影像

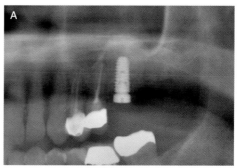

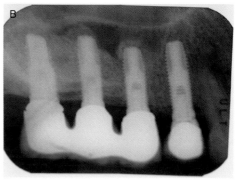

图 14.19　A.6 个多月后随访影像："雪山顶"样影像显示骨质愈合良好，经牙槽骨（牙槽嵴或拔牙窝）的窦底提升成功。放置并成功修复种植体通过种植体周围稳定的骨质保护，促进其持续进行骨整合。B. 在具有良好的骨整合的种植体上方见提升和愈合后的牙槽骨呈"雪山顶"样

并发症是继发于耳石移位的眩晕，这可能会导致良性阵发性位置性眩晕（BPPV）[14-15]。如果该症状没有改善，则需要采用 Epley 手法（头部训练）让耳石重新回到正常位置。

　　一份近期纳入了 25 篇文献及 3092 颗种植体的 Meta 分析显示，使用骨凿进行窦底提升后种植体的失败率为 3.85%[16]。

总　结

　　嵴顶（间接的）或者经牙槽嵴的窦提升术是一种进行上颌窦骨增量的可预测的且创伤最小化的技术。该技术可常规用于无牙颌的上颌窦区域并可同时植入种植体，成功率高，也可在拔牙同时应用，经牙槽窝行窦底提升即刻植骨及延期种植。除了上颌后牙牙槽嵴垂直骨增量，使用该技术通过直接骨挤压也可部分增加周围侧壁骨质密度。这有助于增加种植体初期稳定性[17-18]。嵴顶窦底提升术能够对上颌后牙区域骨质进行垂直向

并发症包括窦腔感染，种植体失败，种植体移位进入窦内，骨移植失败，窦穿孔及颊侧骨板断裂。在头部区域使用骨凿可能发生的另一个不常见的

改变以助于种植体植入，是一种安全有效的方法。

参考文献

[1] Fugazzotto PA. Sinus floor augmentation at the time of tooth emoval, Chapter 6//Jensen OT. The Sinus Bone Graft. 2nd edn. Chicago IL: Quintessence Publishing, 2006: 67–85

[2] Tatum H Jr. Maxillary and sinus implant reconstructions. Dental Clinics of North America, 1986, 30:207–229

[3] Summers RB. A new concept in maxillary implant surgery: the osteotomes technique. Compendium Continuing Education Dentistry, 1994, 15:152–160

[4] Raja SV. Management of the posterior maxilla with sinus lift: review of techniques. Journal of Oral and Maxillofacial Surgery, 2009, 67:1730–1734

[5] Hollinshead WH. The nose and paranasal sinuses, Chapter 4//Hollinshead WH. Anatomy for Surgeons, The Head and Neck. 3rd edn. Philadelphia PA: Lippincott-Raven, 1982: 259–265

[6] Krennmair G. The incidence, location, and height of maxillary sinus septa in the edentulous and dentate maxilla. Journal of Oral and Maxillofacial Surgery, 1999, 57:667–671

[7] BeckerW. Nose, nasal sinus, and face, Chapter 2//Becker W. Ear, Nose, and Throat Diseases. Stuttgart: Thieme Medical Publishers, 1994:174–180

[8] Clemente CD. Part VII; The head and neck//Clemente CD. Anatomy: A Regional Atlas of the Human Body. 3rd edn. Philadelphia: Lea and Feiberger, 1987:686–689

[9] Aimetti M. Correlation between gingival phenotype and Schneiderian membrane thickness. International Journal of Oral and Maxillofacial Implants, 2008, 23 (6):1128–1132

[10] Al-Nawas B. Augmentation procedures using bone substitute or autologous bone–A systematic review and meta-analysis. European Journal of Oral Implantology, 2014, 7(Suppl 2):S219–234, Review

[11] Lindeboom JA. A prospective placebo-controlled double-blind trial of antibiotic prophylaxis in intraoral bone grafting procedures: a pilot study. Oral Surgery Oral Medicine Oral Pathology Oral Radiology and Endodontics, 2003, 96(6):669–672

[12] Lindeboom JA. A randomized prospective controlled trial of antibiotic prophylaxis in intraoral bone-grafting procedures: preoperative single-dose penicillin versus preoperative single-dose clindamycin. International Journal of Oral and Maxillofacial Surgery, 2006, 35(5):433–436

[13] Sharaf B. Does the use of prophylactic antibiotics decrease implant failure? Oral and Maxillofacial Surgery Clinics of North America, 2011, 23(4):547–550

[14] Penarrocha M, Perez H, Gargia A. Benign paroxysmal positional vertigo as a complication of osteotome expansion of the maxillary alveolar ridge. J Oral Maxillofac Surg, 2001, 59:106–107

[15] Saker M, Ogle O. Benign paroxysmal positional vertigo subsequent to sinus lift via closed technique. J Oral Maxillofac Surg, 2005, 63(9):1385–1387

[16] Calin C. Osteotome-mediated sinus floor elevation: a systematic review and meta-analysis. International Journal of Oral and Maxillofacial Implants, 2014, 29(3):558–576

[17] Nevins M, Nevins ML, Schupback P, et al. The impact of bone compression on bone-to-implant contact of an osseointegrated implant: a cohort study. Int J Periodontics Restorative Dent, 2012, 32(6):637–645

[18] Nishioka RS, Kojima AN. Screw spreading: technical considerations and case report. Int J Periodontics Restorative Dent, 2011, 31(2):141–147

第 15 章　不翻瓣经牙槽嵴顶上颌窦底内提升骨增量术：液压技术

Byung-Ho Choi★

引　言

如何优化上颌窦底提升术以提高种植体成功率、减少术后并发症、缩短治疗周期，并且可以同期植入种植体，一直以来是临床医生所面临的一项挑战。笔者在此介绍一种通过液压窦提升系统完成的不翻瓣经牙槽嵴顶上颌窦底骨增量术。与传统开放式翻瓣术相比，这种微创不翻瓣技术能够明显减少术后不适和并发症[1-2]。但在手术过程中，无论是经由牙槽嵴顶的钻孔，或是在种植窝内进行提升，都无法只通过直视或者触感控制[3]。因此，对于整个手术而言，不仅仅是种植窝预备，还包括钻孔进入窦底骨的深度，都必须由数字化导板引导[4-5]。为提高不翻瓣经牙槽嵴顶上颌窦底内提升手术的成功率，首要条件是保证窦黏膜的完整性，因此有必要改进手术技术和仪器。本章节将介绍数字化引导种植外科手术和液压窦提升系统联合应用，以成功进行不翻瓣经牙槽嵴顶上颌窦底内提升的相关技术及仪器。

手术器械

1. 种植体钻。
2. 圆顶形 CAS 钻。
3. 液压提升装置。
4. 骨充填器，骨粉扩散器。
5. 止动环。
6. 数字化手术导板。

1. 种植体钻

种植体钻长度和直径有各种不同规格，并有止停作用，可钻至距离上颌窦底 1mm 深度。而钻入深度、方向、位置应由外科导板引导。

2. 圆顶形 CAS 钻

圆顶形 CAS 钻用于磨除上颌窦底剩余骨质（图 15.1）。钻顶部为圆形，垂直向有一停止设计。其尖端为特有的平滑切刃，这使其即使直接与窦底黏膜接触，也不会造成黏膜损伤。而且圆顶形设计也便于在平整或者较陡骨壁上安全使用。此外，此类钻有止动环，可以通过外科导板引导控制钻针深度。为了更加精确控制钻入深度，有不同长度的止动环可供选择，止停功能和止动环，可以将钻入深度误差控制在 1mm 内。圆顶形 CAS 钻直径为 3.2mm，小于植入上颌前磨牙和磨牙处种植体的直径（前磨牙为 4mm，磨牙为 5mm）。

3. 液压提升装置

液压提升装置可将液体注入上颌窦，由注射器、液压提升管和液压提升器组成（图 15.2）。提升器尖端为锥形密封设计，其一部分能够进入钻孔内，因而能够完全封闭钻孔。提升器的另一

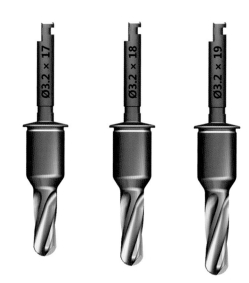

图 15.1　圆顶形 CAS 钻

★Department of Oral and Maxillofacial Surgery, Yonsei University Wonju College of Medicine, Wonju, South Korea

端与提升管相连，再与充满生理盐水的注射器相连。提升器还配备手柄（图 15.3）。对提升器而言，手柄不仅具有辅助定位和固定的功能，也具有协同向钻孔区施压的作用。注射器容量应选择5mL，1mL 太小无法施加足够液压。如果提升管与注射器连接部分较短，施加压力时容易出现分离。因而，尽可能选择注射头细长的注射器。

4. 骨充填器，骨粉扩散器

用骨充填器将骨移植材料通过钻孔置于上颌窦底空腔。然后用骨粉扩散器分散骨移植材料（图15.4）。它们都具有止停设计以控制其进入上颌窦底相应区域的深度，而且直径为 2.6mm，从而能够进入由圆顶形 CAS 钻制备的直径 3.2mm 钻孔内。骨粉扩散器顶部为圆顶形。

5. 止动环

止动环能够与 CAS 钻、骨充填器和骨粉扩散器相连，具有不同规格长度，能够在 1mm 的精度范围内控制插入上颌窦底孔腔内的深度（图 15.5）。

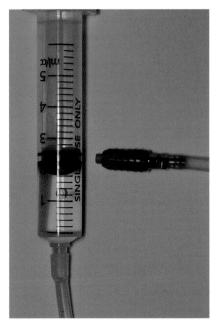

图 15.2　液压提升装置

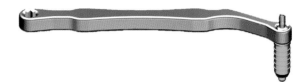

图 15.3　液压提升器和手柄

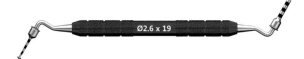

图 15.4　骨充填器和骨粉扩散器

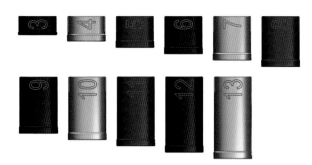

图 15.5　止动环

6. 数字化手术导板

外科手术导板具有引导去骨钻、CAS 钻和植体植入的方向与深度的作用。因此，手术中必须使用垂直向误差在 0.5mm 范围内的高精度外科导板。根据笔者经验，联合使用锥形束计算机断层扫描 CBCT 图像、TRIOS（3Shape，Copenhagen，Denmark）口内扫描图像及 3D 打印机进行手术导板制作，垂直向的误差平均值为0.44mm。整个过程中的每个步骤，包括数字化印模、口内扫描图像和 CBCT 图像重合、3D 打印过程，都有可能导致最终制作的数字化导板产生误差。如果设计中使用的石膏模型源于藻酸盐印模，而非数字化印模，则产生的误差值会增大。如果外科导板的垂直向误差值大于 1mm，窦黏膜穿孔的风险将会加大。

手术步骤
术前准备

通过分析 CBCT 中上颌窦影像决定最佳钻孔位置，此外也要考虑到最终修复体位置和上颌窦解剖结构，如窦壁形态与窦黏膜。此钻孔位将是种植体植入位置。一旦位置确定，应计算出钻孔深度，这对于避免钻入过程中造成黏膜穿孔十分重要。CBCT 横断面可以辅助确定钻入深度。2D 全景片和 X 线牙片精准度不足，不适用于此过程；相反，CBCT 图像能精确显示上颌窦解剖的三维结构。使用 CBCT 图像和口内数字化印模可以进行三维种植模拟，并制作个性化外科导板（图 15.6）。如果计划术后即刻修复，应使用计算机辅助设计与制作技术（CAD/CAM）制备个性化临时基台和修复体。设计个性化基台和牙冠时，应使用牙科设计软件（Dental System，3Shape，Copenhagen，Denmark）分析植入部位周围软组织形态和植体与邻牙、对颌牙位置关系等。种植术前应准备好相关外科导板、个性化临时基台和牙冠。

手术过程

1. 种植窝预备。2% 利多卡因局部浸润麻醉后，将光固化（SLA）打印的手术导板放入口内并检查是否完全精准就位。极小偏差都有可能造成钻入和种植体植入的误差，因而确保手术导板精准就位极其重要。术中首先使用软组织环切刀。用 3mm 直径环切刀通过手术导板定位，切除预定植入部位的软组织，接着应用骨平整钻修整牙槽骨面。平整骨面后，预备种植窝至距离上颌窦底 1mm 的深度（图 15.7）。钻入时通过导板按照扩孔钻顺序逐级扩孔至最终植入种植体所需的直径。钻孔深度由钻柄上的止停控制，其长度为植体长度、植体与导向筒之间间隙及导向筒深度总和（图 15.8）。止停功能避免了比预期钻入更深情况的出现。最终钻的直径应小于种植体直径 0.7~1mm，例如，计划植入 5mm 直径植体，最终钻直径应为 4.3mm。

2. 穿透窦底骨质。钻至距离上颌窦底 1mm 后，选择一直径 3.2mm 圆顶形 CAS 钻磨除窦底剩余骨

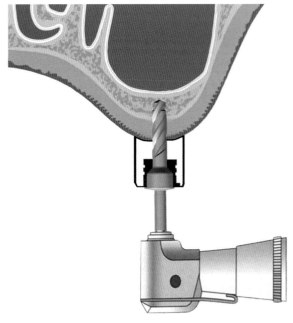

图 15.7　钻至离窦底 1mm

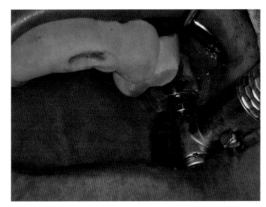

图 15.8　依据外科导板钻孔

质（图 15.9）。去除余留的 1mm 骨质后，选择具有止停功能的钻头继续向上颌窦底相应孔腔内推进 1mm 并扩大窦底开口。此过程由外科导板和钻针止停控制钻入深度，钻速应小于 10rpm，在此过程中应对窦底施加一向上力从而推进钻头到达超过窦底 1mm 处。此时上颌窦底骨板存在穿孔而非断裂。低转速使钻头与上颌窦底黏膜接触时摩擦减小，进而减轻了对窦黏膜的碰撞，最终降低随后可能出现的窦黏膜穿孔的风险。假设钻针没有止停功能，当穿破最后一层骨质时才手动停止钻针则为时已晚，此时钻针仍会继续推进，并可能意外突破窦黏膜进入窦腔内。这便解释了为什么手动停止更容易造成窦黏膜穿孔。使用圆顶形

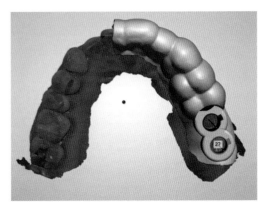

图 15.6　数字化外科导板设计

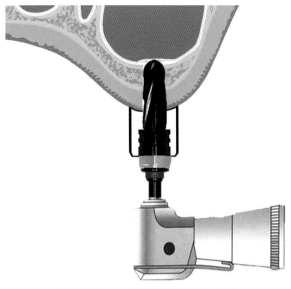

图 15.9　用圆顶形 CAS 钻磨除窦底剩余骨质

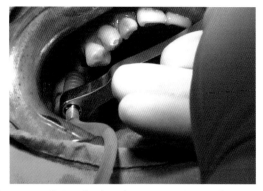

图 15.10　将液压提升器准确于钻孔内就位并固定

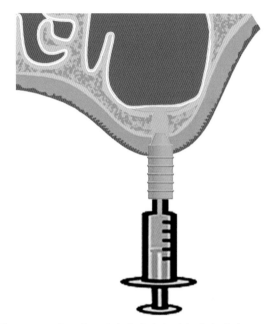

图 15.11　注入生理盐水分离窦黏膜与窦底骨质

CAS 钻、低速钻入并加压、精确控制钻入深度，是去除窦底皮质骨的关键。

　　3. 窦黏膜提升。穿通骨壁至上颌窦底后，利用静水压力是提升窦底黏膜最可靠的办法，这是由于液体对窦黏膜可以均匀施压，从而能够减少窦提升过程中黏膜撕裂的发生[6-7]。与其他技术相比，在钻孔内注入生理盐水所产生的液压分布最为广泛均匀，从而可以均匀提升上颌窦黏膜[8]，Pomme 等人通过三维有限元分析对此予以证实[9]。

　　窦黏膜提升过程中不需要手术导板。首先，将液压提升器与手柄相连，之后将提升器喷头置于钻孔内并固定。接下来，缓慢注入 0.8mL 生理盐水，分离窦底和窦黏膜，并推动黏膜上提（图 15.10）。刚开始注入 0.3~0.4mL 时可能感觉不到任何压力；随着生理盐水的注入及其对窦膜触压的增加，窦黏膜会随着压力升高而提升；一旦窦黏膜完成提升，压力就会减小。值得重视的是，当压力减小时，应避免注入过多液体而造成窦黏膜过度提升。因此，生理盐水的注入应当以缓慢逐次注入 0.1mL 的方式进行（图 15.11）。如果窦底尚未完全穿通，注入 0.3~0.4mL 生理盐水后就可能会感觉到压力，并且无法继续注入。此时应使用 3.2mm 直径的圆顶形 CAS 钻继续向上颌窦方向推进 1mm，之后再尝试注入。

　　4. 检查窦黏膜完整性。使用抽吸技术将孔内注入的生理盐水吸出，若与之前注入体积完全相同，则表示窦黏膜完整，这是检查窦黏膜是否完整最可靠的方法。其他办法，例如直接观察窦黏膜，嘱患者做 Valsalva 动作（捏鼻鼓气试验），探查或冲洗，并不能保证对窦黏膜完整性判断的准确性。笔者也认同检查钻孔内生理盐水体积有无改变是明确窦黏膜完整性的最佳办法。

　　一旦窦提升后应立即检查窦黏膜有无穿孔。若注入 0.8mL 生理盐水以提升窦黏膜，也应吸出同等体积的生理盐水。如果所有注入的生理盐水能够被全部吸出，且注射器内为负压，则表示窦黏膜未出现穿孔。钻孔内的少量空气在生理盐水推动下可能使窦黏膜与骨面分离，发生少量出血，因而吸出的生理盐水中可能混有气泡和血液。如

159

果只有一部分生理盐水能够吸出且注射器内无法达到负压，则表示窦黏膜穿孔，此时窦腔内黏液可能通过穿孔处流出渗入骨移植材料中，进而对术后成骨造成不利，并且骨移植材料也有可能通过穿孔进入窦腔内诱发鼻窦炎，因而穿孔时切勿充填骨移植材料。如果窦提升过程中发生窦黏膜穿孔，应在2个月后再行提升。第二次手术时可尝试在其他部位进行提升，避开之前受损部位，以提高手术成功率。

5. 扩大上颌窦底钻孔。放入骨移植材料之前，应扩大窦底钻孔。口内固定手术导板后，使用3.2mm直径圆顶形CAS钻继续向窦腔推进1mm，以扩大钻孔（图15.12）。通过手术导板和钻针上的止停设计，精确推进1mm。此后去除手术导板，用骨充填器检查钻孔处有无残留骨质干扰，若有予以去除，以确保开孔处骨面洁净。利用止动环确保骨充填器不会进入窦内超过1mm。

6. 骨移植。骨移植过程中不需要外科导板辅助。如果选择Bio-Oss胶原海绵（Geistlich Pharma AG，Wolhusen，Switzerland）作为骨移植材料，可将1cm³海绵切成9片，然后用骨充填器将切成片状的胶原海绵通过钻孔送入窦底并且分散材料使之对窦黏膜保持上推趋势。每当置入0.2~0.3mL移植材料，需利用骨粉扩散器在窦内顺时针和逆时针尽可能打圈以分散骨移植材料（图15.13）。

置入骨移植材料总量由窦黏膜提升高度所确定。如果计划提升3mm，则置入0.3mL；提升5mm，则置入0.5mL；提升7mm，则置入0.7mL。如果只进行骨移植材料的充填而不植入种植体，则需要增加0.3mL移植材料，例如，计划提升7mm，需置入1mL骨移植材料。

7. 种植体植入。计划同期植入种植体。植入种植体前，通过外科导板用最终钻加深1mm以扩大窦底种植窝，然后在导板引导下将种植体植入预备好的种植窝内。由于同期植入植体既利于分散骨移植材料也利于保持上颌窦提升，因而建议植骨同期进行种植。但如果剩余骨垂直高度小于2mm，种植体无法获得初期稳定性，则只进行植骨。可以通过植体植入时最终扭矩值评估植体初期稳定性。

8. 即刻修复或安置愈合基台。单颗牙种植且种植体初期稳定性大于30N·cm，可以利用术前设计制作的个性化基台和临时修复体进行即刻修复。若种植位点相邻牙也为种植修复，此时初期稳定性大于20N·cm便可进行即刻修复。修复过程必须遵循无功能负载原则，调磨牙冠以避免与对颌牙接触（图15.14）。术后嘱咐患者3~4个月内勿使用修复牙冠。如果种植体无法获得足够的初期稳定性，则仅安放覆盖螺丝或者愈合基台。

9. 影像学评估。应对患者术后CBCT影像认真分析以明确并排除上颌窦黏膜穿孔的可能性（图15.15）。

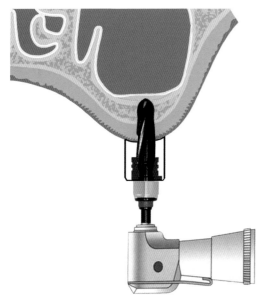

图15.12 圆顶形CAS钻继续推进至超过窦底1mm

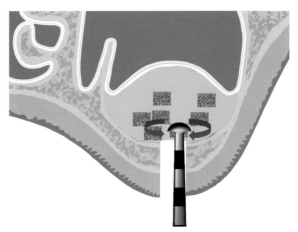

图15.13 使用骨粉扩散器分散骨移植材料

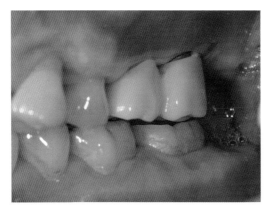

图 15.14　预成树脂临时冠进行即刻修复。牙冠与对颌牙无咬合接触

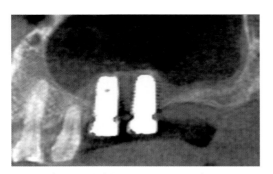

图 15.15　术后即刻进行 CBCT 扫描检查

优　势

　　与外提升相比，不翻瓣经牙槽嵴顶上颌窦内提升有许多优势。内提升过程中对上颌窦不会造成类似外提升的较大创口，因而患者术后疼痛、不适感减少，而且治疗周期较短[10-13]。除植入部位外，不翻瓣内提升能够保留上颌窦骨性结构完整。此外，不翻瓣内提升通过钻孔进行窦底黏膜分离和植入植体，不需要第二次手术进行植体植入，大大减少了椅旁工作时间[6,14]。与外提升相比，内提升美观性也得到改善[10]。根据笔者经验，不

翻瓣上颌窦内提升平均手术时间为 17 ± 15min，与以往的牙槽嵴手术相比大大缩短了手术时间。其他缩短手术时间的原因可能还包括钻针的止停作用，手术导板的应用，采用高效上颌窦提升系统，不需要缝合线，不需要进行软组织成形等。除了手术时间缩短，此种方法也适用于提升解剖结构复杂的上颌窦。手术过程中不会对窦间隔造成损伤，即使窦底凹凸不平也能钻孔。因而，对于上颌窦分隔患者而言，这种手术方式能够大大提高成功率。

存在窦间隔患者

　　上颌窦内存在间隔增加了外提升的难度，不仅需要术者技术精湛而且会延长手术时间，但即使是拥有丰富操作经验的术者也可能经常造成窦黏膜穿孔。然而，不翻瓣经牙槽嵴上颌窦内提升辅助使用外科导板和液压技术，可使手术过程简单高效（图 15.16）。而且窦间隔的存在能够帮助固定骨移植材料（图 15.17）。上颌窦存在间隔患者内提升成功率较高的重要原因就在于，圆顶形 CAS 钻顶部为圆形，无论窦底表面平整与否，它都可用于钻孔备窝（图 15.18）。窦间隔处骨质往往较硬，有利于种植体获得初期稳定性。如果术前 CBCT 影像显示窦间隔存在，术者在决定初始钻和钻孔深度时应当予以考虑。而当钻针通过不平整窦壁时，根据角度不同，术者可能需要较平坦窦底钻深 1mm。

上颌骨严重吸收患者

　　即使患者上颌骨严重吸收（剩余骨量1~2mm），也可进行上颌窦提升并同期植入植体（图 15.19）[15]。此类患者上颌窦底剩余骨质为典

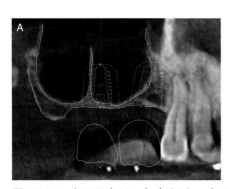
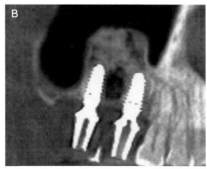
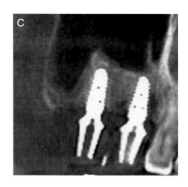

图 15.16　窦间隔案例：术前（A），术后即刻（B），术后 6 个月（C）

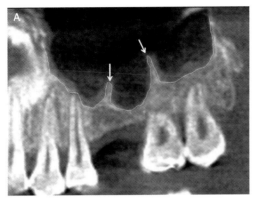
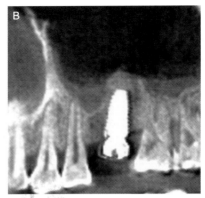

图 15.17　窦间隔案例：术前（A）和术后 6 个月（B）

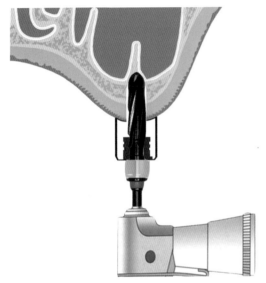

图 15.18　圆顶形 CAS 钻通过窦间隔

型的较硬皮质骨，此时应充分利用残留的 1~2mm 骨质获得初期稳定性以实现上颌后牙区成功种植。外科导板的辅助可以确保钻孔和种植窝预备时轴向的稳定，此时适宜选择植入锥形种植体。

所预备的种植窝直径应比拟用种植体的直径小 0.7~1mm。

骨移植材料

由于不翻瓣经牙槽嵴顶上颌窦内提升术中无法在直视下放入骨移植材料，因而很难对移植材料塑形，所以置入骨移植材料的目的只是单纯地为了维持上颌窦提升高度。换句话说，即是保持窦黏膜提升高度，以利于黏膜下方新骨形成。被提升的上颌窦黏膜很像帐篷并可以促进血液流动和骨质再生。窦提升后窦黏膜下的微环境是有利于骨形成的[16-17]。一个原因是窦腔被周围骨质包绕，而骨移植材料的血供可以来源于相邻骨壁。另一原因是窦底黏膜内有丰富的血管网，以及能够向成骨细胞系分化的间充质干细胞[18]。被提升窦黏膜相对应的骨膜也是成骨相关细胞的来源。因此，只有维持上颌窦提升后所形成的空间才能够促进新骨形成。若骨移植材料和植体同时置入，

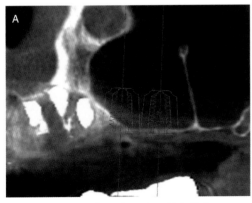
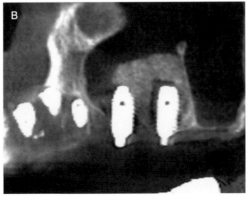

图 15.19　CBCT 显示上颌窦严重吸收，剩余骨量 1mm：术前（A），术后（B）

两者均可支撑窦黏膜提升高度。因此，不翻瓣进行上颌窦内提升选择骨移植材料时应当对其维持提升空间，通过较小钻孔置入，易于分散等特点予以考虑。

　　骨移植材料可以是颗粒状、凝胶状或海绵状。就颗粒状材料而言，可以使用骨匙将其通过钻孔置入窦内，但是此种类型的移植材料可能最终无法形成新骨，而且通常钻孔较小会导致置入难度较大，操作费时。就凝胶状材料而言，其优点是可以使用注射器直接通过钻孔注入窦内，但缺点是它容易在窦内移动，特别是平躺时，凝胶材料会发生回流。所以常使用的是热敏凝胶材料，该材料可以在窦内固化并且保持形状。当将颗粒状和凝胶状两种材料混合使用时，可出现两种情况：第一，如果颗粒状材料的比例大于凝胶状材料，则不能使用注射器注入；第二，如果颗粒状材料比例小于凝胶状材料，则混合物容易发生吸收。就海绵状材料而言，它表面粗糙度适宜能够保护窦黏膜，同时在移植过程中也可以减小黏膜撕裂的发生。此外，海绵状材料质软且有弹性，更容易操作。可以将材料切割成一定大小便于通过钻孔，置入后能维持黏膜提升后形成的空间。Bio-Oss 胶原海绵（Geistlich Pharma AG，Wolhusen，Switzerland）是一种常用的海绵状骨移植材料，由 90% 小牛松质骨和 10% 猪胶原蛋白构成。普通的胶原海绵容易被吸收，因而无法维持空间，但是 Bio-Oss 胶原海绵置入窦内后，内含的 Bio-Oss 骨颗粒不会被很快吸收，因而能够维持窦提升空间（图 15.20）。笔者的动物实验研究证明，选用 Bio-Oss 胶原海绵作为上颌窦提升后骨移植材料，植骨部位新骨形成效果显著，平均骨整合率超过 40%（图 15.21）。

小　结

　　不翻瓣经牙槽嵴顶上颌窦内提升术的成功，其首要关键因素是使用圆顶形 CAS 钻，低速钻入并且保持向上推力，以及精准控制钻孔深度；其次，液压的使用可以安全提升上颌窦黏膜并利于检查其完整性；最后，还与术中使用高分辨率 CBCT、先进的外科设备，以及高度精确的外科导板密不可分。

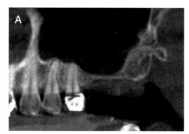 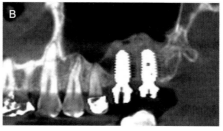 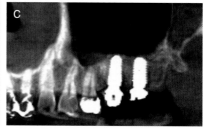

图 15.20　CBCT 图像术前（A），术后即刻（B），术后 6 个月（C）

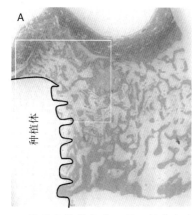 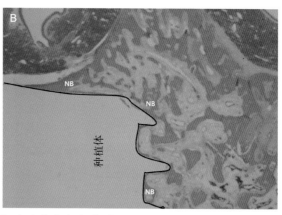

图 15.21　Bio-Oss 胶原海绵样本病理图：低整合率（A）和高整合率（B）

参考文献

[1] BassiMA, LopezMA. Hydraulica sinus lift: a newmethod proposal. J Osteol Biomat, 2010, 1:93–101

[2] Engelke W, Capobianco M. Flapless sinus floor augmentation using endoscopy combined with CT scan-designed surgical templates: method and report of 6 consecutive cases. Int J Oral Maxillofac Implants, 2005, 20:891–897.

[3] Toffler M. Minimally invasive sinus floor elevation procedures for simultaneous and staged implant placement. N Y State Dent J, 2004, 70:38–44

[4] Cassetta M, Stefanelli LV, Giansanti M, et al. Accuracy of implant placement with a stereolithographic surgical template. Int J Oral Maxillofac Implants, 2012, 27:655–663

[5] D'haese J, Van De Velde T, Komiyama A, et al. Accuracy and complications using computer-designed stereolithographic surgical guides for oral rehabilitation by means of dental implants: a review of the literature. Clin Implant Dent Relat Res, 2012, 14:321–335

[6] Chen I, Cha J. An 8-year retrospective study: 1,100 patients receiving 1,557 implants using the minimally invasive hydraulic sinus condensing technique. J Periodontol, 2005, 76:482–491

[7] Kao DW, DeHaven HA. Controlled hydrostatic sinus elevation: a novel method of elevating the sinus membrane. Implant Dent, 2011, 20:425–429

[8] Watzek G. The Percrestal Sinus Lift-From Illusion to Reality. London: Quintessence Publishing, 2012:67–86

[9] Pommer B, Unger E, Sütö D, et al. Mechanical properties of the Schneiderian membrane in vitro. Clin Oral Implants Res, 2009, 20:633–637

[10] Fortin T, Bosson JL, Isidori M, et al. Effect of flapless surgery on pain experienced in implant placement using an image-guided system. Int J Oral Maxillofac Implants, 2006, 21:298–304

[11] Nkenke E, Eitner S, Radespiel-Troeger M, et al. Patient-centred outcomes comparing transmucosal implant placement with an open approach in themaxilla: a prospective, non-randomized pilot study. Clin Oral Implants Res, 2007, 18:197–203

[12] Bensaha T. Outcomes of flapless crestal maxillary sinus elevation under hydraulic pressure. Int J Oral Maxillofac Implants, 2012, 27:1223–1229

[13] Brodala N. Flapless surgery and its effect on dental implant outcomes. Int J Oral Maxillofac Implants, 2009, 24:118–125

[14] Kfir E, Goldstein M, Yerushalmi I. Minimally invasive antral membrane balloon elevation: results of a multicenter registry. Clin Implant Dent Relat Res, 2009, 11: e83–91

[15] PelegM, Mazor Z,Chaushu G, et al. Sinus floor augmentationwith simultaneous implant placement in the severely atrophic maxilla. Periodontol, 1998, 69:1397–1403

[16] Lundgren S, Andersson S, Gualini F, et al. Bone reformation with sinus membrane elevation: a new surgical technique for maxillary sinus floor augmen-tation. Clin Implant Dent Relat Res, 2004, 6:165–173

[17] Palma VC, Magro-Filho O, Oliveira JA, et al. Bone reformation and implant integration following maxillary sinus membrane eleva-tion: an experimental study in primates. Clin Implant Dent Relat Res, 2006, 8:11–24

[18] Gruber R, Kandler B, Fürst G, et al. Porcine sinus mucosa holds cells that respond to bonemorphogenetic protein BMP-6 and BMP-7 with increased osteogenic differentiation in vitro. Clin Oral Implants Res, 2004, 15:575–580

第16章 超声骨刀微创提升上颌窦及生长因子在萎缩性上颌骨中的应用

Dong-Seok Sohn

引　言

上颌后牙牙槽骨萎缩往往伴随缺牙区垂直骨高度不足，从而增加了口腔种植修复的难度。对于此类情况，最常见的解决办法是经牙槽嵴顶或侧壁开窗进行上颌窦提升[1-2]。

现在旋转式牙科钻头已经广泛用于切割侧壁骨窗，暴露上颌窦黏膜，为骨移植材料置入创造通路。然而，如果临床经验不足，在使用这种钻头制备骨开窗时，就有可能会造成窦黏膜穿孔。这是因为此类钻头较容易对软组织造成损伤，如导致窦黏膜的穿孔。在使用常规的旋转器械进行上颌窦提升时，穿孔发生率为10%~44%[3-6]。

一旦上颌窦黏膜穿孔，需运用额外的手术和材料对穿孔处进行修补。如果窦黏膜穿孔很小，可在使用可吸收性膜或纤维蛋白胶修复穿孔后继续植骨。如果穿孔较大，置入的骨移植材料有可能进入上颌窦内造成鼻窦感染，因此最好延期植骨。据报道，黏膜穿孔时，术后鼻窦炎发生率和种植失败率较高[8-9]。

为避免黏膜穿孔引起的并发症，推荐使用通过超声波微振动进行切割的超声骨刀技术[10-12]。

超声骨刀技术能精确切割侧方骨质，窦黏膜穿孔风险性小。此外，相较于传统的旋转式牙科钻头器械，超声骨刀产生的震动和噪音较小。而且在上颌窦提升过程去除骨质时，即使不小心触碰到软组织和其他（如血管、神经等）结构，超声骨刀造成的损伤也极小（图16.1~16.2）。

用于上颌窦提升的超声骨切割器械

上颌窦开窗时往往选择使用圆形刀头。研究表明，去骨过程中使用圆形刀头不会对上颌窦黏膜造成损伤[13-16]。然而，当上颌窦侧壁较厚时，相较于其他有锋利刃部的刀头，金刚砂包被的圆形刀头开窗效率较低，操作费时[17]。根据笔者对两种用于侧方开窗去骨的超声骨刀工作尖的对比分析，锯齿形刀头相较于圆形刀头切割更加快速准确，骨损失量极少，并能够使骨壁复位更准确[13]。由于窦黏膜穿孔率与所使用刀头类型无关，因而笔者建议侧方开窗时使用锯齿形刀头，既可缩短手术时间，又有利于发挥复位骨壁的骨诱导效果。

1. 圆形金刚砂刀头。此类刀头经常用于上颌窦提升时切断骨窗。因其切割缓慢故不建议用于预备骨窗（图16.3~16.4）。

2. 圆形钨钢刀头。此类刀头属于圆形钨钢钻，切割速度比金刚砂骨刀（S016®，S-Dental）快，其表面有刻度可以用于测量长度，最低刻度线处为4mm，并以2mm间隔向上递增。其工作尖可用于骨开窗，或根尖手术时为倒充填暴露根尖部位，也可用于超声骨刀上颌窦内提升（PISE）和作为种植手术的先锋钻使用（图16.5）。

3. 锯齿形刀头。此类刀头可广泛用于上颌窦植骨，收集自体骨植骨，口腔手术，正颌手术，骨劈开等多个式中。厚刃和薄刃的锯齿形刀头均可使用，但临床操作中更推荐使用薄刃刀头进行骨窗预备，从而使分离下来的骨窗复位后有良好的稳定性（图16.6~16.7）。

*Department of Oral and Maxillofacial Surgery, Daegu Catholic University, School of Medicine, Daegu, Korea

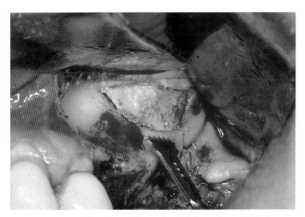

图 16.1　使用锋利的锯齿形骨刀制备可复位的骨窗

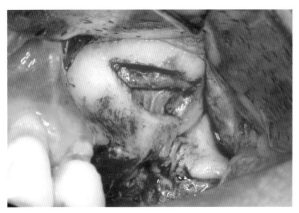

图 16.2　超声骨刀具有选择性的和微米级的切割效果可避免开窗后造成血管损伤

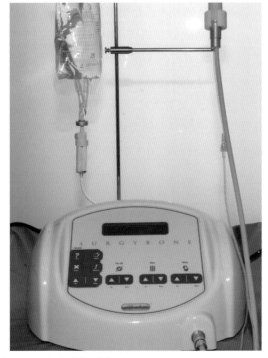

图 16.3　超声骨切割装置

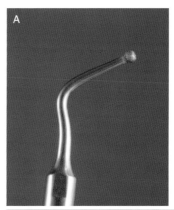

图 16.4　金刚砂圆形刀头及开窗

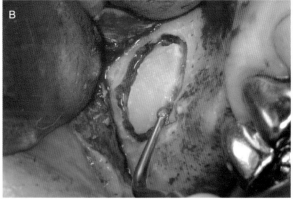

图 16.5　圆形钨钢刀头，其切削速度较金刚砂刀头快

A. 单独使用自体浓缩生长因子进行上颌窦外提升

　　虽然上颌窦提升时往往要考虑进行植骨，但是越来越多的动物实验和临床研究表明，即使不进行植骨，上颌窦内仍有新骨形成[18-24]。Palma

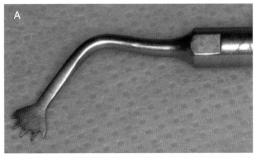

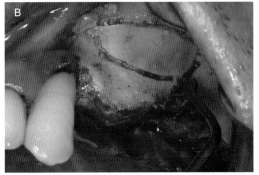

图 16.6　使用厚刃锯齿状刀头预备骨窗。注意图中较宽的切割线

等研究表明，灵长类动物术后 6 个月，上颌窦植骨区和未植骨区骨增量无差异[19]。Sohn 等最先通过体内组织学研究证实未植骨窦内存在良好的新骨形成并且成功植入植体[20]。与使用骨移植材料进行上颌窦提升相比，不使用骨替代材料有以下优势：①不需要收集骨粉；②可防止牛骨与人骨之间的交叉感染；③术后感染发生率较低；④手术成本降低，操作时间缩短。

现今富血小板血浆（PRP）和富血小板生长因子（PRGF）等促血小板聚集物已被常年用于促进引导性骨再生和窦内植骨后的新骨形成[24-27]。

富血小板纤维蛋白（PRF）与骨移植材料混合后，可缓慢释放生长因子，如转化生长因子（TGF-b1）、血小板源性生长因子（PDGF）、血管内皮生长因子（VEGF），从而促进上颌窦内新骨形成[28-29]。

此外，单独使用浓缩生长因子纤维蛋白（CGFs）能够获得快速的窦内新骨形成[24]。笔者在 61 例窦提升中单独使用浓缩生长因子纤维蛋白胶，通过影像学和组织学结果证实在所有病例中上颌窦处均很早就有新骨形成，并且无明显术后并发症[24]。负载 10 个月后种植体成功率为98.2%。研究表明浓缩生长因子纤维蛋白具有替代骨移植材料用于上颌窦提升的潜力。

浓缩生长因子纤维蛋白（CGF）的制备

浓缩生长因子纤维蛋白制备参考 Sacco 医生[30]的方法。植骨前，首先抽取患者 20~60mL 静脉血并用无抗凝剂玻璃涂层试管分装，随后将试管放入具有交替转动转子的专用离心机（Medifuge，Silfradentsrl，Sofia，Italy）内以 2400~2700rpm 转速离心 12min 以分离血液。离心后，试管内可见三层：最上层为血清（不含胶原蛋白原和凝血因子）；中间层为纤维蛋白层，内含大量聚合浓缩生长因子纤维蛋白（CGFs）；最底层则由红细胞和白细胞、血小板及凝血因子组成（图 16.8）。用于替代骨移植材料进行上颌窦提升的是中间层（纤维蛋白层）。

与富血小板血浆[25]和富血小板生长因子[26]相比，浓缩生长因子纤维蛋白制备简单，不需要

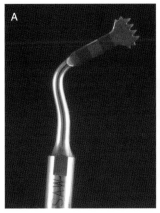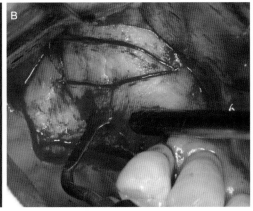

图 16.7　笔者建议上颌窦手术首选薄刃锯齿状刀头。注意图中较窄的切割线

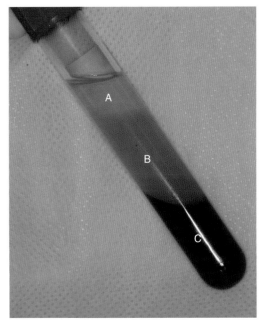

图16.8 制备浓缩生长因子纤维蛋白（CGFs）：A.血清层。B.CGF层，用于上颌窦提升和覆盖黏膜。C.血细胞层

其他生物材料如牛凝血酶和氯化钙进行合成，因而无交叉感染风险。

▶ 病例

患者，女，45岁，私人牙科诊所转诊。患者自觉咀嚼困难，一右上颌后牙治疗远期效果不佳需拔除，有种植修复意愿（图16.9~16.10）。临床检查发现右上颌后牙固定桥严重松动。全景片和锥形束CT影像（CBCT, Combi, Pointnix Co., Seoul, korea）显示右上颌窦内有一较大潴留性黏液囊肿（MRC），右上颌第二磨牙周围骨质严重吸收，剩余骨高度小于1mm。

在右上颌后牙区使用含1:100 000肾上腺素的2%利多卡因行局部阻滞麻醉，然后去除

固定桥并进行窦提升。术前1h给予氟氧头孢钠（Flumarin®；lldong Pharmaceutical Co., korea，500mg静脉注射）。拔除修复桥，翻全厚黏骨膜瓣，暴露上颌窦外侧壁。将薄刃锯齿形超声刀头（S-Saw, S-Dental Co., Daegu, Korea）安装于超声骨切割装置（Surgybone®, Silfradent srl, Sofia, Italy），在大量生理盐水冲洗下切割上颌窦外侧壁预备矩形可复位骨窗（图16.11）。骨窗前端距离上颌窦前壁3mm，而其远中端距离骨窗前端20mm，骨窗高度约10mm。骨窗前、下方切割线与上颌窦近中壁平行，上、后方切割线相互且与窦壁垂直。此种切割形的设计可使骨窗精确复位，并为后续置入的浓缩生长因子纤维蛋白提供屏障。仔细分离骨窗，暴露上颌窦黏膜。剥离窦底黏膜前，做一小切口，用吸引器吸出窦内潴留性黏液囊肿（图16.12~16.13）。

取出囊肿后，继续仔细剥离窦黏膜至窦腔前壁和内壁。窦内壁应暴露至与侧方骨窗上方切割线平齐高度。窦黏膜提升后，因吸出囊肿造成的较大的黏膜穿孔可用可吸收胶原膜（BioMend, Zimmer Dental, CA）修复。将6片浓缩生长因子

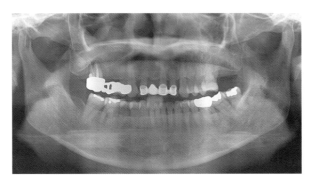

图16.9 影像学检查显示右上颌窦内可见一较大潴留性黏液囊肿

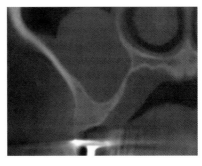
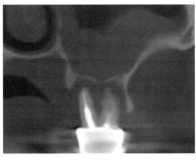

图16.10 右上第二前磨牙（左图）和第二磨牙（右图）CBCT横断面影像分析，可见右上颌内有一较大潴留性黏液囊肿，右上第二磨牙根尖骨质严重吸收

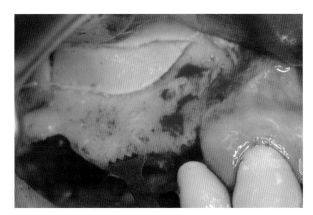

图 16.11　预备可复位骨窗。注意前下方的斜形骨切割线

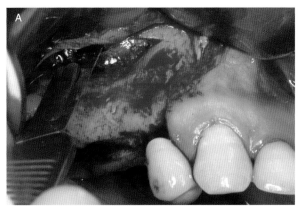

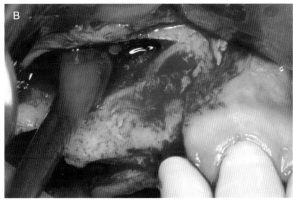

图 16.12　在窦黏膜上做一切口通过吸引器抽吸出窦内潴留性黏液囊肿

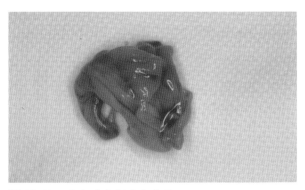

图 16.13　取出的上颌窦内囊肿

纤维蛋白代替骨移植材料放入窦黏膜下方空间内以促进新骨形成。分离下来的骨窗重新稳定复位（图 16.14~16.17）。

拔除磨牙并搔刮牙槽窝内肉芽组织后发现牙槽窝与上颌窦相通，因而选择延期种植。为恢复拔牙后骨缺损，使用脱钙同种异体骨浆（AllBone®，

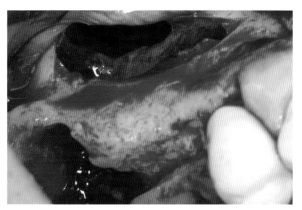

图 16.14　提升窦黏膜。注意黏膜上有一较大穿孔

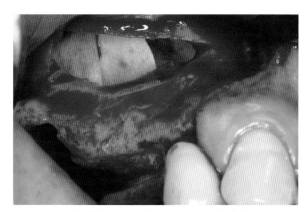

图 16.15　黏膜穿孔处覆盖胶原膜，避免浓缩生长因子纤维蛋白进入窦内

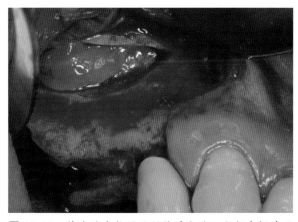

图 16.16　将浓缩生长因子纤维蛋白放入上颌窦提升后黏膜下空间内

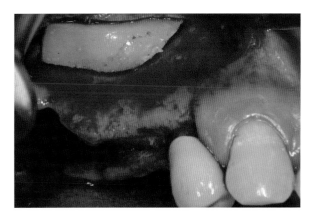

图 16.17 复位骨窗

GC Bio Co., Sungnam, Korea）作为骨移植材料，并移植带蒂结缔组织覆盖于骨替代材料表面。用聚四氟乙烯（PTFE）缝线（Cytoplast®, Osteogenic Biomedical, Texas, USA）间断褥式缝合关闭创口（图 16.18~16.19）。向患者交代窦提升术后注意事项（术后 2 周严禁擤鼻、游泳、坐飞机、张嘴咳嗽及打喷嚏等）。术后预防性服用抗生素 7d，并于第 10 天拆线。术后即刻进行 CBCT 检查（图 16.20）。经过 6 个月恢复期后，上颌窦处新骨矿化。CBCT 检查评估可见在未植骨情况下存在约 12mm 高度的新骨形成。然而，拔牙区可能因为脱钙同种异体骨发生快速吸收，成骨效果不佳（图 16.21~16.22）。翻开全厚瓣暴露术区，采用一步法预备两个种植体种植窝以获得初期稳定性，并植入 2 颗长度 12mm 的 种 植 体（Dentisimplant, Dentis lnc, Daegu, Korea）（图 16.23）。将矿化同种异体骨粉（Boi Tis Co., Seoul, Korea）与浓缩生长因子纤维蛋

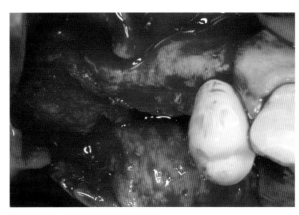

图 16.18 拔牙窝内植骨

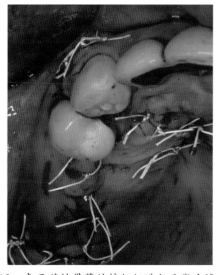

图 16.19 表面移植带蒂结缔组织进行无张力缝合

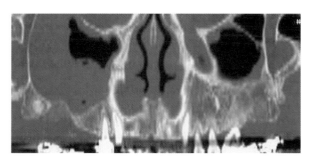

图 16.20 术后即刻 CBCT 影像

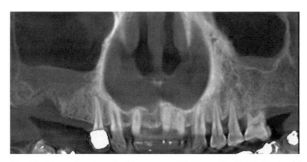

图 16.21 术后 6 个月 CBCT 影像。注意到窦内有 12mm 高度新骨形成

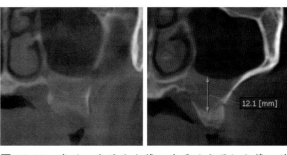

图 16.22 术后 6 个月右上第二磨牙（左图）和第二前磨牙（右图）CBCT 横断面影像

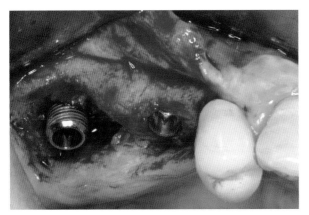

图 16.23　第二磨牙处植体植入后仍可见骨缺损

白混合置入第二磨牙植体周围骨缺损处并用浓缩生长因子纤维蛋白膜予以覆盖，这样既促进了新骨形成，也可以防止软组织向内生长（图 16.24~16.27）。术后第 4 个月进行渐进性临时修复。术后第 4 年随访，X 线片显示上颌窦提升和种植修复效果稳定（图 16.28~16.30）。

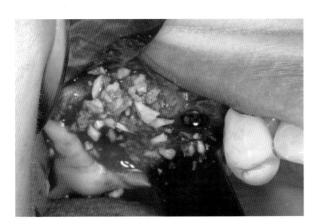

图 16.24　骨缺损处植骨

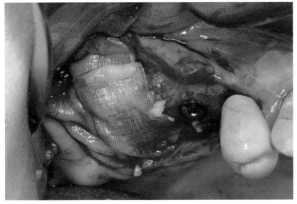

图 16.25　将浓缩生长因子纤维蛋白置于骨移植材料表面作为屏障

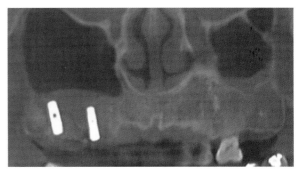

图 16.26　种植术后 CBCT 影像

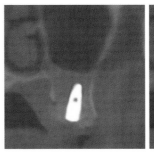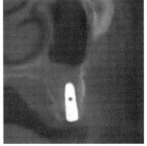

图 16.27　右上颌第二磨牙（左图）和第二前磨牙（右图）CBCT 横断面影像

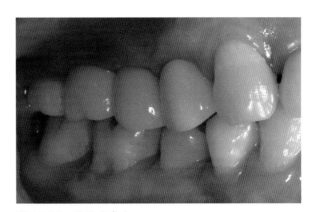

图 16.28　最终修复体

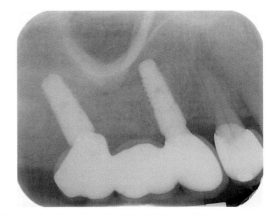

图 16.29　最终修复体粘接后即刻 X 线片

171

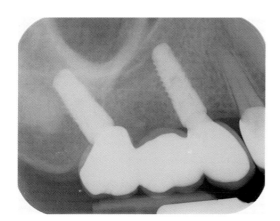

图 16.30　4 年随访 X 线片

B. 经牙槽嵴顶超声骨刀液压内提升上颌窦（HPISE）联合使用自体浓缩生长因子

上颌窦侧方开窗外提升技术已经经历了几十年的发展，但由于此方法有可能导致患者出现如术后肿胀、疼痛等并发症，并且其恢复期较长，因此部分患者可能会考虑选择其他的手术方式。另外又因为此方法上颌窦黏膜穿孔风险较大，所以经验有限的医生往往放弃这种手术方式。为弥补外提升方式的不足，一些经牙槽嵴顶的手术方法，例如挤压提升技术[31]、超声骨刀内提升技术（PISE）[32-33]、液压提升技术（HSC）[34]、超声骨刀液压内提升技术（HPISE）[35-37] 等相继被提出。

在牙槽嵴顶使用骨锤和骨挤压器进行内提升较外提升创伤小，但也存在一定的局限性，如易导致术后眩晕，骨充填时窦黏膜穿孔，难以到达足够深度因而垂直提升量有限等[38-39]。此外，与剩余骨高度大于 5mm 时相比，当剩余骨高度小于或等于 4mm 时，挤压提升技术成功率低[40]。

大多数内提升（间接或通过牙槽）方法靠挤压骨质以提升上颌窦，但术中若压力太大则可能会造成窦黏膜穿孔和术后鼻窦炎的发生，而且需要使用较多器械。

不同于其他内提升手术方式，HPISE 不需要骨挤压器或者上颌窦提升装置，而是利用超声微振动去除窦底骨质，并且液压力对窦黏膜的提升可超过 20mm（图 16.31），同时无须挤压骨质。

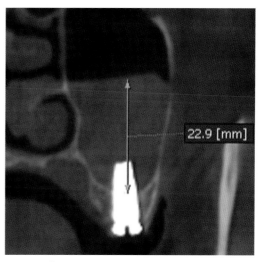

图 16.31　单独采用液压技术使上颌窦黏膜提升近 20mm。HPISE 通常不需要靠挤压骨质提升上颌窦

HPISE 操作步骤

使用含 1∶100 000 肾上腺素的利多卡因局部麻醉手术区域后，翻开全厚瓣暴露牙槽嵴。若 CBCT 影像确定牙槽嵴宽度足够时则可不翻瓣。首先，将直径 1.6mm 的圆形钨钢刀头（图 16.5）与水冲洗超声骨切割装置（Surgybone®，Silfradent srl, sofia, Italy）或其他兼容装置相连，用于穿通窦底骨质。可通过圆形刀头在窦底皮质骨与窦黏膜处的振动触感判断窦底是否穿破（图 16.32）。圆形刀头上有相邻间隔为 2mm 的刻度线，可精确测量牙槽嵴顶至窦底剩余骨的高度。穿通窦底后，用一直径 2.8mm 的圆柱形钨钢刀头（HPISEinsert®，

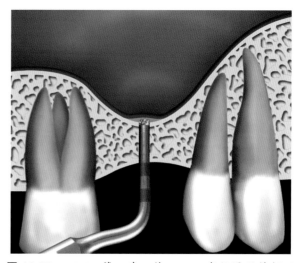

图 16.32　HPISE 第一步，将 1.6mm 直径圆形钨钢刀头与超声骨切割装置连接直接去除窦底骨质

S-Dental Co., Daegu, Korea）扩大开孔，并使用液压提升上颌窦黏膜（图 16.33~16.34）。HPISE 工作尖长度为 4mm，每间隔 2mm 有一刻度线。将无菌生理盐水通过 HPISE 工作尖内部冲洗上颌窦底腔隙，液体压力可将黏膜从窦底分离，此方法窦黏膜穿孔较罕见。利用超声振动去除窦底皮质骨后，为进一步分离窦黏膜应施加液压 10~20s。完成后当患者呼吸时，医生可观察到上颌窦黏膜随之起伏。

是否植骨取决于医生的个人经验。如果液压无法提升上颌窦至足够高度，可进行植骨。此时，HPISE 工作尖超声振动可用于压实骨质。笔者更倾向于使用浓缩生长因子纤维蛋白替代骨移植材

料置入提升后窦黏膜下方的空间内（图 16.35）。为获得良好的初期稳定性应预备稍小尺寸的种植窝并同期植入种植体。直径 2.8mm HPISE 工作尖可作为直径 3.7~4.2mm 的植体种植窝的预备最终钻（图 16.36）。如果需要植入更宽植体，则需继续扩孔以匹配宽植体。通常建议使用较种植体实际直径小一个尺寸的工作钻进行种植窝最终预备以获得足够的初期稳定性。

▶病例

患者，女性，45 岁，右上颌第一磨牙缺失（图 16.37a）。患者曾于其他大学医院牙周科就

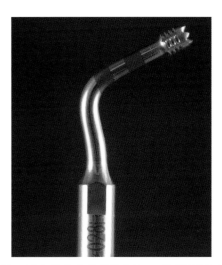

图 16.33 可内部出水的直径 2.8mm 的 HPISE 工作尖

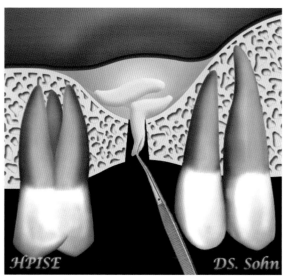

图 16.35 窦提升后可选择填入植骨材料。笔者倾向于选用浓缩生长因子纤维蛋白或者富血小板纤维蛋白置入窦内

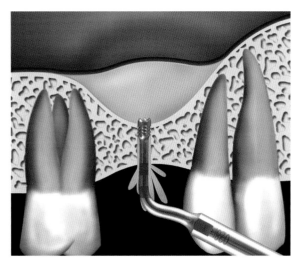

图 16.34 第二步，使用 HPISE 工作尖扩大种植窝并提升上颌窦黏膜。此工作尖可作为 3.7~4.2mm 直径锥形植体种植窝的最终预备钻

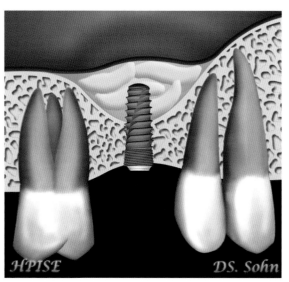

图 16.36 同期植入种植体

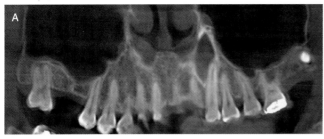
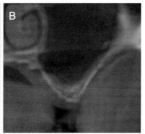

图 16.37　术前 CBCT 影像显示剩余骨高度约 3mm，窦内无病变

诊，医生建议进行上颌窦外提升。患者因害怕上颌窦外提升术后不适，前来我科寻找其他解决方案并希望能够行即刻种植。术前 CBCT 和平片影像显示剩余骨高度仅约 3mm，上颌窦内无异常（图 16.37）。

拟行经牙槽嵴顶超声骨刀液压内提升上颌窦手术并同期种植以减轻术后不适并缩短愈合期。使用含 1∶100 000 肾上腺素的 2% 利多卡因局部阻滞麻醉右上颌后牙区。术前 1h 给予氟氧头孢钠（Flumarin®，Ildong Pharmaceutical，Korea，500mg 静脉注射）。翻开全厚瓣暴露植入部位。将直径 1.6mm 圆形钨钢工作尖与超声骨切割装置相连，在缺牙区牙槽骨处通过超声微切割作用逐步去除窦底骨质（图 16.38）。与此同时，使用 HPISE 工作尖扩大种植物，并且通过内部出水产生液压提升上颌窦黏膜（图 16.39）。液压施加时间约 10s。通过牙科透视仪（i-Scope，Seoul，Korea）可以发现上颌窦黏膜被提升近 10mm（图 16.40）。将 4 片浓缩生长因子纤维蛋白置入提升窦黏膜下空间内以促进新骨形成（图 16.41）。

种植窝预备完成后，同期植入一 4.8mm×12mm

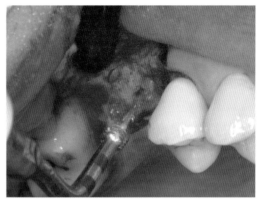

图 16.39　HPISE 工作尖通过内部出水产生液压提升上颌窦黏膜。液压施加时间 10~20s

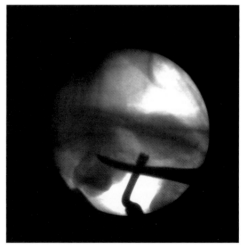

图 16.40　牙科 X 线透视可发现单独使用液压可提升上颌窦近 10mm

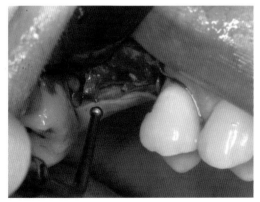

图 16.38　使用 1.6mm 直径圆形钨钢刀头通过缺牙区牙槽嵴逐步预备去除窦底骨质

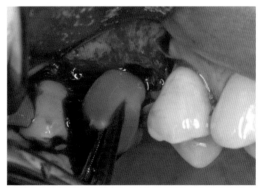

图 16.41　将 4 片浓缩生长因子纤维蛋白膜置入窦内

RBM（可吸收性喷砂介质）表面处理植体（Dentis Implant Co., Daegu, Korea），初期稳定性良好，并安放愈合基台完成一期手术（图16.42~16.43）。术后 CBCT 影像显示上颌窦提升成功（图16.44）。患者术后第 2 天出现轻微不适感，无肿胀。进行 4 个月后进行临时修复（图16.45）。临时修复 2 个月后进行最终全瓷冠修复（图16.46~16.47）。

C. 使用 CGF 膜和富生长因子骨浆（黏性骨）的微创牙槽嵴骨增量术

如何利用存在严重水平向和垂直向骨吸收而

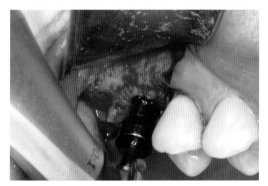

图 16.42　中号扩孔钻预备种植窝以匹配宽植体

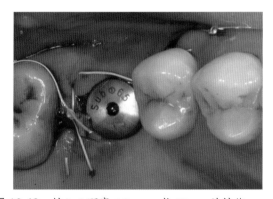

图 16.43　植入 1 颗宽 4.8mm，长 12mm 的植体

骨量不足的牙槽嵴进行种植，一直是口腔种植修复所面临的一道难题。

为在严重吸收的牙槽骨上成功取得骨增量，需要进行引导性骨再生（GBR）或块状植骨术[41-42]。GBR 适用于较小的二壁或三壁骨缺损。而较大的一壁或二壁骨缺损，其恢复期则需用骨钉加固胶原膜或钛网以固定颗粒形骨移植材料[43]。骨块移植有以下缺点：①患者术后不适感明显；②增加手术成本，延长手术时间；③供区需进行额外手术。如今，钛网辅助下 GBR 已被广泛用于替代骨块移植。然而，此方法仍存在不足之处，例如，因钛网过早暴露而引起骨量流失及技术操作困难等。

要使 GBR 手术得以成功，骨移植材料的稳定性、空间维持、血管生成和无张力缝合至关重要[44]。恢复期应为骨移植材料提供足够稳定空间。然而，在一壁或二壁骨缺损及垂直凹坑形吸收时，如不使用膜或钛网附带骨钉，很难固定颗粒形骨移植材料。因此，为获得缺损区颗粒形骨移植材料的稳定性，最新提出了使用黏性骨材料用于较大骨缺损修复的方法。黏性骨是将液体自体纤维蛋白与颗粒形骨粉混合后固化形成的一种骨移植材料[45]。黏性骨即使用镊子使劲晃动也不会散开，这便是称它为"黏性骨"的原因。此类黏性骨移植材料有以下优点：①移植材料形状能够很好匹配骨缺损；②从宏观和微观角度均可避免骨移植材料在恢复期内移动；③恢复期内可提供一稳定空间且骨量流失较小；④避免软组织向内生长进入黏性骨内；⑤离心获得的液态富含生长因子纤维蛋白可以更快促进成骨[27, 30, 45]。

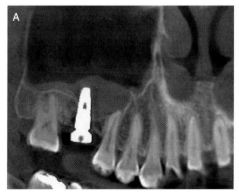
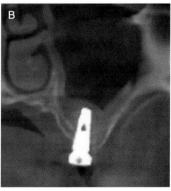

图 16.44　全景片及 CBCT 横断面影像显示上颌窦提升成功

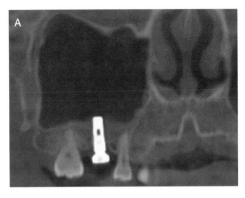
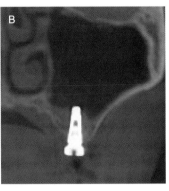

图 16.45　术后 4 个月 CBCT 影像

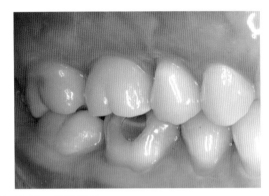

图 16.46　最终修复

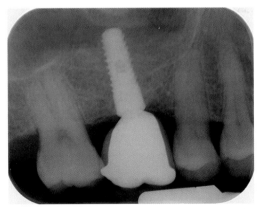

图 16.47　功能性修复 4 年后 X 线片。窦内无新骨形成

黏性骨的制备

　　黏性骨的制备方法与 CGF 大致相同，唯一区别在于黏性骨使用的是无涂层试管。抽取患者 8~9mL 静脉血，在专用离心机（Medifuge，Silfradent srl, Sofia, Italy，或其他兼容离心机）上离心 3~12min。离心后，血液分为两层：①上层为自体纤维蛋白层；②下层为红细胞层（图 16.48，图 16.49）。使用注射器将上层纤维蛋白吸出后与颗粒形骨移植材料混合。液状的混合材料可在 3~5min 内固化为黏性骨材料，进而能够

很好地与骨缺损处形状匹配（图 16.50）。与颗粒形材料相比，黏性骨在恢复期内不会移动。大多数病例中不需要另外使用钛网、骨块或骨钉（图 16.51~16.56）。若想在纤维蛋白层内获得较高浓度的血小板，防止液状纤维蛋白在离心过程中自发凝固，可将离心时间缩短为 3min。

▶ 病例

　　患者，女，56 岁，因咀嚼困难就诊。患者上颌曾行微型种植钉支持式覆盖义齿修复，但义齿稳定性欠佳。患者希望进行种植修复。临床检查发现患者上颌缺牙区牙槽骨严重吸收。拟行骨劈开牙槽骨增量术并同期植入种植体。

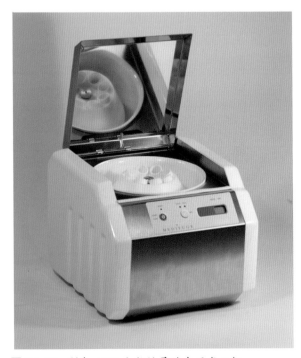

图 16.48　制备 CGF 和粘性骨的专用离心机

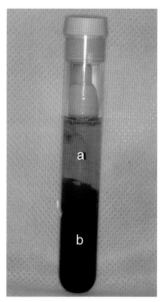

图 16.49 离心后血液分为两层：A. 上层为自体纤维蛋白层，用于制备黏性骨。B. 下层为红细胞层

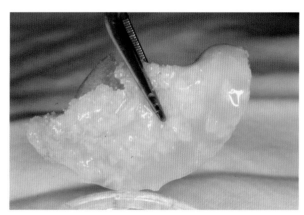

图 16.50 制备黏性骨

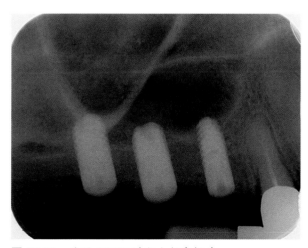

图 16.51 使用 HPISE 进行上颌窦提升

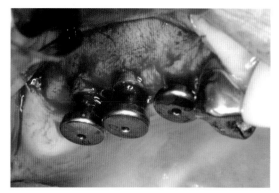

图 16.52 注意暴露牙槽骨可见水平吸收

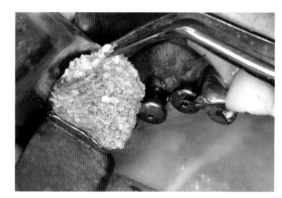

图 16.53 制备黏性骨

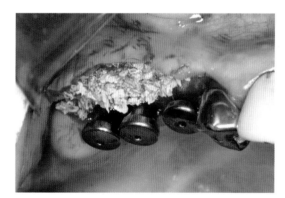

图 16.54 将黏性骨放置于颊侧骨缺损处

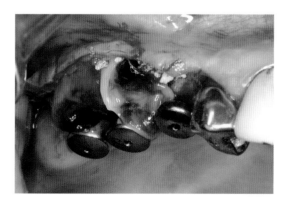

图 16.55 黏性骨表面覆盖 CGF 膜

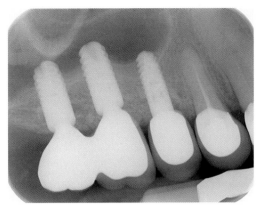

图 16.56 功能性负载后 2 年随访。注意相邻处骨量保持稳定

使用含 1∶100 000 肾上腺素的 2% 利多卡因局部麻醉术区。术前 1h 给予氟氧头孢钠（Flumarin®，lldong Pharmaceutical Co.，Korea，500mg 静脉注射）。翻开全厚瓣暴露上颌牙槽嵴。牙槽骨宽度为 1~2mm（图 16.57~16.58）。骨劈开前，先用 1.6mm 直径圆形超声刀头预备植入位点以便于之后容纳旋转骨劈开钻。用超声骨刀沿牙槽嵴顶切割，切割深度为计划植入植体长度的 1/2 或 1/3，使植体可达到适宜的初期稳定性。在牙槽嵴顶切割线前后进行垂直骨切割，切割线与嵴顶切割线相连，既方便骨劈开，又可避免骨板撑开时颊侧骨板意外断裂（图 16.59~16.60）。用旋转骨劈开钻（Bone compressor®，MIS Implant Co.，Israel）在 50rpm 转速下扩张牙槽骨。此种骨撑开办法无须使用骨锤，因此减少了手术创伤和患者术后不适感（图 16.61）。同期植入 4 颗种植体（Dentis Implant Co.，Daegu，Korea）并且取得了良好的初期稳定性（图 16.62）。使用牛骨

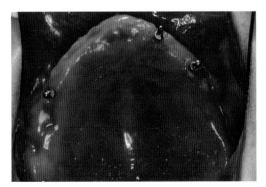

图 16.57 临床检查发现有微型种植体，上颌牙槽嵴严重水平吸收

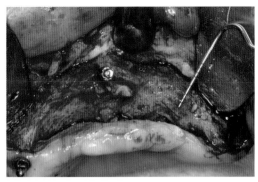

图 16.58 可见牙槽嵴宽度为 1~2mm。为减少患者术后不适，不建议使用骨块或钛网进行牙槽骨增量

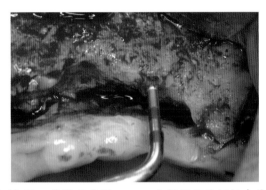

图 16.59 骨劈开前用 1.6mm 直径圆形钨钢超声骨刀预备植入区。圆形钨钢骨刀即使在刃状牙槽嵴顶去骨也不会打滑

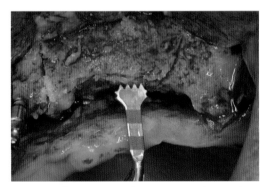

图 16.60 用薄刃锯齿形超声刀头垂直于嵴顶去骨。钻入深度应为计划植入植体长度 1/3~1/2

粉（Biocera，Oscotec Co.，Chunan）和脱矿移植材料（Puros allograft，Zimmer Dental，CA）制备黏性骨并将材料移植于撑开的牙槽嵴内，然后在表面覆盖可吸收胶原膜（Pericardium，Zimmer Dental，CA）（图 16.63）。在胶原膜表面放置 4 片浓缩生长因子膜片以促进软组织愈合（图 16.64~图 16.66）。将患者原有义齿重衬后交予患者继续使用。

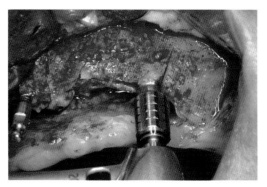

图 16.61　旋转骨劈开钻在 50rpm 转速下扩张牙槽骨

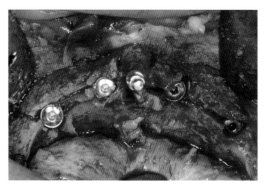

图 16.62　植入的 4 枚植体（Dentis Implant Co., Daegu, Korea）有良好初期稳定性

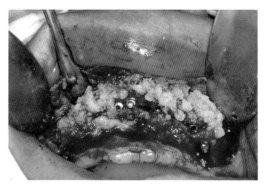

图 16.63　牛骨粉和矿化移植材料混合制成的粘性骨移植于扩宽的牙槽骨内

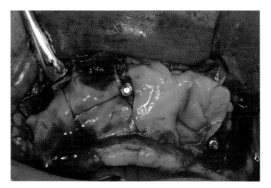

图 16.64　将可吸收膜和 4 片 CGF 膜覆盖于移植骨材料表面

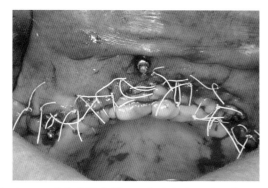

图 16.65　无张力缝合创口，交予患者临时义齿

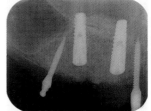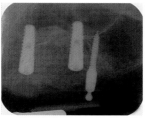

图 16.66　术后 X 线片

6 个月后暴露植体，并利用根向复位瓣形成植体周围角化龈，加深前庭沟。术中发现由于黏性骨在恢复期内未发生移动，形成新骨超过覆盖螺丝水平（图 16.67）。成功进行 locator 附着体种植覆盖义齿修复（图 16.68，图 16.69A）。术后 2 年随访可见骨量维持良好（图 16.69B）。

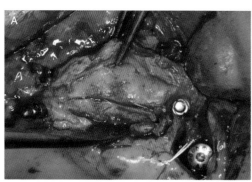

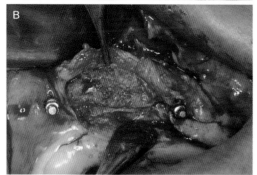

图 16.67　6 个月后暴露上颌植体。可见使用黏性骨区域有大量骨再生

179

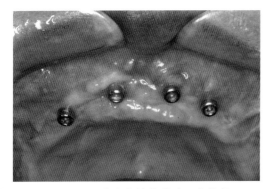

图 16.68 locator 附着体支持式覆盖义齿修复

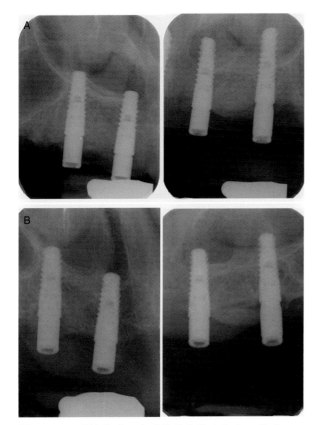

图 16.69 种植覆盖义齿功能性负载两年后 X 线片

讨 论

上颌窦黏膜穿孔是窦提升手术最常见的并发症[4]，已被证实可引起其他术后并发症的产生并影响骨内种植体的存活率[8-9]。预备骨窗时，需小心注意上颌窦黏膜。一些研究表明，使用旋转器械进行窦提升时黏膜穿孔率较高[46-48]。而大量研究表明，使用圆形超声刀头进行窦提升时上颌窦黏膜穿孔率特别低[11, 13, 15-16]。Sohn 等人通过分析比较圆形和薄刃锯齿形工作尖预备骨窗过程[13]，总结出薄刃锯齿形工作尖较圆形工作尖具有以下几点

优势：①预备骨窗时骨切割较快；②切割更加精确；③骨损失较少；④便于术后骨窗精确复位。复位骨窗可作为骨移植材料表面的同源骨诱导 / 骨传导屏障。此同源骨窗作为屏障能避免动物和人之间的交叉感染，能够精确吻合侧方窗口大小，防止软组织向内生长。临床和组织学均发现复位骨窗骨质能够与周围窦壁完全愈合。所有样本中均可观察到足量新骨形成，并且无任何纤维结缔组织向内生长。而复位骨窗线周围成熟骨质比骨移植中心区域多[49]。对侧方开窗处分别覆盖胶原膜和使用复位骨窗的动物进行对比研究则表明[50]，复位骨窗方式可以提高新骨生成速度和骨量。

多年来，有多种骨移植材料被应用于窦黏膜提升后其下方的腔隙内维持空间辅助成骨。然而，已有临床和动物研究表明，未使用骨移植材料进行上颌窦提升，骨增量和种植体骨整合仍然效果显著[12-13, 23, 51-52]。在动物体内进行使用和不使用骨移植材料的上颌窦提升的对比研究，免疫组化结果显示未植骨组可见较多较快新骨形成[21]。与进行骨材料移植并覆盖胶原膜相比，采用复位骨窗的方式可以更早促进新骨形成。多种血小板聚集物，例如，富血小板血浆和富血小板纤维蛋白已被用于促进引导性骨再生和骨移植相关的新骨形成[24-26, 36-37]。已知富纤维蛋白凝胶可缓慢释放生长因子如转化生长因子（TGF-b1）、血小板源生长因子（PDGF）、血管内皮生长因子（VEGF），将它和骨移植材料混合后用于窦提升可促进新骨形成[28-29]。此外，浓缩生长因子（CGF），单独作为骨移植材料使用时，可成功替代传统骨移植材料，并获得快速的新骨形成[24]。与富血小板血浆和富血小板生长因子相比，浓缩生长因子制备简单，无须其他合成或生物材料如牛凝血酶及氯化钙以形成凝胶，因此无交叉感染风险。

相比于侧壁开窗，经牙槽嵴提升具有微创的优势，可减少术后不适。不同于挤压提升技术，经牙槽嵴顶超声骨刀液压内提升上颌窦技术创新之处在于不需要使用手术锤穿破窦底黏膜[3, 35-36]，所以无术后眩晕的风险。HPISE 技术通过超声微振动直接穿破上颌窦底，通过内部注水产生的液压

提升窦黏膜。因此，HPISE 技术不同于传统经牙槽嵴提升方法，无须挤压骨质。

　　为重建严重吸收的牙槽骨，空间维持和骨移植材料的稳定性对牙槽骨增量至关重要。虽然骨块移植术可以为大型骨缺损提供较强的空间维持，但也会增加患者术后不适。钛网也可以提供很好的空间维持，但其较高的暴露率会导致骨再生效果不佳[53]。自体纤维蛋白与颗粒形骨粉混合制成的黏性骨可以在宏观和微观上防止移植材料发生移动[45]。因而，恢复期内黏性骨体积可保持不变。此外，黏性骨内含血小板释放的自体生长因子，从而可促进新骨形成和软组织再生[30]。

总　结

　　骨移植材料也许不是上颌窦提升所必需的前提条件。而浓缩生长因子具备替代骨移植材料用于上颌窦提升促进成骨的潜力。经牙槽嵴顶超声骨刀液压技术可以作为上颌窦外提升技术的替代选择，同时可联合或不联合使用骨移植材料。使用黏性骨可有效维持骨移植区空间，并能够促进新骨形成和创口愈合。

参考文献

[1] Boyne P, James R. Grafting of the maxillary floor with autogenous marrow and bone. J Oral Surg, 1980, 38:613–616.

[2] Aghaloo TL, Moy PK. Which hard tissue augmentation techniques are the most successful in furnishing bony support for implant placement? Int J Oral Maxillofac Implants, 2007, 22:49–70

[3] Barone A, Santini S, Sbordone L, et al. A clinical study of the outcomes and complications associated with maxillary sinus augmentation. Int J Oral Maxillofac Implants, 2006, 21:81–85

[4] Schwartz-Arad D, Herzberg R, Dolev E. The prevalence of surgical complications of the sinus graft procedure and their impact on implant survival. J Periodontol, 2004, 75:511–516

[5] Shlomi B, Horowitz I, Kahn A, et al. The effect of sinus membrane perforation and repair with Lambone on the outcome ofmaxillary sinus floor augmentation: a radiographic assessment. Int J Oral Maxillofac Implants, 2004, 19:559–562

[6] Pikos MA. Maxillary sinus membrane repair: report of a technique for large perforations. Implant Dent, 1999, 8:29–34

[7] Levin L, Herzberg R, Dolev E, et al. Smoking and complications of onlay bone grafts and sinus lift operations. Int J Oral Maxillofac Implants, 2004, 19:369–373

[8] Proussaefs P, Lozada J, Kim J, et al. Repair of the perforated sinus membrane with a resorbable collagen membrane: a human study. Int J Oral Maxillofac Implants, 2004, 19:413–420

[9] Kim YK, Hwang JY, Yun PY. Relationship between prognosis of dental implants and maxillary sinusitis associated with the sinus elevation procedure. Int J Oral Maxillofac Implants, 2013, 28(1):178–183

[10] Torrella F, Pitarch J, Cabanes G, et al. Ultrasonic ostectomy for the surgical approach of the maxillary sinus: a technical note. Int J Oral Maxillofac Implants, 1998, 13(5):697–700

[11] Vercellotti T, De Paoli S, Nevins M. The piezoelectric bony window osteotomy and sinusmembrane elevation: introduction of a new technique for simplification of the sinus augmentation procedure. Int J Periodontics Restorative Dent, 2001, 21 (6):561–567

[12] Sohn DS, Lee JS, AhnMR et al. New bone formation in the maxillary sinus without bone grafts. Implant Dentistry, 2008, 17;321–331

[13] Sohn DS, Moon JW, Lee HW, et al. Comparison of two piezoelectric cutting inserts for lateral bony window osteotomy: a retrospective study of 127 consecutive sites. Int J Oral Maxillofac Implants 2010, 25(3):571–576

[14] Sohn DS, Ahn MR, Jang BY. Sinus bone augmentation using piezoelectric surgery. Implantolgy, 2003, 7:48–55

[15] Wallace SS, Mazor Z, Froum SJ, et al. Schneiderian membrane perforation rate during sinus elevation using piezosurgery: clinical results of 100 consecutive cases. Int J Periodontics Restorative Dent, 2007, 27:413–419

[16] Blus C, Szmukler-Moncler S, Salama M, et al. Sinus bone grafting procedures using ultrasonic bone surgery: 5-year experience. Int J Periodontics Restorative Dent, 2008, 28:221–229

[17] Sohn DS. Color Atlas, Clinical Applications of Piezoelectric Bone Surgery. Seoul: Kunja Publishing, 2008:47–160

[18] Lundgren S, Andersson S, Gualini F, et al. Bone reformation with sinus membrane elevation: a new surgical technique for maxillary sinus floor augmentation. Clin Implant Dent Relat Res, 2004, 6:165–173

[19] Palma VC, Magro-Filho O, de Oliveira JA, et al. Bone reformation and implant integration following maxillary sinus membrane elevation: an experimental study in primates. Clin Implant Dent Relat Res, 2006, 8:11–24

[20] Sohn DS, Kim WS, An KM, et al. Comparative histomorphometric analysis of maxillary sinus augmentation with and without bone grafting in rabbit. Implant Dent, 2010, 19(3):259–270

[21] Sohn DS, Moon JW, LeeWH, et al. Comparison of new bone formation in the maxillary sinus with and without bone grafts: immu-nochemical rabbit study. Int J Oral Maxillofac Implants, 2011, 26(5):1033–1042

[22] Hatano N, Sennerby L, Lundgren S. Maxillary sinus augmentation using sinus membrane elevation and peripheral venous blood for implant-supported rehabili-tation of the atrophic posterior maxilla: case series. Clin Implant Dent Relat Res, 2007, 9:150–155

[23] Sohn DS, Moon JW, Moon KN, et al. New bone formation in the maxillary sinus using only absorbable gelatin sponge. J OralMaxillofac Surg, 2010, 68(6):1327–1333

[24] Sohn DS, Heo JU, Kwak DH, et al. Bone regeneration in the maxillary sinus using an autologous fibrin-rich block with concentrated growth factors alone. Implant Dent, 2011, 20(5):389–395

[25] Marx RE. Platelet-rich plasma: evidence to support its use. J Oral Maxillofac Surg, 2004, 62(4):489–496

[26] Anitua E, Orive G, Pla R, et al. The effects of PRGF on bone regeneration and on titanium implant osseointegration in goats: a histologic and histomorphometric study. J Biomed Mater Res A, 2009, 91(1):158–165

[27] You TM, Choi BH, Zhu SJ, et al. Platelet-enriched fibrin glue and platelet-rich plasma in the repair of bone defects adjacent to titanium dental implants. Int J Oral Maxillofac Implants, 2007, 22(3):417–422

[28] Dohan DM, Choukroun J, Diss A, et al. Platelet-rich fibrin (PRF): a second-generation platelet concentrate. Part I: techno-logical concepts and evolution. Oral Surg Oral Med Oral Pathol Oral Radiol Endod, 2006, 101(3):e37–44.

[29] Choukroun J, Diss A, Simonpieri A, et al. Platelet-rich fibrin (PRF): a second-generation platelet concentrate. Part V: histologic evaluations of PRF effects on bone allograft maturation in sinus lift. Oral Surg Oral Med Oral Pathol Oral Radiol Endod, 2006, 101(3):299–303.

[30] CoriglianoM, Sacco L, Baldoni E. CGF–una proposta terapeutica per lamedicina rigenerativa. Odontoiatria no. 1– anno XXIX – Maggio, 2010: 69–81

[31] Summers RB. The osteotome technique: Part 3–Less invasivemethods of elevating the sinus floor. Compendium, 1994, 15:698–708

[32] Sohn DS. Lecture titled with clinical applications of piezoelectric bone surgery//8th Internationa Congress of Oral Implantologists, Singapore, August 28, 2004

[33] Sohn DS, Lee JS, An KM, et al. Piezoelectric internal sinus elevation (PISE) technique: a new method for internal sinus elevation. Implant Dent, 2009, 18:458–463

[34] Chen L, Cha J. An 8-year retrospective study: 1100 patients receiving 1557 implants using the minimally invasive hydraulic sinus condensing technique. J Periodontol, 2005, 76:482–491

[35] Sohn DS, Maupin P, Fayos RP, et al. Minimally invasive sinus augmentation using ultrasonic piezoelectric vibration and hydraulic pressure. J Implant Adv Clin Dent, 2010, 2:27–40

[36] Kim JM, Sohn DS, Heo JU, et al. Minimally invasive sinus augmentation using ultrasonic piezoelectric vibration and hydraulic pressure: a multicenter retrospective study. Implant Dent, 2012, 21(6):536–542

[37] Kim JM, Sohn DS, Bae MS, et al. Flapless transcrestal sinus augmentation using hydrodynamic piezoelectric internal sinus elevation with autologous concentrated growth factors alone. Implant Dent, 2014, 23(2):168–174

[38] Peñarrocha M, Pérez H, García A, et al. Benign paroxysmal positional vertigo as a complication of osteotome expansion of the maxillary alveolar ridge. J Oral Maxillofac Surg, 2001, 59:106–107

[39] Saker M, Oqle O. Benign paroxysmal positional vertigo subsequent to sinus lift via closed technique. J Oral Maxillofac Surg, 2005, 63:1385–1387

[40] Rosen PS, Summers R, Mellado JR, et al. The bone-added osteotome sinus floor elevation technique: multicenter retrospective report of consecutively treated patients. Int J Oral Maxillofac Implants, 1999, 14(6):853–858

[41] Pikos MA. Block autografts for localized ridge augmentation: Part II. The posterior mandible. Implant Dent, 2000, 9:67–75

[42] Dahlin C, Linde A, Gottlow J, et al. Healing of bone defects by guided tissue regeneration. Plast Reconstr Surg, 1988, 81(5):672–676

[43] Rasia-dal Polo M, Poli PP, Rancitelli D, et al. Alveolar ridge reconstruction with titanium meshes: a systematic review of the literature. Med Oral Patol Oral Cir Bucal, 2014, 1;19(6):e639–4635

[44] Wang HL, Boyapati L. "PASS" principles for predictable bone regeneration. Implant Dent, 2006, 15(1):8–17

[45] Sohn DS. Lecture titledWith sinus and ridge augmentation with CGF and AFG//Symposium on CGF and AFG. Tokyo, June 6, 2010

[46] Hernández-Alfaro F, Torradeflot MM, Marti C. Prevalence and management of Schneiderian membrane perforations during sinus-lift procedures. Clin Oral Implants Res, 2008, 19(1):91–98

[47] Viña-Almunia J, Peñarrocha-Diago M, Peñarrocha-Diago M. Influence of perfo-ration of the sinus membrane on the survival rate of implants placed after direct sinus lift. Literature update. Med Oral Pathol Oral Cir Bucal, 2009, 1, 14(3): E133–136

[48] Wen SC1 Lin YH, Yang YC,Wang HL. The influence of sinus membrane thickness upon membrane perforation during transcrestal sinus lift procedure. Clin Oral Implants Res, 2015, 26(10):1158–1164

[49] Kim JM, Sohn DS, Heo JU, et al. Benefit of the replaceable bony window in lateral maxillary sinus augmentation: clinical and histologic study. Implant Dent, 2014, 23(3):277–282

[50] Moon YS, Sohn DS, Moon JW, et al. Comparative histomor-phometric analysis of maxillary sinus augmentation with absorbable collagen membrane and osteoinductive replaceable bony window in rabbits. Implant Dent, 2014, 23(1):29–36

[51] Cricchio G, Sennerby L, Lundgren S. Sinus bone formation and implant survival after sinus membrane elevation and implant placement: a 1-to 6-year follow-up study. Clin Oral Implants Res, 2011, 22(10):1200–1212

[52] Lin IC, Gonzalez AM, Chang HJ, et al. A 5-year follow-up of 80 implants in 44 patients placed immediately after the lateral trap-door window procedure to accomplish maxillary sinus elevation without bone grafting. Int J Oral Maxillofac Implants, 2011, 26(5):1079–1086

[53] Lizio G, Corinaldesi G, Marchetti C. Alveolar ridge reconstruction with titanium mesh: a three-dimensional evaluation of factors affecting bone augmentation. Int J Oral Maxillofac Implants, 2014, 29(6):1354–1363

第 17 章　窦底提升及植骨：经骨侧壁上颌窦外提升术

Michael Beckley[1], *Len Tolstunov*[2]

在上颌后牙区域植入种植体之前，必须对骨量及上颌窦的解剖形态进行评估。在牙齿拔除后缺乏内部负载，可摘义齿导致的压力性吸收，以及上颌窦里的气腔结构等因素均可导致骨缺损发生。骨质缺损可能出现在牙槽嵴顶处、牙槽嵴侧方及窦底。术前对功能性的和美学方面预后的评估均须基于临床及影像学的综合诊断。通过侧壁开窗法行上颌窦提升及骨移植是一种在植入种植体前或者植入同时就能对上颌后牙区域垂直骨增量进行预测的技术。据报道，采用侧壁开窗法行窦底骨增量及植骨后成功植入种植体及完成骨整合的概率为 78.1%~100%[1-8]。

Tatum 于 1975 年对 Caldwell-Luc 术式进行了改良，从而在上颌后牙区垂直骨量不足的情况下完成了种植体植入，并于 1986 年公布了手术的细节[9]。Tatum 通过制备上颌骨侧壁骨窗均匀旋转进入上颌窦所在区域进而提升上颌窦膜。在 1980 年，Boyne 报道了使用自体骨及不可吸收的羟磷灰石颗粒对 48 例患者行上颌窦植骨的研究。在 3 个月的愈合期后，对患者植入羟磷灰石涂层的钛种植体。最后发现，在有骨移植材料的窦底植入种植体的失败率为 6.4%[10]。随后有诸多文献对上颌后牙区种植前或种植同期进行的骨增量和窦提升的不同技术、骨移植材料和方案都进行过相关报道。

适应证和禁忌证

术前首先应该回顾患者病历。侧壁窦底提升术和骨移植术的绝对禁忌证非常少。常见的系统性禁忌证仅包括以下疾病无法获得有效控制时：高血压、糖尿病、甲状腺疾病及肾上腺疾病。其他禁忌证还包括凝血功能障碍、免疫抑制、肿瘤、药物相关的颌骨坏死、怀孕早期和围生期、药物滥用及未经治疗的精神疾病。一般而言，当患者慢性疾病得到良好控制时是可以考虑进行窦提升术和骨移植的。

局部禁忌证包括：急性鼻窦炎、非开放的窦口鼻道复合体、放射治疗中及颅面部发育不良。急性及慢性鼻窦炎问题应该在术前解决。但这并非在所有情况下都可以实现。而如果对患者窦口鼻道复合体的通畅性存有疑虑，应尽可能在确认或者建立了通畅的复合体后再行手术（图 17.1）。如果患者有疑似鼻窦的疾病，应考虑转诊耳鼻咽喉专科。

上颌后牙区域残存窦底牙槽骨量极少的患者应首先进行窦提升及植骨，然后在骨移植材料愈合后再植入种植体（图 17.2）。对于剩余牙槽骨高度足够满足初期种植体稳定性的患者，应该考虑在进行侧壁窦提升与植骨的同期完成种植体植入（图 17.3）。

实用外科解剖

窦在拉丁语中是"口袋"的意思。上颌窦通常是最大的鼻旁窦（图 17.4）。成人上颌窦平均高度为 33mm，宽度为 23mm，前后距离为

1.Department of Oral and Maxillofacial Surgery, University of the Pacific, Arthur A. Dugoni School of Dentistry Private Practice, Oral and Maxillofacial Surgery, Livermore, California, USA

2. Private Practice, Oral and Maxillofacial Surgery, San Francisco, California, USA Department of Oral and Maxillofacial Surgery, University of California San Francisco, School of Dentistry, University of the Pacific, Arthur A. Dugoni School of Dentistry Private Practice, Oral and Maxillofacial Surgery, San Francisco, California, USA

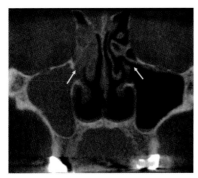

图 17.1 CBCT 扫描（冠状面）显示病变右侧上颌窦窦口堵塞，而健康的左侧上颌窦具有通畅的窦口鼻道复合体

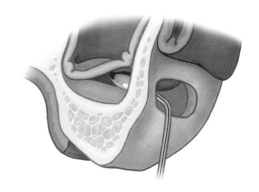

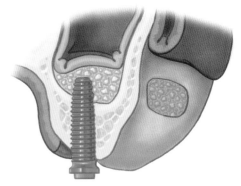

图 17.3 经骨侧壁窦底提升术，骨移植术联合即刻种植的图示：适用于上颌后牙区有充足骨量的情况

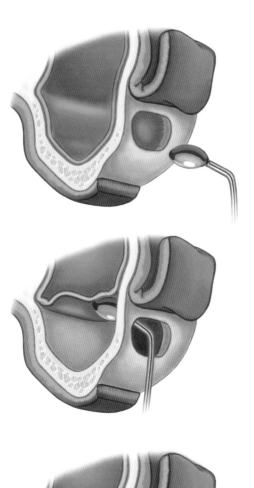

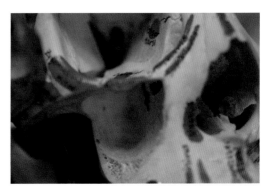

图 17.4 颅骨及上颌窦

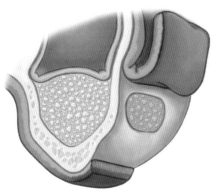

图 17.2 经骨侧壁窦底外提升和植骨术联合延期种植图示：适用于上颌后牙区残余骨量不足

34mm。第二前磨牙，第一和第二磨牙经常是与上颌窦最为邻近的牙齿，也是经常导致牙源性鼻窦炎的牙齿。窦底与牙齿的关系是多样的。牙根可能包埋在骨质内，也可能进入窦内而仅有极少甚至无骨质覆盖。骨嵴和分隔很常见并且可能将窦腔分为两个部分。这可能会对窦底提升及植骨造成困难。术前三维影像有助于分辨骨嵴和间隔[11]。此区域神经分布及血供来源于后上牙槽嵴、眶下及前上牙槽动脉及神经。在面部骨骼的发育过程中，直到乳牙及恒牙发生时，上颌窦都非常小。

待到恒牙列萌出时，上颌窦才发育到最终形态[12]。在上颌后牙牙齿脱落后，随着增龄性变化，上颌窦通常逐渐扩大或者气化，通过缓慢再吸收骨质的方式"占领"窦底的牙槽骨（图 17.5）。

上颌窦口值得特别注意，因为健康的上颌窦必须具备一个开放的窦口。窦口位于窦中壁上份，开口于中鼻道，并通过筛漏斗与鼻腔相通（图 17.1）。因为窦口位于窦中壁以上足够高的位置，所以发生植骨材料意外堵塞的可能性较低。窦口鼻道复合体的位置决定了窦内分泌物无法利用重力引流。上颌窦分泌物的排出主要是通过黏膜纤毛活动来实现。窦内上皮为含有许多杯状细胞的假复层纤毛柱状上皮，其下方为含有许多黏液腺的结缔组织层。窦的衬里黏膜常被称为施奈德膜。而施奈德膜厚度与牙龈表型的相关性已经有报道[14]。

并非所有经侧壁行窦底提升的病例中都需要骨移植。据报道，当侧壁骨窗位置理想或对施奈德膜单独提升时可能成为种植提供足够骨量[4, 15]。许多生物的及合成的材料已经用于窦提升时的骨移植。移植骨的来源可以分为以下几类：

· 自体骨（口内或口外的位点）。
· 同种异体骨（MFDB、DFDB）。
· 异体骨（牛骨、马骨、猪骨）。
· 仿生骨（BMP、PRP、PRF）。

许多报道表明这些不同的生物或合成材料可以成功用于窦提升，然而却未能证实某种材料具备显著的临床优越性[5-6, 16-21]。

外科技术：经骨侧壁窦底提升术及骨移植术

可以使用局部麻醉或者局部麻醉结合静脉镇静进行侧壁窦底提升术及植骨。当前，在窦提升，骨移植及种植体植入前没有对术前影像学图像的评价标准。对于术前影像学图像所做出的决定依据的是患者的个性化特征和临床医生的个人经验。然而，锥形束投照计算机重组断层影像设备（CBCT）能够极好地将区域解剖结构可视化，允许临床医生分辨骨分隔，病理特征及确认窦口鼻道复合体的通畅性[11, 13]（图 17.6）。

笔者尚未找到对侧位窦底提升术及植骨时使用和不使用抗生素进行比较的随机对照临床试验。然而，目前已有的科学证据支持在植入种植体前应当使用抗生素[22]。但哪种抗生素最合适及术后使用抗生素是否能够改善预后尚不清楚。据报道，在窦底提升术及植骨时有施奈德膜穿孔的患者中，发生术后感染及使用抗生素的比例是更高的[23]。

在进行经骨侧壁窦底提升术及骨移植术后，

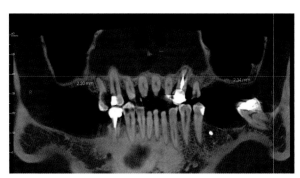

图 17.5 CBCT 图像证明双侧上颌窦广泛气化，并且牙槽骨有缺损而不适合即刻种植

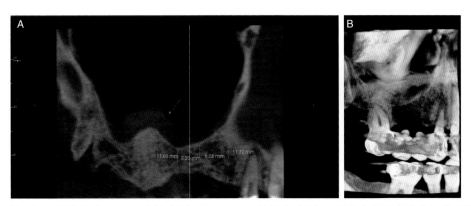

图 17.6 上颌窦及相邻牙槽骨的 CBCT 图像（A）及 CBCT 三维图像（B）。用于在种植术前进行精确的测量和评估

建议在上颌窦侧壁开窗处置膜，该原理同骨缺损时所使用的引导组织再生术。膜的放置同时可能有助于对施奈德膜穿孔的修复。有证据支持在上颌窦侧壁穿孔处应该常规使用可吸收膜或不可吸收膜覆盖。2003 年，Wallace 通过系统评价表明，在窦提升术后利用屏障膜覆盖于窦侧壁开窗处，种植体的存留率获得显著提高 [24]。然而，其他学者认为，如果在窦提升骨移植时没有膜穿孔，则在窦侧壁骨窗上无论放置可吸收膜或不可吸收膜并不影响种植体的存留率 [25]。

▶ **病例** 经骨侧壁行窦提升术并联合延期种植

以下为右侧第一磨牙区骨移植术愈合后行经骨侧壁窦底提升术并进行延期种植的病例（图 17.7）。术前对该患者施以静脉镇静，900mg 磷酸克林霉素的静脉注射，并给予局部麻醉。行全厚黏骨膜翻瓣（图 17.8A）。然后小心移除上颌窦骨侧壁，注意不要造成窦膜穿孔。

暴露上颌窦膜的手术方法主要可分为两种，一种是形成完全开放式骨窗，另一种则是不完全分离骨组织使其在骨窗处形成可以向上颌窦方向

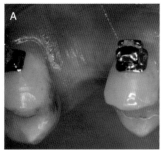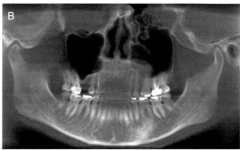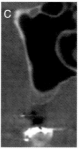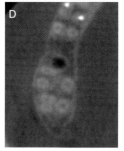

图 17.7 A. 缺失的右侧上颌第一磨牙的口内照片。临床判断骨宽度合适。此时，通过影像学检查骨高度非常重要。B.CBCT 全景图像显示缺失的右侧上颌第一磨牙及上方的上颌窦气腔。C.CBCT 冠状位截面显示了拟行种植的位点，处上颌窦（包括牙槽嵴）的广泛气化。D.CBCT 轴向切面显示牙槽骨连通上颌窦腔，如果进行种植则需行窦提升。

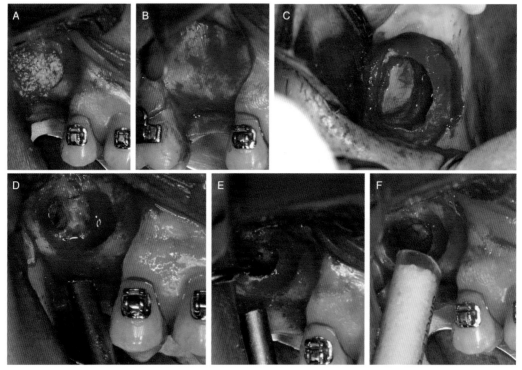

图 17.8 术中照片显示经骨侧壁法进行骨增量（窦提升）以及骨移植的手术步骤：A. 翻颊侧全厚黏骨膜瓣，暴露出上颌骨前壁。B. 采用"活板门"法在保留骨面的情况下向内翻转提升完整的窦膜从而制备窦下腔隙（口袋）。C. 完整的施奈德氏膜。D. 继续提升完整的施奈德膜。E. 开始进行窦下腔的骨移植。F. 完成窦下腔的骨移植

推入的门式结构（图 17.8B）。而对这两种方法的选择是基于外科医生的偏好和经验。在本病例中，我们选择使用球钻进行第一种术式。同时我们更倾向使用金刚砂钻而非不锈钢钻，这是因为金刚砂钻相对不易损伤薄的窦膜。为防止窦膜穿孔，这个阶段也常使用超声骨刀。

在上颌窦侧壁骨去除后，暴露窦膜（图 17.8C）。接着，用特制的窦提升器轻柔地提升窦膜（图 17.8D）。此时，可让患者通过鼻腔用力呼吸以在窦腔内形成负压，从而使膜向上移动。用于轻柔分离骨窗周围薄的上颌窦膜的技术有很多种。一些倾向于从骨窗底部开始，而另一些则倾向于从骨窗顶部开始。无论哪种技术，放慢速度和细心谨慎都至关重要。懂得在这个阶段花费时间的外科医生往往能够更有效地防止窦膜穿孔。

当完整的上颌窦膜提升完成后，就可以开始植骨。病例中，我们将牛松质骨移植材料轻柔缓慢置入窦底腔隙以免造成窦膜穿孔（图 17.8E，F）。一些骨移植材料可能混杂有锐利的骨颗粒，而干燥的松质（或皮髓质）骨移植材料颗粒可能导致膜上细小穿孔。因此使用骨移植材料前，应该使用足量无菌生理盐水溶液润湿。在此病例中没有放置膜。

图 17.9 为另一病例，此病例中，通过微创预留骨窗，使用窦提升器轻柔提升窦膜，以及分层骨移植来完成骨侧壁窦底外提升。联合骨移植的窦底外提升能够使牙槽嵴垂直高度达到原来的 3 倍，从而在延期种植中允许使用较长的种植体（图 17.10）。

在一些病例中，在骨窗上方放置保护性胶原膜有助于保护骨移植材料并防止其移位（图 17.11）。推荐使用 4.0 铬制肠线和单纯连续缝合创口（图 17.12）。在术区进行种植前需要 4~6 个月的愈合期（图 17.13~17.14）。当骨整合完成后，就可以使用冠予以修复（图 17.15）。

有多种技术能够减少窦膜的穿孔，其中一种（由 Dr. Arthur T. Forrest 医生设计）称为 4ST 技术（Simplifies-safer-sinus-surgery，简化的更安全的窦提升手术）。这种技术是将 2~4 个压缩窦腔

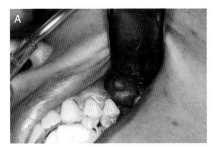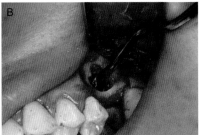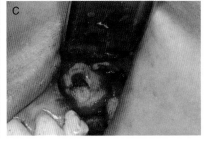

图 17.9　A. 为经骨侧壁上颌窦提升的术中照片，可见侧壁骨窗被标记轮廓并移除。B. 使用窦提升器进行窦膜的提升。C. 使用骨移植材料填充窦下腔

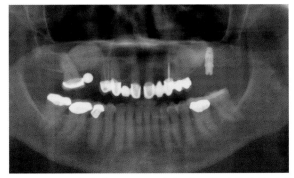

图 17.10　全景影像显示双侧窦提升及骨移植能够显著提高牙槽嵴的垂直高度从而为成功种植修复提供条件

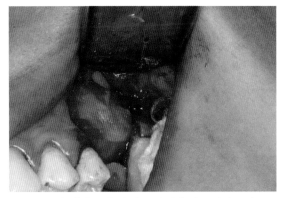

图 17.11　在骨窗顶部放置胶原膜来关闭手术位点

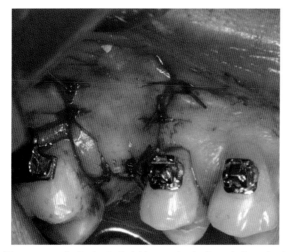

图 17.12 在未使用膜的情况下初步关闭手术位点的病例

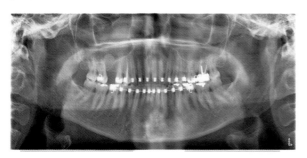

图 17.13 术后影像显示上颌窦提升及骨移植材料置入

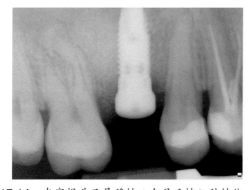

图 17.14 在窦提升及骨移植 4 个月后植入种植体

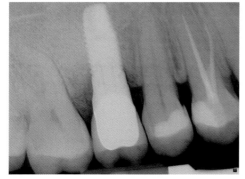

图 17.15 侧位窦提升，骨移植及延期种植修复 3 年后的根尖周影像

海绵（致密网状聚氨酯泡沫）轻柔压至柔软的窦膜下方，利用其所具有的缓慢膨胀性确保窦底和窦壁更安全地分离，从而完成窦提升。在经骨侧壁上颌窦外提升时轻柔且慢速地处理窦膜是防止膜穿孔及保证手术成功的关键。

并发症

经骨侧壁上颌窦外提升如同其他外科手术一样也存在相应并发症。这些并发症包括窦穿孔、术后鼻窦炎、窦内移植物移位、由于吸收导致的骨移植失败，以及种植失败等。最常见的术中并发症是窦膜穿孔，其发生率为 10%~60%[26]（图 17.16）。而口腔上颌窦瘘则是一种非常罕见但极其严重的并发症，它可能引起慢性鼻窦感染的发生。在本书这一部分的最后一个章节，会对窦提升过程的并发症进行详细的讨论。

结 论

经骨侧壁开窗的上颌窦底提升术是一种可以用于上颌后牙区种植手术中垂直骨增量的口腔外科技术，该技术具有可预期性。对于残余牙槽骨量极少（少于 4mm）的患者建议其同时进行骨移植并延期种植。而对于残余牙槽骨量足够满足种植体初期稳定性（超过 4~5mm）的患者，则可以同期完成微创窦膜提升、颗粒骨移植及种植体植入。经骨侧壁上颌窦外提升可使上颌后牙区窦底骨量增加至原来的 2 倍或 3 倍，甚至是 4 倍，从而为成功种植修复提供条件（图 17.17）。而外科医生丰富的经验和精湛的技术则有助于避免窦膜穿孔及其他与操作相关的并发症，同时也有

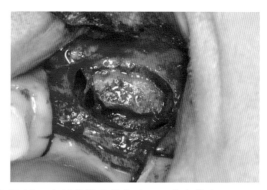

图 17.16 上颌窦提升术中照：可见窦穿孔

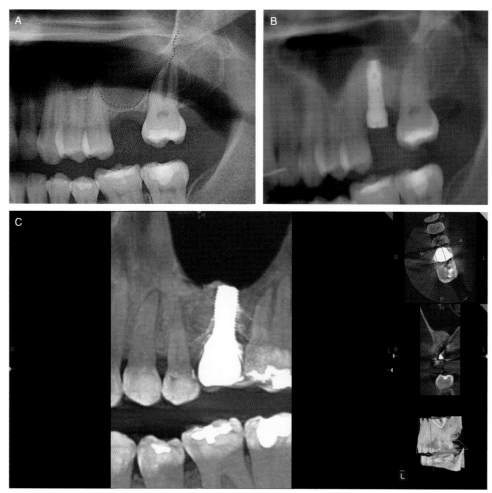

图 17.17　A. 第一磨牙缺失区域的术前全景显示上颌窦广泛气化。B. 相同病例的术后影像显示使用上颌窦侧壁提升术后垂直牙槽骨量显著增加，能够容纳长度 10mm 以上的种植体。C. 完成修复阶段后的 CBCT 影像，可见种植体和周围移植骨的整合良好

助于在行即刻种植与延期种植之间进行决策。

参考文献

[1] Chen TW, Chang HS, Leung KW, et al. Implant placement immediately after the lateral approach of the trap door window procedure to create a maxillary sinus lift without bone grafting: a 2-year retrospective evaluation of 47 implants in 33 patients. Journal of Oral and Maxillofacial Surgery: Official Journal of the American Association of Oral and Maxillofacial Surgeons, 2007, 65 (11):2324–2328. PubMed PMID: 17954333. Epub 2007/10/24. eng

[2] Fugazzotto PA, Vlassis J. Long-term success of sinus augmentation using various surgical approaches and grafting materials. The International Journal of Oral and Maxillofacial Implants, 1998, 13(1):52–58. PubMed PMID: 9509780. Epub 1998/03/24. eng

[3] Geminiani A, Papadimitriou DE, Ercoli C. Maxillary sinus augmentation with a sonic handpiece for the osteotomy of the lateral window: a clinical report. The Journal of Prosthetic Dentistry, 2011, 106(5):279–283. PubMed PMID: 22024176. Epub 2011/10/26. eng

[4] Lin IC, Gonzalez AM, Chang HJ, et al. A 5-year follow-up of 80 implants in 44 patients placed immediately after the lateral trap-door window procedure to accomplish maxillary sinus elevation without bone grafting. The International Journal of Oral and Maxillofacial Implants, 2011, 26 (5):1079–1086. PubMed PMID: 22010092. Epub 2011/10/20. eng

[5] Sohn DS, Heo JU, Kwak DH, et al. Bone regeneration in the maxillary sinus using an autologous fibrin-rich block with concentrated growth factors alone. Implant Dentistry, 2011, 20(5):389–395. PubMed PMID: 21881519. Epub 2011/09/02. eng

[6] Tawil G, Mawla M. Sinus floor elevation using a bovine bone mineral (Bio-Oss) with or without the concomitant use of a bilayered collagen barrier (Bio-Gide): a clinical report of immediate and delayed implant placement. The International Journal of Oral and Maxillofacial Implants, 2001, 16(5):713–721. PubMed PMID: 11669254. Epub 2001/10/24. eng

[7] Tetsch J, Tetsch P, Lysek DA. Long-term results after lateral

and osteotome technique sinus floor elevation: a retrospective analysis of 2190 implants over a time period of 15 years. Clinical Oral Implants Research, 2010, 21(5):497–503. PubMed PMID: 20443802. Epub 2010/05/07.eng

[8] Uckan S, Tamer Y, Deniz K. Survival rates of implants inserted in the maxillary sinus area by internal or external approach. Implant Dentistry, 2011, 20 (6):476–479. PubMed PMID: 22051745. Epub 2011/11/05. eng

[9] Tatum H, Jr. Maxillary and sinus implant reconstructions. Dental Clinics of North America, 1986, 30(2):207–229. PubMed PMID: 3516738

[10] Boyne PJ, James RA. Grafting of the maxillary sinus floor with autogenous marrow and bone. Journal of Oral Surgery (American Dental Association, 1965), 1980, 38(8):613–616. PubMed PMID: 6993637. Epub 1980/08/01. eng

[11] Vogiatzi T, Kloukos D, Scarfe WC, et al. Incidence of anatomical variations and disease of themaxillary sinuses as identified by cone beamcomputed tomography: a systematic review. The International Journal of Oral and Maxillo-facial Implants, 2014, 29(6):1301–1314. PubMed PMID: 25397794. Epub 2014/11/15. eng

[12] Hollinshead WH. The nose and paranasal sinuses, Chapter 4// Hollinshead WH. Anatomy for Surgeons: The Head and Neck. 3rd edn. Philadelphia PA: Lippincott-Raven, 1982: 259–265

[13] Krennmair G, UlmCW, Lugmayr H, et al. The incidence, location, and height of maxillary sinus septa in the edentulous and dentate maxilla. Journal of Oral and Maxillofacial Surgery: Official Journal of the American Association of Oral and Maxillofacial Surgeons, 1999, 57(6):667–671; discussion 71–72. PubMed PMID: 10368090. Epub 1999/06/15. eng

[14] AimettiM, Massei G, MorraM, et al. Correlation between gingival phenotype and Schneiderian membrane thickness. The International Journal of Oral and Maxillofacial Implants, 2008, 23(6):1128–1132. PubMed PMID: 19216284. Epub 2009/02/17. eng

[15] Lundgren S, Andersson S, Sennerby L. Spontaneous bone formation in the maxillary sinus after removal of a cyst: coincidence or consequence? Clinical Implant Dentistry and Related Research, 2003, 5(2):78–81. PubMed PMID: 14536041. Epub 2003/10/11. eng

[16] Al-Nawas B, Schiegnitz E. Augmentation procedures using bone substitute mate-rials or autogenous bone – a systematic review andmeta-analysis. European Journal of Oral Implantology, 2014, 7(Suppl 2):S219–234. PubMed PMID: 24977257. Epub 2014/07/01. eng

[17] Badr M, Coulthard P, Alissa R, et al. The efficacy of platelet-rich plasma in grafted maxillae. A randomised clinical trial. European Journal of Oral Implantology, 2010, 3(3):233–244. PubMed PMID: 20847993. Epub 2010/09/18. eng

[18] Esposito M, PiattelliM, Pistilli R, et al. Sinus lift with guided bone regeneration or anorganic bovine bone: 1-year post-loading results of a pilot randomised clinical trial. European Journal of Oral Implantology, 2010, 3 (4):297–305. PubMed PMID: 21180682. Epub 2010/12/25. eng

[19] Fugazzotto PA. Maxillary sinus grafting with and without simultaneous implant placement: technical considerations and case reports. The International Journal of Periodontics and Restorative Dentistry, 1994, 14(6):544–551. PubMed PMID: 7751119. Epub 1994/12/01. eng

[20] Montesani L, Schulze-Spate U, Dibart S. Sinus augmentation in two patients with severe posterior maxillary height atrophy using tissue-engineered bone derived from autologous bone cells: a case report. The International Journal of Periodontics and Restorative Dentistry, 2011, 31(4):391–399. PubMed PMID: 21837305. Epub 2011/08/13. eng

[21] Nkenke E, Stelzle F. Clinical outcomes of sinus floor augmentation for implant placement using autogenous bone or bone substitutes: a systematic review. Clinical Oral Implants Research, 2009, 20(Suppl 4):124–133. PubMed PMID: 19663959. Epub 2009/08/12. eng

[22] Sharaf B, Dodson TB. Does the use of prophylactic antibiotics decrease implant failure? Oral and Maxillofacial Surgery Clinics of North America, 2011, 23 (4):547–550, vi. PubMed PMID: 21982607. Epub 2011/10/11. eng

[23] Nolan PJ, Freeman K, Kraut RA. Correlation between Schneiderian membrane perforation and sinus lift graft outcome: a retrospective evaluation of 359 augmented sinus. Journal of Oral and Maxillofacial Surgery: Official Journal of the American Association of Oral and Maxillofacial Surgeons, 2014, 72(1):47–52. PubMed PMID: 24071378. Epub 2013/09/28. eng

[24] Wallace SS, Froum SJ. Effect of maxillary sinus augmentation on the survival of endosseous dental implants. A systematic review. Annals of Periodontology/The American Academy of Periodontology, 2003, 8(1):328–343. PubMed PMID: 14971260. Epub 2004/02/20. eng

[25] Cho YS, Park HK, Park CJ. Bony window repositioning without using a barrier membrane in the lateral approach for maxillary sinus bone grafts: clinical and radiologic results at 6 months. The International Journal of Oral and Maxillofacial Implants, 2012, 27(1):211–217. PubMed PMID: 22299099. Epub 2012/02/03. eng

[26] Moreno Vazquez JC, Gonzalez de Rivera AS, Gil HS, et al. Complication rate in 200 consecutive sinus lift procedures: guidelines for prevention and treatment. Journal of Oral and Maxillofacial Surgery: Official Journal of the American Association of Oral and Maxillofacial Surgeons, 2014, 72(5):892–901. PubMed PMID: 24583086. Epub 2014/03/04. eng

第18章 "三明治"式骨劈开术联合窦底骨移植术在上颌后牙区牙槽嵴严重萎缩情况下的应用

Ole T. Jensen

引 言

当上颌后牙区骨质萎缩导致窦腔明显时,通过牙槽嵴和窦底骨增量术可以为种植修复获得足够骨量[1~2]。在上颌后牙区进行骨增量时通常遇到的难题是如何避免在垂直向使用外置式骨移植,而"三明治"式骨劈开联合内嵌式植骨术或者说上颌窦底垂直向扩大骨移植术可以解决这一问题[3~4]。

后牙区骨劈开术原理由 S. Wunderer 提出并获得 W. Bell 的试验支持[5~7]。而在窦提升中的窦底骨移植术(这一技术也具有充分的生物学依据)联合使用这一技术可以作为后牙区种植修复的最佳方案之一[8~9]。但因为这一方法操作要求较高,所以应用较少。本章将结合病例对这一技术的操作细节进行阐述。

技术方法

制作颌骨模型并在模型上演练手术操作。后牙"三明治"骨劈开术见图 18.1(A、B)[2]。手术设计时最为重要的是必须确定劈开骨段前后径长度并保证牙槽嵴顶垂直切口距离邻牙牙体组织间存在 2mm 间隙[10]。在静脉麻醉及局部麻醉后,使用经骨侧壁上颌窦外提升术为骨劈开预备合适的窦底腔隙[11]。此时应行前庭切口直至骨面,这种切口在大部分情况下能很好地保存剩余牙槽骨上的黏膜皱襞。当上颌骨侧壁暴露后,制备一个垂直距离 10mm,水平距离 15mm 的侧壁骨窗,骨窗范围不得延至拟定的垂直向切口。然后提升上颌窦膜,并在骨劈开术区前后侧超越窦腔处翻瓣以获得足够手

术空间。接下来,从骨窗前部开始至远中最后一颗牙齿后方约 2mm 处做一反弧形骨组织切口。此时,切口向后应延伸至翼状板和上颌结节之间。这一切口可由超声骨刀轻松完成而无须翻瓣[12]。当侧壁骨组织切口制备完成,穿过上颌窦在对侧腭骨的位置制备相似骨组织切口。这往往需要联合使用超声骨刀和手动骨劈开的方式以分离骨段。弯曲矢状骨锯可用于此切口的辅助预备。因为腭壁往往特别薄,因此腭部骨组织切口通常不需要完全离断(只需要制备成青枝骨折状态)。然后将术区骨段自侧壁折断处下降并均匀旋转。此时,腭黏膜不需减张。游离骨段最大可降低 10mm,但是要取得足够的牙槽骨垂直向骨量往往只需要 6~8mm。手术完成后,牙槽嵴顶会稍偏向腭侧,可在 5 个月后进行种植时通过软组织移植和使用 GBR 技术的牙槽嵴颊侧骨移植术予以矫正[1]。

临床应用

患者女性,30 岁,前磨牙阻生龋坏,治疗需去除窦腔周围几乎所有残余牙槽骨(图 18.2)。在拔除牙齿的同时使用同种异体移植骨或者自体移植骨颗粒行拔牙窝内骨移植术。牙齿拔除愈合 3 个月后,患者复诊进行左侧上颌后牙区修复(图 18.3)。行前庭沟切口,并在骨侧壁进行曲线式骨劈开,随后进行窦膜提升及上颌窦相应腭部区域的骨劈开(图 18.4A)。将骨段自折断线下移(图 18.4B)。放置固定板(图 18.5A)。将含 BMP-2 的牛胶原海绵和同种异体骨移植材料按照 50 : 50

School of Dentistry, University of Utah, Salt Lake City, Utah, USA

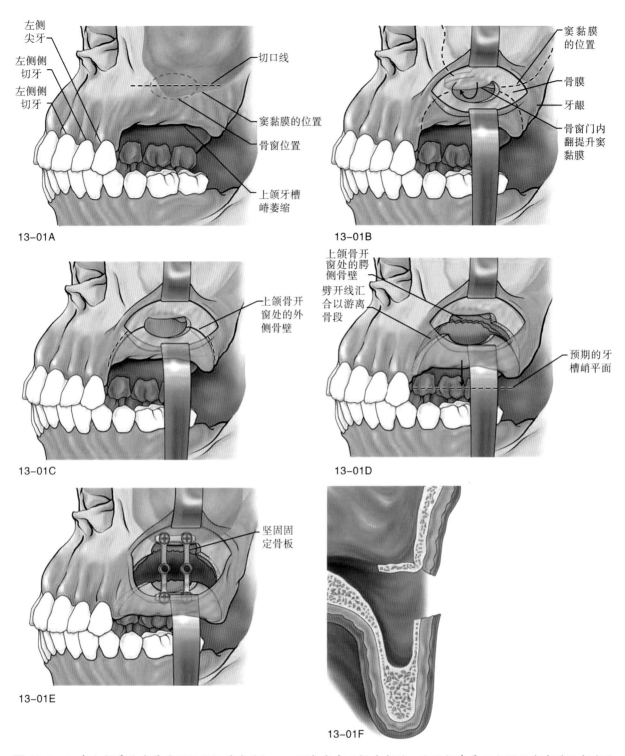

13-01A

13-01B

13-01C

13-01D

13-01E

13-01F

图 18.1 A. 在上颌骨垂直骨量不足处做前庭沟切口。预备窦窗以提升窦膜。使用超声骨刀分别从窦窗前后部弯曲向下行骨劈开直至牙槽嵴顶。B. 使用超声骨刀在跨越上颌窦处进行腭部骨劈开，弯曲向下指向牙槽嵴顶。形成游离的骨段并自折裂处下移。骨段用骨板及内嵌式骨移植材料固定。对前庭沟切口行初期闭合。摘自：Jensen，2010。由 Quintessence Publishing Inc. 授权发表

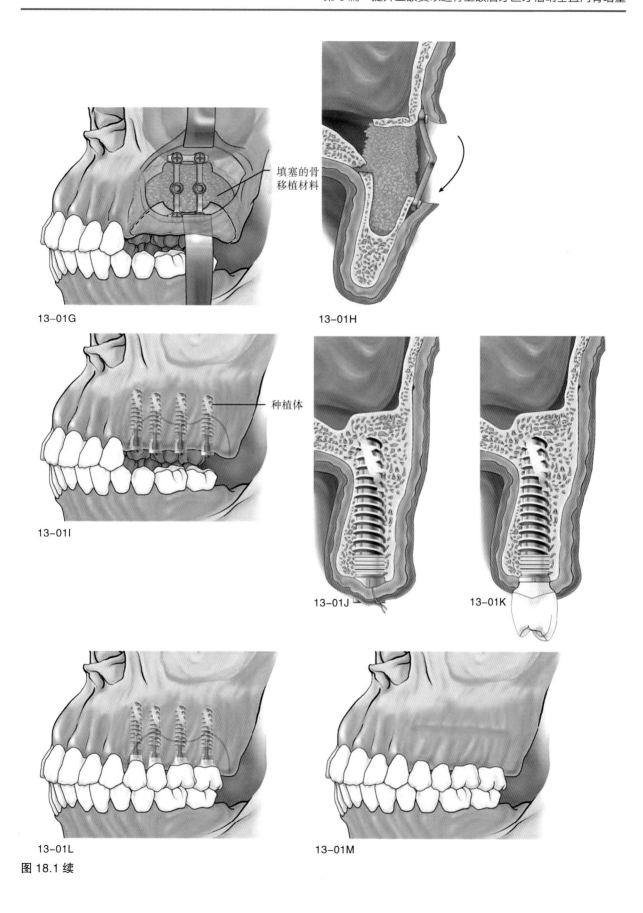

填塞的骨
移植材料

13–01G

13–01H

种植体

13–01I

13–01J

13–01K

13–01L

13–01M

图 18.1 续

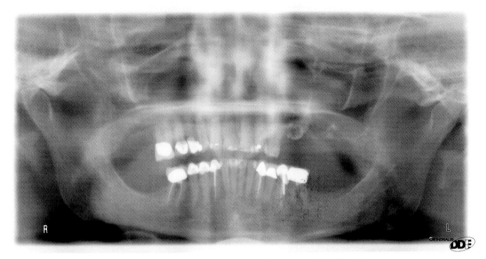

图 18.2 术前全景片显示阻生牙处于左侧上颌窦内，剩余牙槽骨量极少

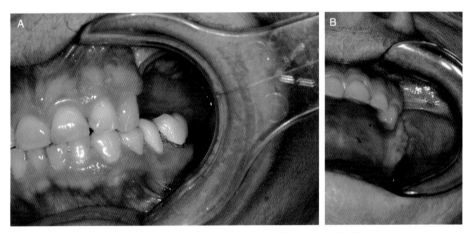

图 18.3 A.术前侧位观（口内照片）。B.术前骀面观（口内照片）

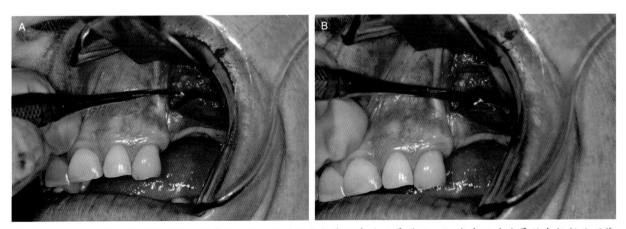

图 18.4 A.术中照片显示侧壁弧线形骨劈开及之后的经上颌窦腭穹隆处骨劈开。B.术中照片为骨段自折断处下降以增加上颌后牙区的垂直骨量

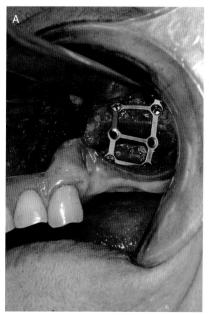
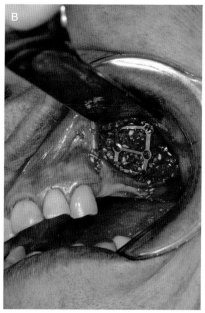

图 18.5　A. 术中照片显示在合适的垂直高度上采用骨板固定骨段。B. 术中照片显示内嵌式移植材料

的比例混合并用于嵌入式植骨联合窦底骨移植术（图 18.5B）[13]。关闭创口后可见牙槽骨高度显著增加（图 18.6）。5 个月后 CAT 扫描图像显示骨移植材料完成矿化（图 18.7）。此时，做稍偏向腭侧的嵴顶切口，去除固定板，可见骨质骨化良好（图 18.8）。植入 3 颗种植体（图 18.9），并在侧壁置入额外的异种移植骨以改善牙槽嵴颊侧丰满度（图 18.10）。术后影像显示 2 颗种植体位于移植骨中（图 18.11）。4 个月后使用三单位联冠作为最终修复体，并在恢复功能 1 年后复诊行影像学检查（图 18.12）。

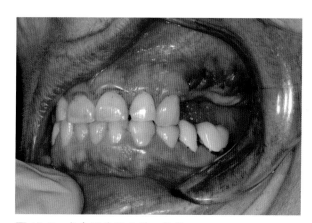

图 18.6　术中照片显示创口关闭

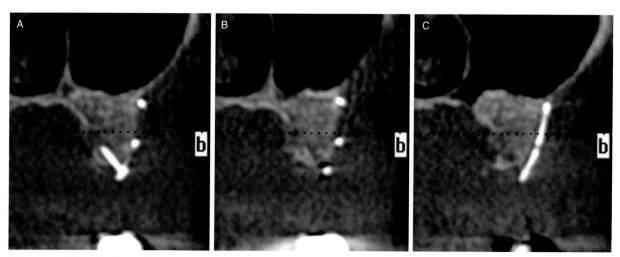

图 18.7　横截面（冠状位）CBCT 显示手术 4 个月后骨质矿化

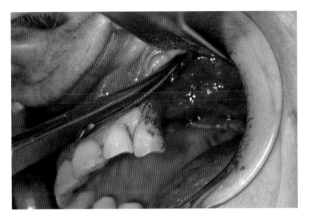

图 18.8　移除骨板并暴露愈合后的牙槽嵴的术中照片

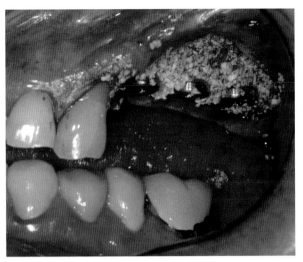

图 18.10　使用异种移植骨进行二次颊侧骨移植以增加牙槽嵴颊侧丰满度

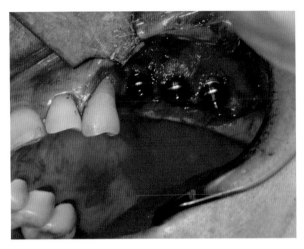

图 18.9　术中照片显示植入 3 个骨内种植体

讨　论

　　牙槽骨量受限和存在窦腔结构是上颌后牙区垂直向骨缺损后种植修复困难的主要原因。由于"三明治"式骨劈开术联合窦底骨移植术可以同时解决以上两个缺陷,因此在这种情况下较其他手术方式更加优越。例如,同髂骨移植相比骨劈开嵌入植骨的再吸收率低且骨增量更加稳定[14]。而如果单独行窦底骨移植术,则不能增加牙槽骨

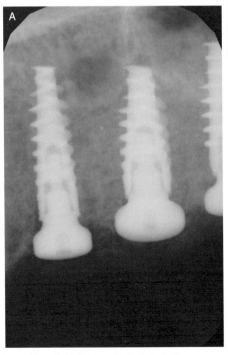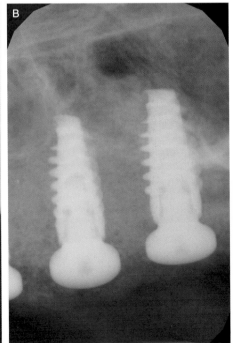

图 18.11　种植体植入术后的根尖片

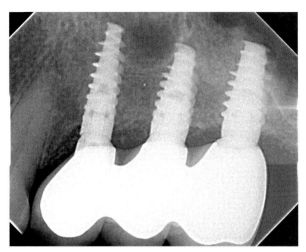

图 18.12　根尖片显示恢复功能 1 年后的最终修复体（三单位桥）

高度，进而在种植修复时导致冠根比增高[15]。其他方法，如使用钛网或者使用引导性骨再生联合屏障膜技术，均有助于适度恢复垂直骨量，但仅适用于骨缺损较小的病例[16-17]。除此之外，使用钛网或者引导性骨再生的缺点还包括较高的感染或网暴露的风险，这些在"三明治式"骨劈开技术中是没有的[18-19]。

　　在这些病例中推荐使用 BMP-2 的原因是单独使用异种移植骨材料无法满足大范围骨移植的要求。BMP-2 骨移植材料非常适合于骨段矿化并促进其愈合，髂骨颗粒骨移植材料也是如此。然而，单独使用异体移植物、同种异体移植物及异种移植物均无法达到相同效果。

　　该方法的另一个优势是在植入种植体的同时能够进行二次骨移植。二次骨移植的目的是对牙槽骨塑性，而此时所需要的骨移植量远远少于其他方法。因此，最后种植体周骨移植物发生并发症的发生率大大降低[1]。

　　嵌入式骨移植的主要缺点是外科医生往往不熟悉正颌手术从而缺少专业经验。掌握 Le Fort 截骨过程及牙槽骨截骨手术的外科医生能够很容易地掌握本技术，即使不在大型医院也可进行手术。

　　总的来说，后牙牙槽骨骨劈开术，也就是所谓的三明治式骨劈开术，能够应用于窦膜提升术联合嵌入植骨和窦底骨移植术中，以获得最优效果。此时，垂直向骨增量增加可达 10mm，从而能完全满足种植体植入需求进而成功进行口腔修复重建。

参考文献

[1] Jensen OT, Cottam J. Posterior maxillary sandwich osteotomy combined with sinus grafting with bone morphogenetic protein-2 for alveolar reconstruction for dental implants: report of four cases. Int J Oral Maxillofac Implants, 2013, 28(6):e14–23

[2] Jensen OT, Cottam JR. Sinus graft combined with osteoperiosteal flaps//Jensen OT. The Osteo Periosteal Flap. Chicago IL: Quintessence Publishing, 2011: 189–202

[3] Cordaro L, Torsello F, Accorsi Ribeiro C, et al. Inlay-onlay grafting for three dimensional reconstruction of the posterior atrophic maxilla with mandibular bone. Int J OralMaxillofac Surg, 2010, 39(4):350–357

[4] Dasmah A, Thor A, Ekestubbe A, et al. Particulate vs. block bone grafts: three-dimensional changes in graft volume after reconstruction of the atrophic maxilla, a 2-year radiographic follow-up. J Craniomaxillofac Surg, 2012, 40(8):654–659

[5] Wunderer S. Die Prognathieopertion mittels frontal gestltem maxillafragment. Osterr A Stomatol, 1962, 59:98–102

[6] Quejada JG, Kawamura H, Finn RA, et al. Wound healing associated with segmental total maxillary osteotomy. J Oral Maxillofac Surg, 1986, 44 (5):366–377

[7] Bell WH, Levy BM. Revascularization and bone healing after posterior maxillary osteotomy. J Oral Surg, 1971, 29:313–320

[8] Nevins M, Kirker-Head C, Nevins M, et al. Bone formation in the goat maxillary sinus induced by absorbable collagen sponge implants impregnated with recombinant human bone morphogenetic protein-2. Int J Periodontics Restorative Dent, 1996, 16(1):8–19

[9] Boyne PJ, Lilly LC, Marx RE, et al. De novo bone formation by recombinant human bone morphogenetic protein-2 (rhBMP-2) in maxillary sinus floor augmentation. J Oral Maxillofac Surg, 2005, 63(12):1693–1707

[10] Ho MW, Boyle MA, Cooper JC, et al. Surgical complications of segmental Lefort I osteotomy. Br J OralMaxillofac Surg, 2011, 49(7):562–566

[11] Kim JM, Sohn DS, Heo JU, et al. Benefit of the replaceable bony window in lateral maxillary sinus augmentation: clinical and histological study. Implant Dent, 2014, 23(3):277–282

[12] Pavlikova G, Foltan R, Horka M, et al. Piezosurgery in oral and maxillofacial surgery. Int J Oral Maxilofac Surg, 2011, 40(5):451–457

[13] Jensen OT, Lehman H, Ringeman JL, et al. Fabrication of printed titanium shells for containment of BMP-2 composite graft materials for alveolar bone reconstruction. Int J Oral Maxillofac Implants, 2014, 29(1):e103–105

[14] Felice P, Marchetti C, Piattelli A, et al. Vertical ridge augmentation of the atrophic posterior mandible with interpositional block grafts: bone from the iliac crest versus bovine and organic bone. Eur J Oral Implantol, 2008, 1(3):183–198

[15] Antua E, Alkhraust MH, Pinas L, et al. Implant survival and crestal bone loss around extra short implants supporting a fixed

denture: the effect of crown height space, crown-to-implant ratio, and offset placement of the prosthesis. Int J Oral Maxillofac Implants, 2014, 23(3):682–689

[16] Her S, Kang T, Fien MJ. Titanium mesh as an alternative to membrane for ridge augmentation. J Oral Maxillofac Surg, 2012, 70(4):803–810

[17] Roccuzzo M, Ramieri G, Bunino M, et al. Autogenous bone graft alone or associated with titaniummesh for vertical alveolar ridge augmentation: a controlled clinical trial. Clin Oral Implants Res, 2007, 18(3):286–294

[18] Khojasteh A, Scheilifar S, Mohajerani H, et al. The effectiveness of barrier membranes on bone regeneration in localized bony defects: a systematic review. Int J Oral Maxillofac Implants, 2013, 28(4):1076–1089

[19] Nazirkar G, Singh S, Dole V, et al. Effortless effort in bone regeneration: areview. J Int Oral Health, 2014, 6(3):120–124

第 19 章　窦提升术并发症的治疗

Douglas E. Kendrick

引　言

一般认为，口腔种植是安全性好、成功率高，并且并发症少的外科手术。然而，在种植过程中或在如窦提升等种植相关手术中，一些轻微的并发症也时有发生，偶尔也有相对严重者出现。上颌窦提升术要求精细。因此只有通过术前周详的计划和术中谨慎的操作才能够降低或者防止并发症的出现。

窦提升手术的风险和并发症包括窦膜穿孔，术中或者术后出血、感染、移植骨吸收及移植骨或种植体的丧失等。相关报告显示约 50% 与窦提升术相关的并发症都发生于围手术期，而其中大约 50% 是窦膜穿孔[1]。尽管窦提升术可能引起较多并发症，但位于窦提升骨移植术位点的种植体，其 3 年功能存留率可达 90%~97%[1]。

穿　孔

窦膜由骨膜及骨膜上覆盖的薄层纤毛假复层上皮组织。窦膜对于保持上颌窦正常功能非常重要[2]。由于膜的厚度仅为 0.3~0.8mm，因此在提升时容易撕破[3]。窦膜穿孔是窦提升骨移植术中最常见的并发症，发生率为 10%~60%[2,4-7]（图 19.1~19.3）。穿孔最常发生于骨窗预备过程中，但也可在窦膜提升或置入骨移植材料时出现[8]。若窦中有间隔、骨刺或尖锐的边缘，穿孔的风险较高[9-10]。与牙槽嵴高度充足时相比，残余牙槽嵴高度小于 3mm 甚至缺失时，穿孔风险较大[8,10]。而骨壁过薄或者过厚时也可导致穿孔风险增加[11]。穿孔能诱发细菌感染、黏膜炎症及移植骨的异位。骨移植位点可因穿孔而受到细菌侵袭进而导

致术后感染。而骨移植材料通过穿孔进入上颌窦，则会引起移植骨丧失和鼻窦炎的发生。

外科医生应该通过术前 X 线片和 CT 图像评估窦壁厚度，间隔位置及膜的厚度（图 19.4~19.5）。对于一些骨性特殊结构如窦间隔，通常建议使用 CBCT 而非全景片进行辨别和确认，这是因为前者更加精确[12]。在骨劈开之前修薄窦侧壁也许有助于防止窦穿孔[13]。

金刚砂球钻经常用来预备侧壁骨窗。而若使用超声骨刀则可能使穿孔风险降低[13-14]。如果出现穿孔，可以通过增加骨劈开范围以重新建立与膜骨接触[15]。窦膜小穿孔（小于 4~5mm）常通过覆盖快速吸收性胶原膜进行补救（图 19.1，图 19.6~19.8）。撕裂穿孔较大时则需要使用更加坚韧并且吸收缓慢的胶原膜[16]。使用胶原膜处理后一般可以继续进行骨移植。如果穿孔过大而无法依靠胶原膜予以修复时，则必须停止手术并关闭术区待窦膜愈合后再视情况进行窦提升。通常较大的窦膜穿孔需要 6~9 个月的愈合期[16]。在发生过穿孔的上颌窦行窦提升术时操作难度会增大。

由于膜穿孔后会导致感染风险增高，因此外科医生应该选择延期种植[16]。而延期种植时间为窦提升术后 4~6 个月[1,16]。

鼻窦炎及感染

鼻窦炎是最为常见的术后并发症，并常见于本身存在鼻中隔偏曲或鼻甲骨过大，以及患有鼻变态反应等具有鼻窦炎诱因的患者[14,17]。急性鼻窦炎可能在窦提升骨移植术后发生，这与术区黏膜炎症，血肿，血清肿或者移植材料过度填充所造成的

Department of Oral and Maxillofacial Surgery, The University of Iowa Hospitals and Clinics, Iowa City, Iowa, USA

窦孔阻塞相关。而窦膜穿孔亦增加了鼻窦炎的风险[10]。感染通常在术后 3~7d 出现，可能局限在手术位点，在没有及时治疗的情况下也可能发生蔓延[16]。骨移植材料的污染或者细菌侵袭也能导致感染和鼻窦炎，因此手术前后应该严格遵循无菌原则。

术前需要与患者交流并追询有关鼻窦疾病史。建议最好使用 CBCT 对患者的鼻窦病理状态及窦口鼻道复合体的开放状态进行影像学评估（图 19.9，图 19.10）。同时应该确认邻牙的牙髓活力，并对其牙周及根尖周病变等进行临床和影像学检

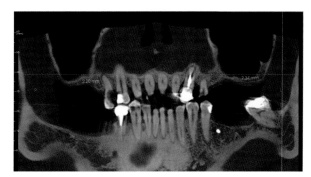

图 19.4　采用 CBCT 图像全景重建对上颌窦形态进行术前评估

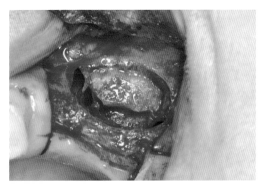

图 19.1　在骨劈开时窦膜穿孔的术中照片

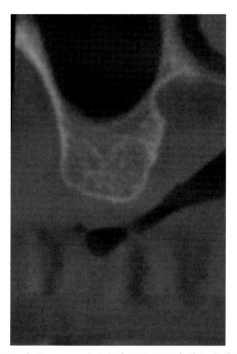

图 19.5　采用 CBCT 对上颌窦冠状面形态进行术前评估

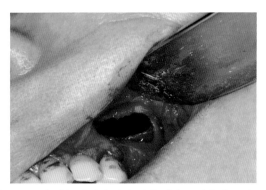

图 19.2　在膜提升时发生大的窦膜穿孔的术中照片

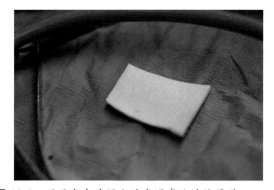

图 19.6　用于术中关闭小的窦膜穿孔的胶原膜

查。出现炎症和细菌侵袭时健康鼻窦具有自动清除能力。对于慢性鼻窦疾病的漏诊可能会导致术后感染及骨移植失败的发生。

窦提升术前应该预防性使用抗生素及 0.12%

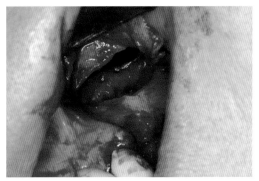

图 19.3　术中照片显示窦膜纵向撕裂

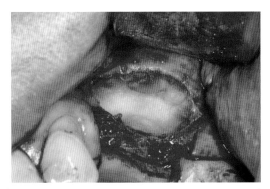

图 19.7 术中照片显示置入胶原膜以关闭小的窦膜穿孔

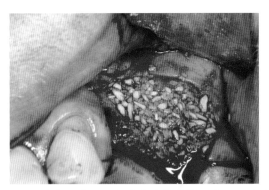

图 19.8 术中照片显示充填骨移植材料后置入胶原膜

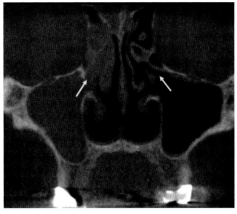

图 19.10 CBCT 冠状图像显示右侧上颌窦完全浑浊病变。可见右侧窦口阻塞及左侧窦孔开放（黄色箭头）

症状是口内水肿、红疹及疼痛[16]。治疗常选择克拉维酸阿莫西林（875mg/125mg，每天 2 次）或者克林霉素（300mg，每天 3 次）。由于甲硝唑对厌氧菌有很好的效果，故也常配合使用（500mg，每天 3 次）。抗生素主要适用于治疗小型局限性感染。

对于抗生素无法有效控制的或者在抗生素使用时仍然持续进展的感染应该联合外科引流。引流位点即原手术切口。由于可能诱发口腔上颌窦瘘，禁止将引流通道置于骨窗上方。对感染位点还需要进行革兰染色，细菌培养和药物敏感性测试以利于治疗。受到感染波及的移植骨，膜和已置入的种植体都必须移除。然后对该位点进行充分冲洗并关闭。可在窦窗上方放置 1 片缓慢吸收性胶原膜。如果 3~4 个月后窦膜愈合并且炎症获得控制，则可再次尝试进行窦提升骨移植术。

若口服抗生素对术区慢性感染及鼻窦炎无效，则需要外科治疗及静脉注射抗生素。对于难治性鼻窦炎，可能需要使用功能性内镜鼻窦手术（FESS）。此时需要耳鼻喉外科医生的共同参与。

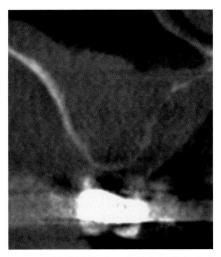

图 19.9 CBCT 冠状图像显示右侧上颌窦部分发生浑浊

洗必泰葡萄糖酸盐漱口水。有证据表明，术前使用洗必泰能够将感染率由 8.7% 降低至 4.1%[18]。阿莫西林可以作为术后抗生素使用。而对青霉素过敏的患者则可以使用克林霉素。可以在术后使用如伪麻黄碱等系统性减充血剂或者去氧肾上腺素等鼻喷雾以减轻上颌窦水肿。

如果骨移植区域感染发生，其最常见的初始

出 血

在窦提升术中严重的出血非常罕见（低于 2%），也不可能造成生命危险。而术中出血最常见的影响是干扰视野，同时如果在软组织关闭前未有效止血可能导致术后血肿发生。窦提升术引起的软组织出血往往是微量的，常由于骨膜上切开，颊侧瓣撕裂或者在翻瓣时小血管断裂引起。如果窦膜发生撕裂也可能导致出血，而骨出血则可能来自于松质骨或者骨内血管。上颌牙槽骨血供主要来自眶下及上牙槽后动脉的分支及其吻合支[19]。来自这些血管吻合支的出血可在经侧壁窦提升时出现。牙槽骨离血管吻合的平均距离是16.4~18.9mm[19~20]。当牙槽骨吸收时，其距离会更加接近。在轻微吸收的牙槽嵴中，血管距牙槽嵴距离会超过15mm，而在严重吸收的牙槽嵴，血管与牙槽嵴距离可近至7mm[20]。因此，在轻微吸收的上颌骨牙槽嵴上行侧壁骨劈开时，术区上界高度应不超过15mm，而在发生严重吸收的牙槽嵴上骨劈开上界位置应该更低。当窦膜穿孔时，出血也可发生于鼻部。

止血方法包括应用湿纱布压迫、烧灼、骨蜡、含有肾上腺素的局部麻醉药及使用表面止血剂等。如果出血发生在种植所需的骨劈开或间接窦提升时，骨段或者种植体可放置于该位点用于出血点填塞。当患者存在血液异常疾病时，应该与其首诊的内科医生或者血液科医生交流，谨慎制订手术方案。而且手术方案也应根据患者正在服用的抗血小板或抗凝药物进行必要修订。

血　肿

如果在关闭软组织前没有有效止血，会导致血肿发生。血肿往往是自限性的，但是因为其是细菌的良好培养基，所以可能会增加感染风险。血肿的最主要来源是眶下及上牙槽后动脉，以及它们吻合支的出血。此时，可以使用阿莫西林克拉维酸（875mg/125mg，每天2次）7~10d以防止术后感染[17]。

感觉神经异常

在进行窦提升术时可能受创的神经主要是眶下神经及上牙槽神经分支。眶下神经分布区域感觉神经异常可以波及同侧颊前部和眶下部皮肤、下眼睑、鼻侧部、上唇、牙齿及口腔黏膜。上牙槽神经创伤可导致后牙牙槽区域牙齿及口腔黏膜的感觉改变。感觉神经异常根据神经损

伤的程度包含轻微感觉异常、感觉迟钝和感觉丧失。感觉神经异常往往是暂时的，并可在6个月内恢复[21]。

感觉神经异常可以由直接或间接创伤引起。直接窦提升需要翻开骨膜及上颌窦壁上覆盖的软组织，在这个过程中可由于创伤性软组织回缩、神经内注射或者骨劈开破坏，进而导致神经的直接创伤。因此，应该注意避免眶下神经方向上的软组织回缩。而外科医生也必须熟知在严重吸收的上颌骨中眶下神经与牙槽嵴顶距离较近。间接创伤可继发于血肿或者术后水肿，但大多都是暂时性的。

口腔上颌窦瘘

口腔上颌窦瘘可在骨移植术中上颌窦暴露后的任何时段发生，原因包括软组织闭合不佳、伤口裂开或感染。

小的口腔上颌窦瘘可在使用抗生素及洗必泰葡萄糖酸盐漱口水几周后自行恢复。大的瘘口则可能需要额外的外科手术，例如，颊侧推进翻瓣术，腭部带蒂皮瓣翻瓣术及颊脂垫推进翻瓣术等。

皮瓣裂开和骨移植材料暴露

皮瓣裂开可能发生于手术后第1周，进而导致牙槽骨甚至移植位点的暴露。能够导致皮瓣裂开和骨移植材料暴露的因素包括皮瓣及缝合处张力过大，咀嚼或义齿引起机械性创伤，术中组织处理不佳或感染。

通过无张力缝合对切口前后部及骨膜减张可以避免皮瓣的裂开。褥式缝合有助于获得紧密的初期闭合。全口义齿和局部义齿应该在骨移植区域相应位置缓冲以避免对移植位点施压。而义齿边缘若恰好存在于该区域，也应该进行缓冲以防止对移植位点和瓣膜造成创伤。可以考虑在该区域使用组织缓冲材料。建议尽可能避免佩戴义齿，特别是在美学相对不重要的上颌后牙区。

小裂口可在24~48h内进行初期封闭。如果伤口大于2~3cm或者伤口已经裂开超过2d，则首先应该切除伤口边缘，然后再进行缝合[22]。洗必泰

漱口液和抗生素有助于伤口二次愈合，特别是在伤口不能进行初期关闭时，建议使用。

邻牙受伤

由于相距过近，窦提升术时骨劈开区域邻牙存在损伤的风险。此时，无论是种植骨劈开或者经侧壁窦提升骨劈开都有可能伤及牙根。而牙根过长，牙根弯曲或者牙根融合等解剖异常的存在都会增加牙损伤的可能性。使用术前影像和术中对牙根外形仔细评估有助于选择合理的术区。

种植体丧失

无论是在窦提升术后行即刻种植还是延期种植，均可能出现种植体丧失。骨整合不良的原因包括移植骨量不足，患者自身上颌后牙区骨密度较低，手术操作意外，感染，咀嚼创伤，修复体施压过大，或者由于初期稳定性差而导致的种植体松动等。

黏液囊肿的形成

真性上颌窦黏液囊肿能够在上颌窦手术后形成，它会在上颌窦内形成真正的囊性结构，由呼吸上皮衬里，并充满黏蛋白，它可以缓慢增长。当其足够大时会导致上颌窦壁骨性膨胀并且引起周围骨质吸收。它们可以有上颌窦恶性肿瘤样表现[23]。在影像学上，通常可观察到上颌窦浑浊。

外科纤毛囊肿（术后上颌囊肿）是一种黏液囊肿，其衬里结构由与上颌窦相同的呼吸上皮组成，可在上颌窦手术或创伤后若干年内出现。黏液囊肿是由上颌窦上皮的一部分与窦主体部分分离并发展而来，其囊性孔腔能够分泌黏液[23]。发病后，患者可能会发生肿胀、疼痛或者病变区压痛。该病变最常与 Caldwell-Luc 操作相关，但也可能发生在如拔牙等任何可导致窦膜破坏的过程之后[23]。该病变的影像学表现为球形透射影。

因为黏液囊肿和外科纤毛囊肿具有破坏性，因此均需要外科手术治疗。治疗使用的是单纯的刮除手术，而该位点可在去除囊肿的同时进行骨移植。

结　论

上颌窦提升术是一个精细的过程。窦提升术最常见的并发症（大约 50% 的病例）是窦膜穿孔。采用 CBCT 在术前进行周详的计划并在术中施行谨慎的操作有助于减少或预防并发症的发生。

参考文献

[1] Jensen OT, Shulman LB, BlockMS, et al. Report of the Sinus Consensus Conference of 1996. Int J Oral Maxillofac Implants 1998;13(Suppl):11–45

[2] Ardekian L, Oved-Peleg E, Mactei E, et al. The clinical significance of sinus membrane perforation during augmentation of the maxillary sinus. J Oral Max-illofac Surg, 2006, 64:277–282

[3] Morgensen E, Tos M. Quantitative histology of the maxillary sinus. Rhinology, 1977, 15:129

[4] Pikos M. Maxillary sinus membrane repair: report of a technique for large perforations. Implant Dent, 1999, 8:29–34

[5] Proussaefs P, Lozada J, Kim J, et al. Repair of the perforated sinus membrane with resorbable collagen membrane: a human study. Int J Oral Maxillofac Implants, 2004, 19:413–420

[6] Block MS, Ken JN. Sinus augmentation for dental implants: the use of autogenous bone. J Oral Maxillofac Surg, 1998, 55:1281–1286

[7] Timmenga NM, Raghoebar GM, Boering G, et al. Maxillary sinus function after sinus lifts for the insertion of dental implants. J Oral Maxillofac Surg, 1997, 55:936–939

[8] Ardekian L, Efrat OP, Mactei EE, et al. The clinical significance of sinus membrane perforation during augmentation of the maxillary sinus. J Oral Maxillofac Surg, 2006, 64:277–282

[9] Chanavaz M. Maxillary sinus: anatomy, physiology, surgery, and bone grafting related to implantology – eleven years of surgical experience. J Oral Implantol, 1990, 16:199–209

[10] Van den Bergh JP, ten Bruggenkate CM, Disch FJ, et al. Anatomical aspects of sinus floor elevations. Clin Oral Implants Res, 2000, 11: 256–265

[11] Kim SG. Clinical complications of dental implants. In: Turkyilmaz I (ed.), Implant Dentistry – A Rapidly Evolving Practice. Intech, Rijeka, Croatia, 2011: 467–490

[12] Ulm CW, Olar P, Gsellman B, et al. The edentulous maxillary alveolar process in the region of the maxillary sinus – a study of physical dimension. Int J Oral Maxillofac Surg, 1995, 24:270–282

[13] Zijderveld SA, van den Bergh JP, Schulten EA, et al. Anatomical and surgical findings and complications in 100 consecutive maxillary sinus floor elevation procedures. J Oral Maxillofac Surg, 2008, 66:1426–1438

[14] Fugazzotto P, Melnick PR, Al-Sabbagh M,. Complications when augmenting the posterior maxilla. Dent Clin N Am, 2015, 59:97–130

[15] Greenstein G, Cavallar J, Ramanos G, et al. Clinical recommendations for avoiding and managing surgical complications associated with

implant dentistry: a review. J Periodont, 2008, 79:1317–1329

[16] Pikos MA. Complications of maxillary sinus augmentation, Chapter 9//Jensen OT. The Sinus Bone Graft. 2nd edn. Chicago IL: Quintessence Publishing Co, 2006:103–114

[17] Timmenga NM, Raghoebar GM, van Weissenbruch R, et al. Maxillary sinusitis after augmentation of themaxillary sinus floor: a report of 2 cases. J OralMaxillofac Surg, 2001, 59:200–204

[18] Lambert PM,Morris HF, Ochi S. The influence of 0.12% chlorhexidine digluconate rinses on the incidence of infectious complications and implant success. J Oral Maxillofac Surg, 1997, 55:25–30

[19] Solar P, Geyerhofer U, Traxler H, et al. Blood supply to the maxillary sinus relevant to sinus floor elevation procedures. Clin Oral Implants Res, 1999, 10:34–44

[20] Mardinger O, Abba M, Hirschberg A, et al. Prevalence, diameter, and course of the maxillary intraosseous vascular canal with relation to sinus augmentation proce-dure: a radiographic study. Int J Oral Maxillofac Surg, 2007, 36:735–738

[21] Stern A, Green J. Sinus lift procedures: an overview of current techniques. Dent Clin NAm, 2012, 56:219–233

[22] Sadig W, Almas K. Risk factors and management of dehiscent wounds in implant dentistry. Implant Dent, 2004, 13:140–147

[23] Neville BW, Damm DD, Allen CM, et al. Physical and chemical injuries, Chapter 8//Neville B. Oral and Maxillofacial Pathology. 2nd edn. Philadelphia PA: Saunders, 2001:320–323

第 4 篇

牙槽骨牵张成骨垂直骨增量

第 20 章　牵张成骨形成种植位点：诊断和治疗计划

Stephanie J. Drew

引　言

创伤或拔牙后牙槽骨丧失是口腔种植学所面临的一个重要问题。水平型骨缺损问题比较容易通过不同的植骨技术克服，而垂直型牙槽骨缺损的重建工作则别具挑战性。口腔种植学是一门以修复为导向的学科，而种植体植入功能位点所需的充足骨量则是这一切的前提。

当种植体植入未经重建的骨缺损区后会面临修复失败和清洁的问题。修复部件必须足够长以弥补组织的丧失；而种植体和修复体会出现食物嵌塞的情况。这些功能缺陷往往会对患者的语音功能造成干扰。许多这样的病例会出现种植体的机械失败，主要表现为组织丧失或行使正常功能过程中咬合力导致修复部件断裂。

尽管在一些病例中，传统的外置式骨移植可作为一种治疗选择，但面对软、硬组织显著缺损的病例，这些技术的重建效果往往呈现不可预期性。即使出现了钛钉、钛网、各种膜及异体骨移植材料附加 rhBMP2 等辅助材料，足够量的软组织对创面的覆盖依然是大面积骨缺损获得可预期成功效果的最大障碍。

Ilizarov 医生发现的牵张成骨（distraction osteogenesis，DO）技术为重建患者所面临的软硬组织缺损这一巨大挑战奠定了基础[1]。特别在大量组织和骨缺失时，治疗方式的选择有限且结果不可预见。最初，牵张成骨技术被用于延长患者的四肢骨[1]。在 20 世纪 70 年代末，该技术首先应用于尸体的面部骨，然后应用于临床病例[2]。在 20 世纪 80 年代，牵张手术被进一步改良，应用于各种类型的颅面骨畸形包括半侧颜面发育不全、面裂及颅缝早闭，并通过输送盘牵张成骨术重建肿瘤切除术后的节段性骨缺损[3]。与此同时，研究发现更小尺寸的输送盘牵张可应用于牙槽骨区域[4-6]。因此，牙槽骨牵张技术应运而生，并且直至今日仍然被用于种植位点的形成以获得可预期的临床效果[7-13]。

牵张成骨的基本原则

牵张成骨术有赖于以下 4 项基本原则：

1. 骨切开（精确的截骨术）。牵张器放置于两个骨段上，使该骨段沿着预期的矢量方向以特定的速度和节律分离。截骨时务求精确、细致，不能灼伤骨组织。而超声骨刀的应用则是对上述操作流程中标准器械的一种重要替代[14-16]。

2. 间歇期。在这期间，两个骨段之间出现截骨损伤引起的初期炎症反应。此时，通过募集所需的骨祖细胞至反应区，开启愈合。在长骨，初期反应需要 7d 的间歇期，其基于骨愈合周期的生物学理论。到第 7d 时，成纤维细胞和血管再生充分发挥作用，机体开始了新骨沉积。由此进入下一阶段。

3. 牵张期。这一阶段，牵张器以特定的速度和节律将两个骨段缓慢的分离。在该阶段，特定速度和节律的牵张力使成纤维细胞在骨裂隙内排列成行，软组织伴随着新骨形成同步扩展和生长[17-22]。若牵张速率过慢，骨会快速骨化；而若牵张速率过快，机体只能形成纤维组织。在成年患者中，传统的可预期的牵张速度是每天 1mm，这一距离

Private Practice, The New York Center for Orthognathic and Maxillofacial Surgery, West Islip, New York
Stony Brook University Hospital and Hofstra Medical School, New York, USA

可在 24h 内分若干次完成。为了满足这一需求，牵张器螺距被设计为完全旋转型。

在牙槽骨牵张中，时间设定略有不同。螺距设计只允许牵张器螺丝每转一周改变 0.3mm。每天 0.9mm。任何过快的牵张及致密的牙槽骨或者腭部软组织对过多的压迫都不会有良好的反应。

4. 固定期。固定的时间设定非常重要，可以使新形成的不成熟骨发生钙化并使钙化保持稳定[23-25]。通常，牵张器本身可以作为稳定装置。骨段中间裂隙内的骨在成熟过程中，牵张器不再前进并使骨段保持在该位。在固定期的末段，牵张器最终被拆除。这一阶段的时间设定取决于患者的年龄、移动骨段的类型、组织是否接受过放射治疗，以及骨块移动的距离。新生骨组织从切口边缘的中心向中间位置进行钙化。当游离骨段达到预定位置后需拆除牵张器时，通过 X 线片确定骨段的钙化情况是最佳选择。

然而，在某些情况下如牙槽骨牵张或 Le Fort 牵张，骨的边缘可能与骨的其他区域相接触，这些接触区域的骨钙化比牵张裂隙内更快，从而更早形成稳定。一般来说，在这样的病例中至少需要 12 周的固定期。

在固定期末段，牵张器装置被拆除。通常，在植入种植体前需有软组织的愈合。由于许多患者不仅有骨丧失同时还伴有软组织的缺损，因此软组织可能也需要结缔组织移植。

牙槽骨牵张手术形成种植位点的适应证

1. 骨高度丧失。
2. 骨宽度丧失。
3. 骨高度和宽度皆有丧失。
4. 传统的外置法骨移植缺少软组织覆盖。
5. 先前的外置法骨移植失败。
6. 移动基牙。
7. 移动位置不佳的骨结合种植体。
8. 患者依从性佳。

牙槽骨牵张手术的禁忌证

1. 传统植骨可以轻易解决的问题。

2. 患者缺乏依从性。
3. 缺乏固定牵张器及牵张加力所需的骨量。
4. 接受过放射治疗的区域（相对禁忌证）。
5. 夹层截骨术可解决的牙槽骨高度问题。

文献中报道了很多牙槽骨牵张成骨手术的病例。这里为读者提供了一些关键的病例报告。通过阅读这些文献可以提高术者对该项技术的理解[26-43]。

牙槽骨牵张取决于输送盘的形成，输送盘在牵张过程中保持活力和稳定。输送盘不能过小，否则手术过程中会出现血供中断。输送盘高度不应小于 7mm，宽度不应小于 10mm 以保证血管化。尽管曾经有更小的骨段被牵张，但我们并不提倡此类做法。宽度较小的单齿段骨非常难牵张。

被牵张的骨段应具有足够的宽度，一旦提升到正确的垂直向位置后，它的宽度至少可以包绕一个窄径种植体。目标是将软组织同底部最厚的骨段（输送盘）一起牵张，以获得足够的高度和宽度包绕种植体（图 20.1）。

附着组织（角化组织）的软组织移植应该推迟到骨组织到达预定位置并完全愈合和完成再血管化后。如果输送骨段过小，牵张器可能无法锚固其上并使之移动。有无足够的基骨是决定使用牵张技术与否的关键。

牙槽骨牵张的诊疗计划

工作信条：在口腔种植学中以修复计划为导向制订骨和软组织重建计划。

为了制订牵张成骨手术计划，必须回答以下 4 个问题：

1. 缺损有多大？
2. 是否有足够的骨量以实施牵张？
3. 牵张的方向和矢量是什么？
4. 用于牵张的最佳装置是什么？

临床检查
软组织的评估

检查出软组织缺损和瘢痕。瘢痕会影响软组织的活力。在牵张完成后，应该处理缺失的附

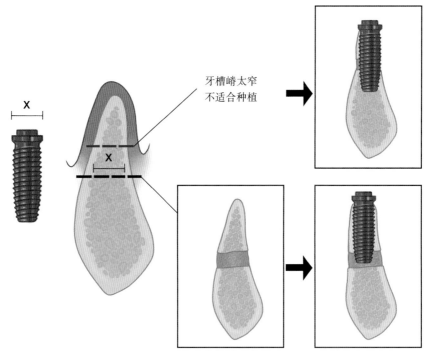

图 20.1　红线为错误的水平向截骨线位置。如果在该处截骨，骨的宽度太窄，不能包绕后期植入的种植体螺纹。黑色虚线展示了更好的水平向截骨线位置，该处的宽度可以支持植入的种植体

着组织以形成健康的种植体—软组织界面。检查放射治疗引起的损伤。考虑高压氧（hyperbaric oxygen，HBO）治疗。通过口内拍照记录最初的缺损和进程。

硬组织的评估

确定垂直向和水平向骨缺损，通过视诊和触诊进行诊断。种植手术计划不仅需要检查口内软硬组织而且要检查与唇部、面颊部的关系。观察颌位关系引导牵张器的放置。患者的骨骼异常为活动牵张臂的放置增加了难度。

最终修复体的修复要求

最终的修复计划引导矢量规划和位点形成。利用修复医生在面弓转移方面的经验提出理想的最终修复方案，然后反向推导。有时候，修复计划需要进行相应的多次修改，这取决于解剖结构的限制和组织的局限性。口腔修复医生也可以通过在技工室或可转化制作立体光刻模板的虚拟手术规划软件制作导板引导种植体植入。

影像学检查

计算机断层（锥形束或医学）扫描是必须的，用以确定骨块的情况。扫描可以帮助我们识别可

用的骨量，观察骨的质量。DICOM 数据可在多种软件系统中应用，以制订手术计划或制作立体光刻模型。牵张手术实施之前，看到正要处理的骨块的三维特征对获得可预见和准确的种植效果意义重大。

牙槽骨牵张的局部解剖因素

上颌前牙区

鼻底可能会影响基板的放置。由于存在切牙管和切牙孔，牵张该区能延伸切牙管而不是骨。

上颌后牙区

对于上颌窦而言，如果术者决定将上颌窦包含在截骨的上部，那么上颌窦底（而不是骨）将被牵张，上颌窦腔也将变大。

下颌前牙区

对于颏棘和口底而言，如果颏结节包含在牵张盘中，它将随着牵张骨段向上移动。这可能会干扰最终的修复体，需要进行后期手术修整。因此最好避开颏棘。

下颌后牙区

由于下牙槽神经的存在，围绕该区的手术和

小段输送盘的处理不仅需要 CT 扫描和三维图像，而且需要对放置螺钉的切口和钻孔进行术中引导。这有助于将基板稳定在下颌下缘的正确位置。在这种情况下，选择角度正确的螺丝刀是很有帮助的[44-45]。舌神经可能直接位于后牙区垂直向切口的内侧表面。术中对这些切口的精细操作是非常重要的。

立体光刻模型

精确的三维解剖模型对牵张矢量规划、牵张器的放置和塑形是非常有帮助的，尤其是对初学外科医生而言[46-47]。

手术设计

利用 CT 扫描的 DICOM 数据的虚拟现实技术可用于术前截骨位置的设计、牵张矢量的定位和牵张器选择。在更复杂的病例中，有时需要同时多次使用虚拟设计和立体光刻模型。术者必须凭借临床检查、影像学检查及可能的 3D 模型数据确定牵张的矢量和牵张器的类型。一旦确定了这些，可以预弯牵张器以备手术使用。

牙槽骨的牵张矢量

输送盘的运动方向必须经过规划，并通过放置于正确方向上的牵张器加以控制[48-51]。市面上有一些牵张器可以在第二平面上进行调整，但是往往尺寸较大。在上、下颌骨，当牵张盘垂直向移动时，硬腭或舌侧组织也会随之扩展，但往往具有极大张力，有时候可能会使输送盘和牵张器螺杆向腭侧或舌侧旋转。为了避免出现这种并发症，牵张臂应该由基板或某种装置支持，如正畸弓丝或咬合夹板。使用正畸矫正器和弓丝可将牵张臂保持在正确的矢量方向上。容纳牵张臂的咬合夹板也可用来帮助牵张器保持正确的导向。

选择牵张器

使用何种牵张器取决于移动骨块的方式和可用的骨量的多少[52-55]。在牵张和固定阶段，牵张器需保持稳定。牵张臂的不同长度可获得所需的相应牵张高度。底板也存在不同的尺寸。一些牵张杆可以置入输送盘，但是大部分都放置在输送

盘侧方。一些牵张器是可调节的。问题的关键是一种型号的牵张器不能适用所有的情况。术者需要根据患者的实际情况选择最合适的牵张器。这需要术者非常熟悉市面所售的牵张器，如时间充裕，一些公司甚至可能愿意为患者制作个性化的牵张器。有时，也可能把基板置于骨上，移动板锚固在移动骨段的牙齿上。

目前，牙槽骨牵张器有三种类型。

1. 外置型。该类装置完全位于骨外，贴于骨表面。这是最常见的类型。

2. 内置型。该种装置通过牵张螺钉经由输送盘的中部连接到移动板上。稳定的基板被固定于侧面，用于移动较小的骨块。

3. 种植体牵张器。这些种植体本身被作为牵张装置使用。

术前牵张器的准备

牙槽骨牵张器由以下几部分组成。

1. 不可移动的基板。

2. 容纳加力螺丝的牵张杆和移动板，该移动板被焊接到与加力螺丝相啮合的内螺纹环上。当螺丝旋转时，移动板顺着螺丝移动与基板彼此分开（图 20.2）。然而，由于颌骨的三维解剖特点，这些装置不能笔直地置于骨表面以达到牵张成功所需的矢量。

牵张成骨装置的基板和移动板需要弯曲以获得正确的殆向矢量方向。立体光刻导板在这里有助于牵张器的定向更加精确。在手术过程中术者在椅旁弯曲装置，但在初学者的手中，可能会出现不佳的矢量定向，若在手术中没有注意到，就需要在装置启动后重新定位。

截骨设计

截骨设计仅次于矢量定向，它是平滑移动输送盘的关键，对成活输送盘而言甚至是最重要的。当设计截骨的垂直向切口时，最好向舌腭侧聚拢切开，以阻止骨块沿牵张杆上升时发生舌腭侧移位。下方的水平向切口设计应提供最大的输送盘，这样，输送盘易于成活，且骨段的最宽部分可以被提升到一定的位置，形成新骨后可支持种植体

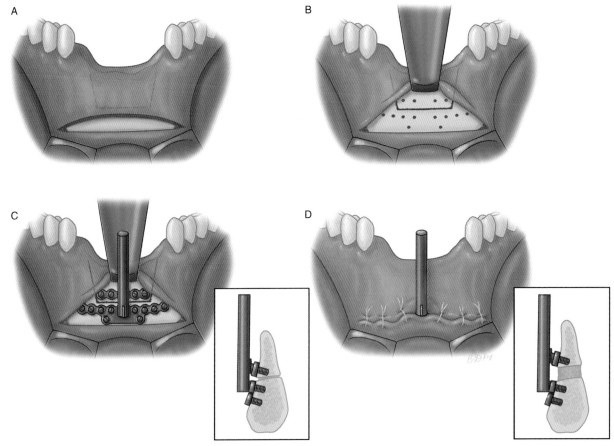

图20.2　牵张成骨的外科手术步骤。A.切口位置：保留良好的组织附着。B.校准牵张器的位置并打孔来标记螺丝孔和截骨线位置。移开牵张器，完成截骨。C.置入并激活牵张器，并确定输送盘能够以正确的矢量移动而不被约束。D.关闭牵张器加力杆周围的切口

的植入。如果截骨的区域较小，形成的新骨也较窄。正所谓"种瓜得瓜，种豆得豆"（图20.3）。

　　剩余的骨块必须足够大以支持牵张器的基板。如果下颌骨过于菲薄则存在骨折的风险。上颌骨所面临的问题是如何放置基板才能使支承螺钉不侵犯鼻底或上颌窦，支承螺钉置于上述位置会导致牵张器不稳定。

　　切割夹具可以根据设计牵张成骨术时的立体光刻模型加工制作，以便在截骨操作时确定钻头或锯片的位置（图20.4）。

　　为了获得正确的定向矢量，也可以制作定位切割夹具的装置。由于软组织瓣的视觉阻隔，在实际的手术中难以确定夹具放置的位置。

　　咬合间隙是一个非常重要的概念，在牵张过程中往往容易被忽视并引发一些真正的功能性问题。这可能需要额外的手术重新放置牵张器。牵

截骨术设计

图20.3　截骨设计：平行的（可接受），发散的（最佳），聚拢的（错误）

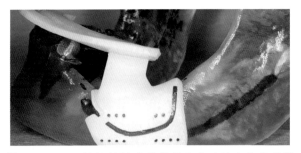

图20.4　可以根据规划牵张成骨手术时的立体光刻模型加工制作切割夹具，它有助于截骨操作时确定钻头或锯片的位置

张器的加力杆需要咬合空间以避免在咀嚼过程中被咬到。

"过度牵张"也是一个重要的概念[56]。随着骨块上升，以及软组织的压迫，该牵张盘的前缘变得菲薄。因此，该区域的高度会发生改变，出现少量收缩。有时，甚至向舌腭侧旋转以至于颊侧板变成了上表面。这是截骨对侧致密结缔组织的作用。这些现象对种植位点的形成非常有帮助，但是如果术者选择的牵张加力臂过短，那么骨高度恢复可能会不足。计划至少几毫米的过度牵张是非常重要的。移除过多的骨质很容易，但想要增加骨质却难得多。

螺丝型号

选择长度正确的螺丝置入移动的输送盘中也是一个重要的概念。如果使用只能穿透颊侧骨皮质的非常短的螺钉，螺钉会松动并可能导致牵张失败。使用较长的螺丝，可以保持移动板上的骨段位置。重要的是螺钉不能靠近截骨的边缘，因为骨块边缘随移动而发生改建，会导致牵张装置稳定性丧失。

牵张成骨的手术步骤（图20.2）

1. 在非附着黏膜上做切口暴露下缘，以放置非移动基板。在软组织下形成隧道至垂直切口的上缘。

2. 将预弯的牵张器按照正确的矢量方向放在骨上。

3. 使用小号裂钻标记螺钉孔和水平向截骨线。有时，联合应用切割夹具（图20.4）和螺钉孔定位装置来标记这些位点。

4. 取下牵张器，在大量水冲洗下，开始沿水平向截骨线切割；超声骨刀是首选。如果截骨线位置非常深，就用骨凿完成截骨，以避免灼伤骨和软组织。

5. 完成达表面的垂直发散型切口，确保有允许骨段移动的间隙。

6. 轻轻加压以分离移动骨段。确保中间软组织的完整性，这样骨段就不会失去血供。

7. 放置牵张器，首先旋紧下面的螺钉，然后旋紧输送盘上的螺钉。确保安置下方螺钉的时候矢量方向没有改变。此时，可以做轻微的调整以获得完美的矢量方向。

8. 激活牵张器确保骨段及牵张器可以平滑移动。然后，关闭牵张器将其调回至起始点。关闭软组织创口。

▶ **病例报告1**：下颌前牙区牵张成骨（图20.5~20.17）

患者，女性，26岁，主诉前牙松动。全景片检查显示下颌切牙周围明显的骨吸收（图20.5A）。拔除下颌中切牙和侧切牙，合并软组织切除行切片检查（图20.5B）。诊断为鳞状牙源性肿瘤，需要进行边缘切除术，导致患者下颌从左侧第一前磨牙的近中至右侧侧切牙间出现垂直向和水平向的软硬组织缺损（图20.6）。

利用CBCT进行评估，制订种植体植入和牙槽骨重建手术的计划。对该病例而言，牵张成骨手术被认为是获得种植体植入所需牙槽骨高度和宽度的最好方法。修复医生希望在该区放置3颗种植体以便制作稳定的修复体。以此

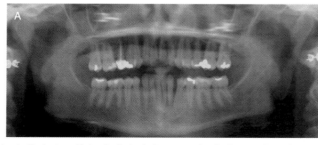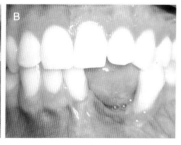

图20.5　A.全景片显示鳞状牙源性肿瘤位于下颌前牙区，涉及范围从左侧尖牙至右侧中切牙。B.活检后软组织缺损情况

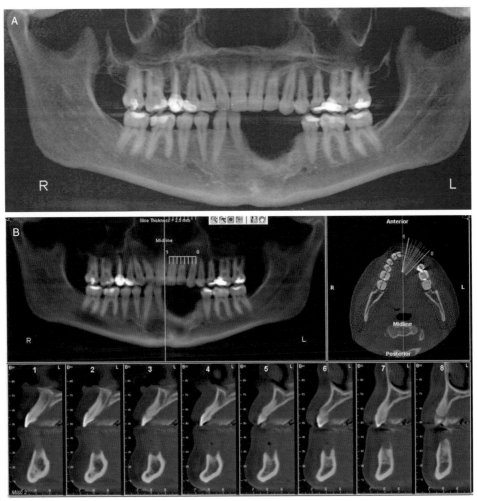

图20.6　A.CBCT重建的全景片显示边缘切除术后的骨缺损情况。B.查看CBCT图像并量化垂直向和水平向骨缺损，确定牵张的可能性

来设计牵张手术以满足这些种植体植入深度的需求。种植体植入深度决定了需要获得的牵张成骨高度。然后选择牵张器。

为了保证软组织重建和再血管化，在肿瘤切除至少4个月后再进行牵张术。通过CBCT来规划截骨术，并使用超声骨刀完成手术。沿着计划的轴向放置牵张器（图20.7）。间歇期为7d。每天调整牵张器3次，每天0.9mm。调整的频率取决于不同牙槽骨牵张器的螺距（图20.8）。不要试图让牙槽骨段的移动速度超过每天1mm，因为这可能会引起牙龈撕裂和输送骨段缺乏血供，导致牵张手术失败（图20.9）。

牵张结束后，便进入固定期。对牙槽骨牵张来说，大约需要12周的固定期使骨成熟或足够强壮以支持咀嚼运动。CBCT可以准确地显示骨钙化情况（图20.10）。牙槽骨牵张的优点是垂直骨壁保持接触并在约8周时达到稳固。如果有必要，可在此时将牵张器拆除。但我们一般会非常保守，倾向于等待至12周，使愈合最大化后再移动牵张间隙周围的黏膜（图20.11）。

拆除牵张器后，建议等软组织愈合后再将种植体植入骨内（图20.12）。一般需要4~6周（图20.13）。如果医生计划翻瓣或在没有完全填满的牵张间隙内进一步植骨，那么，等待软组织愈合成熟就更为重要（图20.13）。

该病例使用了修复医生制作的导板引导种植体植入（图20.14~20.15）。在骨结合4个月后进行种植修复（图20.16~20.17）。

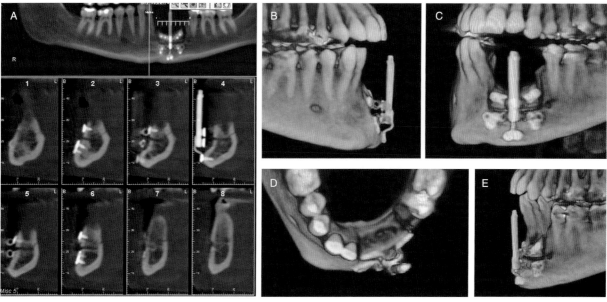

图 20.7　A. 放置牵张器后。螺杆方向指示矢量。输送盘高度至少 7mm，下方的水平向截骨要穿过骨较宽的部分，以在获得高度的同时形成宽的间隙。B. 牵张器的 3D 图像。可见牵张臂被弯曲，以使骨段上升时牵张杆可以控制矢量。C.3D 前面观。垂直向截骨线为相互平行的或轻微分散的，这样输送盘在上升时不会发生骨结合。如果发现该区域有骨结合，只需去除更多的骨来开辟间隙。D.3D 上面观。可见垂直向骨切开向舌侧轻微聚拢。这样可以防止输送盘上升时及受到舌侧组织牵拉时向舌侧移位。E.3D 侧面观。将牵张器放置在骨面上并检查后，将其关闭

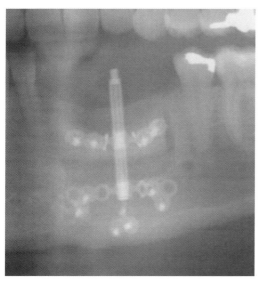

图 20.8　牵张过程中的 X 线片。输送盘移动，未发生骨结合，随着输送盘沿牵张杆上升，牵张间隙扩大

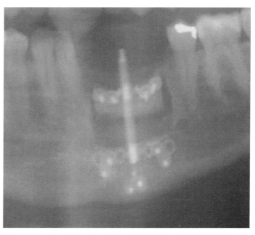

图 20.9　牵张末期，输送盘边缘似乎与前磨牙旁边的骨接触。一旦确认两者确实发生接触，可局麻下在该区上方做一小开口，用小裂钻清除部分骨，释放输送盘。然后继续牵张。一定要非常小心，不能损伤周围的软组织

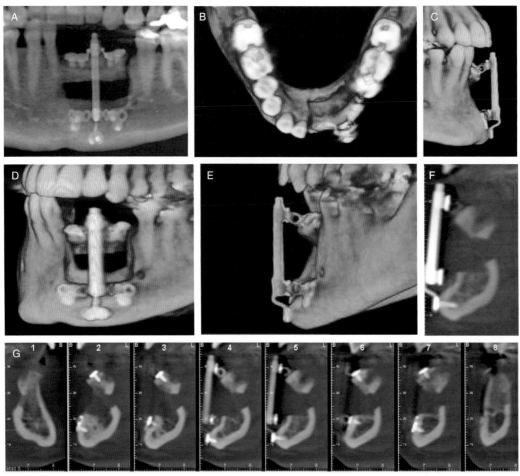

图20.10　牵张手术后所获得的宽度。输送盘看起来存在转矩，所以基板在最上方。这是由舌侧致密的结缔组织牵拉引起的。尽管间隙看起来是空的，但其实并非如此。间隙内充满新骨，只是尚未钙化

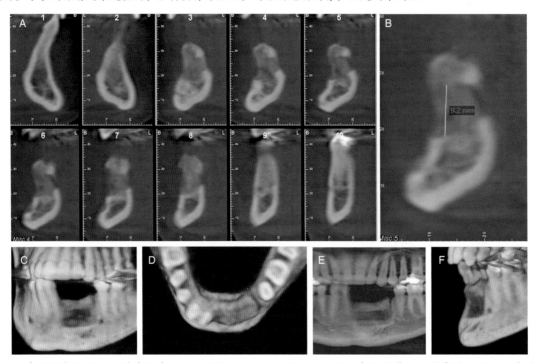

图20.11　牵张器拆除后的牙槽骨重建CBCT影像：A.CBCT显示不同位点牵张成骨的垂直高度和颊舌向宽度。B.垂直蓝线表示牵张成骨获得的垂直骨量。C~F.CBCT显示牵张间隙内已形成部分钙化骨

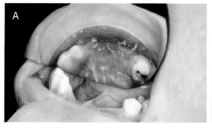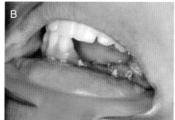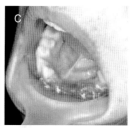

图 20.12　固定期末从原有的切口愈合处做切口拆除牵张器

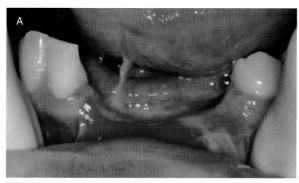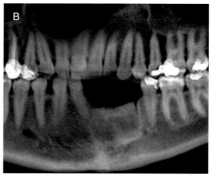

图 20.13　（A）牵张器拆除后 6 周，口内检查照片显示软组织愈合良好。（B）影像学检查显示牵张间隙内新生骨进一步钙化成熟，但在左侧前磨牙近中处仍有垂直截骨的残迹透射影

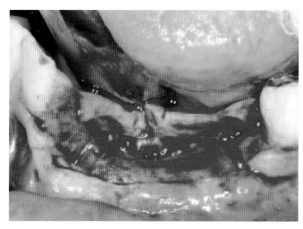

图 20.14　种植切口位于牙槽嵴顶。如果需要的话，此时可计划软组织移植。注意在种植位点的远中，邻近前磨牙处仍有垂直截骨的残迹。此时也可以进行骨移植

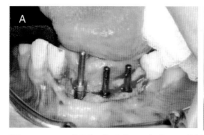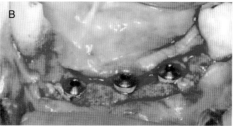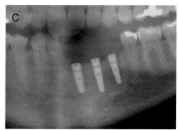

图 20.15　（A）使用指示杆指示种植体植入的轴向。（B）种植体植入后的口内照片。（C）种植体植入后的影像学检查

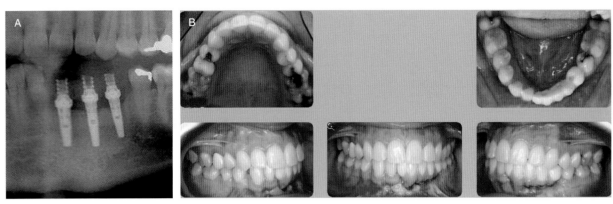

图 20.16 戴入临时修复体后的影像学检查（A）和口内照片（B）

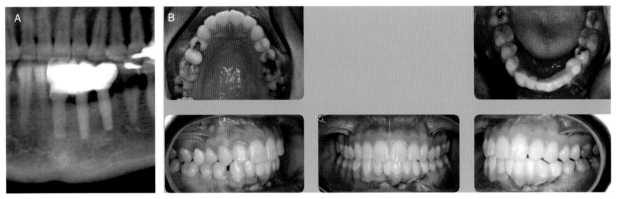

图 20.17 戴入最终修复体后的影像学检查（A）和口内照片（B）

►病例报告 2：上颌后牙区牵张成骨（图 20.18~20.30）

患者上颌左侧前磨牙至尖牙区种植失败（图20.18）。侧切牙有牙周问题评估无保留价值（图20.19）。牵张手术的术前准备：拔除侧切牙，拔牙窝用同种异体骨植骨。然后让软组织愈合 2 个月。

使用 CBCT 测量骨缺损，设计截骨来规划牵张手术（图 20.20）。CBCT 用来确定水平向截骨和形成输送盘的位置（图 20.21）。需要认真规划以确保输送盘足够大，且能够成活。将 DICOM 数据发送给医疗建模工程师设计牵张器的矢量方案并制作导板（图 20.22~20.23）。

放入牵张器，之后等待为期 7d 的间歇期（图 20.24）。牵张器每天旋转 3 次，速率为每次 0.3mm（图 20.25）。牵张期间，牵张器保持

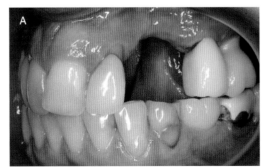
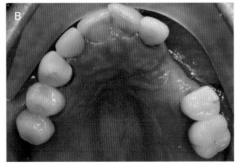

图 20.18 之前的种植失败导致软组织缺损，计算机规划牵张器放置，截骨位置和矢量

稳定，获得了理想的高度（图 20.26）。该部位腭部软组织非常致密，可能会用力将骨段向腭侧牵拉（图 20.27）。X 线片确定固定阶段的结束

（图 20.28）。使用 CBCT 来制订种植计划（图 20.29）。然后，植入种植体，给予 4 个月的骨整合时间，之后进行修复（图 20.30）。

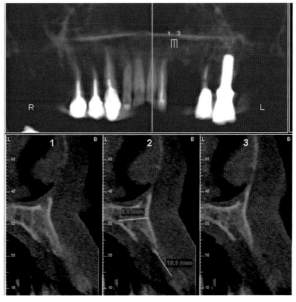

图 20.19　利用 CBCT 制订术前治疗计划：检查确定缺损，显示牵张器的位置，模拟骨段处于目标位置。侧切牙无保留价值。拔除后，拔牙窝内植骨

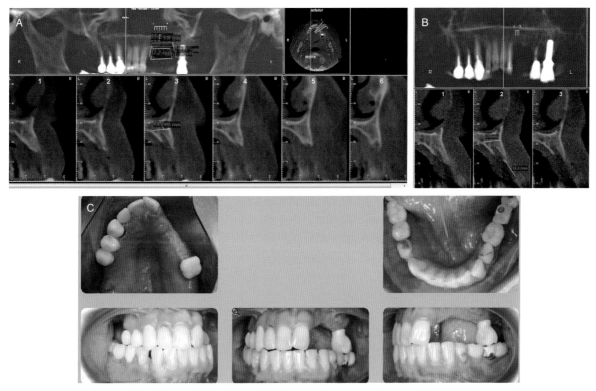

图 20.20　侧切牙拔除和植骨整合后测量骨缺损，牵张器安装到位

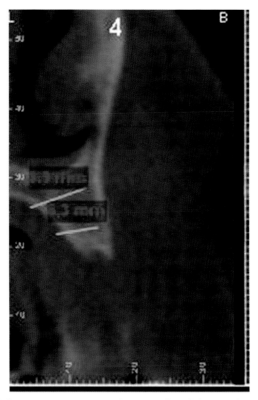

图 20.21 水平向截骨应使骨较宽部分可以向下移动，并保证足够的骨高度和骨量以支撑牵张器的上部底板螺丝

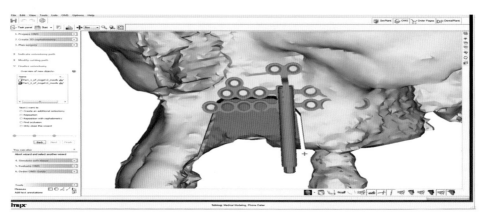

图 20.22 模拟牵张器放置和矢量。确定切口的位置靠近上颌窦后部，制作切割夹具使截骨更佳精确

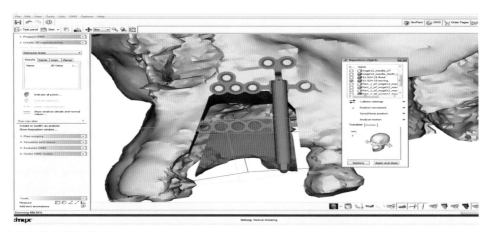

图 20.23 输送盘的矢量和移动

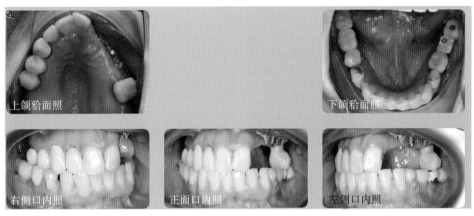

图 20.24　牵张器放置后的软组织

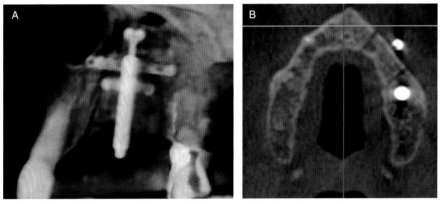

图 20.25　CBCT 切割和扫描图片显示在计划种植的牵张成骨区放置牵张器的三维影像。A. 三维重建影像显示垂直切口从底部发散形成平滑移动路径。B. 轴向视图显示形成的垂直切口可防止输送盘向腭侧移动

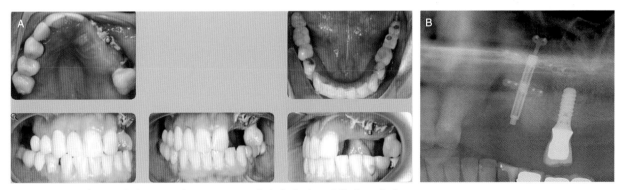

图 20.26　A. 牵张成骨前软组织愈合 1 周。B. 牵张成骨前 1 周骨的 X 线片

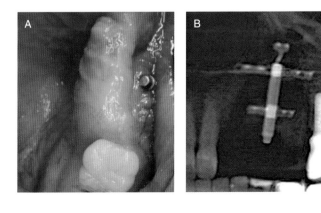

图 20.27　A. 牵张快结束时的软组织。由于硬腭的坚韧组织导致软组织和骨段的位置偏向腭侧。B. 牵张区的 X 线片。可见骨段垂直向过牵张以获得必要的骨宽度

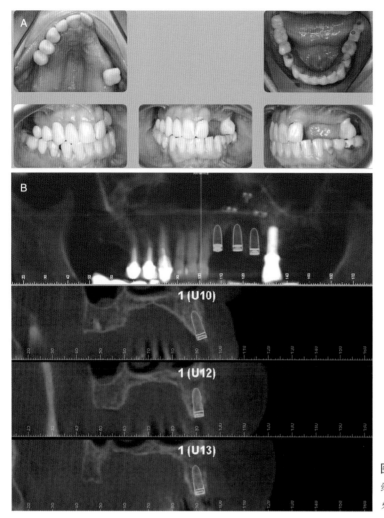

图 20.28 A. 牵张结束时的软组织。B. 牵张结束时骨整合影像。C.CBCT 显示骨整合和牙槽嵴形态

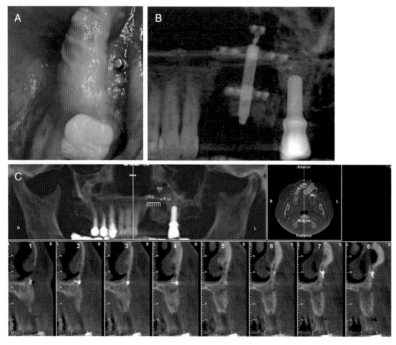

图 20.29 种植治疗计划

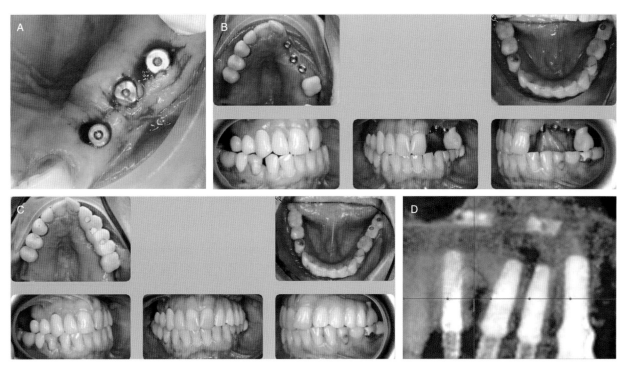

图 20.30　A. 种植体植入。B. 咬合关系。C. 修复体。D.X 线片

▶ **病例报告 3：** 骨粘连牙齿的牵张成骨

　　年轻患者由于先前的损伤导致 2 颗中切牙内嵌（图 20.31）。牵张手术前曾行正颌手术（图 20.32）。截骨愈合良好。修复医生认为这 2 颗牙齿没有保留价值。因此，决定将它们作为引导，促进骨和软组织下降至预种植位点。

　　截骨包含两个中切牙（图 20.33），牵张器固定在牙根上方，将骨段向下推动至合适的位置（图 20.34）。骨段随牵张器下降，直到准确的高度，期间需要调磨切牙切缘外形（图 20.35）。牵张形成足够的软组织和骨（图 20.36）。固定期为 12 周。然后拆除牵张器。在种植之前先使软组织

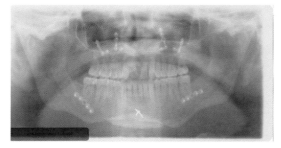

图 20.32　牙列全景片

愈合（图 20.37）。牙龈结构得到了加强，足以满足种植手术的要求（图 20.38）。

　　8 周后，拔除牙齿，同期植入种植体（图 20.39）。对该年轻患者而言，最终的修复体和 X 线片显示已达到了满意的美学效果（图 20.40~20.41）。

计划将种植体植入牵张后的牙槽骨内

　　如同将种植体植入植骨区一样，将牙种植体植入牵张成骨区的效果也被证实是可靠的[57]。然而，为了提高种植的可预期效果，避免牵张成骨区种植体暴露这一潜在并发症，Garcia-Garcia 等[57] 建议对牵张后骨缺损区进行分类（图 20.42-20.46）。按该分类方法的描述，Ⅰ类骨在牵张间隙内没有

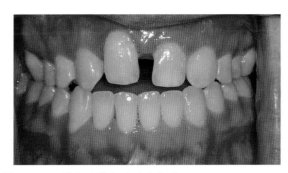

图 20.31　创伤后骨粘连的中切牙

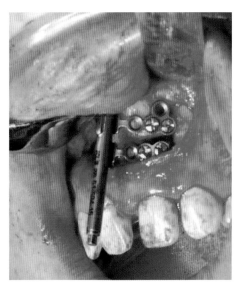

图 20.33　放置牵张器。计划向下移动牙齿和调磨切牙切端，直到牙龈和骨达到种植需要的准确高度

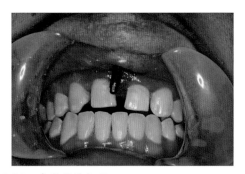

图 20.34　牵张成骨起始

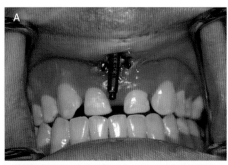

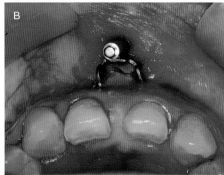

图 20.35　A. 牵张成骨末期。B. 牵张杆的位置保持牵张矢量。为使骨段能够向下移动，必须调磨牙齿切缘外形

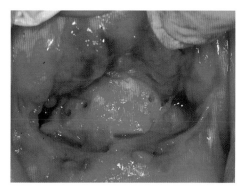

图 20.36　拆除牵张器。部分位置未形成新骨

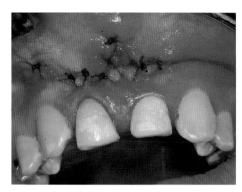

图 20.37　拆除牵张器后关闭创口

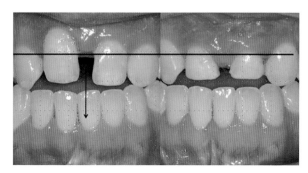

图 20.38　牵张前后

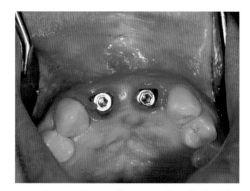

图 20.39　牵张器拆除后软组织愈合。拔除牙齿，即刻种植

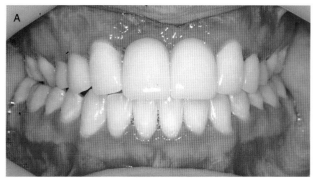
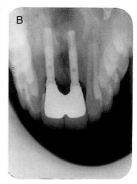

图20.40　A.最终修复体。B.最终 X 线片

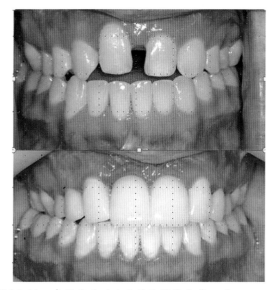

图 20.41　牵张前后对比及最终修复体戴入后

缺损；Ⅱ类骨有较好的皮质骨边缘，表面伴有小的凹陷；Ⅲ类骨边缘狭窄并有横向骨凹陷；Ⅳ类骨在牵张间隙内存在骨桥但没有骨。D 亚类用来描述输送盘向舌腭侧移位的情况。

　　Ⅰ类骨的种植体植入不存在问题（图20.43）。Ⅱ类骨具有良好的牙槽嵴顶，但是在牵张腔隙的表面有较薄的区域（图 20.44）。当种植体植入这类骨中，表面的中央螺纹可能会暴露。该问题可以通过种植体植入时植骨和盖膜解决。种植体应获得良好的初期稳定性。否则，就应在间隙内植骨，然后二期植入种植体。在制订种植计划时通常都会在 CT 中发现这种缺损。可在拆除牵张器的同时解决该问题。

　　Ⅲ类骨对种植体的植入而言是较难的（图20.45）。这种骨具有充足的垂直高度，但是牙槽嵴过薄。通常见于使用较薄的骨作为输送盘的情

况。再次提醒，记住截骨时"种瓜得瓜，种豆得豆"的重要规律。水平切割必须在足够宽的骨块上，骨提升形成足够量的牙槽嵴以增加种植体的稳定性。在这种情况下，无论是颗粒状还是块状的外

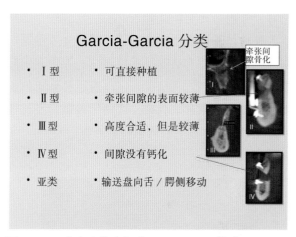

图 20.42　牵张后骨缺损的 Garcia-Garcia 分类

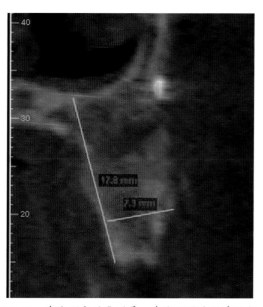

图 20.43　牵张形成的Ⅰ型骨，牵张间隙内没有缺损

置法植骨都可用于增加骨宽度。当移植骨与自然
骨完全结合后，方可植入种植体。

　　Ⅳ类骨是一种典型的骨缺损：在嵴顶区骨量
充足，但牵张腔隙内骨并未钙化（图 20.46）。不
禁要问，这类情况的出现，是否意味着报告中的
固定时间存在问题（固定周期仅为 12 周）。根据
牵张腔隙的高度，大约需要 6 个月的时间完全钙
化。但是，若腔隙内长满纤维组织，则需要去除
纤维组织并在该区植骨以确保种植体的植入。在
这些病例中，如果决定同期植入种植体，应基于
有大范围的骨可以优先稳定植体，不要冒血供中
断和随后骨丧失的风险。

　　前文曾提及在矢量控制下纠正输送盘舌侧移
位的方法。然而，当出现牙槽嵴位置偏移这种情
况时，可能需要重新截骨校准输送盘骨段，之后
植入种植体。只有当种植体植入后修复重建难以
完成的位点时才有必要行上述做法。如果在实际
牵张过程中遇到这种情况，可以通过重新定位底
板控制牵张臂来移动骨段，或使用骨螺钉及其他
方式加以控制，如夹板或正畸矫治器。

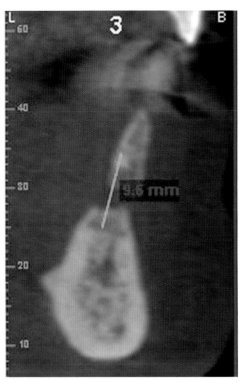

图 20.45　牵张形成的Ⅲ型骨，骨边缘狭窄并有横向
骨凹陷

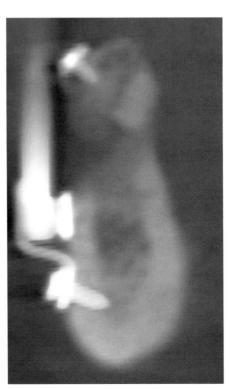

图 20.44　牵张形成的Ⅱ型骨，骨皮质边缘完整但在表
面有小的凹陷（薄的骨面）

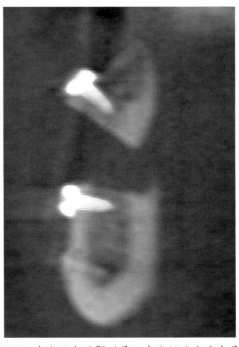

图 20.46　牵张形成的Ⅳ型骨，牵张间隙内存在骨桥但
没有骨（骨尚未完全钙化）

牵张成骨应用于种植修复的结论

　　牵张成骨技术在施术者的医疗配备中是一项有力的武器。如果能够准确计划和预测，牵张成骨可以帮助那些使用其他方法无法进行种植修复的患者，使其有机会获得良好的功能、舒适度和美观的重建。尽管该方法耗时较长，但一旦实施恰当并取得成功，患者的术后满意度往往很高。

参考文献

[1] Ilizarov GA, Ledyasev VI, Shitin VP. Experimental studies of bone lengthening. Eksp Khir Aestheziol, 1969,14:3

[2] Snyder CC, Levine GA, Swanson HM, et al. Mandibular lengthening by gradual distraction. Preliminary report. Plast Reconstr Surg, 1973, 51:506–508

[3] McCarthy JG, Schreiber J, Karp N, et al. Lengthening the human mandible by gradual distraction. Plast Reconstr Surg, 1992, 89:1–8

[4] Block MS, Chang A, Crawford C. Mandibular alveolar ridge augmentation in the dog using distraction osteogenesis. J OralMaxillofac Surg, 1996, 54(3):309–314

[5] Herford AS. Distraction osteogenesis: a surgical option for restoring missing tissue in the anterior esthetic zone. J Calif Dent Assoc, 2005, 33(11):889–895

[6] Walker DA. Mandibular distraction osteogenesis for endosseous dental implants. J Can Dent Assoc, 2005, 71(3):171–175

[7] Vega LG, Bilao A. Alveolar distraction osteogenesis for dental implant preparation: an update. Oral Maxillofac Surg Clin North Am, 2010, 22(3): 369–385

[8] EspositoM, GrusovinMG, Felice P, et al. The efficacy of horizontal and vertical bone augmentation procedures for dental implants–a Cochrane systematic review. Eur J Oral Implantol, 2009 Aug, 2 (3):167–184

[9] Elo JA, Herford AS, Boyne PJ. Implant success in distracted bone versus autoge-nous bone –grafted sites. J Oral Implantol, 2009, 35(4):181–184

[10] Saulacic N, Lizuka T, Martin MS, et al. Alveolar distraction osteogenesis: a systematic review. Int J Oral Maxillofac Surg, 2008, 37(1):1–7

[11] Kim JW, Cho MH, Kim SJ, et al. Alveolar distraction osteogenesis versus autogenous onlay bone graft for vertical augmentation of severely atrophied alveolar ridges after 12 years of long-term follow up. Oral Surg Oral Med Oral Pathol Oral Radiol, 2013: 116(5):540–549

[12] Zwetyenga N, Vidal N, Ella B, et al. Results of oral implant-supported prosthesis after mandibular vertical alveolar ridge distraction: a propos of 54 sites. Oral surg Oral Med Oral Pathol Oral Radiol, 2012, 114(6):725–732

[13] Ergun G, Nagas IC, Pilmaxz D, et al. Prosthetic rehabilitation of edentulous ridges following alveolar distraction osteogenesis: clinical report of three cases. J Oral Implantol, 2011, 37(Spec No): 183–191

[14] Gonzalez-Garcia A, Diniz-Freitas M, Somoza-Martin M, et al. Piezo-electric bone surgery applied. I. Alveolar distraction osteogenesis: a technical note. Int J Oral Maxillofac Implants, 2007, 22(6):1012–1016

[15] Lee HJ, Ahn MR, Sohn DS. Piezoelectric distraction osteogenesis in the atrophic maxillary anterior area: a case report. Implant Dent, 2007, 16(3):227–234

[16] Gonzalez-Garcia A, Diniz-Freitas M, Sooza-Martin M, et al. Piezo-electric and conventional osteotomy in alveolar distraction osteogenesis in a series of 17 patients. Int J Oral Maxillofac Implants, 2008, 23(5):891–896

[17] Marchetti C, Corinaldesi G, Pieri F, et al. Alveolar distraction osteogenesis for bone augmentation of severely atrophic ridges in 10 consecutive cases: a histologic and histomorphometric study. J Periodontol, 2007, 78 (2):360–366

[18] Amir LR, Becking AG, Jovanovic A, et al. Vertical distraction osteogenesis in the human mandible: a prospective morphometric study. Clin Oral Implants Res, 2006, 17(4):417–425

[19] Sezer B, Koyuncu BO, Gunbay T, et al. Alveolar distraction osteogenesis in the human mandible: a clinical and histomorphometric study. Implant Dent, 2012, 21(4):317–322

[20] Amir LR, Becking AG, Jovaovic A, et al. Formation of new bone during vertical distraction osteogenesis of the human mandible is related to the presence of blood vessels. Clin Oral Implants Res, 2006;17 (4):410–416

[21] Chiapasco M, Lang NP, Bosshardt DD. Quality and quantity of bone following alveolar distraction osteogenesis in the human mandible. Clin Oral Implants Res, 2006, 17(4):394–402

[22] Spencer AC, Campbell PM, Dechow P, et al. How does the rate of dentoalveolar distraction affect the bone regenerate produced? Am J Orthod Dentofacial Orthop, 2011, 140(5):e211–221

[23] Veziroglu F, Yilmaz D. Biomechanical evaluation of the consolidation period of alveolar distraction osteogenesis with three-dimensional finite element analysis. Int J Oral Maxillofac Surg, 2008, 37(5):448–452

[24] Cano J, Campo J, Gonzalo JC, et al. Consolidation period in alveolar distraction: a pilot histomorphometric study in the mandible of the beagle dog. Int J Oral Maxillofac Implants, 2006, 21(3):380–391

[25] Faysal U, Cem SB, Atilla S. Effects of different consolidation periods on bone formation and implant success in alveolar distraction osteogenesis: a clinical study. J Craniomaxillofac Surg, 2013, 41(3):194–197

[26] Iida S, Nakano T, Amano K, et al. Repeated distraction osteogenesis for excessive vertical alveolar augmentation: a case report. Int J Oral Maxillofac Implants, 2006, 21(3):471–475

[27] Kocyigit ID, Tuz HH, Atil F, et al. Correction of postsurgical alveolar ridge defect with vertical alveolar distraction of the onlay block graft J Cranofac Surg, 2012, 23(5):1550–1552

[28] Pektaas ZO, Kircelli BH, Bayram B, et al. Alveolar cleft closure by distraction osteogenesis with skeletal anchorage during consolidation. Int J Oral Maxillofac Implants, 2007, 22(Suppl): 49–70

[29] Rachmiel A, Emodi O, Gutmacher Z, et al. Oral and dental restoration of wide alveolar cleft using distraction osteogenesis

and temporary anchorage devices. J Craniomaxillofac Surg, 2013, 42(7):897–900

[30] Rachmiel A, Emodi O, Aizenbud D. Three-dimensional reconstruction of large secondary alveolar cleft by two-stage distraction. Cleft Palate Craniofac J, 2014, 51(1):36–42

[31] Fujioka M, Kanno T, Mitsugi M, et al. Oral rehabilitation of a maxillectomy defect using bone transport distraction and dental implants. J Oral Maxillofac Surg, 2010, 68(9):2278–2282

[32] Kunkel M, Wahlmann U, Teichert TE, et al. Reconstruction of mandibular defect following tumor ablation by vertical distraction osteogenesis using intraosseous distraction devices. Clin Oral Implants Res, 2005, 16 (1):89–97

[33] Natashekar M, Chowdhary R, Chandraker NK. Rehabilitation of recurrent uni-cystic ameloblastoma using distraction osteogenesis and dental implants. Niger J Clin Pract, 2011, 14(4):486–491

[34] Kongshei A, Banerjee S, Gupta T, et al. Implant supported prosthesis after ridge augmentation procedure by distraction osteogenesis for atrophic mandible. J Indian Prosthodont Soc, 2013, 13(4):617–620

[35] Marianetti TM, Leuzzi F, Foresta E, et al. Vertical distraction osteoenesis combined with bilateral 2-step osteotomy for preprosthetic rehabilitation of edentulous mandible. J Craniofac Surg, 2013, 24(4):1175–1178

[36] Felice P, Lizio G, Checchi L. Alveolar distraction osteogenesis in posterior atrophic mandible: a case report on a new technical approach. Implant Dent, 2013, 22 (4):332–338

[37] Perez-Sayans M, Leon-Camacho Mde L, Somoza-Martin JM, et al. Dental implants placed on bone subjected to vertical alveolar distraction show the same performance as those placed on primitive bone.Med Oral Patol Oral Cir Bucal, 2013, 1;18 (4): 686–692

[38] Mampilly MO, Rao LP, Sequiera J, et al. Rehabilitation of edentulous atropic anterior mandible–the role of vertical alveolar distraction osteogenesis. J Clin Diagn Res, 2014, 8(11):ZR01–ZR03

[39] Seniski NE, Kocer G, Kaya BU. Ankylosed maxillary incisor with severe root resorption treated with single-tooth dento-osseous osteotomy, vertical alveolar distraction oteogenesis and mini-implant anchorage. Am J Orthod Dentofacial Orthop, 2014, 146(3):371–384

[40] Agabiti IC, Cappare P, Gherlone EF, et al. New surgical technique and distraction osteogenesis for ankylosed dental movement. J Craniofac Surg, 2014, 25(3):828–830

[41] Fong JH, Lui MT, Wu JH, et al. Usingdistraction osteogenesis for repositioning themultiple dental implants – retained premaxilla with autogenous bone graft and keratinized palatal mucosa graft vestibuloplasty in a trauma patient: report of a case. J Oral Maxillofac Surg, 2006, 64 (5):794–798

[42] Marcantonio E, Dela Coleta R, Spin-Neto R, et al. Use of a tooth-implant supported bone distractor in oral rehabili-tation: a description of a personalized technique. J Oral Maxillofac Surg, 2008, 66(11); 2339–2344

[43] Oduncuoglu BF, Alaaddinoglu EE, Oguz Y, et al. Repositioning a prosthetically unfavorable implant by vertical distraction soteodenesis. J Oral Maxillofac Surg, 2011, 69(6):1628–1632

[44] Lautner N, McCoy M, Gaggl A, et al. Intramandibular course of the mandibular nerve; clinical significance for distraction and implantology. Rev Stomatol Chir Maxillofac, 2012, 113(3):161–168

[45] Kim DH, Park MS, Won SY, et al. Alveolar regions of the mandible for the installation of immediate-implant fixtures and bone screws of alveolar distractors. J Cranioac Surg, 2011, 22(3):1056–1060

[46] Gaggl A, Schultes G, Santler G, et al. Three-dimensional planning of alveolar ridge distraction by means of distraction implants. Comp Aided Surg, 2000, 5 (1):35–41

[47] Poukens J, Haex J, Tiediger D. the use of rapid prototyping in the preoperative planning of distraction osteogenesis of the craniomaxillofacial skeleton. Comput Aided Surg, 2003, 8(3):146–154

[48] Kanno T, Mitsugi M, Sukegawa S, et al. Computer-simulated bi-directional alveolar distraction osteogenesis. Clin Oral Implants Res, 2008, 19(12):1211–1218

[49] Kocyigit ID, Tuz HH, Ozqul O, et al. A simple solution for vector control in vertical alveolar distraction osteogenesis. J Oral Implantol, 2014, 40(5):557–560

[50] Kawashima W, Takayama K, Fujii R, et al. Vector-controlled alveolar distraction osteogenesis using an implant-fixed provisional prosthesis: a case report. Implant Dent, 2013, 22(1):26–30

[51] Oh HK, Park HJ, Cho JY, et al. Vector control of malpositioned segment during alveolar distraction osteogenesis by using rubber traction. J Oral Maxillofac Surg, 2009, 67(3):60

[52] Uckan S, Oguz Y, Bayram B. Comparison of intraosseous and extraosseous alveolar distraction osteogenesis. J Oral Maxillofac Surg, 2007, 65(4):671–674

[53] Perdjik FB, Jeijer GJ, van Strijen PJ, et al. Effect of extraosseous devices designed for vertical distraction of extremely resorbed mandibles on backward rotation of upper bone segments. Br J Oral Maxillofac Surg, 2009, 47(1):31–36

[54] Perez-Sayans M, Martins-Horta D, Somoza-Martin M, et al. Clinical study comparing alveolar distraction using the lead system andMODUS MDO 1.5/2.0. J Craniofac Surg, 2014, 25(6):584–588

[55] Robiony M, Toro C, Stucki-McCormick SU, et al. The"FAD"(floating alveolar device): a bidirectional distraction system for distrac-tion osteogenesis of the alveolar process. J Oral Maxillofac Surg, 2004, 62(9Suppl 2):136–142

[56] Kannno T, Mitsugi M, Firuki Y, et al. Over-correction in vertical alveolar distraction osteogenesis for dental implants. Int J Oral Maxillofac Surg, 2007, 36(5):398–402

[57] Garcia-Garcia A, Somoza Martin M, Gadara Vila P, et al. A prelimi-narymorphologic classification of the alveolar ridge after distraction osteogenesis. J Oral Maxillofac Surg, 2004, 62(5):563–566

第21章 牙槽骨牵张成骨垂直骨增量：外科原理与技术

Shravan Renapurkar¹, Maia J. Troulis²

引　言

1905 年，Codivilla[1] 首先提出了牵张成骨术（Distraction Osteogenesis，DO）的概念，随后，Ilizarov 通过大量的整形外科研究将其推广开来[2-3]。1973 年，Snyder[4] 首先在犬科动物模型中实施了颅面牵张成骨术。随后，Guerrero（1990 年）[5]，McCarthy 等（1992 年）[6] 和 Kaban 等（1993 年）[7] 相继将该技术应用于人体。目前，牵张成骨术应用于颅面骨的适应证广泛，包括满足各种修复前需增加牙槽骨量的情况。牙槽骨牵张成骨最初是由 Block 等[8] 通过动物实验报道的。随后，Chin 等[9] 在 1996 年通过一临床病例报道对牙槽骨牵张成骨进行了描述。将牙槽骨牵张成骨运用于人体的回顾性和前瞻性研究，证实了牙槽骨牵张成骨的有效性，并确定了其生物可行性[10-19]。

牙槽骨牵张成骨的外科原理

牙周病、龋病和外伤导致牙齿缺失，继而出现骨与软组织丧失，这增加了修复治疗的难度。最具挑战的牙-牙槽骨缺损（dentoalveolar defects）是同时存在软组织和硬组织缺损的复合缺损，常因外伤和植骨失败所致。在垂直和水平方向上保存和重建牙槽骨是种植体获得功能性修复的关键步骤之一。

目前，缺损牙槽嵴增量技术包括自体骨移植（autogenous block bone grafts，ABGs），颗粒骨引导骨再生术（guided bone regeneration，GBR），截骨术和即刻骨缺损修复术，牙槽骨牵张成骨术

（alveolar distraction osteogenesis，ADO）和血管化游离瓣重建术。自体骨移植不仅涉及供区的并发症和相关风险，而且随着时间的推移，移植骨可出现不同程度的吸收[15, 20-22]。Chiapasco 等[10-12] 通过前瞻性研究，对比了 ADO 和 ABG 在牙槽嵴增量术中的效果，研究发现在种植体植入前，ABG 组比 ADO 的骨吸收更多，但是两组最终的种植成功率相当。随后的另一项研究对比了 ADO 和 GBR，发现从长期的骨增量维持效果看，ADO 比 GBR 更加可靠[10]。引导骨再生术对较小的骨缺损而言，是非常成功的[10, 20]。对于严重萎缩的牙槽嵴，植骨和截骨受限于缺乏足够的软组织覆盖。软组织覆盖不足不仅会影响增量手术的伤口初期愈合，而且会影响种植修复的最终效果。ADO 具备可同时提高骨及相关软组织可用性的独特优势。

牙槽骨牵张成骨的生物学原理

牙槽骨的牵张成骨原则与长骨和颅面骨一样基于张力-应力原则，指在截骨后的两个活性骨面间逐渐牵张。从 1988 年 Ilizarov[2-3] 的报道开始，骨科学者们已对牵张成骨的生物学机制进行了详细的研究。美国波士顿马萨诸塞州综合医院的骨生物学研究中心利用尤卡坦小种猪模型，对颅面牵张成骨的生物学机制进行了研究[23-28]。

Block 等[8] 通过在动物模型中运用内置型和外置型牵张器的实验，来描述牙槽骨牵张成骨的生物学机制。他们的研究认为通过 ADO 形成的骨和软组织与正常组织在组织学上是相似的。种植

1.Department of Oral and Maxillofacial Surgery, Virginia Commonwealth University, Richmond, VA, USA
2.Department of Oral and Maxillofacial Surgery, Massachusetts General Hospital, Walter C. Guralnick Professor and Chair of Oral and Maxillofacial Surgery, Harvard School of Dental Medicine, Boston, MA, USA

体周围的牵张骨水平能够维持超过一年的时间。Gaggl 等通过在羊体内使用种植体牵张器来研究临床表现、影像和组织学之间的相互关系。他们发现牵张成骨位点的 X 线阻射出现在牵张后 1 个月末，然后逐渐增加，到 6 个月时新生骨呈现均匀的阻射影。牵张后 6 个月，大约 70% 的植体 – 骨界面表现出良好的骨整合[29]。

在人体内的研究证实牙槽骨牵张成骨是改善无牙颌牙槽嵴垂直向骨缺损的一项可靠技术[10-19]。新形成的骨可以承受种植体载荷的功能需求。植入到牵张成骨区域种植体的生存率和成功率与植入到天然骨内者一致[10, 30]。Amir 等[31]发现通过下颌骨垂直牵张形成的新骨骨密度与血管密度呈正相关，这一发现支持了血管化是新骨形成所必需的观点。Lindeboom 等[32]对牙槽骨牵张位点的毛细血管中微血管的变化进行了研究，时间是从术后 1d 到固定期末。该研究显示在牵张期有大量增加的血管化，而固定期的血管密度与术前水平相当。Chiapasco[33]等对人体 ADO 进行了前瞻性研究，结果表明 12 周后新骨由增强的编织骨组成，即骨小梁间存在骨髓腔的平行纤维状骨。在这项研究中牵张成骨区的骨面积比例从 21.6% 上升至 57.8%。

适应证和禁忌证

牙槽骨增量技术最常见的适应证之一是种植体植入的需要。ADO 可以有效地处理中度到重度上下颌牙槽嵴萎缩，主要是前牙区[10-11, 18, 30]。ADO 最常用于改善垂直向牙槽嵴缺损，也可用来增加牙槽嵴宽度[34-36]。大多数情况下牙槽骨是金字塔状的（像冰山一样底座宽大），所以传统的 ADO 牵张器可以在牵张的同时，一定程度上改善牙槽骨水平向宽度。如果牙槽骨输送骨段顶端非常狭窄，则在垂直牵张和垂直骨再定位过程中，通过快速增宽其底部（像个小尖塔），输送骨段向拾方移动时就会使牙槽嵴加宽。这有可能为后期种植体植入提供充足的骨量。

既往报道称，可在游离腓骨瓣重建节段性骨缺损时使用 ADO 来进一步增加腓骨垂直高度[37]。

ADO 最大的优势是可以同时增加软组织和骨组织。

ADO 禁止应用于骨丧失严重以至于无法放置牵张器的病例或输送骨段不足 5mm 的病例。在重要的结构之间，如下牙槽神经、上颌窦、鼻底，如果缺乏足够的安全距离，将会限制牵张器的成功放置并影响 ADO 的最终效果。不能遵循牵张器加力程序的患者不在 ADO 考虑范围内。

牙槽骨牵张成骨的外科原则和治疗计划

制订 ADO 治疗计划首先要对剩余牙槽骨外形进行评估。确定需要的及可用的骨量和软组织量，以达到修复和外科的要求。使用带有缺牙蜡型及牙槽骨蜡型的牙模，可以确定所需的牙槽骨增量并帮助确定牵张器的类型。

Jensen 和 Block 提出了一个牙槽位点的分类方法，可用于制订治疗计划：Ⅰ类——轻度牙槽骨缺损，垂直向骨丧失小于 5mm；Ⅱ类——中度骨缺损，垂直向骨丧失 6~10mm；Ⅲ类——严重骨缺损，垂直向骨丧失达 10mm 以上；Ⅳ类——无牙颌牙槽嵴的重度骨丧失伴有邻牙的显著骨缺损[19]。

Ⅰ类缺损较小，可用传统的夹层截骨术或保守的植骨技术。Ⅱ类缺损更适合应用 ADO 进行骨重建。Ⅲ类缺损的治疗取决于缺损区可用的骨量。如果有足够的骨，可以使用牵张术，但是可能须在后期补充植骨，或者就需先行植骨再进行 ADO。Ⅳ类缺损由于邻牙预后不佳而变得复杂。可以拔除这些牙齿使Ⅳ类缺损转化为Ⅲ类缺损，之后再按照上述方法进行治疗。

上颌前牙区缺损获得了最多关注，因为该区域是主要的美学区，并需要充足的软组织。在上颌后牙缺损区实施 ADO 可能会有一定的难度，这取决于缺损区与上颌窦的接近程度。下颌后牙区缺损可用 ADO 进行治疗，但是需要注意下牙槽神经的位置，输送骨段的大小和宽度及咬合间隙。下牙槽神经以上至少需有 5mm 的骨量。牙间缺损可以使用内置型牵张器处理，但是较大的缺损和后部缺牙的缺损就需要使用外置型牵张器。复合骨缺损需要联合植骨和 ADO。无牙颌后牙区牙槽嵴的牵张需要特别的截骨设计，即"L"形截骨，该截骨类型允许在输送骨段的前后部分进行不同的牵张[13]。上下颌的水平向 ADO 与垂直向 ADO 不同，并没有得到广泛的研究。只有少数几项病例报道[34-36]。

牙槽骨牵张成骨的各阶段
手术期（第一阶段）

需要特别考虑切口的位置，因为其不仅影响输送骨段的血供而且决定牵张期再生软组织的类型。切口的放置应使皮瓣有较宽的基底，保留输送骨段上的骨膜。更加推荐切口放置在附着牙龈上，远离截骨处。垂直向切口不应与垂直截骨重合，因为会导致牙周缺损。截骨的位置应建立在有足够大小的输送骨段、足够的基骨，以及避免损伤邻近结构的基础上（图 21.1）。

潜伏期（第二阶段）

针对手术至牵张之间的潜伏期已有多项研究，该潜伏期短至术后即刻牵张，长至术后 14d（软组织蒂完整性存在问题的病例）。在 ADO 术后，7d 的潜伏期可以使牙龈、黏膜愈合。Saulacic 等[14]的综述结果表明 7d 潜伏期可有良好的骨质形式。

牵张期（第三阶段）

牙槽骨牵张成骨量是由种植体植入和修复治疗所需的骨和软组织增量决定的。牵张太慢可能会过早融合，而牵张过快会有不融合的风险，理想的牵张速率是在两者之间寻找一个平衡。根据动物和临床研究，一般认为长骨和颅面骨的牵张速度为每天 1mm[2, 3, 8, 11, 29]，但 ADO 的牵张速度标准是每天 0.5mm。Amir 等[31]发现在下颌骨严重萎缩的老年患者中实施垂直向牵张成骨术时，将牵张速度标准从每天 1mm 降至每天 0.5mm 可能有利于骨生长，因为组织学检测显示以每天 0.5mm 的速度牵张，骨内会有较高的血管容积，相应地

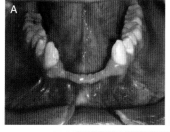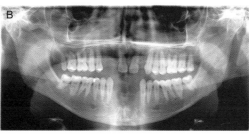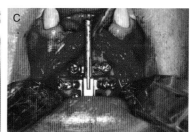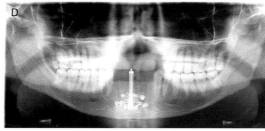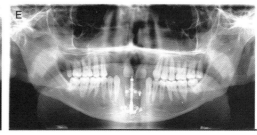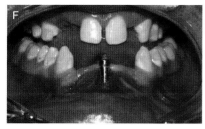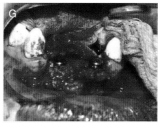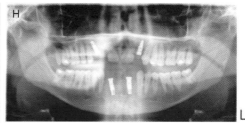

图 21.1　29 岁男性患者 h/o（病史）创伤导致下颌前牙区骨和牙齿丧失，计划种植修复。A.临床检查发现下颌双侧尖牙之间缺牙牙槽嵴存在水平向和垂直向骨缺损。计划种植前使用牙槽骨牵张成骨术进行骨增量。B.下颌前牙区牙槽骨缺损的全景片。C.通过唇侧前庭切口安放外置型牙槽骨牵张器。首先调整牵张器，使之与截骨位点相适应。然后沿舌向和根方聚拢的方向完成截骨。D，E.2d 间歇期后开始以每天 1mm 的速度进行牵张。总牵张量为 13mm。F.进行 3 个月的固定期，之后拆除牵张器和植入牙种植体。G，H.拆除牵张器后将种植体植入缺牙的牙槽嵴中（图 21.1A，21.1C，21.1F，21.1G 摘自 Haggerty CJ，Block MS.Alveolar distractor osteogenesis//Minimally Invasive Maxillofacial Surgery. PMPH-USA，2013：177−188[30]. ）

也有较高的骨密度。

固定期（第四阶段）

固定期的持续时间并没有一个普遍使用的标准。Block 等[8] 通过动物研究，建议固定期为 8 周。Amir 等[31] 的研究显示，在 10mm 的牵张间隙中形成新骨桥需要 10 周的固定期。Chiapasco 等[33] 证实下颌骨牵张后 3 个月的新生骨是由正在成熟中的平行纤维骨组成的增强编织骨。Raghoebar 等[39] 在牵张后 2 个月的骨组织切片中发现，在纤维区间内有更多的结缔组织。在 8 周末拆除牵张器之前，强烈建议先进行影像学检查。为使患者感觉舒适，可以早期拆除牵张器，植入种植体以保存天然骨量。

ADO 的优缺点

与传统的牙槽骨增量技术相比，ADO 有很多优点。ADO 避免了获取自体骨移植中伴随的供区并发症和外科风险。与其他骨增量技术相比，ADO 同时牵张骨和软组织，可降低或消除软组织移植的需要。患者可以自己在家维护和调整牵张器。ADO 的缺点包括额外的牵张器费用，患者依从性的影响和牵张矢量的控制。

牙槽骨牵张成骨装置

ADO 装置有以下两种基本类型。

1. 外置型牵张器（如牙槽嵴牵张器；Synthes®, distractor Track；KLS/Martin®, Tuttlingen, Germany）（图 21.2）。这类装置放置于骨膜下骨的侧表面，通过小板锚定在骨上，小板由内螺丝连到螺杆上。螺丝旋动时，通过使底板移动分离产生牵张力。外置型牵张器用于严重的牙槽骨缺损，根据放置的技术可以提供垂直和水平向矢量，但是并不能获得较大的水平向增量。外置型牵张器较易放置，板可弯曲以适应骨面。可以通过改变板的外形来控制牵张的矢量。牵张杆穿过黏膜延伸到口腔。

2. 内置型牵张器（如 LEAD® system，Leibinger, Kalamazoo, MI；DIS-SIS 牵张种植体；SIS Systems Trade GmbH, Klagenfurt, Austria）（图 21.3）。这些牵张器穿过输送骨段放置，由微型板固定于基骨。也有使用改良型牙种植体进行牵张的报道，这种牵张器不仅可以牵张成骨，后期还可以作为种植体继续行使功能[31]。内置型牵张器在较小的骨段中作用最佳。LEAD® 牵张系统有一个螺纹杆，一个螺纹输送板和一个无螺纹的稳定基板。螺杆通过骨段上的钻孔穿过输送板和骨段，并连接稳定基板。通过旋转螺杆获得牵张力。

矢量控制

ADO 中输送骨段的矢量控制是非常关键的。想在合适的位置获得足够量的新生组织需要进行术前规划。可以帮助控制矢量的因素有：外科导板/临时修复体，定位的准确性，外置型牵张器固定板的适合性，以及内置型牵张器的螺杆方向[40-41]。舌侧倾斜的输送骨段是很常见的，可以利用舌侧引导殆板或正畸弓丝，通过舌向聚合的截骨设计进行预防。在无牙颌患者中可以使用临时种植体做为支抗来引导牵张。如果已经出现了舌向倾斜，

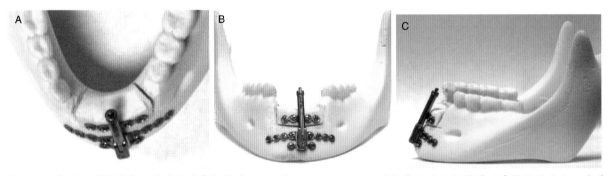

图 21.2　在下颌骨模型上安放外置型牵张器（Synthes® alveolar distractor®）来描述如何截骨及牵张器的定向。截骨切口向舌侧和根方聚拢以避免形成干扰，也有助于保持正确的牵张矢量。轴向视图（A）显示截骨向舌侧聚拢同时。向根方聚拢（B）。C.牵张器上的基板与基骨、输送骨段相适应

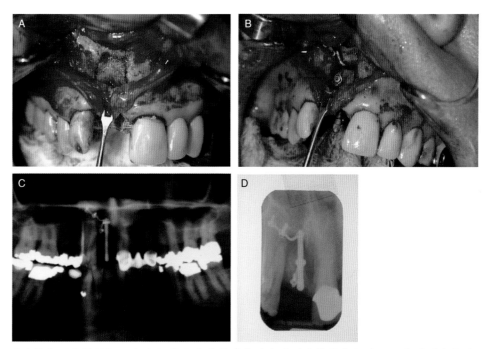

图 21.3　A.通过鼻底下方唇侧切口在上颌前牙区牙槽嵴安放内置型牙槽骨牵张器。B.内置型牵张器用在单颗牙齿的缺牙间隙。注意加力杆穿透嵴顶的牙龈表面。C.牵张器放置后的影像学改变。D.根尖片显示牵张输送骨段截骨间隙内出现进行性骨充填

可以手动重新定位输送骨段。

种植体植入

种植体可以恢复功能和重建上下颌无牙区。在牵张成骨区植入种植体的时机尚存在争议。相比于骨移植技术，ADO 减少了早期种植的困难。植入种植体的等待时间从牵张开始至 12 周都有报道。Chiapasco[33] 等报道了牵张后 3 个月可以看到由成熟中的平行纤维骨增强的编织骨。在一项前瞻性多中心研究中，Chiapasco 等对植入到牵张成骨区（固定期为 2~3 个月）的 138 颗种植体进行了为期 34 个月的随访，发现其成功率为 94.2%[42]。Salucic 等系统回顾了植入到牵张成骨区的 469 颗种植体。根据该报告，失败种植体经历了平均 8.10±2.51 周的固定期，而成功种植体经历了 12.43±5.62 周的固定期。该差异具有统计学意义（P<0.01）。该综述中 95% 的种植体保留有稳定的种植体周围骨组织[14]。

并发症

据报道，ADO 的并发症为 30%~100%，但绝大多数出现并发症的概率是很小的[16, 17, 38, 43–52]。

输送骨段或基骨变薄及截骨时过大的力量会使输送骨段或下颌骨更容易骨折。如果输送骨段的断裂碎片很小，可以弃之不理，继续原治疗计划，但是如果碎片很大，则需要对其进行复位和稳定，原治疗计划随之流产。预防这种并发症需要极其仔细地挑选具有充足可用骨量的病例并恰当地实施截骨术。研究表明截骨术中规避尖锐的边角可以降低骨折的发生率[38]。

过长的牵张器螺杆会引起咬合干扰、患者不适及牵张受限。预防这种情况的方法是选择恰当的螺杆长度或通过在牙齿模型上试戴和（或）修剪改变螺杆长度。对邻近软硬组织的损伤常常是由于截骨术中不正确的操作或使用过大的力量。应用骨凿完成舌侧部分的截骨或使用压电锯片可以帮助降低该并发症发生率。

牵张成骨的矢量控制 / 导向不佳多数由于上颌腭侧黏膜（图 21.4A，B）或下颌舌侧肌肉组织的牵拉。研究表明，在使用外置型牵张器的病例中，矢量向舌 / 腭表面偏移的概率为 13%~50%，而在内置型牵张器的病例中概率为 19%~50%[48]。输送骨段或牵张器引起黏膜裂开或穿孔是由于截骨区

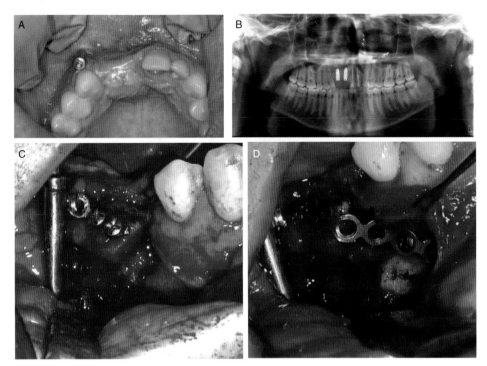

图21.4 A.对上颌前牙区创伤后缺损实施ADO，结果显示输送骨段腭侧移位，这是牙槽骨牵张中常见的问题。B.对该病例而言，由于牙槽骨只有微量的腭侧倾斜，仍可植入种植体。C，D.使用外置型牵张器处理下颌右侧后牙区牙—牙槽骨缺损。截骨区后部牵张量比前部多，伴有黏膜开裂。重新暴露该区显示，C.牵张器前板折断。D.去除牵张器的折断部分，利用截骨前部的板和螺丝固定输送骨段，随之发生了骨塑形再生。摘自Haggerty CJ，Block MS. Alveolar distractor osteogenesis//Minimally Invasive Maxillofacial Surgery. PMPH-USA，2013:177－188[30]。由PMPH-USA授权发表

软组织覆盖不良、骨尖或牵张器表面缝合处张力过大。这需要降低牵张的速度并修整尖锐的骨边缘。牵张器失效可能是由于器械破损导致的，也可能是继发于不完全的截骨或皮质切开，或反复弯曲引起金属疲劳（图21.4C，D）。颊侧骨面缺损或不足是ADO最常见的并发症。现猜测这一并发症是继发于颊侧骨面骨膜剥离和骨移动引起的，或由于矢量控制不良。为了使种植体能够植入，在符合临床指征的情况下，可以进行额外的植骨来处理这一缺损。

结　论

　　与传统骨增量技术如植骨和截骨相比，ADO的独特优势体现在既能够实现骨增量又可以增加可用软组织量。牙槽骨牵张成骨是一项富有技术性的手术操作，包括恰当的病例选择，细致的治疗计划和患者依从性。动物实验和临床研究已证实ADO是外科医生实现骨增量的一项非常有效的措施。牵张成骨过程中，患者依从性和矢量控制对预后至关重要。尽管ADO患者并发症的发生率比植骨高，但是大多数并发症较轻且容易处理。植入到牵张成骨区的种植体成功率与植入到天然骨中相当。ADO正在持续发展中，需要更多的人体研究使操作标准化以降低并发症，改善预后。

参考文献

[1] Codivilla A. On the means of lengthening in the lower limbs, the muscles and tissues which are shortened through deformity. Am J Orthop Surg, 1905, 2:353–369

[2] Ilizarov GA. The tension stress effect on the genesis and growth of tissues. Part I. The influence of stability of fixation and soft tissue preservation. Clin Orthop, 1989, 238:249–281

[3] Ilizarov GA. The tension stress effect on the genesis and growth of tissues. Part Ⅱ. The influence of the rate and frequency of distraction. Clin Orthop, 1989, 239:263–285

[4] Snyder CC, Levine GA, Swanson HM, et al. Mandibular lengthening by gradual distraction. Preliminary report. Plast

Reconstr Surg, 1973, 51:506–508

[5] Guerrero CA. Expansion rapida mandibular. Rev Venez Ortod, 1990, 12:48.

[6] McCarthy JG, Schreiber J, Karp N, et al. Lengthening the human mandible by gradual distraction. Plast Reconstr Surg, 1992, 89:1–8

[7] Perrott DH, Berger R, Vargervik K, et al. Use of a skeletal distraction device to widen the mandible: a case report. J Oral Maxillofac Surg, 1993, 51(4):e435–439

[8] Troulis MJ, Glowacki J, Perrott DH, et al. Effects of latency and rate on bone formation in a porcine mandibular distraction model. J Oral Maxillofac Surg, 2000, 58:507

[9] Kaban LB, Thurmüller P, Troulis MJ, et al. Correlation of biomechanical stiffness with plain radiographic and ultrasound data in an experimental mandibular distraction wound. Int J Oral Maxillofac Surg, 2003, 32:296

[10] Glowacki J, Shusterman EM, Troulis MJ, et al. Distraction osteogenesis of the porcine mandible: histomorphometric evaluation of bone. Plast Reconstr Surg, 2004, 113:566

[11] Zimmermann CE, Thurmüller P, Troulis MJ, et al. Histology of the porcine mandibular distraction wound. Int J Oral Maxillofac Surg, 2005, 34:411

[12] Tayebaty FT, Williams WB, Baumann A, et al. Histologic and histomorphometric analysis of the porcine mandibular distraction wound. J Oral Maxillofac Surg, 2006, 64:43

[13] Lawler ME, Tayebaty FT, Williams WB, et al. Histomorphometric analysis of the porcine mandibular distraction wound. J Oral Maxillofac Surg, 2010, 68:1543

[14] Block MS, Chang A, Crawford C. Mandibular alveolar ridge augmentation in the dog using distraction osteogenesis. J Oral Maxillofac Surg, 1996, 54:309–314

[15] Gaggl A, Schultes G, Regauer S, et al. Healing process after alveolar ridge distraction in sheep. Oral Surgery, Oral Medicine, Oral Pathology, Oral Radiology and Endodontology, 2000, 90(4):420–429

[16] Chin M, Toth BA. Distraction osteogenesis in maxillofacial surgery: using internal devices. J Oral Maxillofac Surg, 1996, 54:45–53

[17] Haggerty CJ, Block MS. Alveolar distraction osteogenesis. In: Minimally Invasive Maxillofacial Surgery. PMPH-USA, 2013: 177–188

[18] Chiapasco M, Zaniboni M, Boisco M. Augmentation procedures for the rehabili-tation of deficient edentulous ridges with oral implants. Clin Oral Implant Res, 2006, 17(Suppl 2):136–59

[19] Chiapasco M, Zaniboni M, Rimondini L. Autogenous onlay bone grafts vs. alveolar distraction osteogenesis for the correction of vertically deficient eden-tulous ridges: a 2–4-year prospective study on humans. Clin. Oral Impl. Res, 2007, 18:432–440

[20] Chiapasco M, Romeo E, Casentini P, et al. Alveolar distraction osteogene-sis vs. vertical guided bone regeneration for the correction of vertically deficient edentulous ridges: a 1–3-year prospective study on humans. Clin Oral Implants Res, 2004, 15:82–95

[21] Schwartz-Arad R, Levin L. Multitier technique for bone augmentation using intraoral autogenous bone blocks. Implant Dent, 2007, 14:5–8

[22] Saulacic N, Iizuka T, Martin MS, et al. Alveolar distraction osteogenesis: a systematic review. Int J Oral Maxillofac Surg, 2008, 37(1):1–7

[23] Rachmiel A, Srouji S, Peled M. Alveolar ridge augmentation by distraction osteogenesis. Int J Oral Maxillofac Surg, 2001, 30:510–517

[24] Batal HS, Cottrell DA. Alveolar distraction osteogenesis for implant site develop-ment. Oral Maxillofac Surg Clin North Am, 2004, 16(1):91–109

[25] Vega LG, Bilbao A. Alveolar distraction osteogenesis for dental implant prepara-tion: an update. Oral Maxillofac Surg Clin North Am 2010;22(3):369–385

[26] Jensen OT, Cockrell R, Kuhlke L, et al. Anterior maxillary alveolar distraction osteogenesis: a prospective 5-year clinical study. International Journal of Oral and Maxillofacial Implants, 2002;17(1):52–68

[27] Jensen, OT, BlockM. Alveolarmodification by distraction osteogenesis. Atlas of the Oral and Maxillofacial Surgery Clinics of North America, 2008, 16(2):185–214

[28] Saulacic N, Zix J, Iizuka T. Complication rates and associated factors in alveolar distraction osteogenesis: a comprehensive review. International Journal of Oral and Maxillofacial Surgery, 2009, 38(3):210–217

[29] Herford AS, Audia F. Maintaining vector control during alveolar distraction osteogenesis: a technical note. Int J Oral Maxillofac Implants, 2004, 19:e758–762

[30] Uckan S, Veziroglu F, Dayangac E. Alveolar distraction osteogenesis versus autogenous onlay bone grafting for alveolar ridge augmentation: technique, complications, and implant survival rates. Oral Surgery, Oral Medicine, Oral Pathology, Oral Radiology and Endodontology, 2008, 106(4):511–515

[31] Alkan A, Bas B, Inal S. Alveolar distraction osteogenesis of bone graft reconstructed mandible. Oral Surgery, Oral Medicine, Oral Pathology, Oral Radiology, and Endodontics, 2005, 100(3):e39–42

[32] Bell RB, Blakey GH,White RP, et al. Staged reconstruction of the severely atrophic mandible with autogenous bone graft and endosteal implants. Journal of Oral and Maxillofacial Surgery, 2002, 60(10):1135–1141

[33] Amir LR, Becking AG, Jovanovic A, et al. Formation of new bone during vertical distraction osteogenesis of the human mandible is related to the presence of blood vessels. Clin Oral Implants Res, 2006, 17(4):410–416

[34] Lindeboom JA, Mathura KR, Milstein DMJ, et al.Microvascular soft tissue changes in alveolar distraction osteogenesis. Oral Surg Oral Med Oral Pathol Oral Radiol Endod, 2008, 106(3):350–355

[35] Chiapasco M, Lang NP, Bosshardt DD. Quality and quantity of bone following alveolar distraction osteogenesis in the human mandible. Clin Oral Implants Res, 2006, 17(4):394–402

[36] Mehra, Figueroa. Vector control in distraction osteogenesis. J Oral Maxillofac Surg, 2008, 66:776–779

[37] Takahashi TI, Funaki K, Shintani H, et al. Use of horizontal alveolar distraction osteogenesis for implant placement in a narrow alveolar ridge: a case report. Int J Oral Maxillofac Implants, 2004, 19(2): 291–294

[38] Cheung LK, Chua HD, Hariri F, et al. Alveolar distraction

osteogen-esis for dental implant rehabilitation following fibular reconstruction: a case series. J Oral Maxillofac Surg, 2013, 71(2):255–271

[39] Enislidis G, Fock N, Millesi-Schobel G, et al. Analysis of complications following alveolar distraction osteogenesis and implant placement in the partially edentulous mandible. Oral Surg Oral Med Oral Pathol Oral Radiol Endod, 2005, 100:e25–30

[40] Froum SJ, Rosenberg ES, Elian N, et al. Distraction osteogenesis for ridge augmentation: prevention and treatment of complications. Thirty case reports. Int J Periodont Rest Dent, 2008, 2:e337–345

[41] Günbay T, Koyuncu BO, Akay MC, et al. Results and complications of alveolar distraction osteogenesis to enhance vertical bone height. Oral Surg Oral Med Oral Pathol Oral Radiol Endod, 2008, 105(5):e7–13

[42] Izuka T, HallermannW, Seto I, et al. Bi-directional distraction osteogenesis of the alveolar bone using extraosseous device. Clin Oral Implants Res, 2005, 16:e700–707

[43] Mazzonetto R, Allais M, Maurette PE, et al. A retrospective study of the potential complications during alveolar distraction osteogenesis in 55 patients. Int J Oral Maxillofac Surg, 2007, 36:6–10

[44] Wolvius EB, Scholtemeijer M, Weijland M, et al. Complications and relapse in alveolar distraction osteogenesis in partially dentulous patients. Int J Oral Max-illofac Surg, 2007, 36(8):700–705

[45] Ettl T, Gerlach T, Schüsselbauer T, et al. Bone resorption and complications in alveolar distraction osteogenesis. Clin Oral Investig, 2010, 14(5):481–489

[46] Perdijk FB, Meijer GJ, Strijen PJ, et al. Complications in alveolar distraction osteogenesis of the atrophic mandible. Int J Oral Maxillofac Surg, 2007, 36 (10):916–921

[47] Garcia AG, Martin MS, Vila PG, et al. Minor complications arising in alveolar distraction osteogenesis. J Oral Maxillofacial Surg, 2002, 60(5):496–501

[48] Saulacic N, Martin MS, Vila PG, et al. Bone defect formation during implant placement following alveolar distraction. International Journal of Oral and Maxillofacial Implants, 2007, 22(1):47–52

[49] Jensen OT, Ellis E. The book flap: a technical note. Journal of Oral andMaxillofacial Surgery, 2008, 66(5):1010–1014

[50] Laster Z, Rachmiel A, Jensen OT. Alveolar width distraction osteogenesis for early implant placement. Journal of Oral and Maxillofacial Surgery, 2005, 63(12): 1724–1730

[51] Raghoebar GM, Liem RSB, Vissink A. Vertical distraction of the severely resorbed edentulous mandible. Clinical Oral Implants Research, 2002, 13:558–565

[52] Chiapasco M, Consolo U, Bianchi A, et al. Alveolar distraction osteogenesis for the correction of vertically deficient edentulous ridges: amulticenter prospective study on humans. International Journal of Oral and Maxillofacial Implants, 2004, 19(3):399–407

第 22 章　牵张成骨技术在创伤后上下颌牙槽骨缺损中的应用

Adi Rachmiel[1], Dekel Shilo[2]

引　言

近年来，骨内种植体已广泛应用于牙科修复，它具有明显的长期稳定性和较高的存留率[1-2]。许多患者缺乏足够容纳种植体植入的垂直向和水平向骨量。牙槽嵴重建术适用于颌面部创伤及由牙周病和病变范围较大的侵袭性颌骨囊肿或肿瘤切除术所致的牙槽突缺损。牙槽嵴缺损可能会妨碍种植体安全和准确的就位；因此通过骨增量技术来确保有足够的骨量是必需的，足够的骨量可以为患者提供准确的颌弓间位置关系和满意的美学、修复、咬合效果。

重建萎缩的牙槽骨有很多方法，包括自体骨移植，颗粒骨引导骨组织再生术，牙槽嵴劈开或扩张术，牙槽嵴或颌骨截骨术及牵张成骨术[3]。

牵张成骨技术是指在截骨或骨皮质切开后[4-5]，通过逐步延伸两个骨段来形成新骨。1869 年，Von Langenbeck 首次发表文章描述牵张成骨技术[6]，他的研究方法后来被用于在长骨及颅面骨上进行研究。Ilizarov[4-5] 对牵张成骨技术的进展做出了重大的贡献，他描述了牵张成骨的两个生物学效应即著名的"Ilizarov 效应"：①张力—压力效应对组织生成和生长的作用；②血供和负荷对骨与关节形状的影响。此外，要注意 Ilizarov 提出的另外两项原则：牵张器应该稳定且非刚性，以及可以做到对延伸矢量的充分控制。

McCarthy 是首次将牵张成骨应用于颅面畸形临床的人[8]。随着牵张成骨在颅面复合体中的临床应用，大量的试验和临床研究证实：对颅面复合体截骨位点的骨段进行平缓的机械牵拉，可以形成平行于牵拉方向的新骨[9-11]。

对于轻中度牙槽骨缺损，缺损量最多达 6mm 的病例，骨重建的方法是：外置法块状骨移植或夹层截骨联合自体骨移植[12-13]。在这些方法中，供区的发病是不可避免的，也会发生自体移植骨的吸收。

牙槽骨牵张成骨（alveolar distraction osteogenesis, ADO）是用于重建中度到重度牙槽骨缺损的方法[14-16]。牵张力逐渐分离骨段，在分离骨段的活性表面之间形成新骨。除了牙槽骨缺损，牵张成骨还可以有效解决许多病变：上颌腭裂[17-19]、呼吸道受损[20-22] 及颅面畸形[8, 23-24]。

ADO 一般适用于垂直骨缺损，种植体冠根比例不佳及美学效果不理想的修复[16, 25-27]。ADO 经常用在外伤致牙齿缺失或牙周病拔牙后，对这些骨丧失部位进行垂直向骨延伸[16, 26, 28]。上颌骨外伤后，牙齿和牙槽骨缺失伴纤维瘢痕形成会导致颌弓间隙、殆平面、颌弓关系及颌弓形态变差，从而使修复变得复杂并影响美学效果。

在前牙区，牙槽骨牵张成骨最常用于重建上颌前牙的大范围缺损，骨量不足主要在垂直向，还伴有一定程度的水平向不足（前—后向）[27]。在下颌前牙区，使用牵张成骨多数情况下是为了将种植体植入颏孔间，以进行覆盖义齿修复[29-33]。

在后牙区，ADO 更常应用于下颌[26, 34]，而非上颌[35]，下颌可植入更长的种植体，从而降低冠的高度，改善种植体冠—根比。牙槽嵴牵张的目的是重建牙槽骨，控制延伸的矢量以获得三维

1.Department of Oral and Maxillofacial Surgery, Rambam Health Care Campus, Haifa, Israel
2.Bruce Rappaport Faculty of Medicine, Technion-Israel Institute of Technology, Haifa, Israel

空间改善的牙槽骨。

牙槽骨牵张可以单向、双向或水平向。

1. 单向牵张器牙槽骨段横向萎缩达 3cm 可以通过单向牵张器治疗。在萎缩量大于 3cm 的牙槽骨段，可能需要使用两个牵张器，在截骨的两边分别使用一个来控制两侧延伸矢量的矢状平面（图 22.1）。

2. 双向牵张器用于同时存在垂直向和颊舌向矢量控制的牵张成骨[36]（图 22.2）。

3. 水平向牙槽骨牵张是通过使用嵴顶牵张器水平向增加牙槽嵴的颊舌向距离[37-38]（图 22.3）。

不同的牵张器

用于牵张成骨的装置，可以分为：

• 内置型: 向心性牵张器，如 LEAD 系统（Stryker CMF，Portage，MI，USA）[14, 16]（图 22.4）。

• 使用种植体的内置型牵张器：如 Ace（Ace Surgical Supply Co.，Brockton，MA，USA），Dis-Sys 牵张种植体（Sis Inc.，Klagenfort，Austria）以及 3i 种植牵张器（Implant Innovations，West Palm Beach，FL，USA）[27, 39-41]（图 22.5）。

• 外置型：离心性牵张器，如 KLS Martin 的 Track 牵张器（Tuttlingen，Germany）[15] 和 Medicon 牵张器（Tuttlingen，Germany）（图 22.1）。

对比上述三种牵张器，内置型和种植体型牵张器有赖于坚固的基骨支持，它们易受侧向力的影响而导致牵张的矢量错误并可能增大器械周围的骨吸收。种植体型牵张器可引起嵴顶骨吸收，而且在以修复为导向的牵张结束后很难控制牵张器的最终位置。种植体牵张器可以保留下来完成后期的修复，或者取出后再植入骨整合种植体[41]。外置型是最常用 \ 最受欢迎的牵张器。它的缺点是需要充足的骨膜下空间、有影响血供的倾向及装置暴露的可能性[42]。

牙槽骨牵张成骨（ADO）的方法

靠近牙槽嵴顶颊侧的黏骨膜切口要保留嵴顶附着黏膜的完整性，然后在计划截骨区侧面 4mm 处做两个垂直向松弛切口。黏骨膜翻开至下颌骨的底部或上颌骨的梨状孔底部。使用小的圆柱状钻头或复锯创造一个梯形截骨区，包括两个垂直向骨切开和一个水平向骨切开，从而形成输送骨

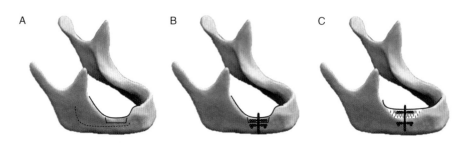

图 22.1　单向外置型牵张成骨。A.梯形截骨由两条垂直切口和一条水平切口组成。在下颌后牙区，水平向截骨线至少位于下牙槽神经上 2mm。B.外置型牵张器固定在骨上。一个基板用螺丝固定在基骨上，另一个固定在输送骨段上。C.按所需的速度开始延伸骨，随之形成的间隙内新骨。灰色柱形代表新形成的骨小梁

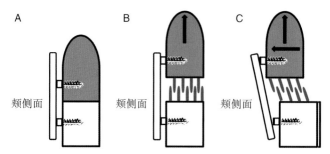

图 22.2　双向嵴顶牵张器。A.截骨设计与图 22.1 所描述的相似，牵张器以同种方式放置。B.垂直向延伸牙槽骨。C.牵张器可对输送骨段的延伸矢量进行颊向纠正。灰色柱形代表新形成的骨小梁

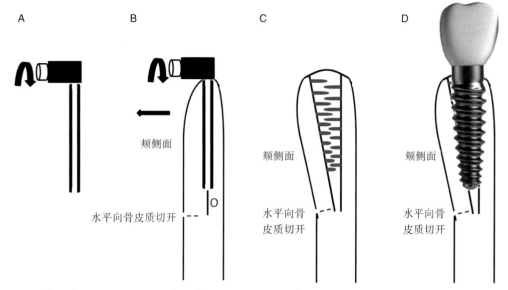

图 22.3　水平向嵴顶牵张器。A. 水平向嵴顶牵张器的示意图。牵张器由两个插入矢状截骨区的平行杆组成。B. 矢状截骨和颊侧皮质骨切开后，将牵张器植入牙槽嵴顶。牵张器的两个杆至少嵌入截骨深度的 2/3 以扩大牙槽嵴上部的宽度。C. 扩宽的牙槽嵴在两个骨段之间形成新骨。D. 在扩宽的牙槽嵴顶植入 1 颗种植体。上面的圆形箭头代表延长螺丝的旋转方向。下面靠近颊侧皮质层的箭头代表颊侧牙槽骨板水平延伸的方向。Buccal 代表牙槽嵴的颊侧面；Corticotomy 代表水平向皮质骨切开；O 代表截骨的下面部分；灰色柱形代表新形成的骨小梁

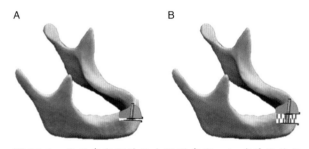

图 22.4　使用牵张器进行内置型牵张。A. 截骨设计与图 22.1 所描述的相似，牵张杆穿过黏膜放置在两基板之间的牙槽嵴顶，两基板由螺丝固定，其中一基板固定于基骨，另一基板固定于输送骨段。B. 旋转牵张杆进行骨延伸。灰色柱形代表新形成的骨小梁

段（图 22.1A）。输送骨段应该至少有 6mm 的高度以获得放置移动板和螺丝的足够空间。输送骨段应保持与嵴顶和舌侧的黏膜和骨膜相连。如果没有成功保存附着于骨段舌腭侧的骨膜，会导致游离骨移植及输送骨段坏死。同时要特别小心避免上下颌基骨骨折。在下颌骨，水平向骨切开需要在下颌神经管上方至少 2mm 处，以防损伤下牙槽神经（图 22.1A）。随后，将牵张器调整至合适的大小，符合矢量要求，并插入螺丝固定（图22.1B）。如果是内置型牵张器，穿膜螺杆或牵张

植体穿过嵴顶黏膜放入，并通过水平向截骨位点旁边的螺丝固定[41]。

对于有大量牙槽骨缺损的患者，为了更好地控制缺损两侧的延伸矢量可以放置两个牵张器。对于牙槽骨严重萎缩、骨切除后或创伤致骨丧失的患者，可以实施两阶段的颌骨重建：第一阶段植骨，随后第二阶段进行牵张成骨。

经过 4d 间歇期后，开始以每天 0.5mm 的速度进行骨牵张，并根据牵张器的长度按需要持续进行（图 22.1C）。骨牵张以后需要 3~4 个月的固定期。随后，拆除牵张器，植入骨内种植体以便后期修复治疗（表 22.1）。需要掌握的几个重点是：牵张矢量、骨的稳定性、最终牙槽骨高度及种植体植入的时机。

表 22.1　牙槽骨牵张成骨的操作方案

骨切开期	间歇期	骨延伸速率	固定期	去除牵引装置	种植体植入
	4d	根据需要设置为每天 0.5mm	3~4 个月		

间歇期、骨延伸速度和固定期

有许多关于潜伏期、骨延伸速度和固定期的研究。Yang[43]回顾了关于水平牵张、垂直牵张和齿间牵张的59篇文章。该综述显示潜伏期平均为6.26d，骨延伸的平均速度为每天0.81mm，固定期平均为79d。Saulacic[33]回顾了20篇关于牙槽骨牵张成骨的文章。文章显示潜伏期平均为7.26d，骨延伸速度为每天0.7mm，固定期平均为86d。

我们通常在牵张器植入后，骨延伸开始前进行4d的潜伏期。在牵张器的极限范围内，我们所使用的牵张速度为每天0.5mm，直到获得所需的长度。随访复诊包括临床检查和影像学检查。固定期为90~120d，在此期间，我们将牵张器留在口内作为固定装置来等待骨成熟，固定期之后拆除牵张器。牵张器拆除后6周植入种植体，但是也有一些学者主张在牵张器拆除后即刻植入种植体。

控制牵张矢量

在牙槽骨牵张过程中，三维矢量的控制是一个很关键的因素，它决定着骨块按计划进行移动，以及保持预估的理想牵张方向[44-46]。由于上下颌牙槽嵴呈弧形，特别是尖牙之间呈拱形，牵张器最初要适当地进行弯曲成角，但是会限制对矢量方向的精确引导。因此，在牵张过程中，牙槽嵴增量最常形成一个平直的牙槽嵴结构而不具有弯曲的外形。纤弱的牵张骨段被暴露在周围软组织基质施加的塑形力量中。于是，在颊肌发挥正常功能时，由于舌腭骨膜的牵张，输送骨段被强力向内推向舌腭侧方向[44, 46-47]。尽早识别新骨的形成方向是非常重要的，可以避免牙槽嵴形成非预期的增量。为了控制新骨的形成矢量，可以利用余留牙做支抗来保持理想的矢量。但这种方法会损害存留的天然牙并导致牙齿的移动和旋转[48]。

Mommaerts和laster研发了一种双向牵张器[36]，它可以对骨进行垂直向牵张，然后在颊侧水平面校准方向（图22.2）。控制牵张矢量的其他方法包括：使用位于牵张器下部的抗复发部分，或使用控制板和螺丝。如果没有能够成功保持牵张矢量，可以在固定期末进行截骨，矫正新生骨矢量。

我们之前描述了一种利用临时支抗装置（temporary anchorage devices，TADs）来控制牵张矢量的新方法[44, 46]。TADs被临时固定在骨上以增加矫正支抗并在用完以后拆除。使用正畸橡皮圈将TADs与上下颌的牵张器相连，从而使不需要的矢量分量最小化。

在创伤后导致上颌骨严重骨缺损的病例中，为了纠正上颌骨前—后（AP）位投影关系和颌间关系，牵张成骨后可能需要第三项步骤——Le Fort Ⅰ型截骨前徙术。

总而言之，控制牵张矢量的方法有以下几种：

1. 使用邻牙。
2. TADs。
3. 控制板或与外置型牵张器基板相连的抗复发延伸板。
4. 固定期末截骨术和再生骨矢量矫正。
5. 在上颌严重的前后位骨缺损中额外使用Le Fort Ⅰ型截骨术和前徙术。

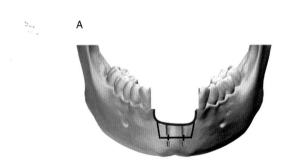 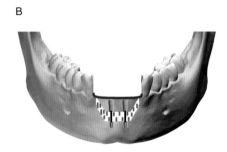

图22.5 使用种植体进行内置型牵张。A.截骨设计与图22.1所描述的相似，种植体牵张器穿膜放在牙槽嵴顶。B.使用两个种植体牵张器实施骨延伸。两个牵张器可以更好地控制延伸矢量。灰色柱形代表新形成的骨小梁

牵张成骨后种植骨吸收和植体存留

种植体通常在牵张器拆除后 6 周被植入新生骨内。Pérez-Sayáns[49] 研究了植入到正常骨内的种植体和植入到牵张成骨的牙槽骨内的种植体，对比两者在负载 1 年和 3 年后的骨吸收情况，发现两者并无统计学差异。Zwetyenga 等[50] 在牙槽骨垂直向牵张平均达 11.7mm 后，将种植体植入。结果显示在平均为 62 个月的随访期后，种植的存留率和成功率分别为 100% 和 96.2%。Kim[51] 在牙槽骨牵张平均达 8.4mm 后，对种植体进行了平均 7.1 年的随访研究。结果显示其存留率和成功率分别为 97.3% 和 92.7%。

成骨因子和干细胞的应用

骨形成蛋白（bone morphogenetic protein, BMP）在出生后骨形成中发挥重要作用[52]。我们团队过去发现在牵张成骨活跃的骨延伸阶段注射 BMPs 可以增加骨小梁的尺寸、体积及增殖细胞的数量。我们认为这可以缩短牵张成骨的固定期实现早期种植[53-55]。其他生长因子如去铁胺也显示具有加速骨成熟的潜能。去铁胺通过与铁螯合最终激活被铁抑制的缺氧诱导因子 1α（HIF-1α）。HIF-1α 促进血管内皮生长因子（VEGF）的产生，从而增加伤口处血管和更多健康骨形成。

除了生长因子，最近对间充质干细胞（MSCs）也进行了研究。有几项试验将从骨髓获得的细胞放入牵张区，结果获得了良好的生物力学特性和密质骨比[56]。

牵张成骨的优点 [16, 57-59]

• 同时牵张骨和软组织。初期创口关闭不需要皮瓣，皮瓣在块状植骨时才需要。这就降低了软组织张力和骨暴露的概率。

• 牙槽嵴顶的骨仍然是皮质骨和成熟骨。这对种植体的初期稳定性非常重要。种植体植入到成熟的板层皮质骨内而不是新形成的不成熟的编织骨。

• 保持牙槽嵴冠方附着牙龈的完整性。垂直向牵张成骨的优点是同时牵张骨和软组织，嵴顶的原始附着牙龈仍能保持完整。

• 没有供区并发症，而在自体块状骨移植中常见供区并发症

• 极少量骨吸收。

• 较低的感染率。

• 比其他方法获得更多的骨延伸，因此可以重建严重的骨缺损，允许更长的种植体植入。

牙槽骨牵张成骨的最大优点是使用小的牵张器逐渐延伸骨并在牵张间隙中形成新骨，不需要自体骨移植，避免了相关供区的并发症。第二大优点是周围软组织会伴随输送骨段一起牵张，称之为组织牵张再生。

牙槽骨牵张的并发症和缺点 [25, 27, 41, 60-70]

牵张并发症可以分为术中和术后两类。

牵张成骨的术中并发症包括：

• 神经损伤，可通过小心仔细的外科皮瓣提升和截骨操作避免。

• 基骨或输送骨段骨折。应使用维护良好的器械进行精准的截骨。

• 邻牙损伤。

发生在骨延伸和固定期的术后并发症：

• 输送骨段方向错误。如前所述，牵张成骨的最大挑战是保持骨延伸的正确矢量。前文已讨论过控制牵张矢量的方法。

• 牵张器的机械问题和折断。有时，牵张器像其他医疗器械一样易出现机械问题。牵张器在不断的咀嚼力下发挥功能，咬合力可能会导致装置折断和故障。

• 牵张过程中可能会有疼痛，与牵张的速度和范围有一定关系。在这种情况下用药物通常可以成功解决疼痛问题。

• 软组织裂开伴牵张器或骨暴露是很常见的并发症，可能引起成钙化异常，需要拆除牵张器。

• 骨延伸后，或牵张器螺杆所在的位置可能会引起咬合干扰，设计牵张器位置时必须避免这一并发症。

• 血供受损或施加在骨段上的物理压力可能会引起输送骨段骨吸收，应利用基于实用外科解剖学的准确的外科技术避免这一并发症。

• 由于骨延伸速度不当引起的钙化异常和纤维组织形成，牵张间隙开裂或感染都是已知的并发症。遵守外科手术方案，按已确定的牵张速度进行牵张是非常重要的。

• 新骨吸收大多数由与成骨方向相反的咀嚼力、矿化不良或固定期不足引起。文献显示有3%~29%的骨吸收复发率。恰当的外科方案可以降低骨吸收复发的风险。

• 感觉异常是外科手术中已知的常见并发症，但一般是暂时的。

• 牵张器开裂可能引发感染，感染会妨碍愈合和正常的成骨。术后检查和抗生素的使用可以控制感染的风险。

• 在活跃的牵张期较少出现基骨或输送骨段的骨折。应使用恰当的维护良好的设备。

• 牙槽骨牵张成骨的缺点是在种植体植入前需要二期手术取出牵张器。有些学者提倡在装置取出时植入牙种植体。

下颌骨骨折是最严重的术中并发症，需要即刻外科复位和接骨术。Ugurlu[71]证实最常见的并发症是机械问题引发的不理想的骨移动。

牙槽骨牵张成骨不适合在以下情况中应用：

• 输送骨段高度小于6mm。

• 存在无血管的输送骨段，同时舌腭侧骨膜附着不足或缺乏。

• 明显的水平向牙槽骨缺损。薄弱的输送骨段可能导致骨折。

▶ 病例报告：上颌

第一个病例描述的是创伤后上颌前牙区骨缺损的垂直向牙槽骨牵张。患者29岁，因之前的颌面部外伤导致上颌前牙区骨缺损和牙缺失并伴严重的上颌垂直向骨缺损（图22.6A，图22.7A）。行梯形截骨，在截骨的两侧分别放置一个Track牙槽骨牵张器（KLSMartin，Tuttlingen，Germany）（图22.6B，图22.7B）。间歇期4d，之后开始牵张，延伸速度为每天0.5mm。共获得13mm的垂直向增量（图22.6C，22.7C）。固定期为3个月，然后拆除牵张器，植入4颗根形骨内种植体，最后成功地进行修复治疗获得完善的功能与咬合（图22.6D，22.7D）。

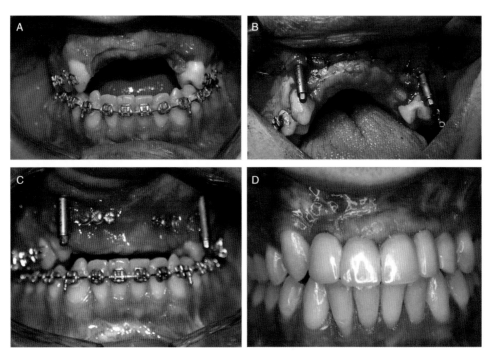

图22.6　外伤患者上颌前牙区垂直向牙槽骨牵张及修复的临床照片。患者29岁，曾因颌面部外伤导致上颌前部骨缺损和牙齿撕脱。A.术前上颌垂直向骨缺损。B.梯形截骨后放置两个牵张器。C.牙槽骨牵张完成后垂直向骨延伸情况。D.拆除牵张器，植入种植体，戴入修复体。摘自Aizenbud，2012。由Elsevier授权发表[44]

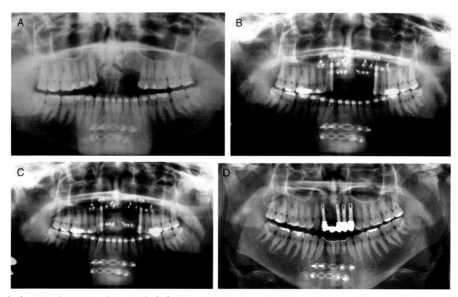

图 22.7　外伤患者上颌前牙区垂直向牙槽骨牵张及修复的曲面体层片。图 22.6 患者的 X 线片。A. 术前上颌垂直向骨缺损和上颌前牙缺失。B. 开始垂直向骨延伸之前可观察到两个牵引器。C. 垂直向骨延伸达 13mm 之后的 X 线片。D. 拆除牵张器，植入种植体，戴入修复体，图中可见合适的冠 – 种植体比。摘自 Aizenbud，2012。由 Elsevier 授权发表[44]

▶ **病例报告：下颌**

　　第二个病例描述的是对外伤后下颌后牙区骨缺损的垂直向牙槽骨牵张。患者 25 岁，有复合性面中部和下颌骨骨折病史，导致左侧下颌骨体显著的牙槽骨和牙齿丧失（图 22.8A，22.9A）。将外伤时用来固定下颌骨碎片的重建板拆除，然后在左侧下颌骨体进行梯形截骨，放置 Track 牙槽骨牵张器（KLS Martin，

Tuttlingen，Germany）（图 22.9B）。在 4d 的间歇期后，以每天 0.5mm 的速度逐渐牵张牙槽骨，获得 12mm 的垂直向骨增量（图 22.8B，图 22.9C）。经过 3 个月的固定期之后，拆除牵张器，植入 3 颗长 13mm 的根形骨内种植体（图 22.8C，图 22.9D），然后成功地进行了种植修复，获得了完善的功能与咬合（图 22.8D）。

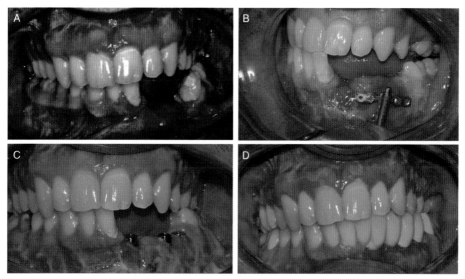

图 22.8　外伤患者下颌骨体垂直向牙槽骨牵张的临床照片。患者 25 岁，因以前的颌面外伤导致左侧下颌骨体严重的牙槽骨丧失和牙齿脱落。A. 术前下颌骨垂直向骨缺损。B. 用外置型 Track 牵张器垂直向延伸牙槽骨。C. 拆除牵张器，植入 13mm 的根形种植体。D. 修复治疗，冠—种植体比合适

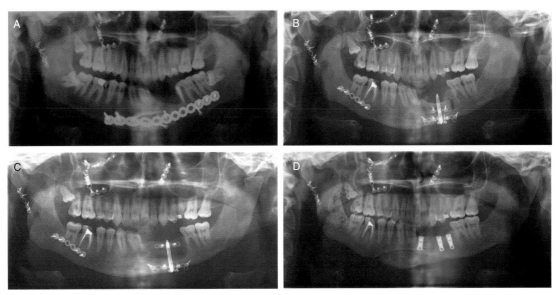

图22.9 外伤患者下颌骨体垂直向牙槽骨牵张的曲面体层片。图22.8为患者的X线片。A. 外伤后全景X线片显示左侧牙槽骨缺损。B. 拆除重建板,实施梯形截骨,放置牵张器。C. 垂直向骨延伸达12mm后的X线片。D. 拆除牵张器,植入3枚种植体

结 论

为了更好地稳定种植体,满足美学、功能修复,或咬合的需求,输送成熟骨段以延伸牙槽嵴的方法即牙槽骨牵张成骨。它为骨重建提供了一种无供区并发症的替代方法,并为最终结果提供了充足的稳定性。

在本章中,我们描述了牙槽骨牵张成骨的不同方法,包括其优缺点和并发症。牵张过程中最大的挑战之一仍然是控制骨移动的方向和预防并发症。牙槽骨牵张成骨提供了一种不需要附加植骨即可获得软硬组织的方法,它是处理中重度骨缺损病例的一项有效选择。

参考文献

[1] Alberktsson T, Dahl E, Enbom L, et al. Osseointegrated oral implants. A Swedish multicenter study of 8139 consecutively inserted Nobelpharma implants. J Periodontol, 1988, 59(5):287–296

[2] Tomasi C, Wennström J, Berglundh T. Longevity of teeth and implants–a systematic review. J Oral Rehabil, 2008, 35(1):23–32

[3] Milinkovic I, Cordaro L. Are there specific indications for the different alveolar bone augmentation procedures for implant placement? A systematic review. Int J Oral Maxillofac Surg, 2014, 43(5):606–625

[4] Ilizarov G. The tension–stress effect on the genesis and growth of tissues. Part I. The influence of stability of fixation and soft-tissue preservation. Clin Orthop Relat Res, 1989, 238:249–281

[5] Ilizarov G. The tension–stress effect on the genesis and growth of tissues. Part II. The influence of the rate and frequency of distraction. Clin Orthop Relat Res, 1989, 239:263–285

[6] Von Langenbeck B. About the pathologic length growth of long bones and its employment in surgical praxis. Berl Klin Wochenschr, 1869, 26:265

[7] Codivilla A. On the means of lengthening, in the lower limbs, the muscles and tissues which are shortened through deformity. Am J Orthop Surg, 1905, 2:353–369

[8] McCarthy J, Schreiber J, Karp N, et al. Lengthening the human mandible by gradual distraction. Plast Reconstr Surg, 1992, 89(1):1–10

[9] Rachmiel A, Laufer D, Jackson I, et al. Midface membranous bone length-ening: a one-year histological and morphological follow-up of distraction osteo-genesis. Calcif Tissue Int, 1998, 62(4):370–376

[10] Rachmiel A, Potparic Z, Jackson I, et al. Midface advancement by gradual distraction. Br J Plast Surg, 1993, 46(3):201–207

[11] Rachmiel A, Rozen N, Peled M, et al. Characterization ofmidface maxillary membranous bone formation during distraction osteogenesis. Plast Reconstr Surg, 2002, 109:1611–1620

[12] Jensen O. Alveolar segmental "sandwich" osteotomies for posterior edentulous mandibular sites for dental implants. J Oral Maxillofac Surg, 2006, 64(3):471–475

[13] Jensen O, Kuhlke L, Bedard J, et al. Alveolar segmental sandwich osteotomy for anterior maxillary vertical augmentation prior to implant placement. J Oral Maxillofac Surg, 2006, 64(2):290–296

[14] Chin M, Toth B. Distraction osteogenesis in maxillofacial surgery using internal devices: review of five cases. J Oral Maxillofac Surg, 1996, 54:45–53

[15] Hidding J, Lazar F, Zöller J. Initial outcome of vertical distraction osteogenesis of the atrophic alveolare ridge. Mund Kiefer Gesichtschir, 1999, 3(1):S79–83

[16] Rachmiel A, Srouji S, Peled M. Alveolar ridge augmentation

by distraction osteogenesis. Int J Oral Maxillofac Surg, 2001, 30:510–517

[17] Polley J, Figueroa A. Management of severe maxillary deficiency in childhood and adolescence through distraction osteogenesis with an external, adjustable, rigid distraction device. J Craniofac Surg, 1997, 8(3):181–186

[18] Rachmiel A. Treatment of maxillary cleft palate: distraction osteogenesis versus orthognathic surgery–Part one: maxillary distraction. J Oral Maxillofac Surg, 2007, 65(4):753–757

[19] Rachmiel A, Aizenbud D, Peled M. Long-term results in maxillary deficiency using intraoral devices. Int J Oral Maxillofac Surg, 2005, 34(5):473–479

[20] Rachmiel A, Aizenbud D, Pillar G, et al. Bilateral mandibular distraction for patients with compromised airway analyzed by three-dimensional CT. Int J Oral Maxillofac Surg, 2005, 34:9–18

[21] Rachmiel A, Emodi O, Aizenbud D. Management of obstructive sleep apnea in pediatric craniofacial anomalies. Ann Maxillofac Surg, 2012, 2(2):111–115

[22] Rachmiel A, Emodi O, RachmielD, et al. Internalmandibular distraction to relieve airway obstruction in children with severe micrognathia. Int J Oral Maxillofac Surg, 2014, 43(10):1176–1181

[23] Rachmiel A, Aizenbud D, Eleftheriou S, et al. Extraoral vs. intraoral distraction osteogenesis in the treatment of hemifacial microsomia. Ann Plast Surg, 2000, 45(4):386–394

[24] Rachmiel A, Manor R, Peled M, et al. Intraoral distraction osteogenesis of the mandible in hemifacial microsomia. J Oral Maxillofac Surg, 2001, 59(7): 728–733

[25] Chiapasco M, Romeo E, Casentini P, et al. Alveolar distraction osteogene-sis vs. vertical guided bone regeneration for the correction of vertically deficient edentulous ridges: a 1–3-year prospective study on humans. Clin Oral Implants Res, 2004, 15:82–95

[26] Garcia-Garcia A, Somoza-Martin M, Gandara-Vila P, et al. Alveolar distraction before insertion of dental implants in the posterior mandible. Br J Oral Maxillofac Surg, 2003, 41:376–379

[27] Jensen O, Cockrell R, Kuhike L, et al. Anterior maxillary alveolar distraction osteogenesis: a prospective 5-year clinical study. Int J Oral Maxillofac Implants, 2002, 17:52–68

[28] Gaggl A, Schultes G, Karcher H. Vertical alveolar ridge distraction with prosthetic treatable distractors: a clinical investigation. Int J Oral Maxillofac Implants, 2000, 15:701–710

[29] Feichtinger M, Gaggl A, Schultes G, et al. Evaluation of distraction implants for prosthetic treatment after vertical alveolar ridge distraction: a clinical investigation. Int J Prosthodont, 2003, 16:19–24

[30] Krenkel C, Grunert I. The Endo-Distractor for preimplant mandibular regeneration. Rev Stomatol Chir Maxillofac, 2009, 110(1):17–26

[31] Raghoebar G, Liem R, Vissink A. Vertical distraction of the severely resorbed edentulous mandible: a clinical, histological and electron microscopic study of 10 treated cases. Clin Oral Implants Res, 2002, 13:558–565

[32] Robiony M, Polini F, Costa F, et al. Osteogenesis distraction and plateletrich plasma for bone restoration of the severely atrophic mandible: preliminary results. J Oral Maxillofac Surg, 2002, 60:630–635

[33] Saulacic N, Iizuka T, Martin MS, et al. Alveolar distraction osteogenesis: a systematic review. Int J Oral Maxillofac Surg, 2008, 37:1–7

[34] Hwang S, Jung JG, Jung JU, et al. Vertical alveolar bone distraction at molar region using lag screw principle. J Oral Maxillofac Surg, 2004, 62:787–794

[35] Kim S, Mitsugi M, Kim B. Simultaneous sinus lifting and alveolar distraction of the atrophic maxillary alveolus for implant placement: a preliminary report. Implant Dent, 2005, 14:344–348

[36] Jensen O, Ueda M, Laster Z, et al. Alveolar distraction osteogenesis. Selected Readings in Oral and Maxillofacial Surgery, 2002, 10(4):1–48

[37] Laster Z, Rachmiel A, Jensen O. Alveolar width distraction osteogenesis for early implant placement. J Oral Maxillofac Surg, 2005, 63(12):1724–1730

[38] Laster Z, Reem Y, Nagler R. Horizontal alveolar ridge distraction in an edentulous patient. J Oral Maxillofac Surg, 2011, 69(2):502–506

[39] Gaggl A, Schultes G, Kärcher H. Distraction implants: a new operative technique for alveolar ridge augmentation. J Craniomaxillofac Surg, 1999, 27:214–221

[40] Gaggl A, Schultes G, Rainer H, et al. The transgingival approach for placement of distraction implants. J Oral Maxillofac Surg, 2002, 60:793–796

[41] McAllister B. Histologic and radiographic evidence of vertical ridge augmentation utilizing distraction osteogenesis: 10 consecutively placed distractors. J Periodontol, 2001, 72(12):1767–1779

[42] McAllister B, Gaffaney T. Distraction osteogenesis for vertical bone augmentation prior to oral implant reconstruction. Periodontol, 2000, 33:54–66

[43] Yang L, Suzuki E, Suzuki B. Alveolar distraction osteogenesis: a systematic literature review. Med Dent J, 2014, 34(3):289–300

[44] Aizenbud D, Hazan-Molina H, Cohen M, et al. Combined orthodontic temporary anchorage devices and surgical management of the alveolar ridge augmentation using distraction osteogenesis. J Oral Maxillofac Surg, 2012, 70(8):1815–1826

[45] Grayson B, McCormick S, Santiago P, et al. Vector of device placement and trajectory of mandibular distraction. J Craniofac Surg, 1997, 8:473–480

[46] Rachmiel A, Emodi O, Gutmacher Z, et al. Oral and dental restoration of wide alveolar cleft using distraction osteogenesis and temporary anchorage devices. J Craniomaxillofac Surg, 2013, 41(8):728–734

[47] Shibuya Y, Takata N, Ishida S, et al. Prevention of lingual inclination of the transport segment in vertical distraction osteogenesis in the mandible. Implant Dent, 2012, 21(5):374–378

[48] Herford A, Audia F. Maintaining vector control during alveolar distraction osteogenesis: a technical note. Int J Oral Maxillofac Implants, 2004, 19(5): 758–762

[49] Pérez-Sayáns M, León-Camacho Mde L, et al. Dental implants placed on bone subjected to vertical alveolar distraction show the same performance as those placed on primitive bone. Med Oral Patol Oral Cir Bucal, 2013, 18(4):e686–692

[50] Zwetyenga N, Vidal N, Ella B, et al. Results of oral implant-

supported prostheses after mandibular vertical alveolar ridge distrac-tion: a propos of 54 sites. Oral Surg Oral Med Oral Pathol Oral Radiol, 2012, 114(6):725–732

[51] Kim J, Cho M, Kim S, et al. Alveolar distraction osteogenesis versus autogenous onlay bone graft for vertical augmentation of severely atrophied alveolar ridges after 12 years of long-term follow-up. Oral Surg Oral Med Oral Pathol Oral Radiol, 2013, 116(5):540–549

[52] Chen D, Zhao M, Mundy G. Bone morphogenetic proteins. Growth Factors, 2004, 22(4):233–241

[53] Rachmiel A, Aizenbud D, Peled M. Enhancement of bone formation by bone morphogenetic protein-2 during alveolar distraction: an experimental study in sheep. J Periodontol, 2004, 75(11):1524–1531

[54] Rachmiel A, Leiser Y. The molecular and cellular events that take place during craniofacial distraction osteogenesis. Plast Reconstr Surg Glob Open, 2014, 2(1):e98

[55] Yonezawa H, Harada K, Ikebe T, et al. Effect of recombinant human bone morphogenetic protein-2 (rhBMP-2) on bone consolidation on distraction osteogenesis: a preliminary study in rabbit mandibles. J Craniomax-illofac Surg, 2006, 34(5):270–276

[56] Earley M, Butts S. Update on mandibular distraction osteogenesis. Curr Opin Otolaryngol Head Neck Surg, 2014, 22(4):276–283

[57] ChiapascoM, Lang N, Bosshardt D. Quality and quantity of bone following alveolar distraction osteogenesis in the human mandible. Clin Oral Implants Res, 2006, 17(4):394–402

[58] Elo J, Herford A, Boyne P. Implant success in distracted bone versus autogenous bone-grafted sites. J Oral Implantol, 2009, 35(4):181–184

[59] Oda T, Sawaki Y, UedaM. Alveolar ridge augmentation by distraction osteogenesis using titanium implants: an experimental study. Int J Oral Maxillofac Surg, 1999, 28(2):151–156

[60] Enislidis G, Fock N, Ewers R. Distraction osteogenesis with subperiosteal devices in edentulous mandibles. Br J Oral Maxillofac Surg, 2005, 43(5):399–403

[61] Ettl T, Gerlach T, Schüsselbauer T, et al. Bone resorption and complications in alveolar distraction osteogenesis. Clin Oral Investig, 2010, 15(5):481–489

[62] Froum S, Rosenberg E, Elian N, et al. Distraction osteogenesis for ridge augmentation: prevention and treatment of complications. Thirty case reports. Int J Periodontics Restorative Dent, 2008, 28(4):337–345

[63] Günbay T, Koyuncu B, Akay M, et al. Results and complications of alveolar distraction osteogenesis to enhance vertical bone height. Oral Surg Oral Med Oral Pathol Oral Radiol Endod, 2008, 105(5):e7–13

[64] Klug C, Millesi-Schobel G, MillesiW, et al. Preprosthetic vertical distraction osteogenesis of themandible using an L-shaped osteotomy and titanium membranes for guided bone regeneratio. J Oral Maxillofac Surg, 2001, 59(11): 1302–1308

[65] Mazzonetto R, Serra E, Silva F, et al. Clinical assessment of 40 patients subjected to alveolar distraction osteogenesis. Implant Dent, 2005, 14(2):149–153

[66] Polo W, Cury P, Sendyk W, et al. Posterior mandibular alveolar distrac-tion osteogenesis utilizing an extraosseous distractor: a prospective study. J Periodontol, 2005, 76:1463–1468

[67] Saulacić N, Somosa Martín M, de Los Angeles Leon Camacho M, et al. Complications in alveolar distraction osteogenesis: a clinical investigation. J Oral Maxillofac Surg, 2007, 65(2): 267–274

[68] Saulacic N, Somoza-Martin M, Gándara-Vila P, et al. Relapse in alveolar distraction osteogenesis: an indication for overcorrection. J OralMaxillofac Surg, 2005, 63(7):978–981

[69] Wolvius E, Scholtemeijer M, Weijland M, et al. Complications and relapse in alveolar distraction osteogenesis in partially dentulous patients. Int J Oral Maxillofac Surg, 2007, 36(8):700–705

[70] Zaffe D, Bertoldi C, Palumbo C, et al. Morphofunctional and clinical study on mandibular alveolar distraction osteogenesis. Clin Oral Implants Res, 2002, 13(5):550–557

[71] Ugurlu F, Sener B, Dergin G, et al. Potential complications and precautions in vertical alveolar distraction osteogenesis: a retrospective study of 40 patients. J Craniomaxillofac Surg, 2013, 41(7):569–573

第23章 牙槽骨牵张成骨术并发症的处理

Stephanie J. Drew

引 言

运用牵张手术治疗疑难病例时，并发症可发生在治疗的任何时期。从初期评估、诊断、制订计划、执行手术计划到长期并发症的这一时间线应该引起重视（图23.1）。这种时间线是打破序列治疗的一种方法，可发现没有按照计划出现的部分以预防其在将来发生。参考文献[1-15]对已报道的并发症进行了很好的回顾，以飨读者。

术前并发症

1. 未能准确诊断

对需要行牵张手术的患者，首先要对其软硬组织进行全面的检查。覆盖缺损区域的组织类型及该区的放射治疗史将影响术后愈合的总体可预测性。当组织较薄时（薄龈生物型），可能有必要降低牵张的速度，以防止输送盘前缘穿透组织，也应确保这些区域没有尖锐的边缘。所以如果需要结缔组织，应该对皮瓣设计事先进行规划。因为牵张手术中的皮瓣设计可能会影响移植体血管化，如果没有足够的恢复时间，这些皮瓣不能再血管化。

使用计算机断层扫描（CT）或锥形束CT（CBCT）评估硬组织是必须的，以便制订治疗计划和开展测量工作。如果不进行CT扫描，术者就只能靠猜测来判断骨头的真实高度和宽度。CT检查不仅使我们看到可用的骨量而且可以看到截骨

的位置。输送盘尺寸设计不佳经常会导致牵张器丧失稳定性，并因（部分）血供中断而破坏整个输送盘。在该阶段进行正确的规划也可以让术者看清牵张器放在哪里可以避让开重要的解剖结构如牙根、神经或上颌窦。

无法准确诊断是一个常见的问题。牵张可以提升一薄片骨以获得良好的高度，但需二期手术行外置法植骨以获得种植所需的宽度。先行外置法植骨也可能是个不错的选择，这取决于是否有足够的软组织用于伤口愈合。

患者拥有良好的依从性是非常重要的。如果患者不能自己调节牵张器，输送盘会过早融合。如果患者调节过多或过快，牵张间隙将充满纤维组织而不是骨。因此，必须对该过程进行认真随访。在牵张过程中，医生每3~5天对患者检查一次，将使医生掌握更多的控制权。如果患者拒绝自己调节牵张器，就应该每天就诊直到完成牵张。

2. 不能控制牵张矢量

术前对矢量计划不佳是另一个引发牵张期并发症的原因。如果矢量不正确，骨将向错误的位置生长（通常是向舌腭侧生长过多）。一旦发现这种情况，可以采取以下措施进行纠正（图23.2）。首先，重新定位基板，调整附着于移动板的输送盘。一定不能撕脱移动骨段上的黏膜。如果矢量偏离不是太远且不干扰种植体的植入，是可以接受的。CT扫描和种植治疗规划软件有助

Private Practice, The New York Center for Orthognathic and Maxillofacial Surgery, West Islip, New York
Stony Brook University Hospital and Hofstra Medical School, New York, USA

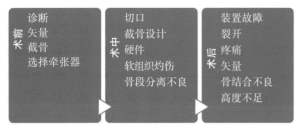

图 23.1 并发症的时间表（术前、术中、术后）

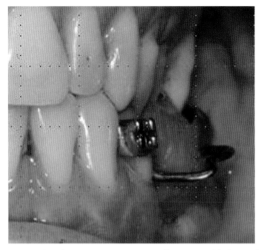

图 23.2 提升输送段时使用正畸弓丝保持牵张臂的位置

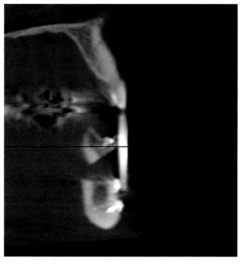

图 23.3 牵张杆位于上切牙切缘下方。这会损伤牙齿并使牵张器松动

之后关闭牵张器，将牵张器上臂复位至低于之前的位置；这样，牵张器就可以沿着轨道再次打开，继续牵张骨段使之提升到理想的位置。

术中并发症

1. 切口设计不佳

皮瓣设计应该避开重要解剖结构，同时保证输送盘的血供。牵张的切口一般置于骨侧面的非附着黏膜处以保持移动盘的活性。如果剥离非附着黏膜作为手术入路，很容易导致其血供中断。该处组织非常脆弱，应该小心操作。

2. 截骨术失败

如果骨切开不完全，医生就试图分离输送盘，那么在牵张手术中就会发生截骨不佳和分离较差的情况。截骨段一旦被切开，只能用最小的力量将其从基骨分离。当分离较差时，颊侧板通常从骨的中间部分分离。此时建议稳定该骨段，放弃牵张手术，让骨头愈合，择期再行牵张手术。

另外，值得注意的是如果用力过猛可能会导致基骨的骨折，尤其是在下颌骨。如果牵张器不能稳定骨折段的话，必须使用坚强内固定或颌间固定进行恰当的处理。

3. 硬件故障

还有一个问题就是螺钉剥脱（紧是好的，过紧就会失败）。螺钉需要手动旋紧（图 23.4）。

于监控这一问题。

3. 不恰当的截骨计划

截骨设计特别重要，需要考虑如何移动骨段及其对非移动骨段有何影响。如果下颌骨某处仅存留少量骨（通常在截骨垂直切口与水平切口相交处有尖锐边角），这可能会形成一个薄弱点，使患者易出现下颌骨下缘的骨折。在这种情况下，只要有足够的骨支撑下颌骨下缘（一般来讲，应至少保持有 10mm 完整的非移动骨段），将截骨线相交的锐角磨圆钝可以降低下颌骨骨折的风险。

4. 牵张器选择错误

牵张器的选择要考虑到需要牵张的距离、输送盘的骨量、放置基板的非移动基骨量、移动板的所需空间，以及牵张器的可调整度。如果牵张器选择错误，结果将大打折扣，所获得的骨高度可能会不足。如果牵张器螺杆太长，可能会造成咬合干扰（图 23.3）。如有必要，可以更换牵张器。如果牵张后获得的高度不足，可以拧松固定牵张器上部的螺丝，重新截骨并给予足够的时间愈合，这些螺钉以后将要取出，以便植入种植体。牵张器也可能会发生故障不能移动或断裂。它是一个机械装置，其移动部分可能会发生故障或折断。由于钛的质地非常脆，附着于牵张器体部的牵张臂的多个弯曲可能会发生应力折断。在弯曲的过程中，如果缺乏适当的支持设计，焊接处也会出现折断。

4. 软组织处理不佳

值得注意的是：使用超声骨刀会灼烧组织，从而影响组织的活力和伤口愈合。尽管超声骨刀切割的切口准确且细小，在X线片上看起来很好，但对于位置深在的小切口来说，使用超声骨刀会有一定难度，如输送盘骨段的水平切口。刀片的高温会灼烧舌腭侧组织。建议首先使用超声骨刀做切口，之后用骨凿完成截骨，这类似于节段型Le Fort截骨术。术中舌腭侧黏膜可能出现撕裂。出现在垂直切口上的撕裂并不像出现在水平切口上那么严重。水平截骨处的舌腭侧软组织撕裂会导致骨段失去血液供应。对水平切口而言，在激活牵张器之前，操作者应该让软组织至少有2周的时间来愈合。如果牵张时骨段不移动，在输送骨段上的切口处轻轻施加压力就可以松解骨段。如果无法松解，就需要重新实施截骨术。

5. 截骨形状、尺寸或位置错误

太过细小的切口还会引起另一个问题，输送盘骨段需要空间来上移，如果切口太过平行，不够发散，那么骨在上移的过程中就会被约束。

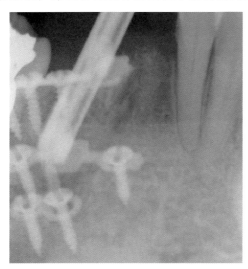

图23.4　螺丝松动和牵张器故障

矢量偏移是不能被接受的。切口处只要有几毫米的间隙就可以给输送骨段提供一些移动空间。截骨切口如果太靠近牙齿，会导致由于牙根失活或截根而引发的牙根损伤。在空间受限的情况下，切割导板（夹具）可以提供很大的帮助（图23.5）。

术后并发症

1. 牵张器故障

牵张器不能工作有两个原因。首先，装置损坏，螺纹与螺丝不能啮合或底板从移动盘上断离。其次，截骨被卡住。这个问题需要在骨段结合前解决。可以通过扩大垂直向截骨来释放被卡骨段。一般不需要水平向截骨，除非发生了骨结合。

如果移动骨段上的基板从牵张杆上断离，则需要更换新装置。如果基板部分断裂而牵张杆仍然与剩余支撑部分保持稳定，有可能可以找到一种方法，如使用殆板或正畸弓丝来稳定牵张杆并继续进行牵张。如果仍然不稳定，就必须更换牵张器。

移动盘或基板上的螺丝也可能会松动。如果由于螺丝松动而使牵张器不稳定，就需要使用新螺丝来重新固定，有时会使用旧螺丝孔[2]。

2. 装置暴露

随着输送盘前缘升高，覆盖在钛表面的组织可能裂开。只要装置仍然稳定，可通过保持良好的口腔卫生和洗必泰冲洗进行保守治疗（图23.6）。

3. 感染

任何口腔手术，都存在感染的风险。特别是

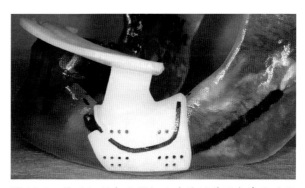

图23.5　使用切割夹具制订治疗计划并避免牵张过程中的并发症

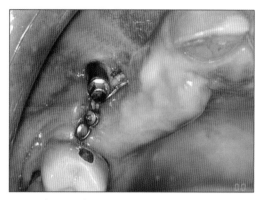

图 23.6　牵张器臂板暴露。可能只需继续观察，保持装置的卫生，使用洗必泰漱口

牵张器，它是一个穿透黏膜的外来物。保持良好的口腔卫生是必须的，并经常在围手术期使用洗必泰漱口液。软质饮食是非常重要的，可以防止过大咀嚼力导致装置松动。

4. 疼痛

初期炎症反应之后，患者一般不会存在明显的不适或疼痛，即使旋转牵张螺丝时也同样如此。牵张期间的疼痛可能提示存在感染或装置故障或骨段发生融合。如果移动骨段上的尖锐边缘穿透黏膜，也会造成疼痛。

5. 错误的矢量

当激活牵张器后，以下几个原因可能导致矢量发生错误[12-14]。第一，牵张器初期定位不正确。第二，附着于内侧面（舌侧或腭侧）的软组织很致密，在该方向上牵张骨段会引起矢量错误。第三，装置故障。

处理这一并发症首选局麻下手动加压重新定位牵张器，然后使用殆板或正畸弓丝稳定牵张杆。或者，拆除牵张器并重新定位。如果必须重新定位牵张器，术者只需旋松基板上的螺丝，而保留移动盘上的螺丝处于旋紧状态。然后，牵张器将继续发挥预期功能。

固定期后的并发症

没有什么比未获得成功的结果更让人失望的了。虽然牵张手术本身可以将骨段上移，但是可能会出现其他问题妨碍种植体的准确植入。

1. 牵张间隙内骨形成不足

大多数情况下，这不算是一个并发症。牵张间隙完全矿化需要很长的一段时间。牵张后 12 周，截骨区垂直边缘应该愈合良好，且移动盘稳定。需要记住的是：该区必须钙化达至少 50%，才可以在 X 线片上显示出来。因此，如果截骨区边缘正在开始愈合，可合理推断填充整个牵张间隙将需要更多的时间。如果 X 线片显示已经发生钙化，一般没有必要再延迟 4 个月后种植，可将种植体植入到新骨内。

如果牵张间隙宽度不足，可能是由于螺杆旋转太快导致的。在这种情况下，该处看起来就像"被拉伸的太妃糖"。由于牵张盘可以在垂直壁上愈合，并随时间硬固，因此当牵张器拆除的时候，就可以进行植骨，例如，将同种异体的颗粒骨以外置式植骨的方式大量放置在间隙的表面。一定不要将新的编织骨或软质骨清理出牵张间隙，否则将需要更多的时间来愈合。

2. 高度不足（牵张）

导致牵张结束后骨高度不足的原因有以下几项[4-5]。第一，牵张器螺杆的高度选择错误。第二，移动盘骨段发生融合并过早固定。第三，旋转转针没有转动到位以满足计划的需要。

如果出现这种并发症，牙种植体可能被植入到与修复体比例不恰当的垂直位置。出现这种情况后，有两个选择：接受该位置或重新截骨将骨段上移一些。如果高度只是差几毫米，可以选择其他牙槽骨增量术（本书中所描述的），如夹层截骨术。在这种情况下，患者将不必再额外经历 3~4 个月的牵张。多数专家都赞成在不同的牙槽骨增量术中进行过增量以预防初期或二期骨丧失（复发）。牵张过校正将形成更多的骨质，可允许沿牵张骨段前缘的骨吸收[5]。

最后一个问题是关于植入到牵张成骨区的种植体。学者们已经注意到，在一些牵张成骨病例中，会出现种植体周围骨吸收[10-11]。

▶病例报告

患者接受牵张成骨手术，对丧失高度和宽度的 2 颗牙齿的骨块进行垂直向骨增量。超声骨刀截骨。间歇期为 7d。牵张的速度为每天 0.3mm。到牵张第 4 天时，伤口明显裂开（图 23.7）。骨段和间隙暴露。牵张速度降至每天一转，并使用洗必泰漱口液冲洗保持伤口清洁（图23.8）。骨段被提升到理想的高度，黏膜最终愈合（图23.9）。然而，宽度仍然不足（图23.10）。骨段愈合后，拆除牵张器，并让软组织愈合。然后从下颌支获取块状骨进行移植以获得适当骨宽度（图23.11）。种植之前，另需5个月的时间进行骨愈合（图23.11~23.14）。

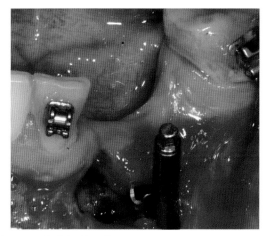

图 23.7　牵张初创口裂开

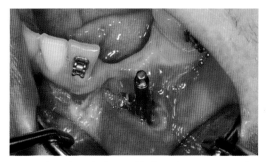

图 23.8　降低牵张速度，保持装置清洁；软组织愈合，骨上移至正确的垂直位置

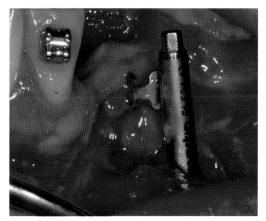

图 23.9　尽管获得了可以满足种植体植入的垂直向高度，但牙槽骨宽度不足

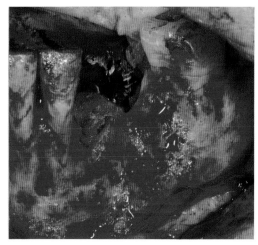

图 23.10　牵张成骨术后，块状骨移植前，骨宽度不足

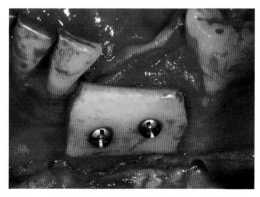

图 23.11　从下颌支后牙区获得块状骨，移植固定以改善牙槽骨宽度

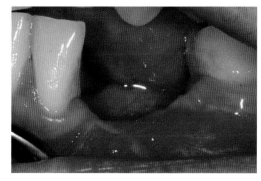

图 23.12　植骨位点骨和软组织愈合

结　论

现在，可以使用CBCT扫描从三维方向上制订治疗计划，并出现了立体光刻模型及现代外科工具如超声骨刀，这些工具的应用显著改善了牵张成骨手术，使结果更有可预见性。2004年，Garcia-Garcia 等[15]对牵张骨缺损进行了形态学分类，使用该分类方法有助于降低将种植植入牵张

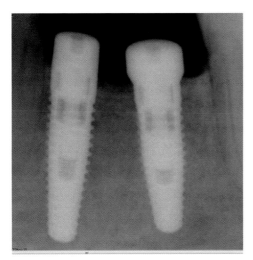

图 23.13 植入 2 枚种植体的 X 线片

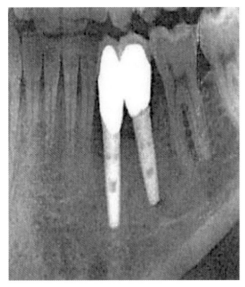

图 23.14 修复后 X 线片显示最终的修复效果

位点时的各种并发症发生率。根据该分类体系，Ⅰ类骨指牵张间隙内无缺损，Ⅱ类骨指有良好的皮质骨边缘，间隙表面仅有小的凹陷，Ⅲ类骨指边缘狭窄，有横向骨凹陷，Ⅳ类骨指牵张间隙位点仅有骨桥形成，没有骨。D亚类用来描述输送盘存在舌腭向移位的情况（关于该分类体系的细节请参照本书第二十章的内容）。该分类体系的目的是改善种植的整体存留率，这也是牙槽骨牵张的最终目的。

牵张手术是一项劳动密集型和技术敏感性的操作。掌握牵张成骨术各种器械的细微差别及牵张手术需要经过大量的时间和训练。手术本身并

不难，但是必须有极好的规划和对牵张过程的全面控制，才能获得最好的结果。

参考文献

[1] Gunbay T, Koyuncu BO, Akay MC, et al. Results and complications of alveolar distraction osteogenesis to enhance vertical bone height. Oral Surg Oral Med Oral Pathol Oral Radiol Endod, 2008, 105(5):7–13

[2] Muglali M, Inal S, Bas B, et al. Fixation of vertically distracted segment with dental implants after breakage of distraction device: case report. Oral Surg Oral Med Oral Pathol Oral Radiol Endod, 2008:105(5):25–27

[3] Perdijk FB, Meijer GJ, Strijen PJ, et al. Complications in alveolar distraction osteogenesis of the atrophic mandible. Int J Oral Maxillofac Surg, 2007, 36(10):916–921

[4] Wolvius EB, Scholtemeijer M, Weijland M, et al. Complica-tions and relapse in alveolar distraction osteogeneis in partially dentulous patients. Int J Oral Maxillofac Surg, 2007, 36(8):700–705

[5] Saulacic N, Somoza-Martin M, Gandara-Vila P, et al. Relapse in alveolar distraction osteogenesis: an indication for over correction. OralMaxillofac Surg, 2005, 63(7):978–981

[6] Enislidis G, Fock N, Millesi-Schogel G, et al. Analysis of complications following alveolar distraction osteogenesis and implant placement in the partially edentulous mandible. Oral Surg Oral Med Oral Pathol Oral Radiol Endod, 2005, 100(1):25–30

[7] Garcia AG, Martin MS, Vila PG, et al. Minor complications arising in alveolar distraction osteogenesis. J Oral Maxillofac Surg, 2002, 60(5):496–501

[8] Froum SJ, Rosenberg ES, Elian N, et al. Distraction osteogenesis for ridge augmentation: prevention and treatment of complications, thirty case reports. Int J Periodontics Restorative Dent, 2008, 28(4):337–345

[9] Perdijk FB, Meijer GJ, Soehardi A, et al. A lower border augmentation technique to allow implant placement after a bilateral mandibular fracture as a complication of vertical distraction osteogenesis; a case report. Int J OralMaxillofac Surg, 2013, 42(7):897–900

[10] Ettl T, Gerlach T, Schusselbauer T, et al. Bone resorption and complications in alveolar distraction osteogenesis. Clin Oral Investig, 2010, 14(5):481–489

[11] Perez-Sayans M, Fernandez-Gonzalez B, Somoza-Martin M, et al. Peri-implant bone resorption around implants placed in alveolar bone subjected to distraction osteogenesis. J Oral Maxillofac Surg, 2008, 66 (4):787–790

[12] Oh H, Park HJ, Cho JY, et al. Vector control of malpositioned segment during alveolar distraction osteogenesis by using rubber traction. J Oral Maxillofac Surg, 2009, 67(3):608–612

[13] Kilic E, Kilic K, Alkan A. Alternative method to reposition the dislocated transport segment during vertical alveolar distraction. J Oral Maxillofac Surg, 2009, 67(10):2306–2310

[14] Oncu E, Isik K, Alaaddinoglu EE, et al. Combined use of alveolar distraction osteogenesis and segmental osteotomy in anterior vertical ridge augmentation. Int J Surg Case Rep, 2015, 28, 8C:124–126

[15] Garcia-Garcia A, Somoza Martin M, Gadara Vila P, et al. A preliminary morphologic classification of the alveolar ridge after distraction osteogenesis. J Oral Maxillofac Surg, 2004, 62(5):563–566

自体块状骨种植的垂直牙槽嵴增量术

第 24 章　牙种植中自体块状骨移植的垂直牙槽嵴增量术

*Vishtasb Broumand,*¹ *Arash hojasteh,*² *J. Marshall Green, III* ³

引　言

头颈外科医生在临床实践中不断探索更佳的自体骨供骨区和更好的骨移植技术用于治疗颌面部的骨缺损。更具体地说，如何将上下颌骨恢复到接近天然解剖的形态和尺寸，再用骨内种植体进行牙齿的重建修复一直是他们关注的热点[1]。上下颌骨的缺损可以是连续的大面积缺损，也可以是局部小范围的固有牙槽骨的缺失。造成颌骨缺损的原因主要有恶性肿瘤、病理过程、创伤、感染，或是由于牙健康状况差而造成的继发性缺牙和增龄性变化[2]。为了缩小讨论的范围，本章主要讨论上下颌牙槽嵴的垂直增量技术。

骨移植的历史总是和武装冲突紧密相关，如在第一次和第二次世界大战期间，这个领域取得了长足的进步，并出版了大量文献。虽然以前的很多技术（如块状胫骨取骨术）现在已不再使用，但正是这些早期的开拓者为骨移植的发展铺平了道路，使骨移植从一个面部骨缺损不修复的时代发展到今天的一门学科。长期以来，自体骨被认为是骨移植领域中的金标准，但是随着对骨生理和骨生长认识的快速发展，学者们发现在没有自体骨存在时，骨移植也能获得相同的结果。多数自体骨移植方法都是技术敏感性的，本章将在此详细讨论口腔颌面外科领域的可靠成熟的块状骨取骨术和垂直骨增量技术。

理想供骨位取决于每个具体病例所需的再生骨的骨量和形状。常见的非血管化块状移植骨供骨位点如下：髂前嵴和髂后嵴、下颌升支、颏部、颅骨[3]。下面将详细讨论供骨位点的选择和各自的适应证，以及多种改良的技术，例如，内嵌式植骨术、自体皮质骨支撑植骨术和下牙槽神经移位术[4]。取骨过程中可能出现的问题和危险因素，以及新的可用的骨增量方法，例如，牵张成骨术和下牙槽神经游离术[5]。应用组织工程概念的新技术如骨形态发生蛋白和间充质干细胞也将在此展开讨论[6]。

下面就外科应用解剖、适应证、禁忌证、手术方法、术后护理，以及并发症这些和结果相关的因素进行综述。

受骨区分类和骨缺损分析

为了获得更理想的效果，骨移植研究主要着眼于技术的改进和新的移植材料的引进。然而，不同研究中的差异使得特定治疗方案的有效性无法得出普遍的结论[7]。这种不一致性部分源于设计时对受骨位特点的不精确评估[8]。颌骨缺损按形态学分为：垂直、水平和混合缺损[9]。Khojasteh 等[8]基于垂直骨壁的重要性和受骨区的宽度进行分类，当受骨区有两个垂直骨壁分为 A 类，一个垂直骨壁为 B 类，无垂直骨壁为 C 类。通用的分类以第 2 个特征即缺损基底部的宽度为基础，分为 3 组，Ⅰ：大于 5mm；Ⅱ：3~5mm；Ⅲ：小于 3mm（图 24.1）。

另外一个影响骨再生的潜在因素是缺牙区的

1.Private Practice, Oral and Maxillofacial Surgery, Phoenix, Arizona, USA
Department of Oral and Maxillofacial Surgery, University of Florida College of Dentistry, Gainesville, Florida, USA
A.T. Still University, MD Anderson Cancer Center, Arizona School of Dentistry and Oral Health, Mesa, Arizona, USA
2.Department of Oral and Maxillofacial Surgery, Dental Research Center, Dental School, Shahid Beheshti University of Medical Sciences, Tehran, Iran
3. Lieutenant US Navy, Maxillofacial Oncology and Reconstructive Surgery, Division of Oral and Maxillofacial Surgery, University of Miami, Miller School of Medicine, Miami, Florida, USA

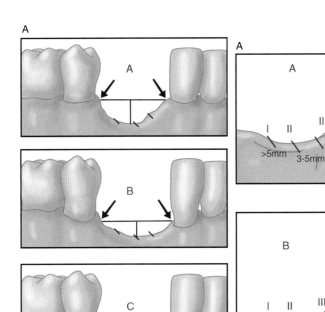

图 24.1　A.A 类：两壁缺损；B 类：一壁缺损；C 类：无骨壁缺损。B. 缺损基底部宽度；Ⅰ 类：>5mm；Ⅱ 类：3~5mm；Ⅲ 类：<3mm

跨度，这涉及骨缺损的表面面积，进而影响血管形成。由于缺乏明确的定义，在划分时采用如局部或广泛牙槽嵴增量等术语。局部缺损限定在缺失 1~6 颗牙的范围[10-11]，而广泛骨增量则常指无牙颌[12]。

操作技术介绍：块状骨供骨区
口内取骨
下颌升支

通常上下颌骨的重建修复是小范围的水平或垂直骨缺损的局部重建。这种重建涉及局部的骨缺损恢复和将来的种植体修复。当需要进行垂直或水平小范围骨增量时，下颌升支是获取皮质骨块的首选。该区可获得的骨量取决于患者下颌骨的形态和下牙槽神经管的位置，平均可获得的骨块长度约为 1~2cm，高度约 1cm。锥形束 CT 扫描可以在手术计划阶段有效地评估目的供骨位可获得骨块的高度和下牙槽神经管相对于取骨位点颊舌向的位置关系。采用这种方法可使移植骨形态接近受骨区，减少手术后的并发症，使医生熟悉手术相关部位的解剖[13]。相反，下颌升支取骨的缺点在于该区可获得的骨块相对较小，以及有术后发生唇部麻木的风险。该区取骨可行局部麻醉，

若配合静脉镇静，则可让患者在手术中感觉更舒适。

下颌升支取骨的手术方法和拔除完全骨内埋伏阻生的智齿及下颌升支矢状截骨术采取的方法相似。在定位外斜嵴即取骨位置后，开始行局部麻醉，可以在麻药中加入肾上腺素来帮助止血。切口设计可以为邻牙的龈沟底切口加远中松弛切口，或者为越过外斜嵴的垂直侧切口。切口应切开全厚瓣，包括黏膜、黏膜下层和骨膜，可使用 15 号刀片或有帮助止血作用的电刀，然后用 9 号骨膜剥离子翻起骨膜。假如下颌升支较薄，则有必要暴露舌侧骨皮质测量升支厚度。移植骨块不能超过下颌升支宽度的一半。骨切开术有两种形式：用往复式电锯和用 701 或 702 刀头在取骨区来回往复切割，以及间断磨除，只有在做纵切口时才穿透骨皮质以避免损伤神经。然后，可用小的骨凿沿着骨块的垂直和顶部切口逐渐将切口加深。作者推荐使用球钻在移植骨块下方钻孔但不完全钻穿皮质骨，然后使其向外骨折，可以避免损伤神经。当发现骨块活动时，可以在顶部切口用骨凿使骨块向外骨折。用钻或骨锉磨平供骨区边缘，冲洗并用可吸收缝线一期关闭创口。有时可以在关闭创口前放置吸收性明胶海绵来帮助止

血，并且不会对伤口愈合产生影响。患者需随访1~2周，用生理盐水漱口有助于伤口愈合。假如在术中没有通过静脉注射抗生素，术后可以根据医生的习惯给予患者抗生素。

图24.2展示了一例下颌升支取骨移植于上颌侧切牙区*。并同期种植的病例。移植位点覆盖同种异体硬脑膜作为屏障膜[14]。

颏 部

第二种口内块状骨供骨位是颏部，此区可提供块状皮质骨而松质骨最少[13]。在颏部取骨，骨块高度很少超过2cm，而长度在越过中线取骨时可达6cm，骨块可分成两段做双侧应用。此区取骨的优点在于：创口位于口内不易察觉、骨块有天然的弯曲。此区取骨的缺点是：缺乏松质骨、术后可能麻木、可用骨块相对较小。此区取骨的禁忌证主要有：前期接触放射线，由于年龄或其

他预先存在的状况而造成的垂直骨高度过度丧失，该区存在植入假体。以笔者的经验，此区取骨可在局部麻醉下进行，但是在未使用口腔科或Ⅳ类镇静剂的情况下，在此区反复行骨切开使用骨凿会使患者感觉不安。

在颏部取骨，可行双侧颏神经阻滞麻醉，另外可沿此区前庭沟底行局部麻醉，有助于止血。在膜龈联合下约1cm、双侧尖牙远中之间做切口。切口既要避免损伤位于第二前磨牙根尖部的颏神经，也要避免损伤位于此区黏膜深层的颏神经的唇部分支。在确定颏神经的唇部分支后，侧切口可深达骨膜。然后向下翻起颏肌，但应保留其在颏结节上的附着，否则会造成下巴前突面型。切口上方的组织也应充分翻起，确保可透过薄的颊侧骨皮质看见牙根尖外形。在切牙根尖下约0.5cm处，用701或702刀头做移植骨块的外形线，骨

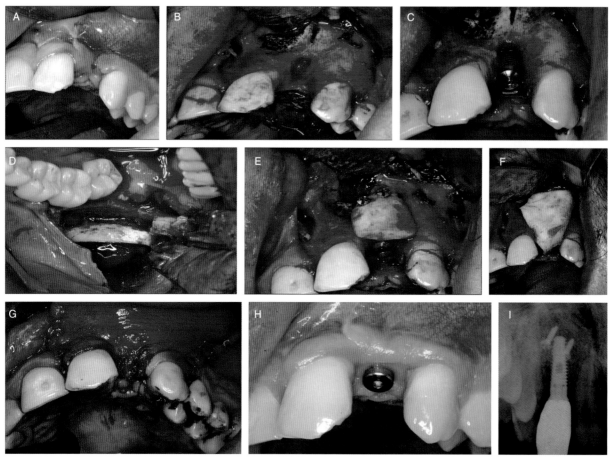

图24.2 A.上侧切牙缺失伴上前牙区骨缺损。B~E.骨切开术、即刻种植和同期上置式植骨，下颌升支取骨。F,G.种植位点覆盖异体硬脊膜，一期缝合。H,I.6个月后移植骨愈合并修复

---

*译者注：原文为中切牙，实际图片为侧切牙区

切口应有轻微的角度便于引导骨凿插入。假如骨切口需做到此区靠后的位置，应保证外形线位于颏孔前至少 5mm，下颌骨下缘上 1cm。骨切开可用往复锯或超声骨刀。当骨切口穿透外侧骨皮质后，可用直的或弧形的骨凿楔出骨块。在骨块取出后，可根据医生的习惯保留缺损或在缺损内填入同种异体移植材料。随后分层关闭创口，应特别注意复位颏肌。术后可采用在颏成形术的加压包扎法，以防止术后水肿和血肿的形成。该手术通常会造成短期的感觉异常和瘀斑，还有一些其他罕见的并发症，如血肿、创口裂开、感染、下颌骨骨折。颏部取骨的照片和示意图见图 24.3。

口外取骨

髂后嵴

髂后嵴（posterior iliac crest，PIC）长期以来是口腔颌面部手术最常用和最丰富的自体骨源。由于该区骨厚度一致，可以安全地获得 100~150mL 的皮质骨和松质骨。和其他供骨区相比，髂后嵴最主要的优点在于只需翻起一组肌肉（臀大肌）即可获得，而臀大肌不是运动的主要肌肉[15]。PIC 在骨质和骨量方面都被认为是骨移植的金标准[16]。已证实在 PIC 获得的骨块具有高度的成骨作用、骨诱导性和骨传导性。由于靠近这个区域的解剖十分复杂，所以掌握 PIC 的解剖对于手术医生来说十分重要。但是 Xu 等[15]报道，该区有一安全带可以安全地取骨。在 PIC 取骨，仅有几个相对禁忌证，如严重的骨质疏松，既往做过髋关节置换术，既往股骨骨折保留了金属固定装置。而就笔者所知该区取骨的绝对禁忌证是只有确定发生了骨盆转移的恶性肿瘤。对技术精湛的口腔颌面外科医生来讲，在该区取骨的并发症是最少的，获取的骨也是较为优质的[17]。

可以这么说，在髂后嵴取骨唯一的缺点是需要花较多的时间来调整患者的体位以完成手术，需要先让患者俯卧，然后再仰卧。患者的体位对外科医生和麻醉团队来说都是很关键的。作者推荐使用低俯卧折刀位和接近 210° 扭转屈曲，这种体位能提供更好的手术入路，便于医生确定骨标志。麻醉团队必须将合适的衬垫置于患者枕部，并使患者头部偏向一侧以使气管内插管无压力地通过，以防止气管壁受压坏死，或采取俯卧位，将患者头部置于俯卧枕的中央。患者手臂放于肩

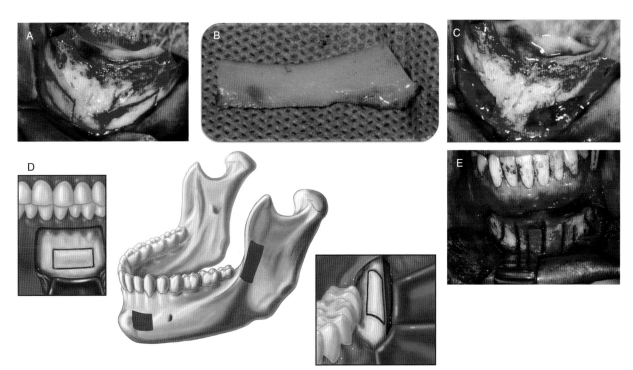

图 24.3　A. 从下颌骨前部取骨。B. 从下颌骨获得的用于外置式植骨的块状骨。C. 取骨后的骨缺损。D. 供骨位示意图。E. 颏部取骨处的垂直变化

上，肩肘不超过90°，抬起肩膀使手臂从一侧越过头顶时必须小心，避免脱臼。另外除了常规衬垫所有受压点，还需双侧放置小的腋窝卷，并将大的骨盆卷放置在股骨上部正对髂前嵴的下方。这些措施是为了保护肩部和支撑盆腔，减少胸腔和腹腔内的压力，避免腔静脉受压。俯卧位的血流动力学研究也提示必须注意使用以上的衬垫。从目前的研究来看，俯卧位时未发现每搏输出量和心排血量的变化，但有关于左心室容积和顺应性减小的报道。另外，合适的骨盆体位对支持整个胸部重量以避免胸骨承力是很重要的，这样可以避免由于膈肌过度的压力而造成的肺部顺应性的下降。

手术应在脊柱中线、髂后上棘和髂后嵴做标记。然后触诊并标记三角形的髂骨后结节，在髂骨后结节标记线及髂后嵴的正中做约10cm长的弧形切口。在探查髂嵴时可做局部浸润麻醉，切口起始点应距髂后上棘1cm。可用10号或15号刀片切穿皮肤和皮下组织，但笔者推荐使用电刀。切口直达髂后嵴，可见内斜肌和臀大肌的筋膜附着。这些肌肉须用锐器或电刀同髂嵴分离。用Keyes骨膜剥离子向下和向侧面翻起骨膜和肌肉。

骨面大约暴露6cm×6cm，但切口不能超过坐骨切迹。当下方不易看清，出血量成倍增加时，可用电刀控制骨穿孔处的出血。用髋关节后拉钩暴露出5cm×5cm大小的移植骨面，用往复锯锯穿骨皮质，笔者建议保留骨块的下切口最后再做。在垂直和水平骨切口处用弧形和直的骨凿垂直地通过骨松质到达下切口的深部。当骨块松动后，最后一凿应由后上点凿向前下点，这样很容易使骨块向外骨折。取出皮质骨后再用弯头骨凿（推荐3/8英寸）和骨刮匙收集骨松质。在获得足够的骨后，笔者推荐在骨缺损内填入Avitene微纤化的小牛胶原，置入球状负压引流装置后用Vicryl可吸收缝线分层缝合骨膜、肌肉和皮下层。皮肤可用缝线或钉皮器关闭。笔者倾向于使用软质的带有微孔的胶带型敷料。注意引流管应位于患者侧面，方便患者卧床休息，应在患者下床走动至

少24h后且分泌物量在24h内少于10mL时拔除引流管。

虽然此技术简单方便，此区附近重要的解剖结构也只有臀上皮神经和臀中皮神经，但很多严重的并发症已见报道。最常见的并发症是血肿，可通过吸引和加压包扎治疗。也有由于过度切割引起臀上动脉横断而造成严重出血的报道。此时，假如不能通过局部处理止血，可通过放射学介入治疗或紧急开腹止血。若损伤臀上或臀中神经，可能导致半边臀部麻木，但这种情况以笔者的经验来看很少发生。当在髂后嵴取超过6~8cm的骨块时，可能导致坐骨神经的损伤而引起下肢运动功能受限。由于髂后嵴取骨造成骨盆骨折是非常少见的，如果发生这种情况，常常与前期手术、严重的骨质疏松和异常的截骨术有关，或是由于掏空了髂骨的后边缘。髂后嵴取骨过程及重要解剖标志点的照片和示意图见图24.4。

髂前嵴

髂前嵴（anterior iliac crest，AIC）长期以来是口腔颌面部骨移植的主要取骨位[18]，该区可获得5cm×5cm的皮质骨和30~50mL未压缩的松质骨。髂骨前部含有大量的骨祖细胞，有利于骨生长和快速的血管化，且该区松质骨/皮质骨比最高。由于没有髂后嵴骨量丰富，在髂前嵴取骨时需要准确定位。通常，在颌面部手术开始时，就应同期完成对该供区的术前准备。在取骨手术实施前，应以角型铺巾或洞巾覆盖该区。此外，在颌面部手术开始时，应预留专门的无菌手术器械以用于该区域的取骨手术。

髂前嵴的手术入路应基于对该区骨及表面的软组织解剖的掌握。髂前嵴的骨髓主要位于髂嵴的前1/3及髂骨前结节后1cm。该区定位于髂前上棘后约6cm，是髂嵴前部最厚的部位。髓室的后边界实际位于髂骨前结节后1~2cm，通常只从髂嵴向下延伸2cm。髂前下棘位于髂前上棘的后下方，在髂前嵴常规的手术入路中看不到。髂嵴的肌肉附着很容易地分为内附着肌肉和侧附着肌肉。髂前嵴的内附着结构包括腹内外斜肌、腹横肌、胸背筋膜、髂肌、腹股沟韧带、缝匠肌。髂

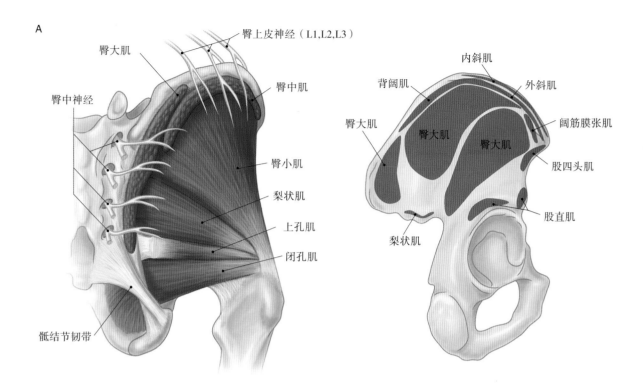

图 24.4　A，B. 髂后嵴肌肉附着和臀神经的标记。距髂后上棘 1cm 处做起始切口。C. 暴露髂骨侧面。D. 用往复锯锯开皮质骨。E~H. 用弧形凿分离皮质骨和松质骨。I,J. 块状骨用螺丝固定于上颌前牙区恢复牙槽骨高度和宽度。K.9 个月后牙种植体重建修复

前嵴的侧附着包括阔筋膜张肌、髂胫束、臀中肌和臀小肌。穿过该区的神经包括所有皮肤的感觉神经，从前到后依次为股外侧皮神经、肋下神经和髂下腹神经，其中最易受影响的是髂下腹神经，由于其穿越结节区，常不可避免地被损伤。肋下神经起源于 T12，穿过髂前上棘的顶端。股外侧皮神经穿过腰大肌和髂肌内侧缘的中间，常位于腹股沟韧带下，但人群中有 2.5% 位于髂嵴顶部。如果该神经受损，会引起手术后的感觉异常或迟钝，称为感觉异常性股痛。髂骨前部的血供大部分来源于旋髂深动脉的骨穿孔分支，该动脉从前向后走行于髂骨内侧，可在血管化骨块移植中滋养血管。

术前准备时，患者仰卧，并在身下垫垫子或枕头来撑起髂嵴。在 1% 的利多卡因中加入肾上腺素（1 : 100 000），用于所设计切口位置的浸润麻醉，并帮助止血。皮肤应越过髂嵴向上内翻起，避免术后衣服和皮带刺激切口。从髂前上棘后 2cm 处下刀，延伸到髂骨结节后 1cm 处做一 4~6cm 长

的切口。笔者推荐用刀片切割表皮再用电刀切割真皮，有助于止血。切口应切开皮肤、皮下脂肪层、Scarpa 筋膜、深层筋膜和骨膜。骨膜下内侧剥离可以避免侧向切断阔筋膜张肌，否则会导致术后的步态不稳。翻起髂肌充分暴露髂嵴，以方便取骨。骨切开术和上述髂后嵴取骨相同，但应小心避免切到髂前上棘以下，如果前切口太向前内倾斜，则易引起骨折。如前所述的方法获取皮质骨和松质骨，检查小的骨和肌肉的出血点。缝合前可使用电刀止血，然后磨平尖锐骨边缘。如有指征，可反复使用止血剂（凝血酶、吸收性明胶海绵、胶原、骨蜡）。分层依次缝合肌肉的骨上附着，筋膜层和皮肤。若髂前嵴区需要放置引流管，应置于外科切口上，开口于侧面。

假如患者手术后使用了引流管，应在患者能下床活动至少 24h 后且引流量 24h 内少于 10mL 时拆除。髂前嵴取骨最常见的并发症是血肿、挫伤和阔筋膜张肌紊乱导致的步态不稳。如前所述，可见报道的少量发生的并发症包括：髂骨骨折、

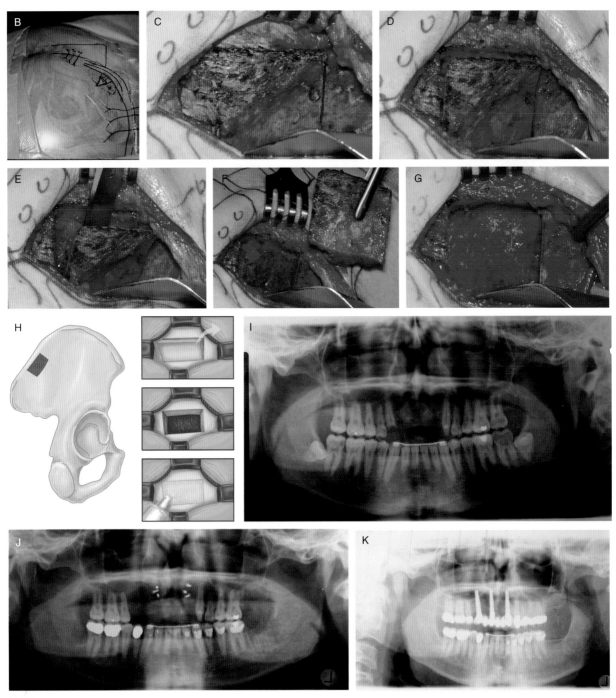

续图 24.4

腹膜或肠穿孔、感染和感觉神经损伤。手术者必须保护儿童的软骨帽，在取骨时外科医生需要分离或保护它。髂前嵴取骨过程和重要解剖标志点的照片和示意图见图 24.5。

颅 骨

当需要含有少量或者不含松质骨的弧形块状骨移植时，半厚或全厚的颅骨是最适宜的。颅骨薄而强健，且无一例外地是规则的弧形，非常适合颅面骨移植。耳廓后颅顶骨区的颅骨最厚，全厚骨快平均可达 7~8mm 厚[19]。在该区行全厚骨快移植要用于合适的病例而并非常规手术，且应由神经外科团队进行，而该区半厚骨块移植可由口腔颌面外科医生团队进行，可以安全地获得优良的骨块。与其他部位的自体骨相比，该区的移

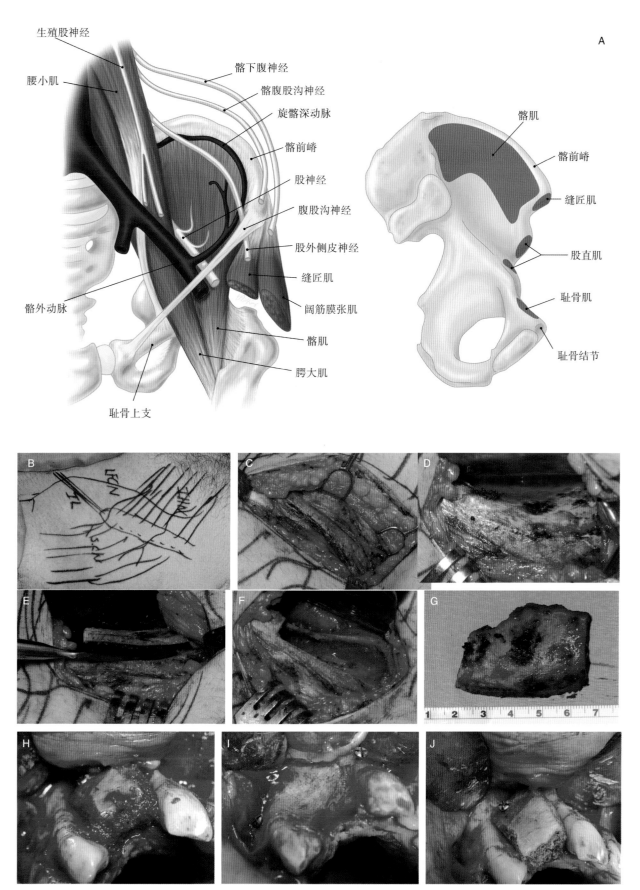

图 24.5　A~C.髂前嵴区感觉神经和肌肉附着图示说明。D~G.暴露髂嵴内表面，用往复锯锯开皮质骨，用弧形凿分离皮质骨和松质骨。H~J.骨移植时及骨移植 12 个月后上颌骨缺损表现，可见稳定的垂直和水平骨增量

植骨在移植后表现出优异的抗吸收效果，此外颅骨移植还有许多其他优点 [20]。切口可完全隐藏在患者的头发内，除非患有严重秃头症。而且手术不会导致严重的功能障碍。由于颅骨具有天然的二维弧度，该区的移植骨适用于眼眶底缺损、颧骨骨折及其他颅颌面的弧形结构缺损，甚至可以填补牙种植体周围大的颊侧壁缺损 [21]。

当考虑行颅骨移植时，CT 扫描和断层分析可以帮助医生找到颅骨最厚的区域作为供骨区。该区手术的禁忌证包括术前发生过伴有骨缺损的创伤、有代谢性骨疾病病史和曾做过颅骨的放疗。该区需注意的重要的解剖结构有颞浅动脉（术中遇到时可以结扎）和上矢状窦。术中应避免伤及上矢状窦，由于它常从正中线向两边延伸 5mm，因此应保留距矢状缝 1~2cm 的结构。由于颞骨很薄且易发生骨折引起硬脑膜外血肿，取骨区应在颞骨上方。手术准备阶段，头皮用 4% 聚维酮碘洗发，通常不用剃头发，对于女性患者可将头发润滑后收拢成小辫装进小的无菌弹力袋或从无菌手套剪下的手指中。可以选气管内插管行全身麻醉，在头的两侧放沙袋或 Mayfield 头框来固定头的体位。

充分消毒和暴露头皮后，沿毛囊的方向做切口，依次切开皮肤、皮下组织、帽状腱膜、疏松结缔组织和颅骨膜。不推荐过多地使用电刀，因为可能引起秃头症。可用 Raney 夹或缝合头皮切口边缘来控制出血，不过如果长时间使用这些夹子，也可能导致秃头症。当切开颅骨膜暴露头顶骨后，就可以开始获取半厚或全厚的骨块了。获取半厚骨块时，可用裂钻钻穿板障骨并在目的区域做外围线。使用麻花钻或者环钻可以在移植骨周围的骨形成斜边有利于骨凿的插入。用弧形骨凿依次环形插入移植骨块的外形线，但不能撬动骨块，否则可能造成内板的骨折。骨块一旦发生明显松动，即可将骨块取出并做进一步处理。缺损内可填入骨水泥，大的缺损则可用钛网。当获取全厚骨快时，应做规范的颅骨切开术，在内板上做 2~4 个孔，剥离颅骨内侧骨膜，用神经外科的安全锯切下移植骨块。供骨区全厚骨块遗留的

缺损可以填入甲基丙烯酸甲酯，或一个半厚颅骨移植骨块。关闭创口前，用骨蜡、胶原微丝、双极透热疗法或将氧化纤维素置于硬脑膜上止血。止血后分三层缝合，通常很少使用引流管。最后使用 Kerlix 和 Coban 等软质的压力绷带加压包扎。

术后患者做 24h 的神经病学监测，皮肤缝线至少保留 7d。假如放置了引流管，应在引流量 24h 少于 10mL 后去除。手术相关的并发症很少，事实上发生率也很小，但也有可能后果非常严重。较常见的并发症包括切口附近的秃头症和血肿。其他并发症虽然很少见但也有可能发生，如当内板穿孔时，发生脑脊液外漏、硬膜外血肿和直接的脑内创伤。另外当用异物重建缺损时，极少数的病例可能发生骨髓炎。

颅骨取骨过程和重要解剖标志点的照片和示意图见图 24.6。

移植骨的预备和固定

骨移植原则

在胚胎学上将骨形成分为膜内成骨和软骨内成骨。膜内成骨表现为胶原基质的直接骨化，通过此种方式成骨的部位包括颅顶、面部骨骼、部分下颌骨和锁骨。软骨内成骨有一个软骨阶段 [22]，承重骨和关节末端、大部分的颅底和部分下颌骨属于软骨内成骨。

从功能上讲，成骨细胞负责分泌骨基质，然后基质矿化 [23]。基质可以形成皮质骨和松质骨。皮质骨密度高，主要负责承力和支撑。皮质骨占骨重量的 80%，它的功能单位被称为骨单位。松质骨占骨重量的 20%，但由于松质骨的多孔性，其体积高于皮质骨。松质骨呈蜂巢或骨小梁结构，其基本功能是产生骨髓。骨组织中的大部分细胞定植在骨髓内，产生成骨细胞的干细胞也定植在骨髓腔内。破骨细胞具有进行骨改建的活性，而成骨细胞通过反馈机制抑制破骨细胞的骨吸收作用，但当成骨细胞成熟成为骨细胞后就失去了这种能力 [24]。全身用药如双磷酸盐或狄诺塞麦可能会影响破骨细胞活性，在进行牙种植手术或其他侵袭性外科手术前应考虑到该药物的效应 [25]。在特定的部位，松质骨也可以承力。

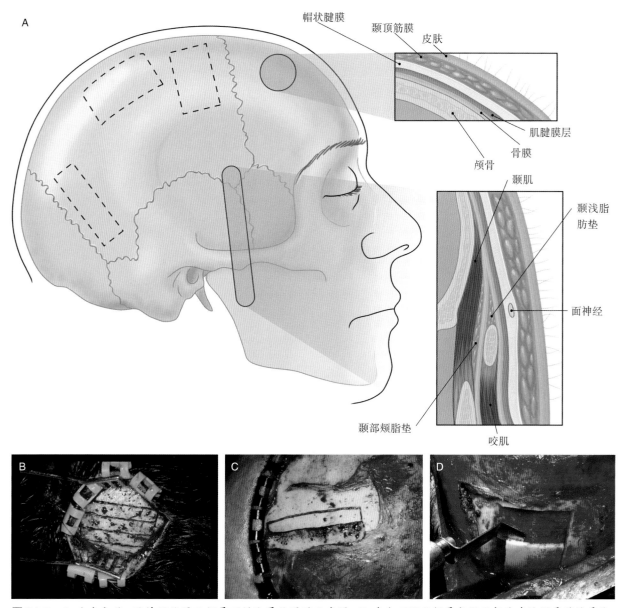

图 24.6　A.头皮分层、面神经位置及颅骨可供取骨位置的示意图。B.多个可用于颌骨或颅面部重建的颅骨移植骨块。C.获取用于鼻部重建的支架骨块。D.用震荡锯获取大面积的颅骨骨块

在 20 世纪早期，骨移植在口腔颌面部大面积缺损的重建手术中发挥了重要的作用。通常在对骨移植的方法和材料进行评估时，主要考虑成骨性、骨诱导性和骨传导性三个重要特性[26]，其他考虑的特性包括生物相容性、实用性、充当骨基质的性能、机械稳定性及外科医生的偏爱。骨移植材料来源类型包括自体的、同种异体的、异种的和人工合成的，每种都有各自的优缺点。

成骨潜力是指通过移植活的骨内的成骨细胞在移植物内形成新骨的能力。骨传导性是指移

植物允许其周围邻近的宿主骨组织中的血管和细胞长入的能力，该特性可见于拔牙窝愈合的过程。骨诱导性是指移植物有刺激受植区间充质干细胞分化为成骨细胞的能力，如骨移植物中含有 BMP。移植骨应具有一种或上述三种机制结合的特性。移植骨从最初的离体到再植期间能够存活是由于移植骨内含有存在于骨内膜的成骨细胞和骨髓干细胞，它们可以进行血浆循环而存活[27]。在骨移植后或骨的修复期，如骨折或牙种植后，骨愈合被陷入其中的血小板加速，血小板脱颗粒，

释放生长因子,如血小板来源的生长因子(PDGFs)和转移生长因子(TGFs)。PDGF被内皮细胞结合促进毛细血管的长入,TGF-β1刺激骨膜成骨细胞和造血干细胞有丝分裂,产生类骨质。采用自体骨移植,可以获得丰富的骨膜成骨细胞,正如骨愈合的炎症阶段。

细胞增殖和血管化在移植物植入时就启动了,但是直到第3天毛细血管芽才长出并穿透移植物。碱性成纤维细胞生长因子能刺激血管形成,在骨移植3d后,局部诱导的巨噬细胞开始合成生长因子调节骨愈合。2周后移植物完全血管化,移植骨来源的成骨细胞开始沉积类骨质。血管化速度受移植物的尺寸、厚度及局部组织床血管分布的影响,通常需要10~14d。血管化可被皮质骨、异物或免疫反应阻止。4个月后移植骨骨整合完成,即当新沉积的编织骨由于功能活动或种植体的负载而改建为板层骨时,就达到骨的成熟阶段。

骨移植材料

自体骨

通常认为自体骨是骨再生移植材料的金标准,主要由于自体骨含有活的具有成骨性、骨诱导性和骨传导性的骨组织细胞。缺点在于需要供骨位点,常用的3种类型的自体骨为皮质骨、松质骨和皮质松质骨。

1. 皮质骨移植。这种移植物能抵抗早期的机械力,但血管化时间较长。常见的供骨区包括:颅骨、髂嵴、肋骨、下颌正中联合和外斜嵴。

2. 松质骨移植。松质骨移植的优点在于愈合速度明显提高。最丰富的松质骨供给在髂前嵴和髂后嵴[28]。自体松质骨移植唯一的缺点是没有机械稳定性。通常,松质骨移植更容易发生骨吸收[29]。

3. 皮质松质骨移植。皮质松质骨移植的优点在于它能提供一定的机械稳定性和增加成骨性。由于它含有相对无孔的皮质骨层而不如松质骨的成骨性强。皮质松质骨供区包括:肋骨、髂骨和颅骨。

同种异体骨

同种异体骨是指没有活性的从相同物种的一个个体转移到另一个个体的移植骨组织[30]。同种异种骨的3种类型为:新鲜的冰冻骨、冻干骨和脱矿冻干骨。近来,新鲜的冰冻骨在种植前骨重建外科手术中使用越来越多,但在过去担心其传播相关疾病而很少使用[31]。

冻干骨仅有骨传导性,而缺乏成骨性和骨诱导性,常和自体骨一同使用。

脱矿的冻干骨(DFDAG)缺乏机械强度,但有骨传导性和骨诱导性。由于其暴露了骨形态发生蛋白,可以诱导骨形成。近年来,随着研究的进步,已经可以将脱矿后暴露的骨形态发生蛋白结合各种载体如胶原或经过筛选的聚合物同时使用。

异种骨

异种骨是指从某物种收集后经过处理移植到不同物种的骨组织。最常见的是牛骨。最初在20世纪60年代常用,后来由于患者发生自身免疫性疾病而少用。到20世纪90年代,由于进一步去除了骨颗粒中的蛋白而使该产品重新应用。这种骨基质材料具有骨传导性,但不含任何骨活性成分。

人工骨

人工骨是指临床上应用于骨再生的人工合成材料,主要有羟基磷灰石、陶瓷和聚合物。它们主要用作起始充填物,最终会被宿主骨取代,整个过程需要约18~24个月。

骨移植技术

自体骨移植被认为是萎缩颌骨再生的"金标准"。移植骨通过固位螺丝或同期植入种植体而固定在受植区。在愈合期,移植骨逐渐被新生骨取代,整个过程依赖受植区的血管形成[32]。因此,推荐在受植区打孔以促进血管生成和获得更多的骨形成细胞[33]。另外,在牙种植时行块状骨牙槽骨增量技术相较于GBR技术可以获得足够的初期稳定性[34]。

在口内或口外供骨区获取的块状骨可用于各种形态的骨缺损进行三维重建。自体块状骨移植的主要缺点是供骨区的并发症[35]。已研制出商业化的同种异体骨或异种骨,且已有其成功用于临床的文献报道[36-38],但需要通过组织学研究进一步证实其新骨生成作用。

自体块状骨移植第二大缺点是骨吸收。髂前嵴移植10年跟踪报道显示其有 20%~92% 的吸收率[39-40]。口内供骨位如下颌升支侧面获取的骨块移植 4~6 月后表现出 17.4% 的骨吸收率[41]。

最近 20 年，文献报道了各种不同的对传统骨增量技术的改进方法如多种植骨方法的整合应用，用 GBR 改进块状骨外置法植骨。举例来说，在受骨区固定了块状骨后，再用牛骨或人骨矿化材料填充间隙，表面覆盖可吸收或不可吸收生物膜[42]（图 24.7）。在垂直骨缺损中使用生物膜可获得更好的骨量[43]。

三维骨重建技术成功地应用了用高强度的骨皮质保护颗粒骨的概念[44]。这个概念的有效性后来被皮质骨支撑植骨术所证实，该技术中皮质块状骨如帐篷样盖在颗粒骨表面来增宽牙槽嵴[28]。实际上，在此种情况下薄的皮质骨作为一种骨形成的保护膜来保护愈合区。下颌升支侧面和正中联合部的皮质骨可用于自体皮质骨支撑植骨术（图24.8）。获得的移植骨准确放于受骨区，用大的球钻磨平骨块尖锐边缘，在骨块的侧面钻至少 3个孔用于固定。受骨区的皮质骨也需通过钻孔来加快血管再生。皮质骨块放置位置至少应高于垂直骨缺损或距离水平骨缺损的颊侧 3~4mm。用骨膜剥离子置于骨块和受骨区之间来维持必要的间隙，然后旋紧固定微螺丝，再用颗粒骨替代材料填充移植骨块和受骨区之间的间隙（图 24.9）。当皮质骨厚度超过 2mm 时，可用骨刮刀将其削薄，也可用砂轮锯将其分成两个薄层分别用于受骨区的舌侧和唇侧。试验证明在皮质骨保护层下混合应用骨替代材料和自体骨颗粒可获得更好的结果[28]。

在大的缺损（如"B"或"C"类缺损）可联合

应用多个皮质骨帐篷支撑或双侧的皮质骨帐篷支撑，以获得更合适的种植体位置。采用这种技术时，取下大块的下颌升支侧面，分为 2~3 块，像帐篷样置于受骨区的颊舌侧（图 24.10~24.12）。

外置法块状骨移植是一种技术敏感性的手术，存在以下问题：较长的治疗期、软组织并发症、移植骨块的失败、供骨区的并发症。可以采用同期植入种植体的方法缩短治疗周期（图 24.13）。而采用种植前植骨的方式，以下并发症如移植骨暴露、感染、整个移植骨块的失败等都可能会导致种植的失败[28]（表 24.1）。

解剖再定位
牵张成骨术

牵张成骨术（distraction osteogenesis，DO）最初用于治疗四肢骨的缺损[45]，现在成为一种萎缩牙槽骨的增量中接受度较高的技术[46]。因为在进行 DO 时，软硬组织的生物学行为同时允许软组织和骨组织的再生，因此相对于其他的骨增量手术，DO 可以获得更多的附着龈[47]。

表 24.1　外置法块状骨移植（OBG）的优缺点

优点	缺点
可同时重建水平和垂直骨缺损	获得的骨量有限（4~5mm）移植骨的吸收
适用于表面形状复杂的多种类型骨缺损	供骨区 ·有限 ·并发症
种植体初期稳定性较好	
	费时 ·两期手术
	骨移植失败导致种植失败
	软组织张力 ·移植骨暴露 ·种植体周围炎

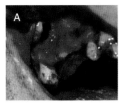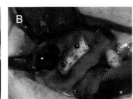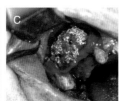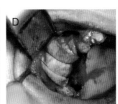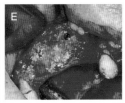

图 24.7　A."A Ⅲ"型骨缺损。B.用下颌升支侧面骨块行 Onlay 骨移植。C.用牛骨矿化颗粒填充间隙。D.覆盖胶原膜。E.5 个月后骨愈合

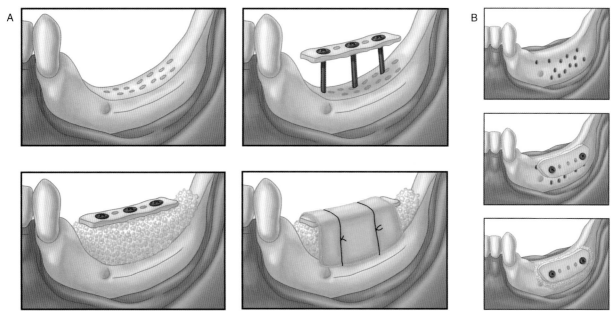

图 24.8　垂直（A）和水平（B）自体皮质骨支撑植骨技术

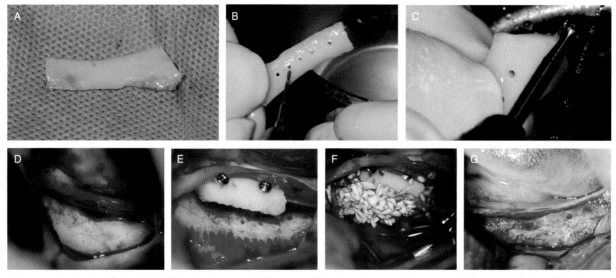

图 24.9　自体皮质骨支撑植骨技术应用于下颌后牙区。A.获得的大块下颌升支侧面皮质骨块。B.在皮质骨上钻孔；
C.修平移植骨块的粗糙边缘。D.下颌后牙区"C"型骨缺损。E.皮质骨下方保留 3~4mm 间隙。F.用冻干同种异体
骨充填间隙。G.6 个月后骨愈合

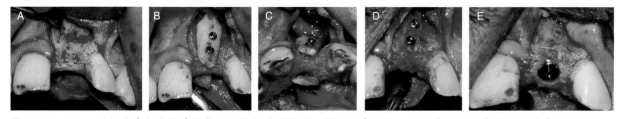

图 24.10　A.双侧皮质骨支撑植骨技术用于上颌前牙区"A Ⅱ"型骨缺损。下颌升支侧面获得的皮质骨用于颊舌双
侧均保持 2mm 的间隙：正面观（B）和下面观（C）。D.5 个月后骨愈合。E.在移植骨上植入种植体

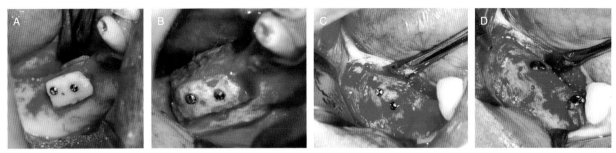

图 24.11　双侧皮质骨支撑植骨技术用于下颌后牙区"B Ⅱ"型骨缺损

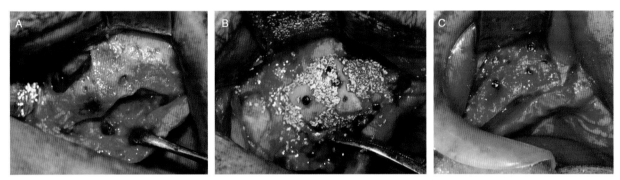

图 24.12　A. 上颌大的"C"型骨缺损。B. 多个自体皮质骨支撑植骨技术。C. 充填间隙，6 个月后骨愈合

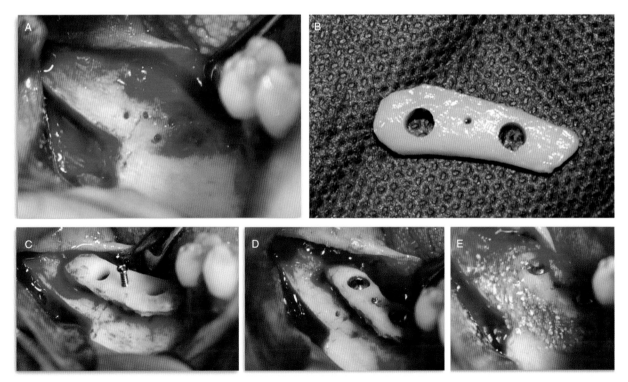

图 24.13　皮质骨支撑植骨技术同期种植体植入：A. 下颌后牙区"B Ⅱ"型骨缺损。B. 在下颌升支获得的皮质骨上预先钻孔。C. 皮质骨支撑植骨技术。D. 同期种植体植入。E. 填充间隙

在萎缩的下颌骨后牙区，当存在 3 颗以上的牙齿缺失，垂直骨缺损大于 4mm，且距下牙槽神经管至少有 6~7mm 的骨量时才能使用 DO。有

文献报道用 DO 技术可获得相对较多的垂直骨增量[48]。对于上颌前牙区的垂直骨缺损，由于牙龈水平是影响患者笑线的重要因素，需要同时牵张

骨和软组织。逐渐牵张骨断片可增加骨高度，可能需要二期骨增量来增加骨的宽度（图24.14）。

尽管DO可以获得较好的垂直骨增量和较高的种植成功率，但是其缺点限制了其在萎缩的下颌后牙区的应用[49]（表24.2）。DO最常见的并发症是被牵张骨断片的舌侧倾斜[50]，其他的并发症有：骨断片复原、牙外伤、神经损伤、牵张装置的脱落、牵张区的感染、被牵张骨或基底骨的骨折、形成肥厚的瘢痕、早期或延期骨愈合或纤维性不愈合、颞下颌关节损伤及软组织裂隙[51-52]。

下牙槽神经移位术

下牙槽神经再定位最初于1987年作为一种修复前治疗而被报道[53]。此技术允许同期植入更长的种植体而获得更高的种植体初期稳定性，可以避免使用代价较大的骨移植，缩短了治疗期。当不需要在骨缺损的上方行骨增量时，用此技术

表24.2　牵张成骨术（DO）的优缺点

优点	缺点
可获得相当大的垂直骨量	技术敏感性
增加可用的附着龈	需要患者的配合协作
省去了供骨区的并发症	牵张骨片段的不良移动
吸收较少	不适用于形态复杂的骨缺损

可使前庭深度保持不变。然而，这是一个技术敏感性的手术，可能导致感觉障碍。这种并发症非常严重，因此该手术的第一要务是保护下牙槽神经。下牙槽神经移位术后的感觉神经功能障碍（neurosensory dysethesia， NSD）包括麻痹、感觉异常、感觉迟钝、刺痛感和烧灼感等[54]。骨折也是下牙槽神经移位术的相关风险，当下颌骨顶部或侧方骨壁移除后，下颌骨抗力变弱。

种植体植入下颌骨下边缘皮质骨内，这种种植体的双皮质稳定会削弱下颌骨的抗力[55]。在下颌骨萎缩而颌间距离较大的病例中，若不行骨增量手术，种植体牙冠必然变长，使得牙冠与种植体比例不协调，不能获得较好的外形[56]。

在颌间距离较短的病例中，任何骨增量都会影响修复体的制作，下牙槽神经移位术则更适合。当然，如果同时存在基底骨较窄或其他的骨缺损，仍然需要同期进行骨增量[57]（表24.3）。

根据缺牙区的长度，可采用两种类型的骨切开术。当缺牙区不牵涉前磨牙时，做神经的侧移位术即移位下牙槽神经时不移位颏神经或不涉及颏孔[58]。当缺牙区涉及前磨牙时，做神经远中移位术即手术时涉及颏孔和颏神经（颏神经移位和切牙神经横断）[59]。

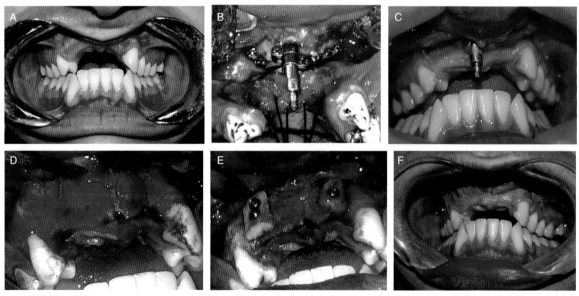

图24.14　A.上颌前牙区因创伤造成的"C"型骨缺损。B.插入口内牵张成骨装置。C.牵张2周后。D.拆除装置后可见获得足够的骨高度，但骨缺损类型由"C"型变为"AⅢ"型。E.用下颌升支侧面皮质骨块行外置法块状骨移植。F.种植体植入后的牙龈形态

表 24.3　下牙槽神经移位术（IANL）的优缺点

优点	缺点
可使用长种植体	明显的并发症 ·持久的神经功能障碍 ·下颌骨骨折
不需要骨移植 ·减少并发症	技术敏感性
足够的初期稳定性 ·有时可用双皮质骨稳定	颌间距离较大时牙冠形态差
节省时间 ·一期手术	若伴有水平骨缺损，限制种植体直径
不改变前庭沟的深度 ·减少种植体周疾病	

下牙槽神经移位术的手术过程

·暴露神经和骨。在牙槽嵴顶做横切口，在前部做松弛切口延伸到前庭黏膜，暴露颏孔。翻起黏骨膜瓣后，可见颏孔完全暴露，并延伸切口至下颌骨下缘（图 24.15A）。

·下颌体侧面切开术。首先通过 CT 扫描将下牙槽神经的走行路径投影描绘在下颌骨的颊侧表面。再用球钻或超声骨刀去除下颌骨侧面（图 24.15B），使用金刚砂钻头可有助于避免损坏下牙槽神经。若下颌骨是"C Ⅲ"型骨缺损，神经侧移位后需行同期的垂直和水平骨增量，因此需考虑保存下牙槽神经颊侧薄的皮质骨板。在下牙槽神经管颊侧骨壁上做四方形的骨切开线，即可移除颊侧骨板。上水平骨切开线需距离牙槽嵴顶 5mm，下切开线应位于神经管下方，两条垂直切开线应位于骨缺损区前后（24.15C）。

·神经再定位。当骨切开完成后，神经血管束从神经管释放，再用神经钩做神经的侧移位。用 10mm 宽的纱布条或橡皮筋穿过神经干的下方将其从手术区拉起，此法可减轻神经缺血性损伤。在备洞和植入种植体期间均要保持神经的拉起，避免损伤神经，特别注意神经束不要被锐器损伤。如图所示分叉的尖端圆弧形的器械用于再定位神经束（图 24.15D）。

·颏孔切开术（可选）。当移除下颌骨颊侧皮质骨板不能提供足够的下牙槽神经侧移位时，需行颏孔外围切开术定位神经切牙束，使神经束更好地

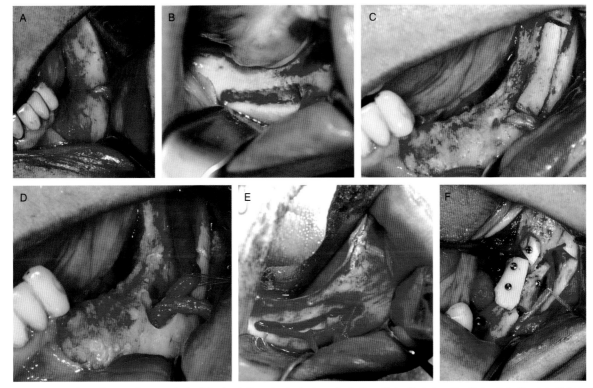

图 24.15　A.暴露神经和骨。B.去除外侧皮质骨。C.去除块状皮质骨，神经管开窗。D.神经再定位。E.神经切牙分支侧移位。F.同期用下颌升支侧面骨块行骨增量

移动及侧移位，而不应该切断神经的切牙分支行下牙槽神经的远中移位。在下牙槽神经侧移位时对切牙束的保护可以减低下牙槽神经束 Wallerian 退行性变的风险，为了行安全的切牙神经侧移位术，有必要将骨切口延伸至前牙区再行颏孔外围切开术（图 24.15E）。在行下牙槽神经移位术时同时行外置法块状骨移植和自体皮质骨帐篷术可以降低下颌骨骨折风险，提高修复效果（图 24.15F）。

骨移植中的骨再生技术
RhBMP-2

Marshall Urist 医生在 1965 年发现的骨形态发生蛋白（bone morphogenetic proteins，BMPs）是目前已知的唯一的诱导新骨形成的蛋白。Urist 医生在 1971 年用"骨形态发生"的概念来描绘这些骨诱导因子引导和调整间充质干细胞分化为骨组织细胞和骨髓细胞的能力[60]。BMPs 在骨骼发育和骨折修补期诱导骨形成中发挥了重要作用。目前，已发现超过 20 种 BMPs，然而只有少数几种能诱导成骨，其中 BMP-2 的成骨能力是公认的，并在许多病例中与自体骨移植复合使用。重组人 BMP（recombinant human BMP，rhBMP）-2 诱导间充质干细胞分化为成骨细胞，刺激一系列的骨形成事件，包括趋化作用、多能干细胞的诱导和细胞增殖[61]。

BMP 是一种可诱导骨生成的非免疫原性的无菌蛋白，可以进行人工合成。商业化的 BMP 如 INFUSE®，其优点为缩短了手术时间，避免了神经损伤，降低了伤口裂开的风险和感染的可能性。无细胞Ⅰ型牛胶原海绵是 BMP 的常用载体，可用于移植位点并能完全生物降解。

BMP 的特点：细胞内合成后分泌到细胞外并发挥作用、分子量很小、非胶原型蛋白、不会被胶原降解酶破坏及由两个小的二聚体蛋白构成，这种二聚体是由特殊的双硫键结合两个亚基合成的。

骨形成的机制是：由于细胞的趋化作用细胞聚集，细胞从外周渗透进入植骨区，然后增殖并分泌骨基质来形成新骨。间充质干细胞由于趋化作用聚集到植骨位点，然后分化和增殖，最终分化为成骨细胞，随后成骨细胞调节新生成组织的钙化过程。另外，BMP 可以诱导血管的长入和较强的血管生成反应，这种效应可能是由于 BMP 诱导细胞分泌血管内皮生长因子（vascular endothelial growth factor，VEGF）产生的间接效应。随着骨发育成熟，新形成的编织骨改建为骨小梁，血管增加。BMPs 是正常骨形成和骨折愈合反应不可缺少的元素[62]。BMP-2 和自体骨移植的骨形成过程是不同的[63]。

INFUSE® 骨移植材料含有 rhBMP-2，可作为髂嵴骨移植的替代材料。试剂盒包括两种成分，rhBMP-2 和可吸收胶原海绵（absorbable collagen sponge，ACS），其中 rhBMP-2 是有效成分，溶于试剂盒所提供的无菌水中，固定浓度为 1.5mg/mL。rhBMP-2 的浓度对于诱导新骨生成至关重要，在 INFUSE® 骨移植材料中蛋白是高纯度的，是诱导骨形成的主要成分。

ACS 是载体，用于维持手术位点 BMP-2 的局部浓度，诱导骨形成。在 INFUSE® 骨移植材料中，ACS 作为骨传导性材料，逐渐被改建并被宿主骨取代。手术过程包括：拔牙并清除软组织，释放细胞（在皮质骨板上打孔），用足够材料填充缺损位点，无张力缝合伤口。

从组织学角度看，在 rhBMP-2/ACS 形成含有血管骨髓腔的骨组织的过程中，有中等程度的新的骨小梁形成（起初形成编织骨，而后成熟为板层骨），成骨细胞数在整个骨形成过程中多于破骨细胞，几乎没有炎症反应的组织学证据，这与骨的自然生长过程一致。胶原载体充当种植前的基质，当海绵降解后，BMP-2 的趋化作应吸引间充质干细胞迁移到骨形成位点。在迁移的过程中，干细胞分化为成骨细胞，然后这些成骨细胞聚集成集落，释放非矿化的类骨质，形成编织骨岛。成骨细胞形成新的骨桥，连接所有的编织骨岛成为编织骨网，然后编织骨岛矿化，完成新骨形成，同时编织骨改建形成板层骨。整个骨髓腔充满纺锤形的干细胞和丰富的血管。术后 6 个月至 1 年已检测不到胶原基质。通过修复后超过 2 年的观察，没有发现使用自体骨移植和 INFUSE® 骨移植在种植体成活率上的显著区别[64]。

间充质干细胞

传统的组织工程试图复制自体骨移植以重建

骨缺损的本质特征。骨组织工程需要结合骨形成细胞、三维支架和骨形成诱导因子来形成成熟的骨结构。一些研究发现以细胞为基础的骨再生方法有希望获得良好的结果，但是用于缺损区的最佳骨再生技术仍有争议[65]。

相对于自体骨移植，组织工程最大的优点是骨在体外生成，避免了自体骨移植中供骨区的并发症及其缺乏可行性。间充质干细胞（mesenchymal stem cells，MSCs）满足了这些基本标准。最早关于 MSCs 的研究可追溯到 20 世纪 60 年代，当时 Friedenstein 等从骨髓中分离了一群细胞，这群细胞能形成克隆和分化为成骨细胞[66]。

来源于骨髓的成熟的干细胞（bone mesenchymal stem cells，BMSCs）最常用于骨再生。然而，仍然需要寻找更易获得的干细胞来源并减少获取过程中的并发症。其他组织的成熟的干细胞来源包括脂肪组织、牙和牙周组织[67]。MSCS 是贴壁的星形细胞，需在体外证实其多分化

潜能。可通过多种染色如茜素红（成骨分化）、油红（脂肪分化）、甲苯胺蓝（软骨分化）（图24.16）或 RT-PCR 检测基因表达来证实 MSCs 的多分化潜能[68-69]（表 24.4）。在分子水平，MSCs 可通过组织标志鉴定，其中阳性标志有 CD90、CD105、CD44、CD29、CD160、CD119，阴性标志有 CD14、CD45、CD34、CD11[70]。

MSCs 通过合成或天然的支架移植到骨缺损位点。首先需要 24~48h 细胞定植的孵育期，在支架孔隙内可以检测到细胞的截留。支架的类型可能影响 MSCs 的形态特征（图 24.17）。影响骨组

表 24.4   间充质干细胞不同的基因表达

细胞系	基因
成骨分化	骨桥蛋白，Ⅰ型胶原
软骨分化	核心蛋白聚糖，Ⅱ型胶原
脂肪分化	脂蛋白脂肪酶（LPL），过氧化物酶体增生激活受体 γ2（PPARG2）

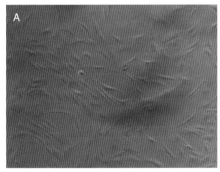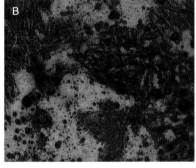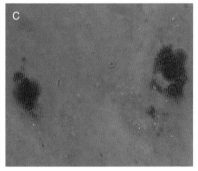

图 24.16   A. 光学显微镜下贴壁的星形的间充质干细胞。B. 成骨区域内茜素红染色。C. 脂向分化后的油红染色

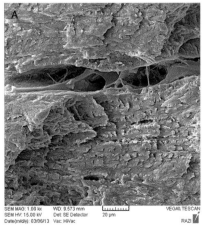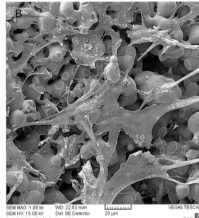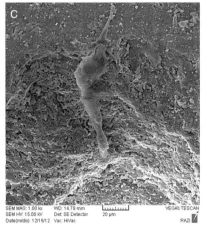

图 24.17   不同类型支架上培养的间充质干细胞的形态特征。A. 多孔人矿化骨（同种异体骨）上的间充质干细胞。B. β-磷酸三钙上宽大的多脚的间充质干细胞。C. 牛矿化骨上细长的间充质干细胞

织工程治疗效果的因素有：细胞接种的方法、孵育期、黏结剂的使用、生长因子的使用、基因修饰，最重要的是骨缺损的大小。我们的研究显示，使用具有细胞传递功能的合成支架可获得更好的骨愈合效果（表24.5）。

骨髓来源的MSCs用于上颌窦提升，3个月后获得41%的新骨生成[71]（图24.18），用MSCs治疗牙槽突裂获得了25.6%~34.5%的新骨生成[72]（图24.19）。在MSCs中增加作为黏附介质的富血小板生长因子，并用双相的支架代替脱矿的骨基质，

表24.5 骨再生细胞治疗

作者和年份	研究模型	支架	干细胞	生长因子	样本量	缺损大小和位置	检测方法	结果
Khojasteh et al.（2008）[68]	大鼠	A：NBBM B：β-TCP	BMMSCs	PRP	11	直径5mm，颅顶骨缺损	HMMA	6周后骨形成量 A+PRP：1.27mm A+BMMSCs：1.44mm B+PRP：1.21mm B+BMMSCs：2.53mm
Bennia et al.（2013）[88]	兔	纳米级硅胶/HA（nHA）	BMMSCs	PRGF	8	直径8mm颅顶骨缺损	HMMA	12周后 nHA：32.53% nHA+PRGF：39.74% nHA+MSCs：39.11% nHA+PRGF+MSCs：44.55%
Behnia et al.（2012）[87]	兔	FDBA	BMMSCs	PRGF	8	直径8mm颅顶骨缺损	HMMA	12周后 FDBA：20.31% FDBA+PRGF：28.44% FDBA+MSCs：31.33% FDBA+PRGF+MSCs：37.21%
Khojasteh et al.（2013）[86]	兔	同种异体骨颗粒	BMMSCs	纤维蛋白凝胶	5	胫骨	HMMA	2个月后平均垂直骨高度2.09mm 骨顶部新形成的骨小梁比例为28.5±4.5%*
Eslaminejad et al.（2008）[85]	狗	HA/TCP NBBM	BMMSCs	–	4	咬肌	HMMA	2个月后异位骨形成 HA/TCP：29.12% NBBM：23.55%
Jafarian et al.（2008）[84]	狗	HA/TCP NBBM	BMMSCs	–	4	下颌骨10mm穿通缺损	HMMA	6周后骨形成百分比 HA/TCP+MSCs：65.78% NBBM+MSCs：50.31% HA/TCP：44.90% NBBM：36.83%
Khojasteh et al.（2013）[69]	狗	PCL-TCP	BMMSCs	–	4	20mm×10mm×10mm下颌后牙区缺损	HMMA	2个月后 板层骨48.63% 支架保留24.1%

*译者注：原书错误已查阅原文献进行更正

续表 24.5

作者和年份	研究模型	支架	干细胞	生长因子	样本量	缺损大小和位置	检测方法	结果
Khojasteh et al. （2013）[83]	狗	FDMBB	BMMSCs	PDGF	4	25mm×10mm 下颌骨缺损	HMMA μCT	8周后新骨 FDMBB+MSCs：21.38% FDMBB+MSCs+ PDGF： 26.63% FDMBB+MSCs：8.20% FDMBB+MSCs+ PDGF： 10.34%
Shayesteh et al. （2008）[71]	人	HA/TCP	BMMSCs	–	7	需上颌窦提升的患者	HMMA RG	新骨形成：41.34%（3个月） 平均初始骨高度为2.25mm，移植后上颌窦初始高度为12.08（3个月），1年后上颌窦高度为10.83mm
Behnia et al. （2009）[72]	人	DBM/ 硫酸钙	BMMSCs	–	2	单边牙槽突裂	全景片 口内检查；扪诊；CT	鼻底壁的整合 病例1平均术后缺损（4个月）：34.5% 病例2平均术后缺损：25.6%
Behnia et al. （2012）[73]	人	HA/TCP	BMMSCs	PDGF	4	前上颌骨裂	CBCT	平均骨缺损充填：51.3%（3个月）

BMMSC：骨髓间充质干细胞；HMMA：组织形态测量学分析；CT：计算机层扫描；PRP：富血小板血浆；PRGF：血小板释放的生长因子；PDGF：血小板衍生生长因子；CBCT：锥形束计算机断层扫描；RG：X线片；NBBM：天然牛骨矿化物；DBM：脱矿骨；HA：羟基磷灰石；TCP：磷酸三钙；FDBA：同种异体冻干骨；PCL：聚己酸内酯；FDMBB：冻干矿化块状骨

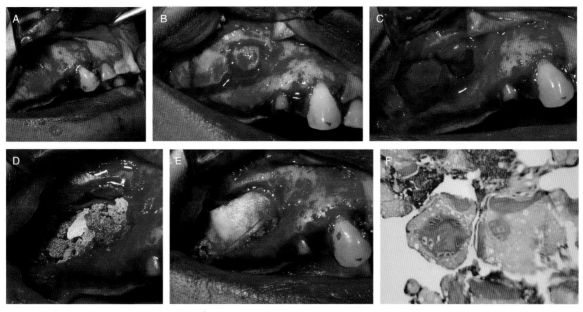

图 24.18　在 HA/TCP 双相支架上培养骨髓间充质干细胞用于上颌窦骨增量。经允许引自：Shayesteh YS，Khojasteh A，Soleimani M，Alikhasi M，Khoshzaban A，Ahmadbeigi A. Sinus augmentation using human mensenchymal stem cells loaded into a [beta]-tricalcium phosphate/hydroxyapatite scaffold,2008 [71]。由 Elsevier 授权发表

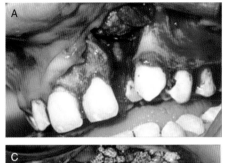
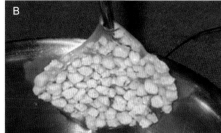
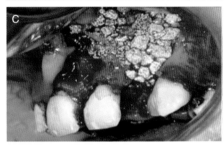
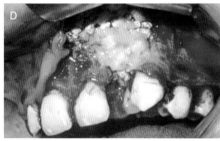

图24.19 MSCs 接种于 HA/TCP 支架上治疗牙槽突裂。已获得出版商 Elsevier 及原作者 Behnia H，Khojasteh A，Soleimani M，Tehranchi A，Atashi A 的出版允许；Repair of alveolar cleft defect with mesenchymal stem cells and platelet derived growth factors: a preliminary report. 摘自 Behnia et al, 2012 [73]。已获得 Elsevier 出版许可。

用于牙槽突裂治疗中，骨形成量增加至 52%[73]。

▶ 病例报道

髂前嵴骨移植行牙槽嵴垂直骨增量的典型病例见图24.20。患者女性，65 岁，上颌前牙区严重吸收成刃状牙槽嵴，行自体髂后嵴块状骨移植并用皮质骨螺丝固定。在上颌前牙区骨重建的同时行下颌种植，二期行上颌垂直和水平骨增量后的种植。

BMP-2 治疗的典型病例见图24.21。患者女性，63 岁，上颌前牙区严重吸收成刃状牙槽嵴，

用 rhBMP-2/ACS 加脱矿冻干同种异体皮质松质骨重建骨缺损同期植入 4 颗种植体。术中用钛网维持空间，9 个月后拆除钛网，并同期做种植二期手术[74]。可选择可吸收性的聚乙丙交酯网作为衬垫，此网可能需用水浴[75]。术后未见种植体或网周围的软组织炎症，但移植位点可见明显水肿，这些情况应事先告知患者[76]。

Carlson 和 Marx[29] 报道了采用改良的"帐篷支柱"技术，用胫骨移植行下颌前牙区垂直骨增量同期植入 3 颗种植体的典型病例（图24.22）。患者男性，65 岁，下颌骨严重萎缩（高度小于

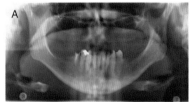
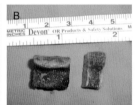
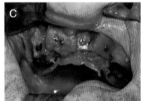
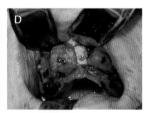
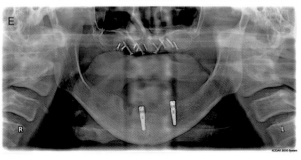
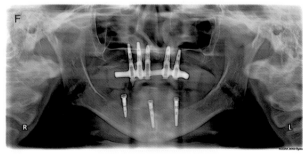

图24.20 髂前嵴骨移植行牙槽嵴垂直骨增量的典型病例。A. 患者女性，65 岁，上颌前牙区严重吸收成刃状牙槽嵴。B. 行自体髂前嵴块状骨移植。C~E. 用皮质骨螺丝固定。F. 在上颌前牙区骨重建的同时行下颌种植，二期行上颌垂直和水平骨增量后的种植

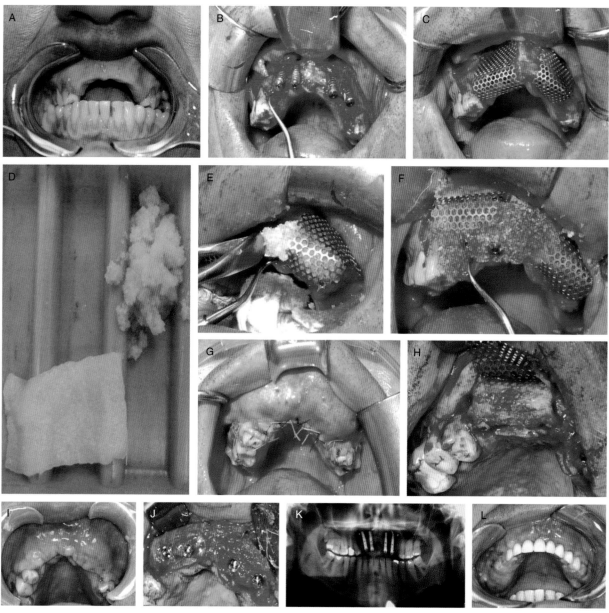

图 24.21　BMP2-ACS 治疗的典型病例如下所述。A. 患者女性，63 岁，上颌前牙区严重吸收成刃状牙槽嵴。B. 同期在上颌植入种植体。C. 用 rhBMP-2/ACS 加脱矿冻干同种异体皮质松质骨重建骨缺损。C~F. 术中用钛网维持空间，9 个月后拆除钛网。H~J. 并同期做种植二期手术。K、L. 种植体植入 9 个月后行修复治疗。M~O. 图解说明 BMP 活性模式。摘自 Michael Peleg DDS，Professor of surgery, University of Miami School of Medicine，Miami，FLo. 由 Michael Peleg 授权发表

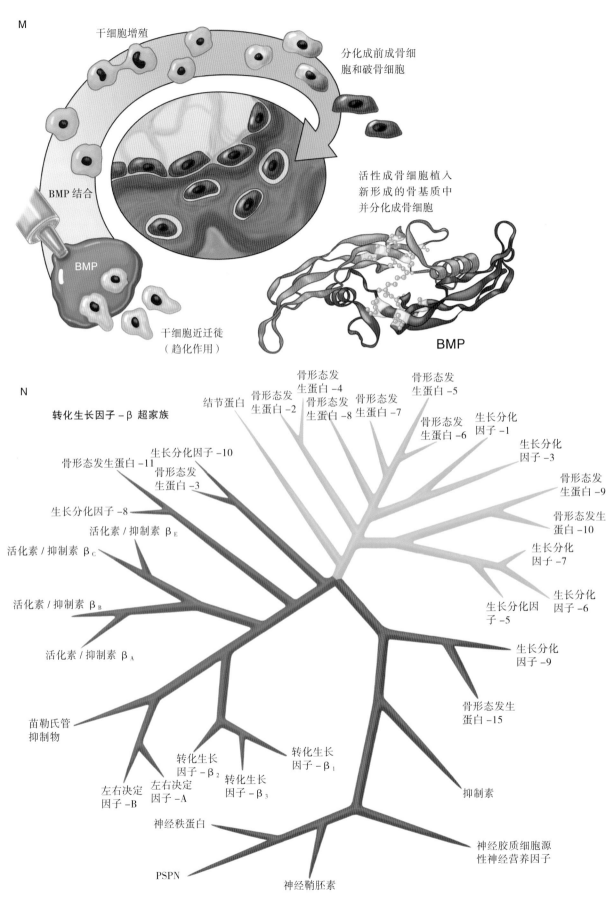

续图 24.21

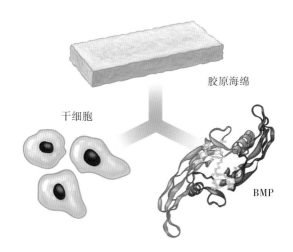

干细胞

胶原海绵

BMP

图 24.21 续

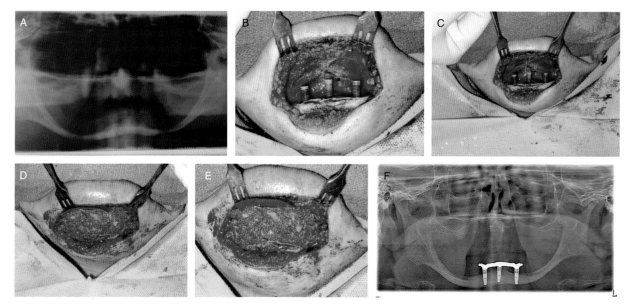

图 24.22　由 Cadson 和 Marx[29] 报道，采用改良的"帐篷支柱"技术，用胫骨移植行下颌前牙区垂直骨增量同期植入 3 颗种植体的典型病例。患者男性，65 岁，下颌骨严重萎缩（高度小于 6mm），行自体胫骨移植的垂直和水平骨增量。在骨愈合期种植体作为支架起防止移植物脱落的作用。6 个月后行二期手术，可见已获得稳定的 8mm 的下颌骨增高。最终修复体为杆卡固位的下颌义齿

6mm），行自体胫骨移植的垂直和水平骨增量。在骨愈合期种植体作为支架起到防止移植物脱落的作用。6 个月后行二期手术，可见已获得稳定的 8mm 的下颌增高。最终修复体为杆卡固位的下颌义齿。

Le Fort Ⅰ型骨切开术加髂前嵴块状骨移植行大面积上颌骨重建的典型病例见图 24.23。取出颊脂垫用于培育 MSCs，将第 3 代细胞接种于牛矿化骨颗粒上并移植到手术区域，用材料填满间隙，再覆盖胶原膜。6 个月后观察移植骨的愈合情况。

讨　论

对骨量不足的局部或全口无牙颌患者制订重建计划时，外科医生需要考虑患者当前的状态，并从修复医生的角度考虑将来的功能恢复。全盘考虑整个种植修复过程对获得理想的结果很关键。

当询问一个团队或回忆某人的经验时，常常认为临床的操作恰好反映了平常所受的训练。本章的目的是提醒操作者有多种手术方法和技术可供选择来获得理想的结果。在此所有笔者鼓励读者思考你们平时训练以外的方法，应用新的和各

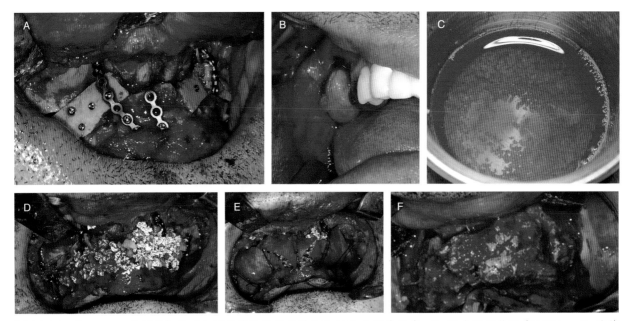

图 24.23 A.Le Fort Ⅰ型骨切开术加髂前嵴块状骨移植行大面积上颌骨重建。B.取出颊脂垫培育 MSCs。C.将第三代细胞接种于牛矿化骨颗粒移植到手术区域。D.用材料填满间隙。E.覆盖胶原膜。F.6 个月后观察移植骨的愈合情况

种以前没有考虑到的技术。

这里讨论的方法可分为两大类，然后再进一步细分。首先,应决定是否用患者自体骨行骨增量。有一些骨增量技术是针对骨缺损区剩余牙槽骨的,包括在此讨论的牵张成骨术、下牙槽神经移位术和在本书其他章节讨论的骨劈开术等。本章讨论了多种方式的骨增量技术,介绍了多种自体骨取骨方法,可根据骨缺损的大小和移植骨与受骨区的吻合性来选择。当决定不采用自体骨移植时,可选择其他方式,如 rhBMP-2、间充质干细胞、同种异体骨、异种骨和人工骨替代材料。笔者们一致认为使用骨组织工程移植物能匹敌甚至超过自体骨移植的效果。

基于骨科学和以上发现的临床应用效果,我们发出倡导,当遇到复杂的颌面部骨缺损时,希望所有的读者通过这里的讨论和展示的病例而受到鼓励,敢于挑战各种新的骨增量手术。

结 论

口腔颌面外科医生共同面临着以下的硬组织重建任务:需牙种植修复的萎缩颌骨的重建、良性或恶性肿瘤切除后缺损的重建、广泛的颅颌面

骨折的修复[77]。口腔颌面部缺损重建可使用近年来先进的技术和组织工程。垂直骨增量对有经验的外科医生来说也具有挑战性。尽管松质骨细胞骨髓移植仍然是口腔颌面部重建过程中移植成功和骨形成的金标准,但是许多新技术和科学的进步正在逐渐减少对自体骨移植的需要,进而减少并发症、手术时间和花费[78]。本章笔者综述了应用于口腔颌面部手术中的常见的非血管化的自体块状骨移植技术。

在制订合适的手术计划和选择合适的供骨区来重建颌面部缺损时,需要面临的难题是同时存在水平和垂直骨缺损。传统上垂直骨增量是临床的一种挑战,可以通过作者在本章综述的方法解决。最终的种植修复计划可帮助制订最有效的手术计划和所需要的移植骨的类型和数量。

种植体的骨整合受种植体 – 骨界面新骨生成的影响[79]。理想的骨整合发生在含有皮质骨、骨小梁内血管和骨髓成分的天然骨中,也可发生在具有骨传导性和骨诱导性的自体骨移植物中,以及发生在用 BMP 诱导新骨生成的组织工程骨中[80]。在许多病例中,BMP 的应用已完全代替了自体骨移植[81]。BMP 在骨诱导机制上是独一无二的,包括

以下几个过程：趋化性、聚集、增殖、形态发生、分化、钙化和成熟。

骨充填材料如异种骨和人工骨，在诱导垂直和水平骨再生中不够理想，因为如果种植体没有完全植入到牙槽基骨中，这些材料的残留颗粒会妨碍骨整合。

免责申明

本章所述观点仅代表笔者本人观点，不代表官方政策或海军部（美国）、国防部（美国）及美国政府的立场。

参考文献

[1] Nevins M, Mellonig J. Enhancement of the damaged edentulous ridge to receive dental implants: a combination of allograft and Gore Tex membrane. Int J Periodont Rest Dent, 1992, 12:97–111

[2] Fonseca RJ. Reconstruction of the maxillofacial cancer patient, Chapter 15//Oral and Maxillofacial Surgery. Saunders, 2000, 7:366–369

[3] Yates D, Brockhoff II HC, Finn R, et al. Comparison of intraoral harvest sites for corticocancellous bone grafts. J Oral Maxillofac Surg, 2013, 71(3):497–504

[4] Jensen O. Alveolar segmental "sandwich" osteotomies for posterior edentulous mandibular sites for dental implants. J Oral Maxillofac Surg, 2006, 64:471–475

[5] Jenson OT, Block M. Alveolar modification by distraction osteogenesis. Atlas Oral Maxillofacial Surg Clin N Am, 2008, 16:185–214

[6] Ueda M, et al. Tissue engineering: applications for maxillofacial surgery. Material Sciences and Engineering, 2000, 13:7–14

[7] Rocchietta I, Fontana F, Simion M. Clinical outcomes of vertical bone augmenta-tion to enable dental implant placement: a systematic review. J Clin Periodontol, 2008, 35:203–215

[8] Khojasteh A, Morad G, Behnia H. Clinical importance of recipient site character-istics for vertical ridge augmentation: a systematic review of literature and proposal of a classification. J Oral Implantol, 2013, 39:386–398

[9] Tinti C, Parma-Benfenati S. Clinical classification of bone defects concerning the placement of dental implants. Int J Periodontics Restorative Dent, 2003, 23:147–155

[10] Jensen SS, Terheyden H. Bone augmentation procedures in localized defects in the alveolar ridge: clinical results with different bone grafts and bone-substitute materials. Int J Oral Maxillofac Implants, 2009, 24(Suppl):218–236

[11] Proussaefs P, Lozada J. Use of titanium mesh for staged localized alveolar ridge augmentation: clinical and histologic–histomorphometric evaluation. J Oral Implantol, 2006, 32:237–247

[12] Iizuka T, SmolkaW, HallermannW, et al. Extensive augmentation of the alveolar ridge using autogenous calvarial split bone grafts for dental rehabilita-tion. Clin Oral Implants Res, 2004, 15:607–615

[13] Schwartz-Arad D, Levin L, Sigal L. Surgical success of intraoral autogenous block onlay bone grafting for alveolar ridge augmentation. Implant Dentistry, 2005, 14:131–138

[14] Heller AL, Heller RL. Soft tissue management techniques for implant dentistry: a clinical guide. J Oral Implantol, 2000, 26:91–103

[15] Xu R, Ebraheim NA, Yeasting RA, et al. Anatomic considerations for posterior iliac bone harvesting. Spine, 1966, 21:1017–1020

[16] Colterjohn NR, Bednar DA. Procurement of bone graft from the iliac crest. Journal of Bone and Joint Surgery, 1997, 79:756–759

[17] Kolomvos N, Iatrou I, Theologie-Lygidakis N, et al. Iliac crest morbidity following maxillofacial bone grafting in children: a clinical and radio-graphic prospective study. J Cranio-Maxillofacial Surgery, 2010, 38(4):293–302

[18] Ahlmann E, Patzakis M, Roidis N, et al. Comparison of anterior and posterior iliac crest bone grafts in terms of harvest-site morbidity and functional outcomes. Journal of Bone and Joint Surgery, 2002, 84:716–720

[19] Bruno BJ, Gustafson PA. Cranial bone harvest, grafting: a choice for maxillofacial reconstruction. AORN Journal, 1994, 59(1):242–251

[20] Iizuka T, SmolkaW, HallermannW, Mericske-Stern R. Extensive augmentation of the alveolar ridge using autogenous calvarial split bone grafts for dental rehabilita-tion. Clin Oral Implants Res, 2004, 15:607–615

[21] Gutta R,Waite PD. Cranial bone grafting and simultaneous implants: a submental technique to reconstruct the atrophic mandible. British Journal of Oral and Maxillofacial Surgery, 2008, 46(6):477–479

[22] Davis WB. The development of the bones of the face. Original Research Article. International Journal of Orthodontia, 1917, 3(10):567–596

[23] Naidich TP, Blaser SI, Lien RJ, et al. Embryology and congenital lesions of the midface, Chapter 1//Head and Neck Imaging. 5th edn, 2011, 1:3–97

[24] Marx RE, Sawatari Y, Fortin M, et al. Bisphosphonate-induced exposed bone (osteonecrosis/osteopetrosis) of the jaws: risk factors, recognition, prevention, and treatment. Original Research Article. J Oral Maxillo Surg, 2005, 63(11):1567–1575

[25] Broumand V, Marx RE. M623: risk factors, recognition, prevention, treatment of bisphosphonate-induced osteonecrosis of the jaws. J Oral Maxillo Surg, 2006, 64(9 Suppl):96

[26] Marx RE. Clinical application of bone biology to mandibular and maxillary reconstruction. Clin Plast Surg, 1994, 21:377–392

[27] Roden RD. Principles of bone grafting: a review article. Oral and Maxillofacial Surgery Clinics of North America, 2010, 22(3):295–300

[28] Khojasteh A, Behnia H, Shayesteh YS, et al. Localized bone augmentation with cortical bone blocks tented over different particulate bone substitutes: a retrospec-tive study. J Oral Maxillofac Implants, 2012, 27:1481–1493

[29] Carlson ER, Marx RE. Mandibular reconstruction using cancellous cellular bone grafts. J Oral Maxillofac Surg, 1996, 54:889–897

[30] Araujo PP, Oliveira KP, Montenegro SC, et al. Block allograft for reconstruction of alveolar bone ridge in implantology: a systematic review. Implant Dent, 2013, 22:304–308

[31] Rodella LF, Favero G, Labanca M. Biomaterials in maxillofacial surgery: mem-branes and grafts. Int J Biomed Sci, 2011, 7:81–88

[32] Burchardt H, Enneking WF. Transplantation of bone. Surg Clin North Am, 1978, 58:403–427

[33] Pikos MA. Block autografts for localized ridge augmentation: Part II. The posterior mandible. Implant Dent, 2000, 9:67–75

[34] Ozkan Y, Ozcan M, Varol A, et al. Resonance frequency analysis assessment of implant stability in labial onlay grafted posterior mandibles: a pilot clinical study. Int J Oral Maxillofac Implants, 2007, 22:235–242

[35] Scheerlinck LM, Muradin MS, van der Bilt A, et al. Donor site complications in bone grafting: comparison of iliac crest, calvarial, and mandibular ramus bone. Int J Oral Maxillofac Implants, 2013, 28:222–227

[36] Araujo PP, Oliveira KP, Montenegro SC, et al. Block allograft for reconstruction of alveolar bone ridge in implantology: a systematic review. Implant Dent, 2013, 22:304–308

[37] Waasdorp J, Reynolds MA. Allogeneic bone onlay grafts for alveolar ridge augmentation: a systematic review. Int J OralMaxillofac Implants, 2010, 25:525–531

[38] Simion M, Rocchietta I, Dellavia C. Three-dimensional ridge augmentation with xenograft and recombinant human platelet-derived growth factor-BB in humans:report of two cases. Int J Periodontics Restorative Dent, 2007, 27:109–115

[39] Baker RD, Connole PW, Davis WH, et al. Long-term results of alveolar ridge augmentation. J Oral Surg, 1979, 37:486

[40] Sbordone C, Toti P, Guidetti F, et al. Volume changes of iliac crest autogenous bone grafts after vertical and horizontal alveolar ridge augmentation of atrophic maxillas and mandibles: a 6-year computerized tomo-graphic follow-up. J Oral Maxillofac Surg, 2012, 70(11):2559–2565

[41] Proussaefs P, Lozada J. The use of intraorally harvested autogenous block grafts for vertical alveolar ridge augmentation: a human study. Int J Periodontics Restorative Dent, 2005 Aug, 25(4):351–363

[42] von Arx T, Buser D. Horizontal ridge augmentation using autogenous block grafts and the guided bone regeneration technique with collagen membranes: a clinical study with 42 patients. Clin Oral Implants Res, 2006, 17:359–366

[43] Khojasteh A, Soheilifar S, Mohajerani H, et al. The effectiveness of barrier membranes on bone regeneration in localized bony defects: a systematic review. Int J Oral Maxillofac Implants, 2013 Jul–Aug, 28(4):1076–1089

[44] Khoury F, Khoury C. Mandibular bone block grafts: diagnosis, instrumentation, harvesting technique and surgical procedures// Khoury F, Antoun H, Missika P. Bone Augmentation in Oral Implantology. Chicago IL: Quintessence Publishing Co, 2007: 169–183

[45] Codivilla A. The classic: on themeans of lengthening, in the lower limbs, themuscles and tissues which are shortened through deformity. 1904. Clin Orthop Relat Res, 2008, 466(12):2903–2909. doi: 10.1007/s11999-008-0518-7. Epub 2008 Sep 27

[46] McAllister BS, Haghighat K. Bone augmentation techniques. J Periodontol, 2007, 78:377–396

[47] Artzi Z, Tal H, Moses O, et al. Mucosal considerations for osseointegrated implants. J Prosthet Dent, 1993, 70:427–432

[48] Bianchi A, Felice P, Lizio G, et al. Alveolar distraction osteogenesis versus inlay bone grafting in posterior mandibular atrophy: a prospective study. Oral Surg Oral Med Oral Pathol Oral Radiol Endod, 2008, 105:282–292

[49] Laster Z, Rachmiel A, Jensen OT. Alveolar width distraction osteogenesis for early implant placement. J Oral Maxillofac Surg, 2005, 63:1724–1730

[50] Rocchietta I, Fontana F, Simion M. Clinical outcomes of vertical bone augmentation to enable dental implant placement: a systematic review. J Clin Periodontol, 2008, 35:203–215

[51] Chiapasco M, Casentini P, Zaniboni M. Bone augmentation procedures in implant dentistry. Int J Oral Maxillofac Implants, 2009, 24(Suppl):237–259

[52] Master DL, Hanson PR, Gosain AK. Complications of mandibular distraction osteogenesis. J Craniofac Surg, 2010, 21:1565–1570

[53] Jensen O, Nock D. Inferior alveolar nerve repositioning in conjunction with placement of osseointegrated implants: a case report. Oral Surg Oral Med Oral Pathol, 1987, 63:263–268

[54] Lorean A, Kablan F, Mazor Z, et al. Inferior alveolar nerve transposition and reposition for dental implant placement in edentulous or partially edentulous mandibles: a multicenter retrospective study. Int J Oral Maxillofac Surg, 2013, 42:656–659

[55] Karlis V, Bae RD, Glickman RS. Mandibular fracture as a complication of inferior alveolar nerve transposition and placement of endosseous implants: a case report. Implant Dent, 2003, 12:211–216

[56] Norton MR. Multiple single-tooth implant restorations in the posterior jaws: maintenance of marginal bone levels with reference to the implant-abutment microgap. Int J Oral Maxillofac Implants, 2006, 21:777–784

[57] Khojasteh A, Hassani A, Motamedian SR, et al. Cortical bone augmentation versus nerve lateralization for treatment of atrophic posterior mandible: a retrospective study and review of literature. Clin Impl Dent Relat Res 2015 Jun 17. doi: 10.1111/cid.12317. [Epub ahead of print]

[58] Babbush CA. Transpositioning and repositioning the inferior alveolar and mental nerves in conjunction with endosteal implant reconstruction. Periodontol 2000, 1998, 17:183–190

[59] Vasconcelos Jde A, Avila GB, Ribeiro JC, et al. Inferior alveolar nerve transposition with involvement of the mental foramen for implant placement. Med Oral Patol Oral Cir Bucal, 2008, 13:E722–725

[60] Urist MR. Bone: formation by autoinduction. Science, 1965, 150:893

[61] Postlethwaite AE, Raghow R, Stricklin G, et al. Osteogenic protein-1, a bone morphogenic protein member of the TGF-beta superfamily, shares chemotactic but not fibrogenic properties with TGF-beta. J Cell Physiol, 1994, 161:562–570

[62] Lynch SE, et al. Tissue Engineering. Chicago IL: Quintessence Publishing Co, 2008

[63] Li XJ, Boyne P, Lilly L, et al. Different osteogenic pathways

between rhBMP-2/ACS and autogenous bone graft in 190 maxillary sinus floor augmentation surgeries. J Oral Maxillofac Surg, 2007, 65(9 Suppl 2):36

[64] Triplett G, Nevins M, Marx RE. Pivotal, randomized, parallel evaluation of recombinant human bone morphogenetic protein-2/absorbable collagen sponge and autogenous bone graft for maxillary sinus floor augmentation. J Oral Maxillofac Surg, 2009, 67:9

[65] Khojasteh A, Behnia H, Dashti SG, et al. Current trends in mesenchymal stem cell application in bone augmentation: a review of the literature. J Oral Maxillofac Surg, 2012, 70:972–982

[66] Friedenstein AJ, Gorskaja JF, Kulagina NN. Fibroblast precursors in normal and irradiated mouse hematopoietic organs. Expl Hematol, 1976, 4:267

[67] MoradG, Kheiri L, Khojasteh A. Dental pulp stemcells for in vivo bone regeneration: a systematic review of literature. Arch Oral Biol, 2013, 58(12):1818–1827

[68] Khojasteh A, Eslaminejad MB, Nazarian H. Mesenchymal stem cells enhance bone regeneration in rat calvarial critical size defects more than platelete-rich plasma. Oral Surg Oral Med Oral Pathol Oral Radiol Endod, 2008, 106:356–363

[69] Khojasteh A, Behnia H, Hosseini S, et al. The effect of PCL-TCP scaffold loaded with mesenchymal stem cells on vertical bone augmentation in dog mandible: a preliminary report. J Biomed Mater Res B Appl Biomater, 2013, 101:848–854

[70] El Tamer MK, Reis RL. Progenitor and stem cells for bone and cartilage regenera-tion. J Tissue Eng Regen Med, 2009, 3:327

[71] Shayesteh YS, Khojasteh A, Soleimani M, et al. Sinus augmentation using human mesenchymal stem cells loaded into a [beta]-tricalciumphosphate/hydroxyapatite scaffold. Oral Surg OralMed Oral Pathol Oral Radiol Endod, 2008, 106:203–209

[72] BehniaH, Khojasteh A, SoleimaniM, et al. Secondary repair of alveolar clefts using human mesenchymal stem cells. Oral Surg Oral Med Oral Pathol Oral Radiol Endod, 2009, 108:e1–6

[73] Behnia H, Khojasteh A, Soleimani M, et al. Repair of alveolar cleft defect with mesenchymal stem cells and platelet derived growth factors: a preliminary report. J Craniomaxillofac Surg, 2012, 40:2–7

[74] Louis P. Vertical ridge augmentation using titanium mesh. Oral Maxillofacial Surg Clin N Am, 2010, 22:353–368

[75] Burger BW. Use of ultrasound-activated resorbable oly-D-L-lactide pins (Sonic-Pins) and foil panels (Resorb-X) for horizontal bone augmentation of the maxillary and mandibular alveolar ridges. J Oral Maxillofac Surg, 2010, 68(7):1656–1661

[76] Louis PJ, Gutta R, Naief S. Reconstruction of the maxilla and mandible with particulate bone graft and titanium mesh for implant placement. J Oral Maxillofac Surg, 2008, 66(2):235–245

[77] Davies JE, Ajami E, Moineddin R, et al. The roles of different scale ranges of surface implant topography on the stability of the bone/implant interface. Bio-materials, 2013, 34(14):3535–3546

[78] Pogrel MA, Podlesh S, Anthony J, et al. A comparison of vascularized and nonvascularized bone grafts for reconstruction of mandibular continuity defects. J Oral Maxillofac Surg, 1997, 55:1200

[79] Rowan M, Lee D, Pi-Anfruns J, et al. Mechanical versus biological stability of immediate and delayed implant placement using resonance frequency analysis. J Oral Maxillo Surg, 2015, 73(2):253–257

[80] Liu Y, Enggist L, Kuffer AF, et al. The influence of BMP-2 and its mode of delivery on the osteoconductivity of implant surfaces during the early phase of osseointegration, Biomaterials, 2007, 28(16):2677–2686

[81] Dahlin C, Linde A, Gottlow J, Nyman S. Healing of bone defects by guided tissue regeneration. Plast Reconstr Surg, 1988, 81:672–676

[82] Steflik DE, Corpe RS, Lake FT, et al. Ultrastructural analyses of the attachment (bonding) zone between bone and implanted biomaterials. J Biomed Mater Res, 1998, 39:611–620

[83] Khojasteh A, Dashti SG, Dehghan MM, et al. The osteoregenerative effects of platelet-derived growth factor BB cotransplanted with mesenchymal stem cells, loaded on freeze-dried mineral bone block: a pilot study in dog mandible. J Biomed Mater Res B Appl Biomater, 2014, 102(8):1771–1778

[84] Jafarian M, Eslaminejad MB, Khojasteh A, et al. Marrow-derived mesenchymal stem cells–directed bone regeneration in the dog mandible: a comparison between biphasic calcium phosphate and natural bone mineral. Oral Surg Oral Med Oral Pathol Oral Radiol Endod, 2008, 105(5):e14–24

[85] Eslaminejad MB, Jafarian M, Khojasteh A, et al. In vivo bone formation by canine mesenchymal stem cells loaded onto HA/TCP scaffolds: qualitative and quantitative analysis. Yakhteh, 2008, 10(3):205–212

[86] Khojasteh A, EslaminejadMB, Nazarian H, et al. Vertical bone augmentation with simultaneous implant placement using particulate mineralized bone and mesenchymal stem cells: a preliminary study in rabbit. J Oral Implantol, 2013, 39(1):3–13

[87] Behnia H, Khoshzaban A, Zarinfar M, et al. Histological evaluation of regeneration in rabbit calvarial bone defects using demineralized bone matrix, mesenchymal stem cells and platelet rich in growth factors. J Dent Sch, 2012, 30(3):143–154

[88] Behnia H, Khojasteh A, Kiani MT, et al. Bone regeneration with a combination of nanocrystalline hydroxy-apatite silica gel, platelet-rich growth factor, and mesenchymal stem cells: a histologic study in rabbit calvaria. Oral Surg Oral Med Oral Pathol Oral Radiol, 2013, 115(2):e7–15

第 6 篇

游离骨皮瓣和骨整合种植体

第 25 章　运用游离骨皮瓣和骨整合种植体行上下颌骨牙槽嵴重建

Edward I. Chang, Matthew M. Hanasono

引　言

近年来,头颈部重建手术取得了长足的进步。游离组织移植术取代了古老的"跳行"皮瓣和蒂状皮瓣移植术,从而改善患者的功能和美观[1-2]。目前的多种皮瓣术式为显微重建外科医生提供了一系列的供区选择,以使其适用于任意形态的缺损修复[3-5]。对于软组织缺损,可根据缺损的大小和部位,使用不同类型的皮瓣进行重建;而骨缺损的重建则有赖于各种游离骨皮瓣[6-8]。腓骨游离骨皮瓣自 Hidalgo 提出以来,就成了下颌骨重建中使用最多的皮瓣之一,它也是颅颌面骨骼重建中形态及功能优化的基础[9-12]。然而,尽管普遍认为血管化骨皮瓣是下颌骨重建的最佳选择,但术者必须接受高级别的培训,以最大限度地提高移植骨皮瓣的存活率及患者的修复效果,尽可能地避免并发症。

腓骨游离皮瓣

腓骨骨皮瓣基本上是下颌骨重建中最常用的选择。腓骨是踝关节的稳定装置,并且是下肢数组肌肉的附丽起点,但是在手术过程中可以取距离外踝上方 5~7cm 的远端部分用来外科重建。通常来说,可从成年患者体内获取一条长约 22~25cm 的腓骨骨段,而该骨量几乎可以满足近全下颌骨全骨段的缺损重建。再者,由于多数情况下下颌骨缺损会伴有口内上皮衬里、舌及黏膜的缺损,因而,带有皮岛的腓骨皮瓣在这种伴有软组织及黏膜缺损的下颌骨复合缺损的重建中会更显优势。

腓骨游离皮瓣的血液供给主要来自于腓动、静脉。在术前,不仅要检查下肢功能情况,还要触摸足背动脉和腓后动脉的搏动情况,这是非常重要的。发现有动脉供血不足和静脉瘀滞的患者,可能不适合将腓骨作为供区。除了排除病理状态,排除腓动脉膨大也同样重要。腓动脉膨大是一种解剖变异,是指腓动脉主导了下肢远心端的动脉血流。当无法触及周围动脉或对下肢远端循环情况存在疑问时,就需要行常规检查、磁共振或 CT 血管造影等额外检查。

选择哪一侧下肢作为供区是基于受区血管方向和口内外衬里的需求决定的。一般情况下,对于下颌骨重建来说,当需要口内衬里覆盖时,我们更倾向于选择下颌骨受区血管对侧的腿作为供区。对于上颌骨重建来说,则选择同侧腿的皮瓣来关闭腭部黏膜缺损。皮瓣朝向通常以蒂部位于舌侧为准,从而尽可能减少来自外部的压力并使固位板位于腓骨外侧。

截骨术可以在当皮瓣还在原位时或植入缺损区域过程中完成。当蒂部仍然连接时实施截骨术的优势是使所取皮瓣缺血时间尽量缩短;同时,在显微血管吻合前实施坚强固定骨块和插入皮岛是最重要的,优点是便于在血运重建之前识别蒂部的损伤。也有外科医生选择将蒂部断离后再行截骨术,因为这样可增加移动自由度,避免了牵拉对蒂部血管的损伤。

我们更倾向于选择锁定钛重建板将截取的腓骨与余留下颌骨骨段固定。近年来,低切迹固定硬件(lower profile hardware)的使用降低了固定板钉的暴露率。尽管已经有外科医生在这一术式中成功地使用了微型固定板(这种类型的固定板

Department of Plastic Surgery, The University of Texas MD Anderson Cancer Center, Houston, Texas, USA

可以精细调整重建牙槽骨的最终形态），但锁定重建板仍然具有独特优势，即具有优良的稳定性并能承受更高的负荷。

在某些病例中，可以使用折叠腓骨瓣（double-barrel）法进行下颌骨重建以增加骨高度。这种技术以常规方法实施重建操作，不同的是将所取腓骨远端部分水平折叠至近心端以增加额外骨高度的恢复，使重建骨高度更接近正常有牙下颌骨。由于下颌骨前部区域的正常高度更高，所以我们常使用折叠腓骨瓣技术修复这一区域的缺损。而在下颌骨的侧方区域，一般情况下单根腓骨骨段的宽度就可以满足对下颌骨原有高度的恢复及重建。当使用单层宽度的腓骨瓣进行下颌骨缺损的重建时，为了获得最佳的下颌缘轮廓，我们将游离腓骨置于与下颌骨下缘平齐，而不是将其与牙槽嵴顶平齐。

下颌骨重建后往往伴随咬合不良的情况。因此，在任何情况下只要有可能，就应在下颌骨切除前使用固定板钉对该段下颌骨进行预先的固定，这样就可以使重建后的下颌骨仍然保有先前的空间位置。当膨胀性肿瘤、病理性骨折或已先行截骨导致无法实施固定板预固定时，也可以考虑使用外固定装置。而近年来，尤其是当预先固定技术无法实现时，计算机辅助设计和快速建模的运用在这一领域极大地改善了预后。

游离腓骨骨皮瓣获取技术

游离腓骨骨皮瓣的概念自提出以来，其获取方法已经经历了多次改进并取得了长足进步。术前影像检查在瓣的设计中具有重要作用，尤其是兼顾皮岛的设计能够满足因下颌骨切除术后造成的复杂缺损的重建需求[9]。在止血带压迫下切取皮瓣，可以让操作区域尽量无血，并且利于精确识别皮瓣主蒂的血管和淋巴。在皮瓣设计时要考虑保留腓骨近远端5~7cm的区域，以维持踝关节的功能和避免损伤横跨腓骨颈部的腓神经（图25.1）。

腓骨头至外踝的连线标记出皮岛的中心线[13]。基于先前的解剖学研究，我们已经甄别出一条可靠的穿支血管——约位于腓骨头到外踝连线的

1/3。尽管这是一支可靠的穿支血管，但是此穿支血管并不总是起源于主干腓骨血管，而这会降低这类皮瓣用于覆盖口内缺损时的实用性，但也有将其运用于贯通伤的报道[14]。除此穿支血管，还有3支可靠的穿支血管，一般位于腓骨头到外踝连线约1/2、2/3和3/4的距离上，我们简化命名为穿支血管A、B、C。使用手持多普勒超声探头可确认这些穿支血管的位置。也可行前路小切口直视穿支血管，最终确定皮岛设计（图25.2）。

一旦确认穿支血管，就可截取腓骨。简言之，将腓肠肌从腓骨骨膜上剥离直到看到前隔膜，然后切断该处前隔膜，暴露前间隔内的肌肉。然后将这些肌肉从腓骨进行剥离，此过程需小心识别并避免损伤前方的胫骨神经血管束。当上述肌肉群从腓骨游离后，就可见到其下方的骨间膜。

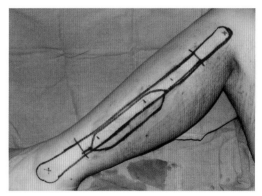

图 25.1　腓骨游离皮瓣的术前标记，标记出近远端5~6cm需要保留的腓骨和预计切取的皮岛位置

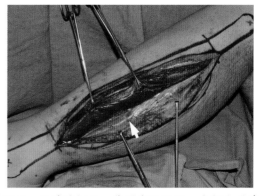

图 25.2　行前路切口，鉴别出肌间隔一支较大的穿支血管（白色箭头），可用于皮岛血流灌注

此时，使用解剖直角钳同时钳固住所取腓骨的近远两端，这里再次提醒不要损伤到腓骨蒂部的主干，随后实施近远端腓骨截骨术，并游离骨间膜，就可将腓骨从腿部取出（图25.3）。识别远端腓骨血管并结扎，接着由远端向近端方向剥离后间隔肌肉直到将整块腓骨游离，并将腓骨血管剥离至胫腓干——胫腓干是近端剥离的界限标志。

至此，基于缺损的尺寸和穿支血管的确切位置，皮岛的设计最终完成。行后方切口将比目鱼肌从后隔膜和拇长屈肌上分离，小心地从比目鱼肌上解剖和游离出皮肤穿支血管，结扎为该肌肉提供血供的细小分支（图25.4）。此时，整个腓骨肌皮瓣剥离完成，可以松解止血带（图25.5）。需要注意的是要确保皮瓣和皮岛灌注良好，趾端有正常的毛细血管再充盈。

截骨术和钢板固定

对截取的腓骨段进行塑形，使之符合上下颌骨缺损区的形态，该步骤可以在皮瓣还位于原位时实施，也可以在皮瓣断蒂后进行。前者可以尽可能地减小皮瓣的缺血时间，而后者可以提高截骨术操作的自由度（图25.6）。在实施截骨术时保护好蒂部主干至关重要。截骨的量是由缺损程度决定的，并且可根据原上下颌骨的形态创建模板以利于手术操作。如果原有下颌骨或上颌骨的形态由于严重的创伤或外生性肿瘤致畸而无法利用，可考虑使用头影测量导线引导骨的多维度构

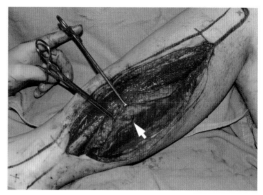

图 25.4　行后部皮肤切口，从后入路鉴别出穿支血管（白色箭头）

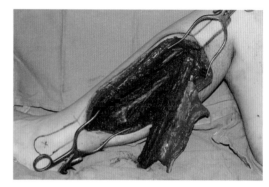

图 25.5　整条腓骨现已游离，止血带已松解，可见腓骨、肌肉和皮岛的良好血液灌注

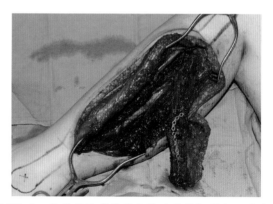

图 25.6　原位实施截骨术和随后的钛板固定，同时可见皮瓣仍然贴附并由腓血管灌注

建[15]。另外，也可借助于计算机辅助设计（CAD）软件创建的医学三维模型。因为术中切削导板既能辅助上下颌骨的切除并能兼顾切取符合形态的腓骨，所以术中切削导板的运用发展极为迅速并日渐普及。此外，个性化定制和预成型钛板也可用于精准预估缺损和重建手术[16-18]。

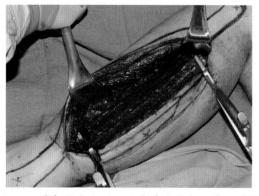

图 25.3　前部剥离和近远端截骨术完成，骨间膜得以游离以便腓骨从小腿上取出，再行蒂部和后部组织的剥离

骨整合牙种植体

血管化骨皮瓣（如腓骨皮瓣）运用的主要目标是对缺损修复区的形态和功能的恢复，因此要求血管化骨皮瓣有重建牙列的潜能。腓骨能为牙科种植体提供充足的骨量支持，而种植体可在骨重建时即刻植入或术后二期植入，两者的效果及植体存活率相当[19-20]。一般来说，我们倾向于在骨皮瓣与上、下颌骨骨性愈合完成后再进行牙种植体的二期植入。即刻种植体植入对精确度的要求非常高，并且有损伤皮瓣血供和错位植入的风险。而若种植体植入角度不正，则会造成基台安装和修复体固位困难。

我们行二期种植体植入的时间是缺损重建术后6个月（至少不早于4个月），待接骨处完成骨性愈合后再植入牙种植体。同时建议在牙植体植入前行影像学检查，包括CT或全景片。这里值得一提的是，尽管影像学上截骨线处表现为透亮区通常被认为是骨性愈合的出现，然而，真实的骨性愈合其实往往滞后于影像学，完全的骨愈合往往出现在术后4个月。另外，种植体的植入往往需要显微血管外科医生的配合。牙种植体植入前，需要先移除钛固定板钉以容纳种植体。同时，需要削薄皮瓣的皮下脂肪。对于部分病例，甚至需要完全去除脂肪层只保留骨膜，以便自发性再黏膜化的形成或使用皮片对其进行覆盖。

由于基台长度的限制，骨和修复体之间的组织应该很薄，为最终修复体留出足够的空间。至少要3个月后骨结合完全形成，才能暴露种植体，安装基台，而不是即刻负载。如果有必要，可以在暴露植体和安置基台时进一步削薄皮片。

为癌症患者植入牙种植体的最大争议之一是放疗是否会影响种植体的长期留存率。有研究表明植体植入接受放疗后的骨比植入未接受放疗的骨的并发症风险高，但也有研究显示二者预后并无二致[21-23]。总的来说，尽管也有放疗患者接受植体支持式牙列重建的成功病例，但我们更倾向于为非放疗患者行植体支持式的牙列重建[24]。有学者认为，对接受过放疗的患者在植体植入前行

高压氧治疗，可以降低植体植入失败率或骨折的风险，但仍需进一步的数据结果来支持此观点。

▶病例报告1

患者，男性，68岁，有扁桃体淋巴细胞癌放射治疗史，伴有不断加重的颌骨疼痛，牙关紧闭及体重减轻。患者有继发于放射性骨坏死的病理性骨折（图25.7），在手术行广泛的复合切除术后，采用对侧下肢的双皮岛游离腓骨皮瓣行缺损区重建（图25.8）。近端皮岛用于重衬外层皮肤，远端皮岛用于修复口内黏膜缺损，而截取的骨段，则用以恢复下颌骨的轮廓。血管吻合于面动脉和面总静脉。

患者顺利康复并行口内皮岛修整以压实皮瓣，在缺损重建术后14个月，行牙科种植体植入（图25.9）。共植入5枚Astra牙科种植体（1mm×4mm和4mm×5mm种植体），植体植入3个月进行骨结合，之后暴露植体并安装基台（图25.10）。安装修复体时，对修复体进行少量调整，以使其适合患者及患者的上颌义齿。

鉴于前期的放射性损伤和随后的放射性骨坏死，患者需要血管化骨皮瓣重建复合缺损，以最大可能地优化术后生存质量[25]。鉴于同时修复口腔内外软组织和骨缺损的需要，我们选用带双皮岛的腓骨游离骨皮瓣而非其他骨皮瓣。髂嵴的蒂部长度受限，并且不能提供可以覆盖颈部的第二

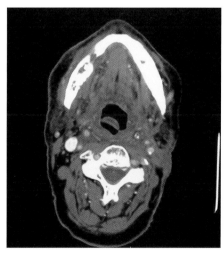

图25.7　术前CT扫描显示下颌骨放射性骨坏死，伴病理性骨折

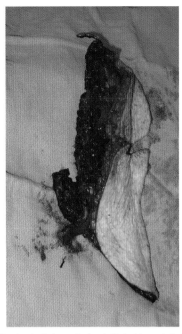

图 25.8　切取的游离双皮岛腓骨皮瓣，原位钛板固定

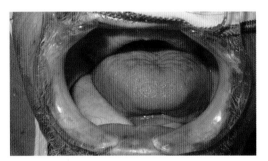

图 25.9　后照片，皮瓣压实（flap debulking）和牙种植体植入前

皮岛。而胸大肌皮瓣虽然可用于覆盖颈部，但是该皮瓣会限制颈部活动幅度，所以倾向于将胸大肌皮瓣作为后备选择。嵌合肩胛游离皮瓣也是选择之一，但是它需要术中改变体位且可能需要皮肤移植以覆盖肌肉，这就会造成缺血时间增加，

手术时间延长，美观效果不理想。

对于大部分仅涉及口内的复合缺损，如上文所述，我们倾向于使用对侧腿部皮瓣以便得到我们预期的蒂部方向。但若是贯通性缺损，就必须要有两条穿支以供养两个皮岛，这样两皮岛才能各自独立移动。近端穿支用于修复这类洞穿缺损非常理想，因为近端皮岛接近吻合区，并能覆盖血管来重建颈部表面。近端穿支的使用也免去了开辟第二组受区血管的必要，因为放射治疗及手术会导致颈部区域血管减少，而第二组受区血管的开辟将会是一个很大的挑战。在开辟第二组受区血管时，很可能需要静脉移植以使其他受区血管来供给第二游离皮瓣。对于口内缺损的修复，我们则使用远端皮岛，因为远端皮岛总的来说比近端皮岛更薄、更适合作为黏膜衬里。

术后肿胀的消退通常至少需要 3 个月。在前期有放疗史的情况下，一般我们建议至少 6 个月后再行延期修整。在对移植皮瓣削薄和压实的过程中，应小心避免损伤供应皮岛的穿支，并且最好与牙科专科医生协同合作，充分暴露骨面，以便更加精确地植入牙科骨结合种植体，并保护皮岛的血管供应。

▶病例报告 2

患者，男性，45 岁，患硬腭及左侧上颌窦血管内皮瘤。该患者接受了全硬腭及左侧上颌窦切除术，保留眶底（图 25.11）。同期取左腿腓骨游离骨皮瓣对缺损区行即刻重建（图 25.12）。需要行三次闭合楔形截骨术来重建上颌骨前壁和双侧前牙槽弓。使用厚度为 1.5mm 的钛重建板将

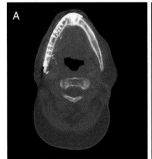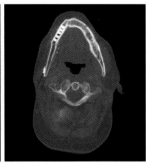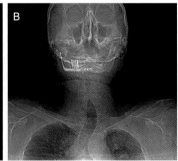

图 25.10　术后 CT 扫描，扫描断面显示轴向（A）和前后向（B）的牙科种植体骨整合

腓骨游离皮瓣固定于右侧上颌骨及左侧颧骨（图
25.13）。将腓骨游离皮瓣的皮岛环形缝合于唇颊
侧黏膜及软腭的切割边缘。由于本病例中患者的
腓骨游离皮瓣蒂部长度不足，只有约 6cm 长，所
以需通过隐静脉移植完成与左侧面动静脉的微血
管吻合。

　　一期重建术后 8 个月，在唇颊侧腓骨游离皮
瓣间做切口取出所有固定装置，包括螺丝和重建
板。同期，根据移植腓骨的高度及厚度，植入长
度为 9~11mm、直径为 3.55~4.05mm 不等的 7 颗
骨结合牙种植体。使用外科剪修剪皮下脂肪将皮
岛修薄至 1~1.5mm 后放置覆盖螺丝，并在种植
体和骨面上关闭皮岛（图 25.14）。植入 3 个月
后，暴露种植体，去除覆盖螺丝后在种植体上安
装定位基台（图 25.15）。数周后负载上部修复
体（图 25.16），并获得可接受的治疗效果（图
25.17）。

　　因为没有余留牙稳定修复体，所以像这样的
广泛性缺损难以使用塞置器修复。由于不能充分

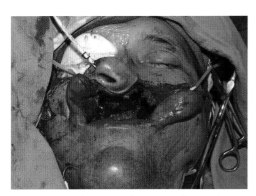

图 25.11　左侧全部及右侧部分上颌骨切除术后的外科
缺损，移除全部硬腭

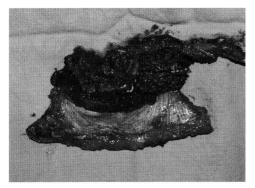

图 25.12　三次楔形截骨术和钛重建板坚固固定的腓骨
游离骨皮瓣

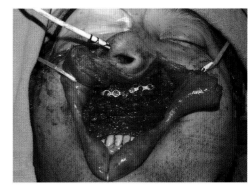

图 25.13　插入腓骨游离骨皮瓣以重建双侧上颌骨缺
损，运用游离皮瓣的皮岛关闭口腔侧缺损

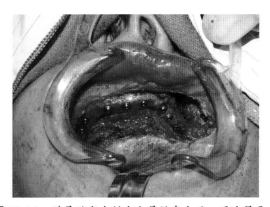

图 25.14　腓骨游离皮瓣充分骨性愈合后，再次暴露皮
瓣，移除固定装置并植入骨结合种植体，审慎地去除皮
下脂肪削薄皮岛为未来牙科修复体提供空间

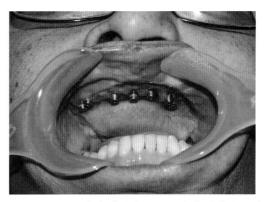

图 25.15　种植体完成骨结合后，再次暴露植体，移除
覆盖螺丝并安放基台

恢复患者面中份突度及鼻支撑，因此，软组织游
离皮瓣或带蒂皮瓣在这种类型的缺损修复中并不
是最合适的。之所以选择腓骨游离皮瓣作为带血
管蒂的骨来源，则是考虑到缺损的长度及复杂形
状。需要行多个截骨术才能重建面中份前部和牙
槽弓的弧形形态及轮廓。请注意，自这样的方向

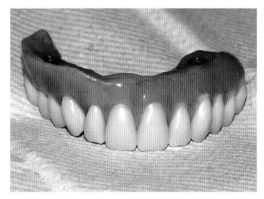

图 25.16 种植体支持的上颌修复体

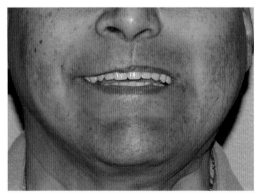

图 25.17 运用腓骨游离皮瓣重建和种植体支持修复体牙列修复的最终效果

切取同侧的皮瓣行微血管吻合后，皮岛能用于关闭口腔缺损。鼻侧的骨和皮片能自发地黏膜化。切取骨时可带有 0.5~1cm 附着于骨膜的肌肉，以促进自主黏膜愈合。

如前所述，通常从腓骨重建到移除固定装置并植入骨整合种植体需要 6 个月。由于取出固定板需要对组织进行广泛的剥离，因此我们倾向于只取出螺钉，或仅取出位于切口下的部分固定板，而不是广泛剥离已经愈合良好的组织。裂钻可在不损伤移植腓骨的情况下切断 1.5~2mm 的重建板。对于接受过放射治疗后的皮岛的厚度修整需谨慎操作，因为皮岛修薄所带来的创口愈合问题并不罕见且可能会导致骨及种植体暴露。而针对皮岛很厚的非放疗患者，我们有时会移除皮岛并使用皮片移植以覆盖下方的骨膜和瘢痕组织。

讨 论

微血管游离皮瓣的风险包括吻合口或蒂部

血栓、皮瓣坏死、感染、瘘管、愈合不良，以及供区并发症。经验丰富的术者手术总体成功率在 95% 以上。任何的游离皮瓣移植，临床中都应密切观察皮瓣是否存活。根据我们的经验，因为皮瓣具有丰富的血管，所以发生愈合不良或不愈合的情况非常罕见。

在 157 例患者中，有 31% 的腓骨游离皮瓣病例发生供区并发症，包括移植皮肤缺失（15%），蜂窝织炎（10%），伤口裂开（8%）和脓肿（1%），部分患者出现了 2 种以上的并发症[26]。皮瓣切取后直接拉拢缝合和皮片移植修复供区的病例之间，其并发症的发生情况并无显著性差异。远期并发症发病率为 17%，包括腿部力量减弱（8%），踝关节不稳定（4%），大趾屈曲挛缩（9%）和踝关节活动性降低（12%）。术后 3~6 个月，所有患者可以最终恢复到术前的走动水平，绝大部分病例达到正常活动水平。

基于其很多理想的特征，腓骨骨皮瓣成为外科重建手术中最常采用的游离骨皮瓣。腓骨皮瓣血管蒂直径粗大，使显微血管吻合变得简单，其骨长度也足够行近全长的下颌骨重建，骨厚度则满足植入骨整合种植体的要求，皮岛可靠性好，并且供区并发症发生率也处于可接受的水平。其他游离骨皮瓣选项包括髂嵴、肩胛骨及前臂桡侧游离骨皮瓣，对非腓骨游离皮瓣适应证患者或曾经接受过腓骨游离皮瓣而又需要再次骨重建的患者可选择采用上述这些皮瓣的移植。

髂嵴游离皮瓣能为下颌骨重建提供大量的皮质骨和松质骨。旋髂深血管常作为髂嵴游离皮瓣的血管蒂，其解剖连贯，长度合适（8~10cm），血管直径恰当（2~3mm），适于显微外科操作。髂嵴骨皮瓣血供丰富，含有营养穿支和骨膜血管，使皮瓣可以承受复杂的截骨术，并具有可容纳骨结合牙种植体的骨量。

皮瓣可以切取成仅含骨的骨瓣，或者切取成包含有皮岛和(或)肌岛的骨皮瓣来修复复合缺损。在某些病例中，尽管所取皮岛宽度达 9~12cm，但仍能直接拉拢缝合供区，这得益于起源于旋髂深血管的多个穿支的供养。过去，髂嵴游离骨皮瓣包含随皮岛一起袖式切取的外斜肌、内斜肌和腹横筋膜，但是近年来由于穿支解剖技术已成为常规，使该骨皮瓣获取时软组织切取量大为减少。

髂嵴游离皮瓣的供区可能会出现塌陷畸形和（或）疝气等并发症。而这些并发症可通过仔细的缝合技术和切取断层皮片来改善。当然，也有出现步态异常这一并发症的报道。按断层皮质骨瓣切取骨瓣可以降低各种并发症的发生率：维持髋部外形，减少步态异常的发生，为腹腔内脏提供更好的支持从而降低疝气发生的风险。由于该皮瓣解剖分离困难，且术后供区有发生疝气的风险，这种类型的皮瓣对肥胖患者是相对禁忌的。

肩胛游离皮瓣也是下颌骨重建时的选择之一。肩胛皮瓣的血供通常基于旋肩胛动脉。通过纳入更多的肩胛下血管，其蒂部长度可增加4~5cm。可沿肩胛骨的外侧或内侧缘切取骨块。尽管外侧肩胛皮瓣的血管蒂较内侧略短，但是由于其比内侧肩胛皮瓣拥有更厚的骨量，所以更为常用。在计划植入骨整合牙种植体的重建手术方案中，受植骨床的厚度尤其重要。而不论从肩胛骨的外侧面还是内侧面，我们都能切取长度接近10~14cm的骨用以重建手术。

如有必要，可在截取肩胛骨块的同时，一并切取基于旋肩胛动脉的皮岛。若要修复更大的缺损，可切取由肩胛下区域供血的嵌合皮瓣，包括一个肩胛或肩胛旁皮岛、背阔肌（含或不含被覆皮岛）和前锯肌。这里根据不同的缺损大小和类型存在着多种潜在的组合方式。

不论是从肩胛骨内侧还是外侧边缘获取的皮瓣，都面临着一个主要缺点，即肩胛骨通常很薄，不能保证为植入骨整合种植体提供充足的骨量。受限于肩胛骨的位置，很难两个团队同时行皮瓣切取和受区准备的手术操作。而且术中需要改变体位，延长了手术时间。术后患者会存在一定程度的肩关节僵硬和外展受限。

前臂桡侧筋膜皮瓣（radial forearm fasciocutaneous free flap）是运用非常广泛的皮瓣，它含有菲薄、柔韧的皮肤，适合于头、颈部缺损的重建。这种皮瓣通过纳入桡骨前侧（掌侧）的

皮质骨，可成为骨皮瓣。可切取由桡动脉骨膜分支营养的长达14cm、单皮质半径约50%的桡骨用于重建骨缺损。然而，由于不能影响手的结构力学，故切取厚度有限，且切取后存在桡骨骨折的风险，所以桡骨前臂游离骨皮瓣并非首选。即便牙种植体与桡骨骨皮瓣成功骨整合案例偶有报道，但在大多数病例中，由于获取的骨厚度过薄，故不足以稳定地容纳种植体。

切取桡骨前臂游离骨皮瓣后，供区并发症是较为严重的。已有报道的有腱断裂、腕管综合征和明显的肢端脆弱。桡骨骨折发生率估计为15%，因此有外科医生建议在切取皮瓣时，就应预防性使用固定板固定桡骨。

结　论

对下颌骨或上颌骨的大尺寸截断性缺损，可运用血管化游离骨皮瓣进行重建。腓骨游离骨皮瓣由于其长度充足，能承受多种类型的截骨术式，含有可以关闭黏膜创口的皮岛，以及足以容纳骨整合种植体的良好骨量等诸多优势，往往是该类缺损重建的首选。尽管已经有植骨同期进行即刻种植体植入的成功病例报道，但我们仍倾向于在二期手术中拆除固定板螺钉并修整皮岛后再植入牙种植体。而除了腓骨游离骨皮瓣外，其他选择基于骨厚度和高度，按对骨整合种植体的容纳能力从高到低的顺序排列为：髂嵴、肩胛骨和桡骨前臂游离骨皮瓣。

参考文献

[1] Hanasono MM, Friel MT, Klem C, et al. Impact of reconstructive microsurgery in patients with advanced oral cavity cancers. Head Neck, 2009, 31:1289–1296

[2] Hanasono MM, Matros E, Disa JJ. Important aspects of head and neck reconstruction. Plast Reconstr Surg 2014;134(6):968e–980e

[3] Yu P, Chang EI, Selber JC, et al. Perforator patterns of the ulnar artery perforator flap. Plast Reconstr Surg, 2012, 129(1):213–220

[4] Lin SJ, Rabie A, Yu P. Designing the anterolateral thigh flap without preoperative Doppler or imaging. J Reconstr Microsurg, 2010, 26(1):67–72

[5] Disa JJ, Pusic AL, Hidalgo DH, et al. Simplifying microvascular head and neck reconstruction: a rational approach to donor site selection. Ann Plast Surg, 2001, 47(4):385–389

[6] Chim H, Salgado CJ, Mardini S, et al. Reconstruction of

mandibular defects. Semin Plast Surg, 2010, 24(2):188–197

[7] Smith RB, Henstrom DK, Karnell LH, et al. Scapula osteocutaneous free flap reconstruction of the head and neck: impact of flap choice on surgical and medical complications. Head Neck, 2007, 29(5):446–452

[8] Kim JH, Rosenthal EL, Ellis T, et al. Radial forearm osteocutaneous free flap in maxillofacial and oromandibular reconstructions. Laryngoscope, 2005, 115 (9):1697–1701

[9] Garvey PB, Chang EI, Selber JC, et al. A prospective study of preoperative computed tomographic angiographic mapping of free fibula osteocutaneous flaps for head and neck reconstruction. Plast Reconstr Surg, 2012, 130(4):541e–549e

[10] Hidalgo DA. Fibula free flap: a new method of mandible reconstruction. Plast Reconstr Surg, 1989, 84(1):71–79

[11] Hidalgo DA. Aesthetic improvements in free-flap mandible reconstruction. Plast Reconstr Surg, 1991, 88(4):574–585

[12] Zlotolow IM, Huryn JM, Piro JD, et al. Osseointegrated implants and functional prosthetic rehabilitation in microvascular fibula free flap reconstructed mandibles. Am J Surg, 1992, 164(6):677–681

[13] Yu P, Chang EI, Hanasono MM. Design of a reliable skin paddle for the fibula osteocutaneous flap: perforator anatomy revisited. Plast Reconstr Surg, 2011, 128 (2):440–446

[14] Potter JK, Lee MR, Oxford L, et al. Proximal peroneal perforator in dual-skin paddle configuration of fibula free flap for composite oral reconstruction. Plast Reconstr Surg, 2014, 133(6):1485–1492

[15] Chang EI, Clemens MW, Garvey PB, et al. Cephalometric analysis for microvascular head and neck reconstruction. Head Neck, 2012, 34:1607–1614

[16] Roser SM, Ramachandra S, Blair H, et al. The accuracy of virtual surgical planning in free fibula mandibular reconstruction: comparison of planned and final results. J Oral Maxillofac Surg, 2010, 68(11):2824–2832

[17] Hanasono MM, Skoracki RJ. Computer-assisted design and rapid prototype modeling in microvascular mandible reconstruction. Laryngoscope, 2013, 123 (3):597–604

[18] Gil RS, Roig AM, Obispo CA, et al. Surgical planning and microvascular reconstruction of the mandible with a fibular flap using computer-aided design, rapid prototype modelling, and precontoured titanium reconstruction plates: a prospective study. Br J Oral Maxillofac Surg, 2015, 53 (1):49–53

[19] Schepers RH, Raghoebar GM, Vissink A, et al. Fully 3-dimensional digitally planned reconstruction of a mandible with a free vascularized fibula and immediate placement of an implant-supported prosthetic construction. Head Neck, 2013, 35 (4):E109–114

[20] Avraham T, Franco P, Brecht LE, et al. Functional outcomes of virtually planned free fibula flap reconstruction of the mandible. Plast Reconstr Surg, 2014, 134(4):628e–634e

[21] Doll C, Nack C, Raguse JD, et al. Survival analysis of dental implants and implant-retained prostheses in oral cancer patients up to 20 years. Clin Oral Investig, 2015, 19(6):1347–1352

[22] Chrcanovic BR, Albrektsson T,Wennerberg A. Dental implants in irradiated versus non-irradiated patients: a meta-analysis. Head Neck. Epub Nov 2014

[23] Schiegnitz E, Al-Nawas B, Kämmerer PW, et al. Oral rehabilitation with dental implants in irradiated patients: a meta-analysis on implant survival. Clin Oral Investig, 2014, 18(3):687–698

[24] Ch'ng S, Skoracki RJ, Selber JC, et al. Osseointegrated implant based dental rehabilitation in head and neck reconstruction patients. Head Neck. Epub Dec 2014

[25] Chang EI, Leon P, Hoffman WY, et al. Quality of life for patients requiring surgical resection and reconstruction for mandibular osteoradionecrosis: 10-year experience at the University of California San Francisco. Head Neck, 2012, 34 (2):207–212

[26] Momoh AO, Yu P, Skoracki RJ, et al. A prospective cohort study of fibula free flap donor-site morbidity in 157 consecutive patients. Plast Reconstr Surg, 2011, 128:714–720

第 7 篇

种植位点软组织增量

第 26 章　种植位点软组织增量：评估和处理方案

Georgios A. Kotsakis,[1] *Suheil Boutros,*[2] *Andreas L. Ioannou*[3]

引　言

　　虽然种植体的骨结合非常重要，但是评价种植体远期成功率的关键是在种植体植入的术前、术中和术后能否获得稳定而持久的软组织形态。种植体周围软组织的稳定和美观是由颊侧软组织和牙龈乳头来体现的。为了获得美学修复的效果，需要附加的手术来完善种植体植入术或修饰已经骨结合的种植体。

　　目前，在口腔种植领域中，以修复为导向的治疗是一个新起的概念，初期的诊断模板或临时修复体可以用来评估是否需要通过软硬组织增量实现进一步牙槽嵴扩增或改变龈缘的位置。种植体周围软组织缺损会导致一系列美学和功能性的并发症，如口腔卫生状况差、美观问题、发音问题，以及容易发生牙龈组织的进行性退缩[1]。图 26.1 和 26.2 分别从临床和影像两方面展示了种植体周围具有正常的牙龈水平和骨水平的病例。图 26.3 展示了种植体颊侧龈缘退缩。

　　种植体周围具有理想的软组织形态、量和色泽是评价种植体功能性和美观性的关键所在[2]。为了更好地评估美学效果，Fürhauser 等（2005）[3]提出粉红美学指数（pink esthetic score，PES）以评估种植体周围的软组织特征，包括与种植修复有关的软组织轮廓和粉红美学的评估[4]。粉红美学指数参照天然牙通过 7 个指标来评价单个种植体周围软组织美学效果，包括：近中龈乳头、远中龈乳头、软组织水平、软组织轮廓、牙槽骨缺损、软组织颜色和质地[3]。除了骨结合外，粉红美学指数和其他软组织指数逐渐被认可，成为评价种植治疗成功与否的重要标准[4]。

　　菌斑聚集[5]、口腔卫生习惯[5]、种植体嵴上或嵴下的位置[6]、冠缘形态、相邻种植体之间的距离或种植体与天然牙之间的距离都会影响种植义齿修复最终的功能与美学效果[7]。在制订治疗计划、种植体的植入和种植体修复过程中，以上所有的因素均应慎重考虑，避免种植体周围软组织发生退缩。本章将讨论种植体周围软组织增量的适应证和禁忌证及制订治疗计划所依从的基本原理。

适应证

　　事实上，所有牙种植手术在一定程度上都需要某种类型的牙周整形手术，以解决现存的软组织问题或避免和减小软组织问题发生的风险[8]。适应证在表 26.1 进行了阐述。

软硬组织缺损 - 牙龈乳头的缺失（图 26.4）

　　和邻牙相比，牙拔除后都会出现软硬组织的退缩[9-10]。在单颗牙种植病例中，这种退缩尤为显著，常在两侧邻牙牙根之间形成一个不美观的凹陷。因此，在拔牙时需考虑拔牙位点保存（牙槽窝植骨），以减轻牙槽骨的进一步吸收。通常拔牙后 4~6 个月的时间，牙槽骨的吸收趋于稳定，但是不会停止[11]。然而，在涉及美学的病例中，剩余牙槽嵴发生骨吸收导致种植位点与邻牙牙根的根形之间有较大的外形差异，需要通过牙周软组织增量来获得令人满意的美学效果[8]。如前所

1 University of Washington, Department of Periodontics, Seattle, Washington, USA

2 Private Practice, Limited to Periodontics and Implants Surgery, Grand Blanc, Michigan, USA

3 Department of Development and Surgical Sciences, Division of Periodontology, University of Minnesota, Minneapolis, Minnesota, USA

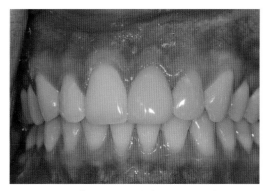

图 26.1　上颌左中切牙种植修复后周围健康的软组织

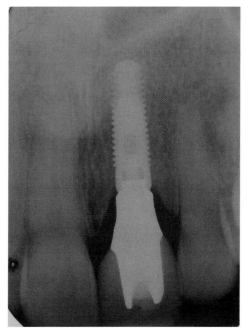

图 26.2　图 26.1 病例中的种植体周围稳定的骨水平

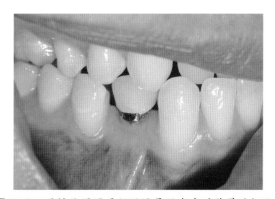

图 26.3　种植体周围牙龈退缩导致患者对美学的担忧

述，这些病例中提及的软组织移植术，如上皮下结缔组织移植术，来增加种植位点缺损的牙龈，都是依据牙拔除后软、硬组织发生的外形和体积的改变。

表 26.1　种植体周围软组织增量的适应证
– 牙槽嵴和软组织缺损 – 牙龈乳头丧失
– 角化龈不足
– 薄牙龈生物型和（或）色泽不协调
– 补救措施

角化龈不足

角化龈对于天然牙和种植牙的重要性一直存在争议（图 26.5）。在 Lang 和 Loe 两位学者经典的牙周研究中，曾探讨角化龈组织宽度与牙龈组织健康之间的关系[12]。他们提出超过 80% 牙位至少有 2mm 的角化龈，其中附着龈不少于 1mm，这样才能保证牙周组织的健康。Kennedy 等的研究表明，在角化龈缺乏的患者中菌斑控制尤为重要[13]。在一项针对附着角化龈缺乏的患者的研究中，有 20% 的患者由于菌斑控制差而发生了牙龈退缩，

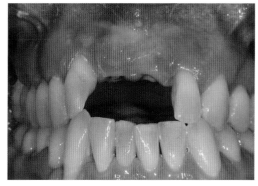

图 26.4　在缺牙区存在严重的垂直和水平骨丧失。提示邻牙的牙龈退缩问题使治疗计划复杂化同时增加了治疗难度

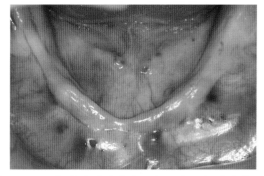

图 26.5　下颌缺牙区缺乏角化龈。角化龈的缺乏可以在种植之前或二期手术时进行处理。如果种植切口恰好将剩余的角化龈平分为愈合基台的颊舌侧两部分，可以省去软组织增量过程

而拥有较宽附着龈的受试者，即使菌斑控制差也仅出现牙龈炎症，不会发生牙龈退缩[13]。在牙种植文献中，Adell 等[14] 和 Albrektsso 等[15] 在牙槽黏膜区域植入光滑的纯钛种植体获得的种植体存留率和在角化龈区域植入的种植体相似。尽管如此，应慎重比较天然牙与种植体在牙槽骨中的附着结构，因为两者的结构在组织学水平存在显著差异[15]。种植体周围与天然牙周围组织在抵抗细菌侵入的炎症等反应过程显然不同。种植体的嵴上胶原纤维以平行"袖口"的方式围绕种植体，而牙 – 牙槽骨复合体中是呈垂直排列的牙周膜组织。相比于天然牙牙周组织的附着方式，种植体周围"袖口"式的机械附着可能相对薄弱。

Bouri 等发现种植体周围角化龈较窄的病例（<2mm）的平均菌斑指数，探诊出血和 X 线所示的骨吸收量均高于角化龈较宽（>2mm）的病例，因此他们认为种植体周围附着龈宽度的增加可以降低平均骨吸收量并改善软组织的健康[16]。然而，Esposito 等[17] 在一篇系统评价文章中指出尚缺乏充足的证据一致地证实这一结论的正确性。进行系统评价后认为，尚没有充足的证据一致证明这一结论的正确性。在临床中，当遇到一位角化龈缺乏的患者时，是否需要扩增种植位点的角化龈，临床医生可基于文献证据，患者的牙科病史，植入位点的特点和医生们以往的临床经验等做出判断。Greenstein 和 Cavallaro 推荐的角化龈增量的适应证如下[18]：

· 无论是否正在进行维持治疗和口腔卫生指导，种植位点仍存在慢性炎症反应的患者。

· 无论是否正在进行维持治疗和口腔卫生指导，种植体周围存在持续的附着丧失、退缩和骨丧失者。

· 无论软硬组织健康与否，刷牙时伴有酸痛感者。

· 有牙周病史和牙龈退缩史者。

· 牙周维持治疗依从性差者。

· 对美学效果不满意者。

薄龈生物型和颜色不佳

种植修复体周围粉红美学的长期稳定性

与种植体周围充足的软组织厚度密切相关（图26.6）。种植体周围牙龈的厚度（牙龈生物型）通常通过探针深入牙龈袋内是否透出颜色来判断[19]。一旦被诊断为薄龈生物型，需要行上皮下结缔组织移植术，以避免将来牙龈退缩的风险和种植体颊侧龈缘透出金属色。

补救措施

任何一种外科手术都有发生并发症的风险。术前制订尽可能完善的治疗方案可以降低此类风险，一旦有美学并发症发生时，牙周外科手术可以用作补救措施。图 26.7 展示了通过这种"补救措施"，来处理种植体的美学并发症。种植体唇和（或）颊向倾斜植入导致唇颊侧牙龈变薄，使金属灰色轮廓透过牙龈显现，随着牙龈退缩，纯钛种植体颈部结构暴露，使种植修复体产生不和谐的外形轮廓。这些并发症会带来令人不满意的笑容[20]。种植术后软组织移植术是一项简单且微创的技术，用来纠正软组织颜色与预期效果不匹配的一些并发症[21]。

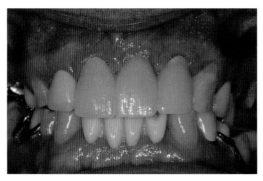

图 26.6　上颌左侧切牙种植体由于薄龈生物型而暴露金属

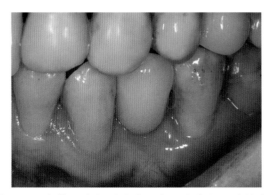

图 26.7　在薄龈生物型的病例中，结缔组织移植术可覆盖纯钛基台以改善修复效果

牙拔除 - 种植位点的处理

若牙拔除后拟采用种植修复，在牙拔除之前需考虑进行种植位点的处理。考虑的一个基本原则是：拔牙前牙龈的龈缘位置影响种植修复体黏膜附着的最高点。如果患者的唇侧龈缘位置理想，尤其对于厚龈生物型的患者，最终种植修复体可以获得良好的预后。然而，如果唇侧牙龈位置因牙周病或口腔卫生状况较差导致附着丧失而不够理想，那么将来黏膜位置水平预后不佳，此时需要在牙拔除和种植体植入阶段采用软组织移植术以纠正牙龈的位置。需要说明的是拔牙同期植骨不能纠正软组织问题，如牙龈位置。在这些病例中，需要辅助采用软组织移植术来获得理想的美学修复效果（表 26.2）。

禁忌证

与所有类型的牙周手术一样，在牙种植体周围应用软组织移植术包括一般的禁忌证和特殊的禁忌证（表 26.3）。一般的禁忌证指患者全身状况不佳给患者带来术后愈合及恢复不佳的风险，如未加控制的糖尿病。有些未控制的或不稳定的身体状况被视为可选择性手术的绝对禁忌证，如牙周整形手术等可选择性手术。若身体状况差伴结缔组织紊乱病（如扁平苔藓、类天疱疮），则软组织移植的风险增大，这是由于受植区的病理

表 26.3 种植体周围软组织移植术的禁忌证

– 全身状况（如未加控制的糖尿病等）
– 结缔组织紊乱病
– 吸烟
– 解剖因素（如腭动脉过粗）

愈合机制使移植的软组织不易成活。目前还没有证据表明可以在这些病例中实施此手术。尽管如此，也没有具体的数据表明结缔组织紊乱病是绝对的禁忌证[2]。

软组织移植术成功的关键因素是移植体的血管再生。吸烟会导致强烈的牙周反应、局部血管收缩严重影响转移瓣的存活甚至可能发生坏死，导致治疗失败。由于吸烟与成纤维细胞的黏附和免疫反应密切相关，吸烟的不良反应导致吸烟患者手术失败[22]。在治疗计划开始前，术前评估必须包括确认患者是否吸烟，术者必须告知患者吸烟导致的潜在不良反应。同时，术前医生应努力说服患者戒烟，当然，在临床实际中此举通常不能成功。术前戒烟和在血管再生初期的关键阶段戒烟，对于要行软组织移植的吸烟患者是最基本的要求。

最后，局部解剖结构也限制种植体周围软组织移植术的应用。供区（硬腭、上颌结节）组织量不足导致难以获取足够的移植物；毗邻重要结构，如粗大的腭动脉，也是牙周软组织手术的相对禁忌证（图 26.8）。在这些病例中，可选择上颌结节或同种异体软组织实现软组织移植。

表 26.2 拔牙时种植位点保存

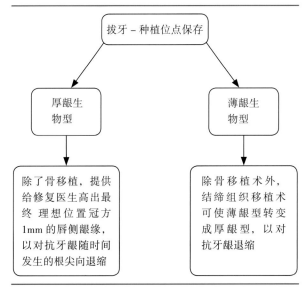

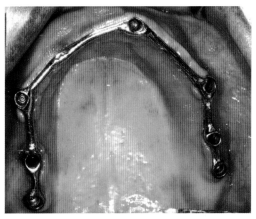

图 26.8 硬腭组织不足不能作为供区。在此病例中，可以从上颌结节处获取组织或获得同种异体组织以实施软组织移植

诊断和治疗计划

牙周整形手术的目的是避免或纠正解剖性的、发育性的、创伤性的或菌斑导致的种植体和天然牙周围的组织、牙槽黏膜或骨的缺陷。随着种植学的不断发展进步，种植治疗的目标从"种植体存活"转变为"种植成功"。虽然骨结合是牙种植的主要目标，但从长远来看，牙种植的成功体现在获得稳定的美学效果，其中包括种植体周围完整的穿龈形态。"种植成功"不仅包含功能性骨结合，也包括软、硬组织的结合，并且使整个牙列实现协调美观。只有成功的骨结合并不能确保患者满意。软组织的健康和美观是患者判定修复体是否成功的关键所在。患者希望的不仅仅是用种植体行使功能，同时也希望获得美观。在此基础上，根据患者情况将病例按照难易程度进行 SAC 分类（简单、中等复杂和高度复杂），基于患者的具体情况确定治疗方案，降低因医务工作者的经验水平和种植位点潜在的困难所导致的并发症的发生率[23]。此分类采用规范的分类系统对修复和外科难度进行分类，但此分类系统容易受基于个体差异所致的修正因素的影响，其中一个重要的影响 SAC 分级的因素就是国际口腔种植学会提出的美学风险评估（ERA）分析[24]。

ERA 是一个术前评估工具，通过分析临床风险指数以预测美学效果和并发症发生的可能性[24-25]。为了建立患者与术者之间的信任，同时树立患者对治疗结果合理的期望，患者在术前应被告知美学危险因素。在与患者初次会话中，医生用 ERA 表格采集的信息可以有效地防止并发症的发生并实现患者的期望。术前风险评估总体目标是确认哪些患者是发生不良后果或复杂并发症的高危人群（如薄龈生物型的患者、吸烟者或其他人）。患者填表的内容归为高危分类的越多，越需要通过更复杂的外科和修复计划来获得有利和可预期的结果。不管怎么说，在临床工作中，美学区的一些种植案例也可能存在令人不满意的效果。在这些病例中，面临一个重要的临床难题：软组织移植可以提高甚至恢复种植治疗后的美学效果吗？因此，这些患者必须了解手术的局限性并在治疗开始时树立合理的期望。

在进行术前口内检查之前，医务人员要完成很重要的工作，评估患者的笑线和唇线。很多医生由于低估了口外检查的重要性，导致治疗计划不充分继而修复美学效果较差。

医生在检查口腔状况时，需要注意患者特殊的解剖结构和修复特点（表 26.4）。如果检查结果显示软组织移植术对改善口腔状况有利，那么可以重建缺损的软组织或矫正软组织的外形，使笑容对称美观和谐。种植修复治疗过程的任何阶段都可以进行种植体周围的软组织处理，包括在种植体植入之前、植入同期、植入之后的愈合期等治疗阶段。无论如何，医生在行单颗种植牙手术伴软组织、骨组织移植术时应谨慎，尤其是同时实施多种手术时，要考虑到治疗的复杂性和副作用发生的风险。

只有在为了达到某个特定目的和改善或维持种植体的功能和（或）美观时，医生才会应用种植体周围软组织移植术（表 26.5）。换言之，种植体周围软组织移植术或种植位点保存通常在发生以下情况时应用：可提供给种植修复体自然的穿龈轮廓和健康的种植体龈沟，创造仿效牙根突度外形的颊侧轮廓，维持牙龈乳头高度，使牙龈充满楔状间隙，遮盖修复体的金属部件。种植修复体周围长期稳定的粉红美学与种植体周围合适的软组织厚度有密切联系[26-27]。

薄龈生物型患者，需采用上皮下结缔组织移植或游离龈移植术以防止修复完成后唇侧黏膜边缘长期后退萎缩的问题[28]。当评估是否需要软组织移植术时要考虑一些因素，如可支持牙龈乳头

表 26.4　软组织的考量 – 成功的关键因素

可支持牙龈乳头高度的邻牙临床附着水平
冠方龈缘的厚度确保良好的穿龈轮廓
颊侧软组织的厚度模仿牙根形态并防止暴露金属结构
膜龈联合的位置和种植位点黏膜边缘角化龈的宽度
与邻牙保持黏膜的连续性和协调性
黏膜的颜色和质地
既往手术留下的瘢痕

表 26.5　种植位点保存的方案。改编自 Loannou et al[8]

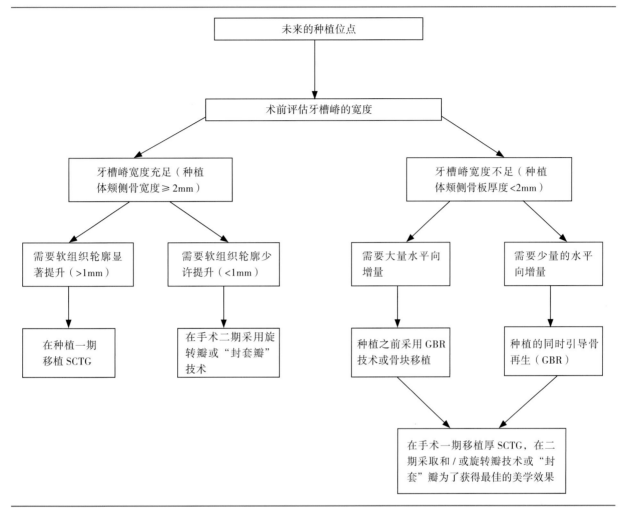

高度的邻牙临床附着水平，确保合适穿龈轮廓的冠方边缘厚度，仿根样突起和防止透出金属颜色的颊侧软组织厚度，以及膜龈联合的位置和角化龈宽度，只有考虑到以上因素才能与邻牙协调一致（表 26.4）。

结　论

在任何种植牙手术之前，正确的诊断和仔细的治疗计划对于功能和美观效果的实现至关重要，有助于提高种植修复的长期成功率并使患者满意。软组织移植术可以在牙种植体植入的术前、术中、术后进行，采用不同的选择可以满足患者对功能和美学的需要，达到种植治疗的成功。下一章将会讨论不同的软组织移植术和软组织增量的时机和方法。

参考文献

[1] Kotsakis GA, Maragout T, Ioannou AL, et al. Prevalence of maxillary midline papillae recession and association with interdental smile line: a cross-sectional study. Int J Periodontics Restorative Dent, 2014, 34(Suppl): s81–s87

[2] Hinrichs JE, Kotsakis GA, Lareau D. Soft tissue augmentation surgery for dental implants//Kademami D. Tiwanqa P. Atlas of Oral and Maxillofacial Surgery, Chapter 27. 1st edn. [S.L.] Elsevier, 2015

[3] Fürhauser R, Florescu D, Benesch T, et al. Evaluation of soft tissue around single-tooth implant crowns: the pink esthetic score. Clin Oral Implants Res, 2005, 16(6):639–644

[4] Jemt T. Regeneration of gingival papillae after single implant treatment. Int J Periodontics Restorative Dent, 1997, 17:326–333

[5] Abrahamsson I, Berglundh T, Lindhe J. Soft tissue response to plaque formation at different implant systems. A comparative study in the dog. Clin Oral Implants Res, 1998, 9:73–79

[6] Tarnow D, Elian N, Fletcher P, et al. Vertical distance from the crest of bone to the height of the interproximal papilla between

adjacent implants. J Periodontol, 2003, 74:1785–1788

[7] Tarnow DP, Cho S,Wallace SS. The effect of inter-implant distance on the height of inter-implant bone crest. J Periodontol, 2000, 71:546–549

[8] Ioannou A, Kotsakis G, McHale M, et al. Soft tissue surgical procedures for optimizing anterior implant esthetics. Int J Dentistry, 2015:740–764

[9] Schropp L, Wentzel A, Kostopoulos L, et al. Bone healing and soft tissue contour changes following single-tooth extraction: a clinical and radiographic 12-month prospective study. Int J Periodontics Restorative Dent, 2003, 23:313

[10] Kotsakis GA, Chrepa V, Marcou N, et al. Flapless alveolar ridge preservation utilizing the "socket-plug" technique: clinical technique and review of the literature. J Oral Implantol, 2014, 40(6):690–698

[11] Kotsakis GA, Salama M, Chrepa V, et al. A randomized, blinded, controlled clinical study of particulate anorganic bovine bone mineral and calcium phosphosilicate putty bone substitutes for alveolar ridge preservation. Int J Oral Maxillofac Implants, 2014, 29(1):141–151

[12] Lang NP, Loe H. The relationship between the width of keratinized gingiva and gingival health. J Periodontol, 1972, 43:623–627

[13] Kennedy J, Bird W, Palanis K, et al. A longitudinal evaluation of varying widths of attached gingiva. J Clin Periodontol, 1985, 12(8):667–675

[14] Adell R, Lekholm U, Rockler B, et al. Marginal tissue reactions at osseointegrated titanium fixtures (I). A 3-year longi-tudinal prospective study. Int J Oral Maxillofac Surg, 1986, 15(1):39–52

[15] Albrektsson T, Abrahamsson I, Berglundh T, et al. The mucosal attachment at different abutments. An experimental study in dogs. J Clin Perio-dontol 1998, 25(9):721–727

[16] Bouri A Jr, Bissada N, Al-Zahrani MS, et al. Width of keratinized gingiva and the health status of the supporting tissues around dental implants. Int J Oral Maxillofac Implants, 2008, 23(2):323–326

[17] Esposito M, Grusovin, M, Maghaireh H, et al. Interventions for replacing missing teeth: management of soft tissues for dental implants. Cochrane Database Syst Rev, 2007, 18(3):CD006697

[18] Greenstein G, Cavallaro J. The clinical significance of keratinized gingiva around dental implants. Compend Contin Educ Dent, 2011, 32(8):24–31; quiz 32, 34. Review

[19] Kan JY, Morimoto T, Rungcharassaeng K, et al. Gingival biotype assessment in the esthetic zone: visual versus directmeasurement. Int J Periodontics Restorative Dent, 2010, 30(3):237–243

[20] Al-Sabbagh M. Implants in the esthetic zone. Dent Clin North Am, 2006, 50 (3):391–407, vi. Review

[21] Happe A, Stimmelmayr M, Schlee M, et al. Surgical management of peri-implant soft tissue color mismatch caused by shine-through effects of restorative materials: one-year follow-up. Int J Periodontics Restorative Dent, 2013, 33 (1):81–88

[22] Tipton DA, Dabbous M. Effects of nicotine on proliferation and extracellular matrix production of human gingival fibroblasts in vitro. J Periodontol, 1995, 66:1056

[23] Dawson A, Chen S. The SAC Classification in Implant Dentistry. Berlin: Quintessence, 2009

[24] Buser D, Martin W, Belser UC. Optimizing esthetics for implant restoration in the anterior maxilla: anatomic and surgical considerations. Int J Oral Maxillofac Implants, 2004, 19(Suppl):43–61

[25] Levine RA, Nack G. Team treatment planning for the replacement of esthetic zone teeth with dental implants. Compend Contin Educ Dent ,2011, 32:44–50

[26] Geurs NC, Vassilopoulis P, Reddy MS. Soft tissue considerations in implant site development. Oral Maxillofac Surg Clin North Am, 2010, 22(3):387–405

[27] Fu JH, Lee A,Wang HL. Influence of tissue biotype on implant esthetics. Int J Oral Maxillofac Implants, 2011, 26(3):499–508

[28] Kan JY, Rungcharassaeng K, Lozada JL, et al. Facial gingival tissue stability following immediate placement and provisionalization of maxillary ante-rior single implants: a 2- to 8-year follow-up. Int J Oral Maxillofac Implants, 2011, 26(1):179–187

第 27 章　口腔种植中的软组织移植技术

Suheil Boutros[1], *Georgios A. Kotsakis*[2]

引　言

　　患者对种植修复的满意程度主要取决于种植修复体与口内余留牙的协调关系。前一章讨论了种植体周围软组织移植的适应证，如修复膜龈缺损、改善牙槽嵴外形，甚至可作为一种补救治疗[1]。种植体周围整形外科所涉及的软组织移植包含了多种技术，其区别在于软组织移植的时机及软组织移植的类型不同。

　　20 世纪 60 年代，自体腭上皮移植瓣或称游离龈瓣（free gingival grafts，FGGs）被首次提出用于牙根覆盖术，之后，该技术被更多的临床医生用来增加角化龈的量和覆盖暴露的牙根，并获得功能性的治疗效果[3-4]。FGGs 因具有较好的预后而被广泛应用；但是，由于腭黏膜组织相较于颊侧牙龈组织的颜色偏浅且透明，因此，组织颜色匹配度不高，欠缺美观，限制了 FGGs 在美学区的应用。

　　由 Langer 和 Langer[5] 提出的上皮下结缔组织移植术（subepithelial connective tissue graft，SCTG）具有较好的组织颜色匹配度并且供区并发症少。FGGs 和 SCTG 都需要充足的供区组织，这对于多颗牙缺失的情况或对开辟第二手术区作为供区有所犹豫的患者来讲是很大的挑战。针对这些问题，现提出了利用脱细胞真皮基质（acelluar dermal matrix，ADM）[6]结合异种（猪）胶原基质块（mucograft）[7]和组织工程双层细胞膜疗法来治疗天然牙牙龈退缩和黏膜缺损的问题[8]。

软组织移植类型

游离龈移植（free gingival graft，FGG）

　　从历史角度来说，FGGs 为牙周整形外科术开创了道路[9]。牙周整形外科技术是用来纠正或消除某些因解剖、发育或是外伤导致的牙龈和牙槽黏膜的畸形。Bjorn 在文献摘要中提出了一种自体组织移植的技术，用包含上皮和固有层的薄龈移植组织治疗牙列中因牙周病丧失附着角化龈组织的区域[9]。此后，口内天然牙和种植体周围的所有牙周整形技术都用到了 FGG。在受区进行 FGG 移植物的整合和愈合过程需经历以下几个阶段：①血浆循环；②血管长入；③结缔组织附着和血管桥的建立；④结缔组织成熟[10, 11]。

　　FGGs 使用的唯一限制是无法实现移植组织与邻近软组织一致的美学效果。众所周知，供区的特点决定移植组织的表现型[12]。因此，由于游离龈移植的软组织常来源于自体硬腭黏膜，已愈合的游离龈经常与腭黏膜类似，移植的软组织在颜色和结构方面很难和受区邻近的牙龈组织协调统一。除此之外，腭部所特有的结构，如腭皱襞，也有可能在移植后保存下来，因此为了美观需要，建议在获取软组织时将这种特殊结构去除[13]。虽然 FGG 有美观方面的局限性，但作为一种预后良好的增量角化龈组织的方法，FGG 仍具有很大优势。在合理把握适应证的前提下，FGG 仍是一种可靠的技术，可在其他的移植技术（如垂直骨增量技术）前对角化龈组织进行增量，以确保后期

1 Private Practice, Limited to Periodontics and Implants Surgery, Grand Blanc, Michigan, USA
2 University of Washington, Department of Periodontics, Seattle, Washington, USA

可以恰当地处理软组织瓣、保证术后创口初期的严密关闭或者在种植体周围角化龈宽度较窄的情况下作为一种补救措施。FGG最常用的供区是高度角化的腭部黏膜。虽然术后受区的软组织颜色和色泽与邻近软组织不能完美匹配，但是腭部表面可以提供大量的角化组织作为移植物，为垂直和水平骨增量做前期准备，也可供应多颗种植体周围的角化龈组织增量。其他可选择的供区包括上颌结节或无牙齿的区域。这些区域只能提供有限的FGG，但在组织颜色和质地方面具有相对的优势。

上皮下结缔组织移植术结合冠向复位瓣术（coronally advanced flap，CAF）

多年来，SCTG已经成功地用于天然牙周围牙龈退缩和软组织缺损问题的处理，以及牙槽嵴外形整复中[14]。但同时，SCTG也存在一些局限性，当试图移植SCTG并且覆盖在种植体周围时，要考虑到种植体周围软组织的反应和天然牙是不同的。尽管如此，若正确把握适应证，合理运用SCTG，也可以获得稳定且满意的软组织量和外形，改善原有种植位点的美学效果。

软组织移植术的演变从SCTG开始。SCTGs最初被认为是FGGs去除上皮层以外的部分（Edel[15]称其为"游离结缔组织移植术"，被用来促进与邻近软组织美学的协调一致性）。Langer和Calagna[16]和之后的Langer和Langer[5]将这种无上皮成分的软组织移植引入牙周病学领域，推动了SCTG在当时的广泛应用。这种无上皮的软组织移植物通过半厚瓣植入受区，通过骨膜和覆盖在上面的结缔组织获得血供。这种双重血供对于SCTG技术的预后来说是一个关键，也是应用此技术进行牙根覆盖获得更好效果的关键[5]。SCTGs另一个重要优点是不需要固定上皮部分。因此，获取软组织后，创口可以关闭，从而减小了患者的不适感和出血的风险（图27.1~27.16）。

尽管SCTG具有以上优点，仍有很多患者不愿意进行自体组织移植或者患者患有其他全身疾病不适合进行SCTG。因此有必要减小手术创伤性。针对这类情况，脱细胞真皮结缔组织移植物

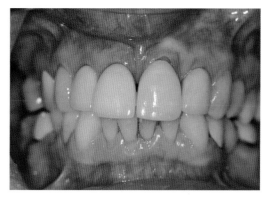

图27.1　上颌双侧中切牙周围伴有严重的牙周病

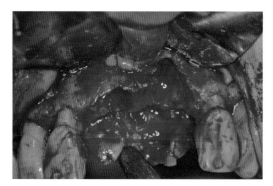

图27.2　上颌双侧中切牙拔出后发现有严重的骨丧失

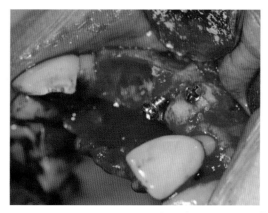

图27.3　利用固位钉固定同种异体骨块，行垂直骨增量术

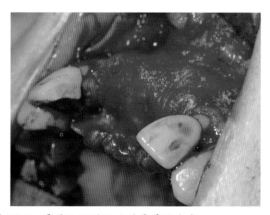

图27.4　覆盖胶原膜用于引导骨再生术

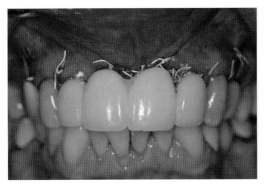

图 27.5　分离骨膜，用聚四氟乙烯缝合线无张力缝合

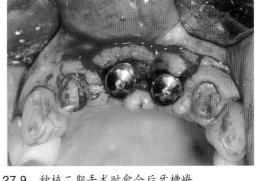

图 27.9　种植二期手术时愈合后牙槽嵴

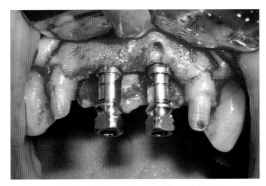

图 27.6　牙槽嵴增量术 6 个月后植入种植体

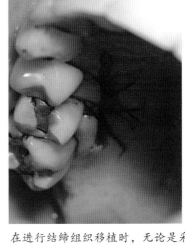

图 27.10　在进行结缔组织移植时，无论是采用刃厚瓣还是全厚皮瓣都得到较好的手术效果。在此案例中术者采用刃厚瓣，将刀片顶端几乎与骨膜平行放置并潜行锐性分离直到膜龈联合处为止。顶部切口与两个松弛的切口相连以确保为移植物提供足够的空间。图片显示愈合基台的就位和受植区为结缔组织移植做前期预备

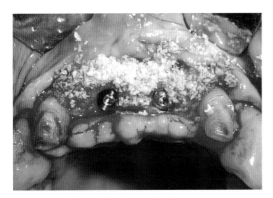

图 27.7　同期植入骨粉来增加骨量

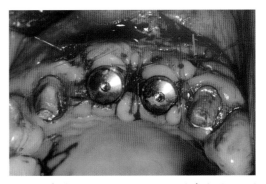

图 27.11　在获取上腭供区组织时，需在大约距腭侧游离龈边缘至少 3mm 的地方进行切口设计，以避免产生医源性组织边缘退缩。选用 15c 号和 12d 号的刀片先垂直骨膜切开，再将刀片平行于骨膜方向将结缔组织移植物与覆盖在上方的上皮分离开。这种方法的应用可避免形成类似获取 FGG 时那样较大的开放性创口。图片显示了在腭部组织供区创口用胶原敷料止血

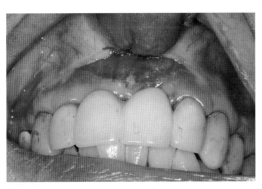

图 27.8　行系带修整术，纠正前庭区的不足

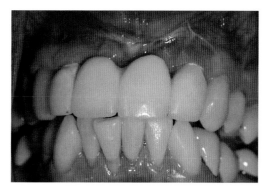

图 27.12 获取结缔组织移植物后，将其修整成与受区大小合适的形状，然后在半厚瓣基部利用骨膜缝合将结缔组织固定，之后将术区的翻瓣完全覆盖结缔组织瓣并为其提供血供。这个病例中，结缔组织移植是在种植二期手术时同期进行，因此结合了根向复位瓣技术。缝合垂直切口时应注意把握好方向以促进复位瓣在理想的根部位置

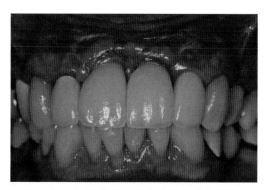

图 27.13 软组织增量后 1 年后的最终修复效果

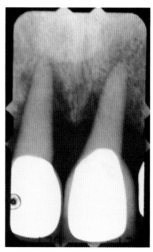

图 27.14 术前根尖影像

（acellular dermal connective tissue grafts，ADCTs）已被引入市场。这些同种异体皮肤移植物在组织库被过滤和加工以确保没有抗原性，同时移除所有的细胞组分，只保留基质的生物化学组分[17]。

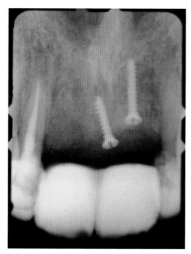

图 27.15 骨增量术后的根尖周影像

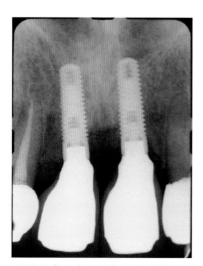

图 27.16 种植修复 1 年后的根尖周影像

因此，ADCTs 所起到的作用如同为结缔组织的重新构建的一个三维支架。虽然在用 ADCT 治疗牙龈退缩长期观察是否易复发的问题上尚存争议，但其在短期临床结果中表现出不错的疗效[18]。

带蒂皮瓣

如果种植位点邻近区域拥有大量的角化龈，最好选择带蒂结缔组织瓣转移而不是选择游离龈移植。带蒂皮瓣的优点是保留了血管从而增加了移植成活率和降低皮瓣收缩的风险。带蒂皮瓣的另一个优点是具有较好的颜色匹配性，同时仅使用单一的切口路径，且不再需要开辟供区，从而降低发生并发症的风险。在术区邻近区域做半厚瓣，然后在瓣的基部分离骨膜，使带蒂瓣可以无张力地旋转。预备好受区后，将带蒂皮

瓣旋转入颊侧袋形受植区内，用内侧悬吊缝合加以固定，上腭牙间采用简单间断缝合[19]（图27.17~27.23）。如果在薄龈生物型的病例中需要更多的角化龈组织，则需在带蒂皮瓣移植外，增加游离结缔组织移植术。

同种异体移植物移植和冠向复位瓣

脱细胞真皮基质（ADM）移植物可以作为自体 FGG 或 SCTG 的替代品来增加种植体周围软组织量。在受区制备半厚瓣，保证半厚瓣可以很容易向前滑行完全覆盖 ADM。将真皮移植物缝合固定在术区，然后翻开带蒂皮瓣并将瓣冠向复位，

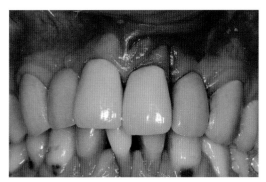

图 27.17　根管治疗失败导致的严重牙龈退缩

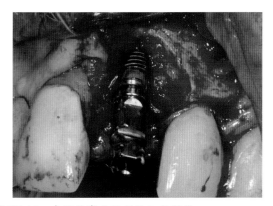

图 27.18　在拔牙窝内即刻植入种植体

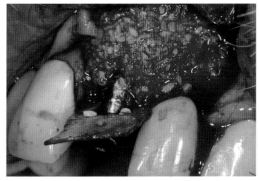

图 27.19　植入同种异体皮质松质骨后选用临时基台

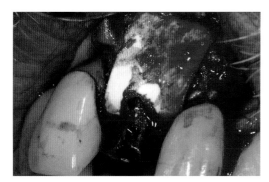

图 27.20　覆盖可吸收胶原膜，行引导骨组织再生术

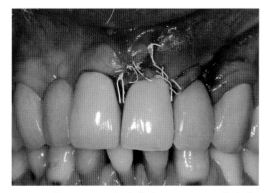

图 27.21　采用一侧的半厚带蒂皮瓣无张力覆盖骨增量区并缝合

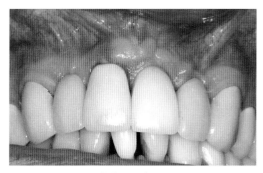

图 27.22　软硬组织增量后 1 年

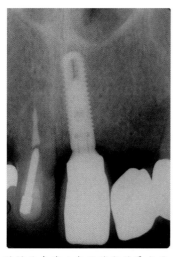

图 27.23　种植体负载 1 年后稳定的骨水平

同时覆盖真皮移植物；在该移植过程中，完全覆盖 ADM 是手术成功的关键。

软组织移植的时机

不同的软组织移植时机不仅影响软组织移植技术的选择，还影响移植的预后。种植前具备完美的软硬组织外形是理想的种植条件之一。但在临床实践中，由于牙槽嵴的吸收，拔牙后很难具备良好的软硬组织条件[20]。拔牙同时进行软组织增量可允许临床医生在拔牙后至二期手术之间有充分的时间来评估软组织愈合情况，并判断是否需要进行额外的软组织移植。另一方面，若加速整个治疗进行，如拔牙后即刻种植同期行软硬组织移植，并行即刻负载等，虽然可以缩短治疗时间，满足患者及时康复的需求，但这种方案可能存在无法给术者提供手术修正机会的风险。

在拔牙愈合后的位点，软组织增量可以在植入种植体时或二期手术时进行[2]。虽然不同软组织移植时间术后的预后相当[17]，但在伴有显著软组织缺损的病例中，在种植体植入的同时进行软组织增量，可保证术者在二期手术时有机会考虑是否进行额外的软组织移植，如果需要，则进行二次软组织移植，反之则不进行[2]。另外，SCTG 可以用于改善桥体下方的软组织量来代替进行垂直骨增量。利用切口袋中双重血供，SCTG 可以作为最微创的操作来代替骨移植解决桥体下方组织垂直高度不足的问题[21]。

最后，软组织移植术在口腔种植中的"补救"措施中起到关键作用。当一个行使功能的种植体出现因牙龈退缩、组织变色或者角化龈不足导致的美学问题时，可采用软组织移植术来解决这些问题并且提高种植治疗的长期成功率[2]。但是，当采用了软组织移植技术作为补救措施时，医生和患者都不应对术后效果持过高的期望（图 27.24~27.33）。

植入种植体前行软组织增量手术

针对不同患者的受植区软组织增量情况，应具体问题具体分析。软组织增量的情况应根据现有角化龈的质和量来判断，角化龈分为薄龈生物型和厚龈生物型。在美学区，建议至少有 3mm 以

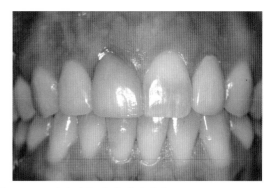

图 27.24　右上中切牙牙髓治疗失败

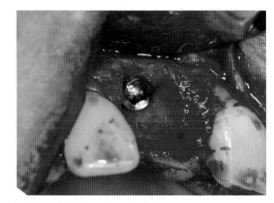

图 27.25　翻瓣后，植入种植体

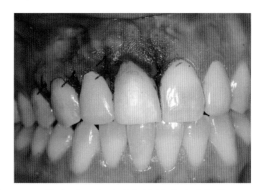

图 27.26　缝合后，行无咬合接触的临时修复

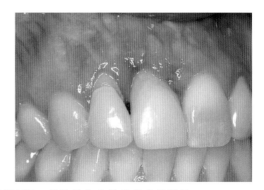

图 27.27　种植体和天然邻牙牙龈退缩

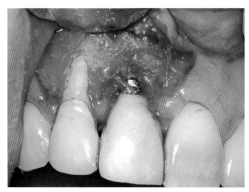

图27.28　采用典型的半厚瓣用于结缔组织移植。注意，切口始于牙龈乳头的基底部，然后，利用刀片或锋利的刮匙对牙龈乳头去上皮，以利于结缔组织的结合

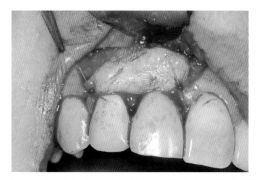

图27.29　利用上皮下结缔组织移植作为一种"补救措施"。使用可吸收缝线，将移植的结缔组织的一侧利用简单间断缝合固定。然后运用骨膜悬吊缝合牢固固定移植物

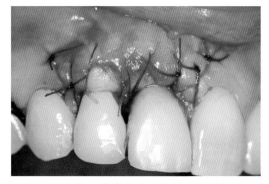

图27.30　冠向复位带蒂瓣覆盖结缔组织移植物。在此病例中，术者选择埋入结缔组织的一半。根据临床经验，若结缔组织移植物的2/3被带蒂瓣覆盖，则剩余的1/3即使暴露仍可以成功与周围组织结合[5]

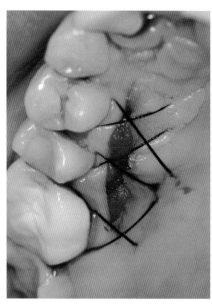

图27.31　腭部供区采用褥式缝合以减小出血和组织坏死

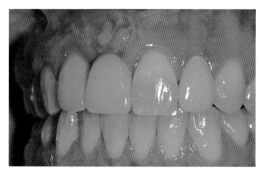

图27.32　软组织增量后1年效果

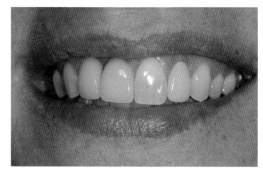

图27.33　修复后的效果与上唇线的位置协调

上的角化龈，以满足至少2mm高的生物学宽度。软组织增量可在拔牙的同时进行，也可在拔牙愈合后牙槽骨增量前进行，也可以在一期手术植入种植体时或二期手术放置愈合基台时进行。

拔牙同时进行软组织增量

　　在美学区拔牙时应尽量保存剩余软硬组织量。为了有效地减少薄的颊侧骨板的损失，应尽量避免颊侧牙龈翻瓣。在拔牙和保存牙槽窝软硬组织的同时，应考虑后期软组织可能的变化及受植区组织增量手术的必要性。在拔牙区增量角化

组织的概念由 Landsberg 和 Bischacho 两位学者首次提出[22]，他们提出了一种改良的牙槽嵴保存技术，即"牙槽窝封闭术"（socket seal surgery）。该技术主张在放置种植体前进行软硬组织的移植。微创拔牙并在拔牙窝内放置合适的骨移植材料[4]，然后从上腭取游离龈瓣封闭牙槽窝，同时防止骨移植材料的移位和血凝块的脱落（图 27.34~27.37）。虽然，移植龈瓣的上皮部分因血供不足会发生部分坏死，但新生成的组织会共享移植龈瓣上皮的角化组织型，形成新的角化龈[23]（图 27.38~27.39）。由于移植的游离龈瓣多放置在牙槽嵴殆方，可在不破坏种植体周美学效果的同时提供二期手术时进行简单"组织环切"所需的较宽的角化龈组织，因此牙槽窝封闭技术的优势在前牙区尤为明显（图 27.40~27.41）。相关文献也证实了腭上皮游离龈瓣用于牙槽窝封闭对提高移植组织对周围软组织适合性的有效作用。

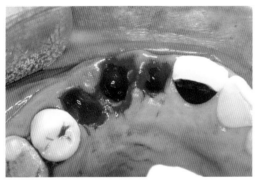

图 27.34 右上颌 3 颗相邻牙行微创拔牙术后殆面观

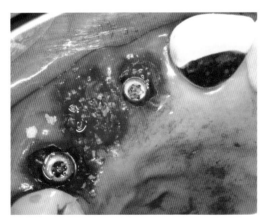

图 27.35 在右上颌侧切牙、第一前磨牙位同期植入种植体。之后在种植体与拔牙窝颊侧骨壁间的缝隙和尖牙拔牙窝内充填无机牛骨矿化物生物材料，以长期维持组织外形

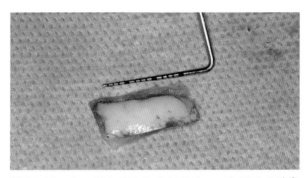

图 27.36 从一侧上腭取游离龈瓣（FGG）用于牙槽窝封闭。注意，FGG 下方是一张事先修剪好外形大小的胶原膜，可作为龈瓣尺寸的导板使用

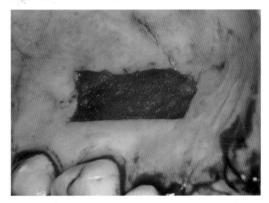

图 27.37 在上腭软组织供区敷手术伤口辅料（Colla-Tape），减少术后出血并促进伤口愈合

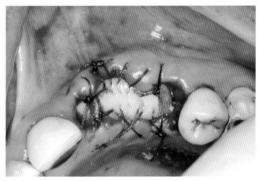

图 27.38 将 FGG 缝合至拔牙窝，并防止骨移植材料移位

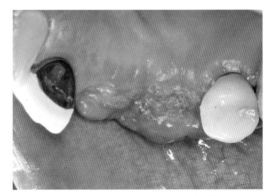

图 27.39 术后 4 周，移植的龈瓣部分与周围组织融合，部分呈现纤维素样的坏死，这与术前的预期一致

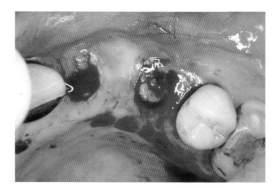

图 27.40　植入种植体后 4 个月，进行二期手术。此时已获得较宽的角化龈组织，可选择使用环切技术

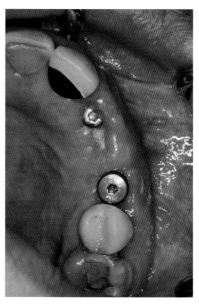

图 27.41　二期手术后的愈合情况。可见较宽的角化龈及满意的组织外形。在侧切牙位特意选择半埋植式的愈合帽，以获得满意的角化龈高度

拔牙愈合后牙槽嵴增量前进行软组织增量

Abrams 等[24]研究表明 91% 的前牙区牙列缺损患者伴有牙槽嵴的缺损。Seibert[25-26]将牙槽嵴的缺损分为三类：

Ⅰ类：牙槽嵴颊舌侧骨量不足，垂直高度正常。

Ⅱ类：牙槽嵴垂直高度不足，颊舌侧骨量正常。

Ⅲ类：牙槽嵴颊舌侧骨量及垂直高度均不足（图 27.42~27.43）。

Ⅰ类骨缺损一般仅需一次移植即可恢复牙槽嵴的形态，而Ⅱ类和Ⅲ类骨缺损可能需要多次移植才能恢复满意的牙槽嵴形态。Abams 等[24]分析

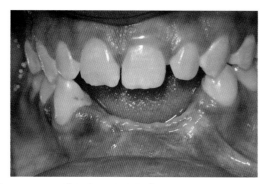

图 27.42　因创伤导致的严重骨吸收

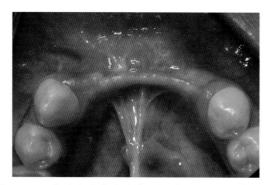

图 27.43　水平和垂直向的骨缺损（Seibert 三类）

了临床上牙列缺损患者牙槽骨缺损的情况后得出，Ⅲ类骨缺损最常见（55.8%），其次是Ⅱ类骨缺损（32.8%），Ⅰ类骨缺损最少（2.9%）。

在一些伴有严重垂直向和水平向骨缺损且需要进行骨增量的病例中，可能需要在进行骨增量手术前完成软组织增量手术（图 27.44~27.57）。在一些需要块状骨移植的病例中，术后创口的初期关闭是移植成功的关键因素之一，因此在进行块状骨移植之前先进行软组织增量以增加角化黏

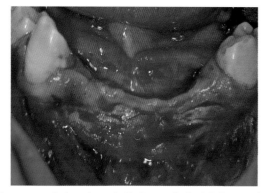

图 27.44　在术区翻开半厚瓣，保存骨膜完整性。在膜龈联合处做线型刃厚切口。锐性分离刃厚瓣向前庭沟延伸至所需范围。用刀片将剩余的角化上皮进行去上皮或用锐利的刮匙进行搔刮直至有明显出血

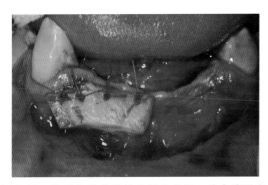

图 27.45 取两块游离龈瓣放置于术区，首先将游离龈瓣与未翻瓣侧的膜龈联合的冠方缝合在一起。该图显示第一块游离龈瓣已完成冠方缝合

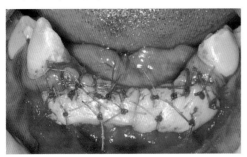

图 27.46 然后，将第二块游离龈瓣与第一块缝合在一起，并与相应处的骨膜缝合固定。此时，两块游离龈瓣的缝合共分 4 处：①与冠方角化组织的缝合；②两块游离龈瓣之间的缝合；③与侧向剩余角化组织的缝合；④与下方相应处骨膜的缝合

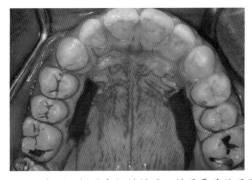

图 27.47 上腭双侧游离龈瓣供区。供区覆盖胶原蛋白伤口敷料

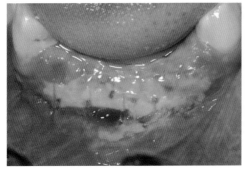

图 27.48 1 周后未拆线前的愈合情况。可见术区明显的血管重。

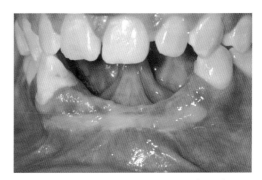

图 27.49 游离龈瓣移植术 3 个月后的愈合情况，可见游离龈瓣与周围牙龈颜色明显不同

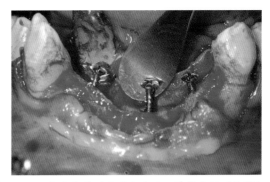

图 27.50 在垂直骨增量过程中用以维持空间的帐篷钉

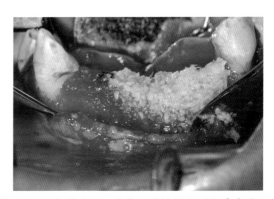

图 27.51 放置矿化同种异体移植物和矿化骨基质

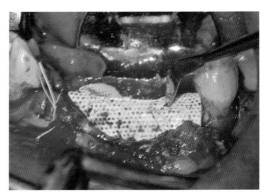

图 27.52 在垂直向骨增量时使用钛加强式聚四氟乙烯再生膜进行覆盖

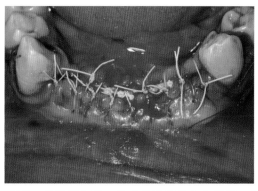

图 27.53　使用膨化聚四氟乙烯缝线缝合全厚瓣，保证对再生膜的严密封闭

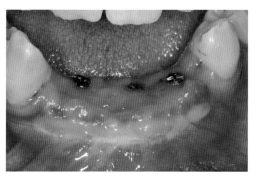

图 27.54　软组织移植 6 个月后，可见较宽的角化龈。同时可见帐篷钉的顶端穿过组织暴露于口腔，患者通过每天使用洗必泰漱口水进行清洁

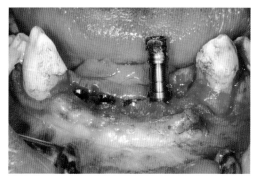

图 27.55　翻开全厚瓣后，在增量的牙槽骨上植入种植体

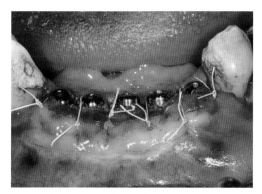

图 27.56　将翻开的全厚瓣向根尖方向放置并缝合，以维持所有角化龈的厚度和宽度

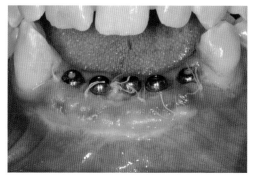

图 27.57　种植体植入术后 2 周的愈合情况，可见角化龈良好的厚度和宽度

膜的量和厚度，可能会提高后期手术的成功率。在另外一些伴有严重牙槽嵴萎缩的病例中，可在种植体植入的同时进行软组织增量，这样可以保证充足的愈合时间，且在进行二期手术时对受植区的情况做更准确的评估，如需进行二次软组织增量，可在二期手术同期进行。

在植入种植体同时进行软组织增量

不同病例应依据美学风险评估（esthetic risk assessment，ERA）分析作为指导，具体分析和决定是否在植入种植体的同时进行软组织增量和（或）骨组织增量（图 27.58~27.59）。

多年来，上皮下结缔组织移植已成功用于修复天然牙周围软组织退缩或缺损及整复牙槽嵴外形。然而由于种植体与天然牙生理性能不同，有时在无生命的种植体表面进行上皮下结缔组织移植存在一定弊端。近期，对于结缔组织的供区部位也有一些争议。上腭双侧因结缔组织量充足，

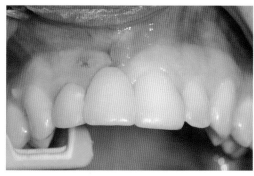

图 27.58　术前可见较明显的系带附着和牙槽嵴骨缺损。由于膜龈结构的缺损和相应的牙槽骨外形的改变，因此必须进行软组织增量。通过术前的风险评估，可以保证与患者的良好沟通

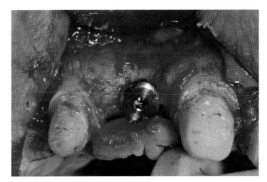

图 27.59 术中植入种植体，受植区牙槽骨骨量充足，但颊侧可进行软组织增量以提高美学效果

常作为传统的结缔组织供区，然而上颌结节区来源的结缔组织正逐渐受到欢迎。原因是上颌结节区来源的结缔组织富含大量的致密结缔组织，而上腭来源的结缔组织常含有大量的脂肪组织[1]（图 27.60~27.63）

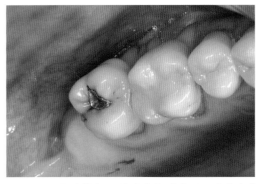

图 27.60 预取结缔组织瓣的上颌结节区。取组织切口设计类似于传统牙周外科手术中的线形楔形切口。线型切口起于膜龈联合远中，向上颌结节至第二恒磨牙（如存在）远中线角。摘自 Hinrichs et al, 2015[1]，由 Elsevier 授权发表

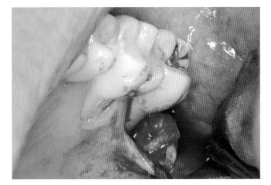

图 27.61 翻开全厚瓣，如有需要，可向末端牙龈沟处延伸。用刀片做刃厚切口，从腭侧翻瓣中分离上颌结节区的结缔组织瓣。注意，尽量留下薄的上皮组织，获取更多的结缔组织

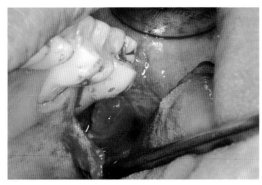

图 27.62 在上颌结节区腭侧翻瓣暴露结缔组织瓣。此时，由于结缔组织瓣仅有骨膜支持，因此可以使用骨膜剥离器轻松分离

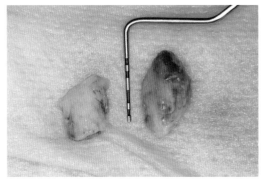

图 27.63 从双侧上颌结节区获得的软组织移植瓣

尽管如此，若严格把握适应证并合理运用上皮下结缔组织移植，仍可获得稳定且满意的软组织量和形态，同时提高伴有骨缺损受植区修复后的美学效果（图 27.64~27.67）。

在二期手术时进行软组织增量

软组织增量手术可在植入种植体同期和（或）在二期手术时进行。并没有文献证实植入种植体同期进行软组织增量手术比在二期手术时进行软

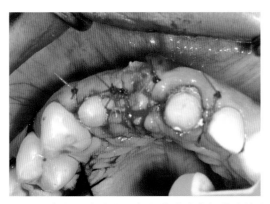

图 27.64 在植入种植体同期行异种（牛）骨移植和结缔组织瓣移植

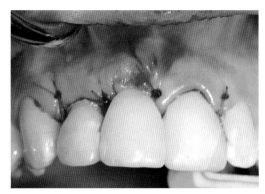

图 27.65　示增量手术后行固定暂时修复体修复

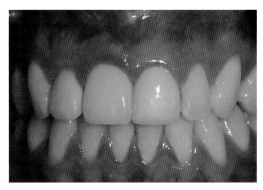

图 27.66　示植入种植体一年后行最终修复

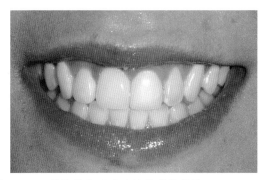

图 27.67　高位笑线下显示该美学修复体

组织增量有更多优势。两种治疗方法均被证实可获得良好的美学效果并增加软组织厚度[27]。虽然针对"功能性"种植体周围是否需要角化龈存在尚有争议，但临床证实，种植体/上部修复体交界面周围的角化龈有利于种植体周软硬组织的长期稳定性[28]。

若种植体周围角化龈不足，厚度小于 1mm，宽度小于 1mm，则需要考虑进行软组织增量。虽然软组织增量手术可在种植治疗计划各个阶段进行，如植入种植体前、同期或植入种植体之后，

但最佳的软组织增量时间是在二期手术暴露种植体时进行，且种植体最好是埋植式的。虽然植入一段式种植体有时也是可行的，且手术效果也是可预见的，但在某些病例中，二段式埋植型治疗方案更能满足软组织增量手术的需要。在二期手术暴露种植体时，根据角化龈的宽度和厚度，有几种手术方法可供选择。针对现有的角化龈，应谨慎选择合适的手术方法，以达到增加或压缩软组织的效果。

环切技术

若受植区存在足够的至少 1mm 的角化龈，并且没有必要增加颊侧软组织的厚度。此时可使用刀片、牙龈环切钻或常规的组织打孔器做与种植体直径大小一致的圆形切口暴露种植体（图 27.40）。

旋转瓣技术

若颊侧存在角化龈但厚度不足时，可使用旋转瓣暴露种植体。在种植体的腭侧和邻面边缘做 U 形全厚切口。将瓣去上皮，并在颊侧做盲袋，然后将去上皮的带蒂瓣旋入盲袋中并用内部悬吊缝合固定旋转瓣，然后在愈合帽周围使用简单间断缝合固定颊侧软组织[29]（图 27.68~27.73）。

组织保存技术

组织保存技术常用于下颌骨。若角化龈带的宽度少于 4mm 时，可将切口略偏舌侧，将角化龈颊舌向平分。然后，翻开颊侧和舌侧瓣，植入种植体并安放愈合基台，然后组织瓣复位，颊侧瓣边缘偏离颊侧 2~3mm。伤口的二期愈合可以增加角化龈的量[19]（图 27.74~27.77）。

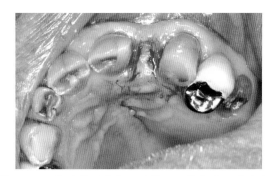

图 27.68　使用微型手术刀片或 12d 号手术刀片的尖端在术区行保护龈乳头的刃厚切口。因需要进行旋转瓣技术，该切口应尽可能的薄，以保证其下方保留有大量的结缔组织。可选择在此时将瓣的上皮刮去

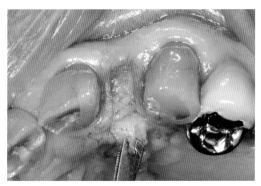

图 27.69 翻开带有上皮的刃厚瓣，暴露即将向内旋转的结缔组织

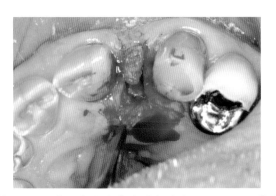

图 27.70 使用窄头的骨膜剥离器（如 Woodson 骨膜剥离器）将结缔组织瓣与其下方的骨膜分离，此时，该结缔组织瓣仅与颊侧组织相连。然后，同样利用窄头的骨膜剥离器在颊侧组织中制造"隧道"，并形成一个能够容纳旋转瓣进入的盲袋

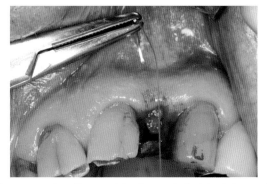

图 27.71 使用带 PS3 缝针的可吸收线进行缝合，从颊侧根尖区入针，穿过牙槽嵴顶创口区，从覆盖螺丝邻面穿出。缝线可将结缔组织瓣的冠方固定，随后，缝线从与先前一样的路径返回，并在起始入针点附近穿出。通过这种缝合方法，可将结缔组织旋转瓣固定于盲袋中，维持颊侧软组织形态

游离结缔组织瓣移植

当需要增量大量组织时，可从上腭或上颌结节区获取游离结缔组织。Kan 等[30]描述结缔组织

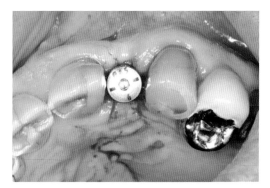

图 27.72 旋入旋转瓣、放置愈合帽后殆面观。请注意完成旋转瓣技术后，颊侧软组织外形比之前更为丰满

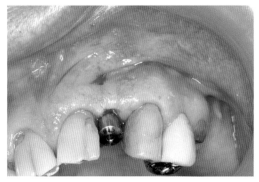

图 27.73 颊侧观可见根尖区有缝合线，同时因保护龈乳头的切口设计，龈乳头的形态良好

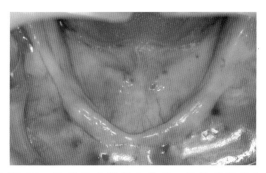

图 27.74 缺牙区为薄龈生物型，伴较窄的角化龈组织

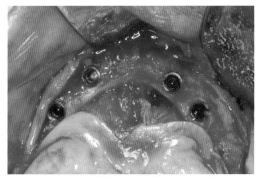

图 27.75 二期手术阶段，做偏舌侧切口，将较窄的角化龈一分为二

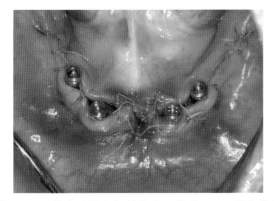

图 27.76　将角化龈向颊侧推移，使用 Vicryl 线行褥式缝合

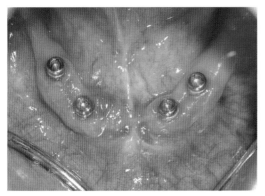

图 27.77　植入种植体 2 年后显示种植体周健康的角化龈，种植体可以良好行使功能

移植是一种将结缔组织瓣置于颊侧半厚或全厚瓣下方的移植手术。在关闭翻瓣前，应将结缔组织瓣通过骨膜内缝合或十字交叉缝合牢固固定。若系带附丽位置较低，应在缝合结缔组织瓣前进行系带切除术。

将软组织移植作为一种后期补救措施

任何手术操作都会有一定的风险。完善制订术前方案可降低手术风险，但当出现了美学方面的问题，一些牙周外科手术可作为补救措施。软组织移植也可作为一种"补救措施"来处理种植修复后可能出现的美学方面的并发症。种植体方向颊倾、种植体位置偏颊侧或种植体直径过大等均可导致薄型牙龈或颊侧骨壁过薄，继而造成牙龈退缩、种植体颜色透过薄型组织呈灰色和种植体颈部暴露，这些症状都会导致种植上部修复体外形不协调并影响患者微笑时的外观[31]。

在膜龈手术中，自体游离龈瓣移植比其他类型的组织移植起步更早。游离龈瓣是一种可靠

有效的增量种植体周围软组织的方法，并常用于增量种植体周围的角化龈组织。当某些病例中需要对角化龈组织进行增量，游离龈瓣移植可作为金标准。然而，与初始目标相悖的是，游离龈瓣移植不能带来美学效果。游离龈瓣移植术适用于对角化龈组织的增量，并在种植体螺纹暴露时作为一种"补救措施"对其进行覆盖（图 27.78~27.87）。

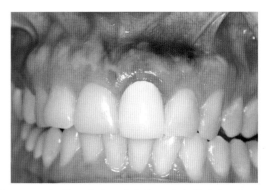

图 27.78　根管治疗失败伴软组织汞金属染色

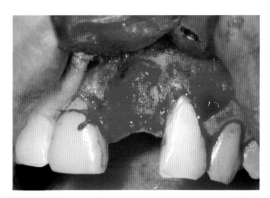

图 27.79　拔牙后有严重的骨丧失

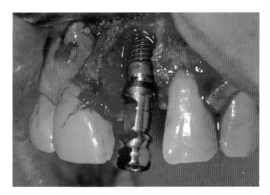

图 27.80　植入种植体，种植体颈部在邻牙釉牙骨质界线根方 3mm 处

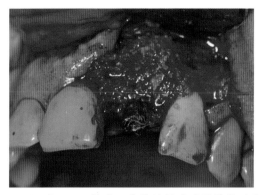

图 27.81　行 GBR 技术，在骨缺损区放置异体矿化松质骨材料

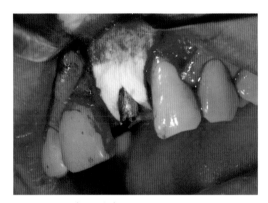

图 27.82　使用暂时修复体固定胶原膜

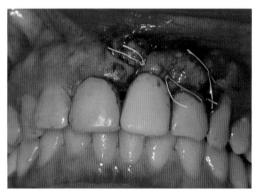

图 27.83　使用膨化聚四氟乙烯缝合线缝合创口，修复体与对颌暂时无咬合接触

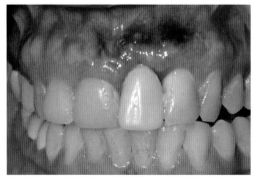

图 27.84　植入种植体后 6 个月的情况，仍伴有软组织金属染色

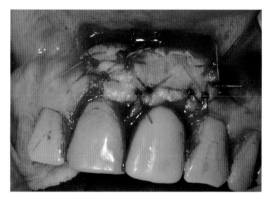

图 27.85　切除染色软组织后，行游离龈组织瓣移植术来提高美学效果

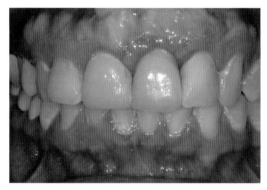

图 27.86　软组织增量术后 1 年的恢复情况

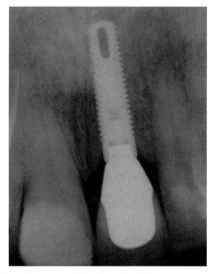

图 27.87　负载 1 年后稳定的骨水平

结　论

　　事实证明，针对口腔种植中软组织的增量，有多种方法可供选择，而制约手术效果的因素只有临床医生的技术和经验。这些方法包括血管化的自体组织瓣（如旋转带蒂结缔组织瓣）或游离软组织瓣移植（如含上皮成分的游离龈瓣、不含

上皮的成分的结缔组织瓣）的应用。一般情况下，实施软组织移植的时间决定了该技术的预后，在整个种植治疗计划中，早期进行软组织移植比后期（如在后期进行"补救"措施）进行预后更佳。综上所述，在现代口腔种植美学修复中，美学效果是影响种植修复效果和患者满意度的关键因素，因此，每一位口腔种植医生都应当掌握先进的牙周整形外科技术。

参考文献

[1] Hinrichs JE, Kotsakis GA, Lareau D. Soft tissue augmentation surgery for dental implants. Chapter 27//Kademami D, Tiwana P. Atlas of Oral and Maxillofacial Surgery. 1st edn. [S.L.]: Elsevier, 2015

[2] Ioannou A, Kotsakis G, McHale M, et al. Soft tissue surgical procedures for optimizing anterior implant esthetics. Int J Dentistry, 2015, 2015:740–764

[3] Matter J. Free gingival grafts for the treatment of gingival recession. J Clin Periodontol, 1982, 9:103–114

[4] Holbrook T, Ochsenbein C. Complete coverage of the denuded root surface with a one stage gingival graft. Int J Periodontics Restorative Dent, 1983, 3:8–27

[5] Langer B, Langer L. Subepithelial connective tissue graft technique for root coverage. J Periodontol, 1985, 56:715–720

[6] Harris RJ: Clinical evaluation of 3 techniques to augment keratinzed tissue without root coverage. J Periodontol, 2001, 72:932–938

[7] Cardaropoli D, Tamagnone L, Roffredo A, et al. Treatment of gingival recession defects using coronally advanced flap with a porcine collagen matrix compared to coronally advanced flap with connective tissue graft: a randomized controlled clinical trial. J Periodontol, 2012, 83:321–328

[8] McGuie MK, Scheyer ET, Nunn ME, et al. A pilot study to evaluate a tissue-engineered bilayered cell therapy as an alternative to tissue from the palate. J Periodontol, 2008,79:1847–1856

[9] Bjorn H. Free transplantation of gingival propria. Sven Tandlak Tidskr, 1963, 55:684–689

[10] Sullivan HC, Atkins JH. Free autogenous gingival grafts. I. Principles of successful grafting. Periodontics, 1968, 6:121–129

[11] Gargiulo AW, Arrocha R. Histo-clinical evaluation of free gingival grafts. Periodontics, 1967, 5:285–291

[12] Karring T, Lang NP, Loe H. The role of gingival connective tissue in determining epithelial differentiation. Journal of Periodontal Research, 1975, 10:1–11

[13] Breault LG, Fowler EB, Billman MA. Retained free gingival graft rugae: a 9-year case report. Journal of Periodontology, 1999, 70:438–440

[14] Nemcovsky CE, Artzi Z, Tal H, et al. A multicenter comparative study of two root coverage procedures: coronally advanced flap with addition of enamel matrix proteins and subpedicle connective tissue graft. Journal of Periodontology, 2004, 75: 600–607

[15] Edel A. Clinical evaluation of free connective tissue grafts used to increase the width of keratinised gingiva. Journal of Clinical Periodontology, 1974, 1:185–196

[16] Langer B, Calagna LJ. The subepithelial connective tissue graft. A new approach to the enhancement of anterior cosmetics. The International Journal of Periodontics and Restorative Dentistry, 1982, 2:22–33

[17] Harris RJ. A comparative study of root coverage obtained with an acellular dermal matrix versus a connective tissue graft: results of 107 recession defects in 50 consecutively treated patients. The International Journal of Periodontics and Restorative Dentistry, 2000, 20:51–59

[18] Harris RJ. A short-term and long-term comparison of root coverage with an acellular dermal matrix and a subepithelial graft. Journal of Periodontology, 2004, 75:734–743

[19] Sclar A. Soft Tissue Esthetic Considerations in Implant Dentistry. Chicago IL: Quintessence Publishing Co, 2003:165

[20] Kotsakis G, Chrepa V, Marcou N, et al. Flapless alveolar ridge preservation utilizing the "socket-plug" technique: clinical technique and review of the literature. The Journal of Oral Implantology, 2014, 40:690–698

[21] Langer B, Calagna L. The subepithelial connective tissue graft. The Journal of Prosthetic Dentistry, 1980, 44:363–367

[22] Landsberg CJ, Bichacho N. A modified surgical/prosthetic approach for optimal single implant supported crown. Part I – The socket seal surgery. Pract Periodontics Aesthet Dent, 1994, 6:11–17

[23] Tal H. Autogenous masticatory mucosal grafts in extraction socket seal procedures: a comparison between sockets grafted with demineralized freeze-dried bone and deproteinized bovine bone mineral. Clinical Oral Implants Research, 1999, 10:289–296

[24] Abrams H, Kopczyk R, Kaplan A. Incidence of anterior ridge deformities in partially edentulous patients. J Prosthet Dent, 2004, 57:191–194

[25] Siebert JS. Reconstruction of deformed partially edentulous ridges using full thickness onlay grafts. I. Technique and wound healing. Compendium Contin Educ Dent, 1983, 4:437–453

[26] Siebert JS. Reconstruction of deformed partially edentulous ridges using full thickness onlay grafts II. Prosthetic/periodontal interrelationships. Compendium Contin Educ Dent, 1983, 4:549–562

[27] Esposito M, Maghaireh M, Grusovin G, et al. Soft tissue management for dental implants: what are the most effective techniques? A Cochrane systemic review. European Journal of Oral Implantology, 2012, 5:221–238

[28] Block MS, Kent JN. Factors associated with soft and hard tissue compromise of endosseous implants. J Oral Maxillofac Surg, 1990, 48(11):1153–1160

[29] Barone R, Clauser C, Prato GP. Localized soft tissue ridge augmentation at phase 2 implant therapy. A case report. Int J Periodontics Rest Dent, 1999, 19:141–145

[30] Kan JY, Rungcharassaeng K, Lozada JL. Bilaminar subepethilial connective tissue grafts for implant placement and provisionalization in the esthetic zone. J Calif Dent Assoc, 2005, 33(11):865–871

[31] Goldberg PV, Higginbottom FL, Wilson TG. Periodontal considerations in restorative and implant therapy. Periodontology, 2000, 2001, 25(1):100–109

第 28 章　口腔种植软组织移植相关并发症及处理

Fawad Javed[1], *Suheil Boutros*[2], *Georgios A. Kotsakis*[3]

引　言

美学原则是所有口腔治疗方案的必要因素之一，这在上颌尤为重要。近四十年前，上皮下结缔组织移植（或简称为软组织移植，soft tissue graft，STG）主要用于牙根覆盖术，现多用于牙周整形外科手术中[1-2]。

现今针对缺失牙的修复，除传统的固定桥修复和活动义齿修复外，还可选择种植修复。拔牙后，牙槽嵴的形态会发生不可避免的重塑，受植区组织量较邻牙区减少，这促使我们必须对将来种植牙周围的组织进行重建以获得良好的预后和美学效果[3-4]。当患者受植区存在水平向和垂直向骨缺损时，常会影响到种植体的植入位点、美学效果和长期存活率。此外，薄牙龈生物型通常与种植体过于唇颊倾斜有关[5]。因此，在美学区设计的种植体治疗方案几乎都包括了软组织移植[6-7]。软组织量不足会导致种植体的金属灰色透过周围软组织或种植体周围软组织退缩造成种植体颈部暴露，以及引起一系列其他并发症。运用软组织移植可解决各种美学问题并重建软组织的垂直高度至理想位置[8-9]。

虽然 STG 在解决各类种植体美学方面问题的有效性不可忽略，但在进行软组织移植时，仍可能遇到一系列并发症。因实施软组织移植而导致的常见并发症包括：软组织瓣固位不良、大量出血、术区溢脓、软组织感染、水肿、受植区和（或）移植瓣供区伤口愈合不良。本章将介绍上述提到的各类并发症及相应的处理方法。

并发症

移植组织固位不良

STG 常见的相关的并发症之一是移植组织在受植区固位不良。

软组织瓣的移动将会阻碍移植组织与受植区组织间建立微循环[10]。在这种情况下，软组织移植失败已成定局。因此，临床医生应当利用足够的缝合确保移植组织的稳定性。这同样适用于在受植区周围利用游离龈瓣移植术增量角化龈的宽度。可利用一个简单的方法检查缝合后移植组织的稳定性，利用骨膜剥离器的钝头对移植组织行水平向的轻压。若可见明显动度，则需行进一步缝合（图 28.1）。此外，固定移植组织后如有活动性出血，也会影响凝血块的形成继而降低移植组织的稳定性。

也有人建议在取得软组织瓣后应对其大小进行修整，使瓣的尺寸略小于受区所需软组织的尺寸。这样做有利于移植组织的稳定，并在缝合受植区创口翻瓣时，保证其下方没有多余的移植组织。如前所述，临床医生应利用牙周探针或骨膜剥离器触诊检查，以确认移植软组织的稳定性。在某些情况下，即使触诊检查后未出现移位或松动，也仍需进行额外的缝合对移植组织进行固位。图 28.2 显示的是为增加软组织厚度并防止种植体金属色透出，从上腭获取结缔组织瓣并移植至颊侧后发生感染。由于移植组织与周围组织之间有移动、贴合不紧密，导致移植组织固位不良，与

1 Division of General Dentistry, Eastman Institute for Oral Health, University of Rochester, New York, USA
2 Private Practice, Limited to Periodontics and Implants Surgery, Grand Blanc, Michigan, USA
3 Department of Periodontics, University of Washington, Seattle, Washington, USA

周围软组织未建立微循环，一直保持未愈合的状态。软组织移植术后 2 周，重新打开术区，移除移植组织（图 28.3）。

移植组织感染和坏死

全身和局部因素均可导致 STG 的感染和坏死。一般来讲，在某些患者的全身条件下（如控制较差的糖尿病、吸烟等），口腔外科手术的效

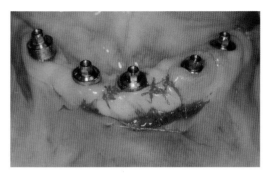

图 28.1　利用基本缝合将游离龈瓣固定于术区。强烈建议进行额外的加压包扎缝合，来防止组织收缩过程中发生移动

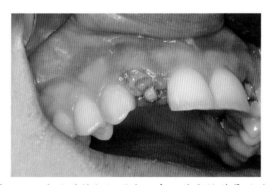

图 28.2　由于移植组织固定不良、稳定性差导致的受植区结缔组织瓣感染。摘自 G.kotsakis, University of washington, seattle, WA。由 George Kotsakis 授权发表

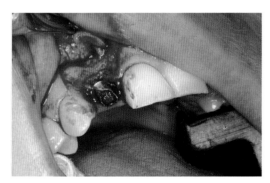

图 28.3　图 28.2 中所示的感染移植瓣未能与受植区周围组织建立良好的微循环，软组织移植术后两周，将感染的结缔组织瓣移除。摘自 G.kotsakis, Uviversity of washington, seattle, WA。由 George Kotsakis 授权发表

果常常较差[11-12]。吸烟对软组织移植的愈合有不利影响，主要是因为吸烟可以导致牙龈血管收缩，从而造成移植组织的坏死[13]。一项针对吸烟对软组织移植血管化影响的临床对照试验表明，在 STG 的愈合过程中，吸烟者移植组织中的血管密度明显低于非吸烟者[13]。这种血管密度的差异导致了临床手术效果的差距，在结合软组织移植的牙根覆盖术中，吸烟患者手术成功率比非吸烟患者低 25%[13]。

糖尿病患者的持续性高血糖同样可以影响移植软组织的愈合。虽然其病理作用机制仍未完全阐述清楚，但高血糖已被证实与牙周组织中糖化终末产物的产生和聚集有关，而糖化终末产物可以影响软组织的愈合[14-16]。此外，高血糖患者牙周组织中较高的氧化应激作用也可导致不良的组织愈合和组织反应[17-21]。但并非所有的糖尿病患者都不适合种植治疗。文献系统回顾得出，血糖控制正常的糖尿病患者的组织愈合情况与全身条件正常的患者无异[11]。然而，针对血糖控制较差的糖尿病患者的种植治疗情况的文献很少。从这些有限的文献中得知，当患者的糖化血红蛋白测试（HbA1c）值大于 8% 时，更容易发生软组织移植的并发症[22]。

因此，术前应对患者的生活习惯和病史进行检查，以防在手术过程中出现并发症。对患者生活习惯的术前评估是一个有效的方法，用来判断患者的条件是否能够进行 STG 或患者是否有出现移植后并发症的高风险。医生也应当教育患者慢性高血糖症和吸烟对组织愈合和全身健康状况的危害。应鼓励高血糖的患者控制血糖水平并与主治医生之间建立良好的医患沟通，以利于移植组织的愈合。同样地，也应当鼓励吸烟患者戒烟或者为其提供相应的戒烟途径和项目。至少应当在治疗期间停止吸烟。虽然在这方面没有统一的规定，但就临床经验来讲，应建议患者在术前 1 周至术后 2 周内戒烟。

对于术后出现感染的病例，若患者对青霉素不过敏，可选择使用阿莫西林进行治疗。但如果患者对青霉素过敏，则可选用克林霉素进行治疗。

针对免疫功能不全的患者，如血糖控制不佳的糖尿病患者，可进行预防性抗生素治疗。

定期教育患者保持口腔卫生、控制血糖和改善不良生活习惯如戒烟等可有利于 STG 的成功。STG 的成功主要取决于血供的充足与否。因此，应尽量减小手术创伤，并牢固固定移植组织，防止移植组织在愈合阶段出现移动，阻碍微小血管的长入。上述的措施可以防止移植软组织的坏死。

大量出血

在获取移植软组织时，最大的手术风险就是出血。在 STG 中发生大量出血，有时是因为一系列的解剖因素，如手术破坏了腭大动脉。有很多临床医生建议应先对腭大孔处的腭大动脉进行触诊检查，再进行手术操作。但对腭大孔的触诊检查很难了解清楚上腭血管的走向[23]。因此，外科医生应当注意相应的生理解剖结构及个体差异，避免伤及腭大动脉，降低手术风险。Reiser 等通过尸体解剖研究上腭供区的解剖结构发现，腭大动脉位置和走向的不同与腭穹隆的形态和大小相关[24]。根据腭穹隆的形态，Reiser 等将上腭分为"高型""中间型"和"平坦型"，且腭大动脉根据上腭的三种不同类型分别位于距第一恒磨牙釉牙骨质界 7mm、12mm 和 17mm 处的位置[24]。尽管有这类的临床指导作为腭大动脉的位置参考，我们仍需注意个体差异带来的不同。接下来的病例介绍了在获取移植软组织时发生大出血后所进行的处理。

1 例 56 岁的白人男性患者，将进行上颌中切牙的拔除并计划种植修复，同时将对受植区进行软硬组织移植。患者吸烟，且无既往全身病史。口内外检查无异常，上腭腭穹隆形态为"中间型"。患者同意治疗方案，即拔牙后使用冻干异体骨行牙槽嵴保存术，然后采用单切口，从单侧上腭深部获取上皮下结缔组织瓣进行软组织增量手术[23]。局麻后微创拔牙，然后从左侧上腭做线型切口，获取上皮下结缔组织。预测腭大动脉位于腭穹隆垂直壁和水平壁的交界处；但是，在获取软组织的同时，可以在软组织根方延伸处看到腭大动脉（图 28.4）。在这种情况下，可以用 4-0 可吸收

缝线结扎腭大动脉，避免在手术操作过程中损伤动脉造成大出血（图 28.5）。另外，可在局麻时按 1∶100 000 的比例加入肾上腺素，使术区血管收缩。用 15c 号手术刀小心分离软组织与血管，

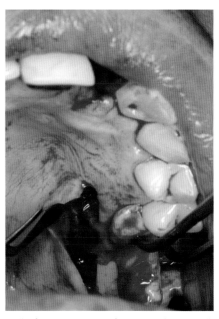

图 28.4 术中，上皮下结缔组织瓣根方延伸处可见腭大动脉。摘自 G.kotsakis, Uviversity of washington, seattle, WA。由 George Kotsakis 授权发表

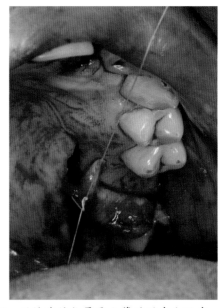

图 28.5 用缝线结扎暴露血管的近中和远中，以防术中损伤血管造成出血。这种方法的预后比对破损的血管进行结扎要好一些，而且血管一旦破裂出血，术区的能见度会下降，结扎也会变得困难。摘自 G.kotsakis, Uviversity of washington, seattle, WA。由 George Kotsakis 授权发表

结扎血管可避免不良事件的发生（图28.6）。分离上皮下结缔组织瓣，利用简单间断缝合和十字交叉缝合关闭创口（图28.7）。告知患者可能发生的并发症，利用真空压塑保护板保护创口。此时，供区和受区的愈合均无异常。

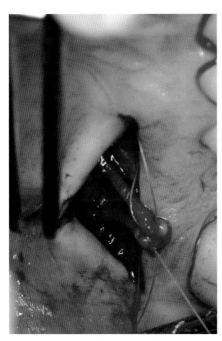

图28.6　分离上皮下结缔组织后单独结扎上腭血管。图片来自 Dr. George kotsakis, Minneapolis, MN, USA

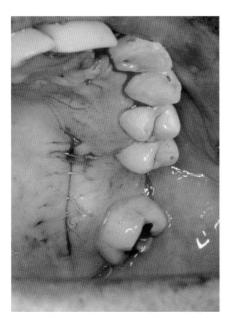

图28.7　利用简单间断缝合和十字交叉缝合关闭创口。注意，由于血管收缩剂（肾上腺素）的使用，造成局部组织发白。图片来自 Dr. George Kotsakis, Minneapolis, MN, USA

虽然上述病例在手术过程中很好地控制了可能发生的出血，但其他的一些止血材料如可吸收明胶或微纤维胶原等也可用于出血部位的止血。除血管结扎外，缝线还可用于在术区固定止血材料。重要的是，止血成功后，一定要让患者停留观察30min以上才可离开，且术后1周应进行复诊检查组织的愈合情况。

患者在某些情况下，如每天进行抑制血小板的治疗或患有凝血障碍的疾病等，更易在软组织移植时发生出血。但是，对于这类患者，只要进行了细致的术前治疗计划包括与医生的沟通、国际标准化比值（international normalized ratio, INR）的测量，就可以在不停止用药的情况下，进行各种侵入性治疗，如种植手术。当INR小于3时，并采用足够的止血措施和微创手术技术，就可以在口腔门诊进行软硬组织的移植和种植手术。

供区组织坏死

供区组织坏死是上腭结缔组织供区常见的并发症之一，部分原因是医源性因素。在获取上腭结缔组织时损伤腭大动脉可造成前牙区腭侧牙龈缺血，继而造成组织的坏死。另外一个原因是在获取结缔组织后造成牙龈层的穿孔或过薄导致的。腭侧牙龈过薄或穿孔可能导致牙龈无法得到足够的血供，继而缺血坏死。

图28.8~28.11示1例38岁健康男性出现上腭供区组织坏死的情况。为了增加上颌前牙区颊侧软组织丰满度，在上腭获取结缔组织瓣进行受植区软组织移植，移植术后1周，上腭供区出现组织坏死。注意，如果供区和受区邻近，二者之间若仅保留一小块组织，则可能危害局部血液循环的建立。清除坏死组织后1周复诊检查，供区和术区均无溢脓无感染。坏死组织的去除导致供区发生一定程度的出血，但已通过局部止血措施控制。该病例中供区出现的并发症可能是供区创口下出血，是血块集聚而造成的。图28.11显示清除坏死组织后第2天，供区情况有所改善。

在进行结缔组织瓣移植时，防止软组织供区出现组织坏死的方法，从根本上讲，主要是手术

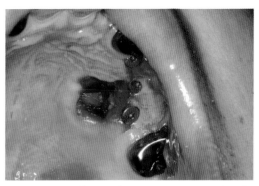

图28.8 从上腭获取结缔组织瓣行软组织移植术后1周，前牙腭侧牙龈出现组织坏死。图片来自 Dr. Len Tolstunov, San Francisco, CA, USA

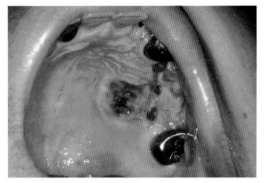

图28.9 对坏死组织进行清创，术区出血，随后进行局部止血。图片来自 Dr. Len Tolstunov, San Francisco, CA, USA

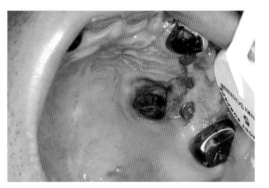

图28.10 清除坏死组织并止血后当天的情况。图片来自 Dr. Len Tolstunov, San Francisco, CA, USA

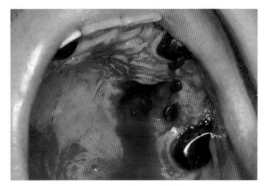

图28.11 清除坏死组织第2天的情况。图片来自 Dr. Len Tolstunov, San Francisco, CA, USA

操作的规范性。应进行微创操作，并防止结缔组织上方的上皮穿孔，同时在手术中注意保护腭大动脉，并争取在手术中有效止血，防止术后血块聚集，引起组织缺血和坏死。

结 论

口腔种植软组织移植相关的并发症发生率不高，但一旦发生，会降低患者的满意度，影响手术成功率。一方面，医源性相关的手术并发症主要取决于术者的经验和技术。另一方面，与手术成功相关的并发症主要取决于患者的全身状况。应从患者现在的身体健康状况（如血糖控制良好的糖尿病患者）出发，正确把握软组织移植的适应证，这应当成为术前治疗计划中的一个基本组成部分。另外，一些可改正的生活习惯，如吸烟或烟草咀嚼等，也会对手术造成不利影响，这在术前也应当强调并告知患者。如果患者不愿意纠正这些危险因素，则至少应当仔细告知患者其手术成功率降低的可能性。在某些病例中，即便是符合理想软组织移植手术适应证的患者，也可能因解剖结构的个体差异导致动脉出血。因此，口腔种植外科医生应当时刻准备好面临和处理软组织移植相关的并发症。

参考文献

[1] Edel A. Clinical evaluation of free connective tissue grafts used to increase the width of keratinised gingiva. Journal of Clinical Periodontology, 1974, 1:185–196

[2] Edel A. The use of a free connective tissue graft to increase the width of attached gingiva. Oral Surgery, Oral Medicine, and Oral Pathology, 1975, 39:341–346

[3] Kotsakis GA, Salama M, Chrepa V, et al. A randomized, blinded, controlled clinical study of particulate anorganic bovine bone mineral and calcium phosphosilicate putty bone substitutes for alveolar ridge preservation. Int J Oral Maxillofac Implants, 2014, 29(1):141–151

[4] Pietrokovski J, MasslerM. Alveolar ridge resorption following tooth extraction. The Journal of Prosthetic Dentistry, 1967, 17:21–27

[5] Morad G, Behnia H, Motamedian SR, et al. Thickness of labial alveolar bone overlying healthy maxillary and mandibular anterior teeth. The Journal of Cranio-facial Surgery, 2014, 25:1985–1991

[6] Ioannou A, Kotsakis G, McHale M, et al. Soft tissue surgical procedures for optimizing anterior implant esthetics. Int J

Dentistry. 2015, 2015:740–764

[7] Wiesner G, Esposito M, Worthington H, et al. Connective tissue grafts for thickening peri-implant tissues at implant placement. One-year results from an explanatory split-mouth randomised controlled clinical trial. European Journal of Oral Implantology, 2010, 3:27–35

[8] Kassab MM. Soft tissue grafting to improve implant esthetics. Clinical, Cosmetic and Investigational Dentistry, 2010, 2:101–107

[9] Covani U, Marconcini S, Galassini G, et al. Connective tissue graft used as a biologic barrier to cover an immediate implant. Journal of Periodontology, 2007, 78:1644–1649

[10] Sullivan HC, Atkins JH. Free autogenous gingival grafts. I. Principles of successful grafting. Periodontics, 1968, 6:121–129

[11] Kotsakis GA, Ioannou AL, Hinrichs JE, et al. A systematic eeview of observational studies evaluating implant placement in the maxillary jaws of medically compromised patients. Clinical Implant Dentistry and Related Research, 2015, 17(3):598–609

[12] Kotsakis GA, Javed F, Hinrichs JE, et al. Impact of cigarette smoking on clinical outcomes of periodontal flap surgical procedures: a systematic review and meta-analysis. Journal of Periodontology, 2015, 86:254–263

[13] Souza SL, Macedo GO, Tunes RS, et al. Subepithelial connective tissue graft for root coverage in smokers and non-smokers: a clinical and histologic controlled study in humans. Journal of Periodontology, 2008, 79:1014–1021

[14] Gurav AN. Advanced glycation end products: a link between periodontitis and diabetes mellitus? Current Diabetes Reviews, 2013, 9:355–361

[15] Xu J, Xiong M, Huang B, et al. Advanced glycation end products upregulate the endoplasmic reticulum stress in human periodontal ligament cells. Journal of Periodontology, 2015, 86:440–447

[16] Zizzi A, Tirabassi G, Aspriello SD, et al. Gingival advanced glycation end-products in diabetesmellitus-associated chronic periodon-titis. an immunohistochemical study. Journal of Periodontal Research, 2013, 48:293–301

[17] Allen EM, Matthews JB, O'Halloran DJ, et al. Oxidative and inflammatory status in Type 2 diabetes patients with periodontitis. Journal of Clinical Periodontology, 2011, 38:894–901

[18] Buczko P, Zalewska A, Szarmach I. Saliva and oxidative stress in oral cavity and in some systemic disorders. Journal of Physiology and Pharmacology: An Official Journal of the Polish Physiological Society, 2015, 66:3–9

[19] Galli C, Passeri G, Macaluso GM. FoxOs, Wnts and oxidative stress-induced bone loss: new players in the periodontitis arena? Journal of Periodontal Research, 2011, 46:397–406

[20] Koromantzos PA, Makrilakis K, Dereka X, et al. Effect of non-surgical periodontal therapy on C-reactive protein, oxidative stress, and matrix metalloproteinase (MMP)-9 and MMP-2 levels in patients with type 2 diabetes: a randomized controlled study. Journal of Periodontology, 2012, 83:3–10

[21] Monea A, Mezei T, Popsor S, et al. Oxidative stress: a link between diabetes mellitus and periodontal disease. International Journal of Endocrinology, 2014, 2014:917631

[22] Tawil G, Younan R, Azar P, et al. Conventional and advanced implant treatment in the type II diabetic patient: surgical protocol and long-term clinical results. The International Journal of Oral and Maxillofacial Implants, 2008, 23:744–752

[23] Hinrichs JE, Kotsakis GA, Lareau D. Soft tissue augmentation surgery for dental implants, Chapter 27//Kademami D, Tiwana P. Atlas of Oral and Maxillofacial Surgery. 1st edn.[S.L.]: Elsevier, 2015

[24] Reiser GM, Bruno JF, Mahan PE, et al. The subepithelial connective tissue graft palatal donor site: anatomic consider-ations for surgeons. The International Journal of Periodontics and Restorative Dentistry, 1996, 16:130–137

第 8 篇

牙槽复合体的组织工程学

第 29 章 原位组织工程牙槽嵴增量技术

Robert E. Marx

引 言

原位组织工程是指不利用自体骨移植材料，直接在缺损部位再生出缺失的组织。就牙槽嵴增量而言，这项技术可以满足种植体植入的理想标准，例如：

1.100% 的活性骨，没有残留的非活性植骨颗粒。

2. 高度足以植入长度 10mm 的种植体。

3. 宽度足以植入直径 4mm 的种植体且没有皮质骨裂开。

4. 骨密度足以保证种植体的初期稳定性。

与所有组织工程一样，原位组织工程必须将有组织再生能力的细胞与能促进这些细胞增殖分化的信号分子混合后依附于基质材料（支架），才能进行组织再生[1-2]。细胞、信号分子(生长因子)和支架常被称为组织工程三角(图 29.1)[3]。进行牙槽嵴增量时，经典的组织工程三角由富血小板血浆（platelet rich plasma，PRP）（细胞）、人骨形成蛋白－2／可吸收胶原海绵（rhBMP-2/ACS）（信号分子）和冻干的多孔同种异体碎骨块（支架材料）构成。即便如此，实质上是缺损部位的宿主骨提供了骨祖细胞和干细胞，相反地，PRP 为基质（骨再生支架）提供了细胞黏附分子（纤维蛋白、纤维蛋白连接素、副纤维连接蛋白）[4-5]。

口腔种植术中牙槽嵴（垂直和水平）增量的手术方法

综合考虑

1. 由于不需要获取大量的自体骨，原位组织工程移植手术在诊室里，单纯局麻下或者辅以静脉镇静下便可完成。

2. 原位植骨材料为颗粒结构，因此植骨区需要进行空间维持，以便愈合期间保持植骨材料稳定并避免其受到咀力和（或）临时修复体的压力[6]。常用的维持材料有强化（生物）膜、钛网或者可吸收性网。

3. 尽管原位组织工程中骨的再生是可预估的，但软组织的愈合却难以预估。手术医生应意识到骨缺损往往伴随着软组织缺损。软组织经常会出现收缩、瘢痕化或者血运不佳等情况。因为拔牙、先前的牙周炎症或者翻瓣都会使牙周膜受损，所以无法依赖骨膜成骨或者成血管。因此术者应准备好在正常组织做切口及广泛的黏膜下减张切口破坏黏膜以获得无张力的一期缝合（图 29.2~29.3）。

4.3 个及 3 个单位以下的牙缺失并伴有局灶性骨缺损的区域，只要从 20mL 全血中提取 3mL PRP 就足以进行骨增量。根据每个缺失单位用 1mL 的原则，3 个单位以上的缺牙区则需要 7~10mL 富含血小板血浆，需要从 60mL 全血中提取。

5. 正确的也是成本最低的 rhBMP-2/ACS 用量是每个缺失牙用 0.5mg[7]。1.05mg 是商品化 rhBMP-2/ACS 的最小剂量，可用于 1~2 个牙位缺失。再大的剂量是 2.1mg，可用于 3~4 颗牙缺失的区域，相应的还有 4.2mg 和 8.4mg 的剂量。

6. 由于表面积更大，更利于纤维蛋白、纤维蛋白连接素、副纤维连接蛋白等细胞黏附分子的附着，矿化的多孔同种异体碎骨块优于脱矿的同种异体骨、皮质骨颗粒或者异种骨[7]。

Division of Oral and Maxillofacial Surgery, University of Miami Miller School of Medicine, Miami, Florida, USA

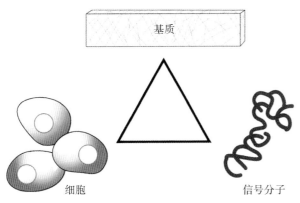

图 29.1　经典的组织工程三角由细胞、信号分子和基质构成

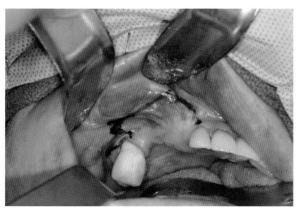

图 29.2　切口设计避开了瘢痕区域，降低了骨裂开风险

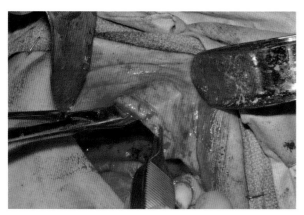

图 29.3　有效的黏膜减张获得无张力缝合

上下颌骨牙槽嵴增量的具体方法

为了提取 PRP，最好在术前抽血，若患者需要静脉镇静，则在建立静脉通道时抽血。双旋控制的离心机（如 Harvest-Terumo，Denver，CD）是必需的，因为双旋控制离心机能提取足够的血小板，将干细胞增殖能力由基线水平提高 4~7 倍[8]。

虽然牙槽嵴正中切口是很常规采用的切口设计，但是笔者倾向于采用前庭沟切口，因为牙槽嵴正中切口最容易形成瘢痕、血运差并且是术后前几天水肿过程的应力集中点（图 29.2）前庭沟切口在关创时张力更小、血运更好，并能获得一个无瘢痕区域。

应从唇侧切口到嵴顶再到腭侧的黏骨膜翻开组织瓣。由于骨面经常会有黏骨膜瘢痕残留物粘连，最好用球钻去除形成粗糙骨面而不是刮除或者直接在上面钻孔。翻瓣的时候也最好彻底翻开黏骨膜瓣，以利于网或者强化膜就位（图 29.4）。

网或者膜就位前便应该做黏膜瓣下的减张切口以利于最终缝合（图 29.3），这样做可以为多次试放和取出网及膜提供良好的入路，并能够在缝合前确定并控制出血点。减张切口始于骨膜上一个切口然后用锐利剪刀分离，剪刀可以直接先在黏膜下钝性分离出空间，然后锐性分离操作过程中产生的隔板。松弛切口仅位于黏膜下层而不能破坏颊侧肌层（图 29.3），这样术后脸颊的运动不会牵拉创口的组织。

接下来将网或者强化膜就位。然而，在就位的同时，手术团队的另外一位成员应将 PRP 从离心机中取出，并与多孔同种异体碎骨块混合，这样细胞黏附分子可以结合到骨小梁网络的表面。此外，将 5mL 10% $CaCl_2$ 与 5000 单位局部牛凝血酶混合，加 5 滴该混合物到富含血小板血浆中，激活血小板释放大量的生长因子到移植材料中。

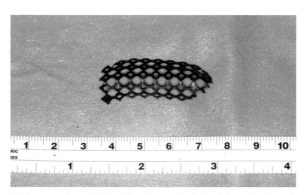

图 29.4　钛网预先形成理想的牙槽嵴形态，便于维持植骨材料的形态和骨再生需要的空间

值得注意的是，目前局部牛凝血酶用途较多，是应用较普遍的安全产品。20 世纪 90 年代中期，一些牛凝血酶产品被牛（血清）因子 Va 污染，在人体内产生抗体与人（血清）因子 Va 发生反应，导致很少一部分患者应用后出现大量出血[8]。1998 年以后，纯化后的牛凝血酶原去掉了牛（血清）因子 Va，消除了这个并发症。

笔者经常使用可吸收网（例如，Resorb-X，KLS Martin，Tuttlingen，Germany），这种网可以在术后 6 个月内维持其硬度，6~9 个月后逐渐被吸收，并不产生过多的降解产物。可吸收网的优势在于不需要二次翻瓣取出金属网，同时也消除了金属网内在的回弹问题及强化膜在缝合时的张力（图 29.5）。

钛网和强化膜可以在植入位点塑形或者利用预成的无菌模具整塑出理想的形态再加载移植材料。可吸收网通过热水浴塑形，在植入位点向其冲洗温水便可使其完美贴合于受植床。

RPR 与多孔同种异体碎骨混合后，网和膜就位的同时，应准备好 rhBMP-2/ACS。在盛有 rhBMP-2 冻干粉末的小瓶中加入适量无菌水至完全溶解。需要注意的是只能加入水，而且只能是添加包装上指示的用量。如果用了其他液体（如盐水、5% 葡萄糖水溶液等）或者用了不同的水量则会改变溶液的 pH，降低 rhBMP-2/ACS 的活性[9]。此外，rhBMP-2 是具有特殊三级结构的蛋白质，震动可能破坏蛋白的活性位点，因此，不提倡震动小瓶来溶解蛋白质，应该将小瓶内液体打旋来溶解蛋白质。rhBMP-2 完全溶解后，立即均匀地放在脱细胞可吸收胶原海绵上（图 29.6），15min 后海绵可结合 96% 的蛋白质（图 29.7）。结合后，将负载 rhBMP-2 的可吸收胶原海绵剪成大约 5mm × 5mm 的小块（图 29.8A），与活化的富血小板血浆—多孔同种异体冻干碎骨块复合物（PRP-CCFDAB）完全混合（图 29.8B）。

此时，网承载着植骨材料，组织工程三角准备就绪（图 29.9）。使用 1.5mm 钛钉或者声波焊接螺钉固定可吸收膜。如有需要，额外的骨缺损或者上颌窦提升后也可以填充该移植复合材料。

松弛的黏膜瓣向前盖过移植材料，水平褥式缝合配合连续缝合的双层缝合关闭创口（图 29.10A）。6 个月后，再生骨成熟，可以植入种植体（图 29.10B）。

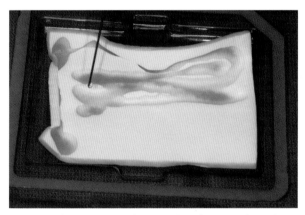

图 29.6 将 rhBMP-2 加到可吸收去细胞胶原膜（ACS）上

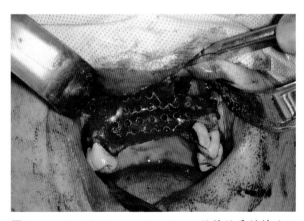

图 29.5 可吸收 PLA/PLGA 网可以维持植骨材料的形态和空间，不会影响骨再生，同时也避免了种植时取出网

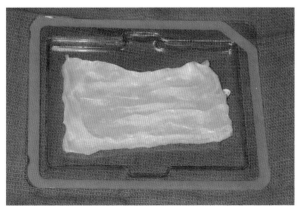

图 29.7 ACS 完全浸润 rhBMP-2，15min 内浸润程度达 93%

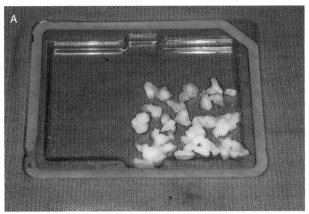
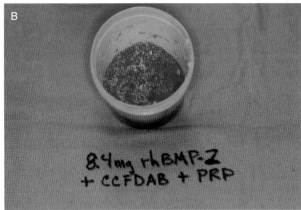

图 29.8　rhBMP-2 / ACS 剪成小块（A）与 CCFDAB 及富血小板血浆混合（B）

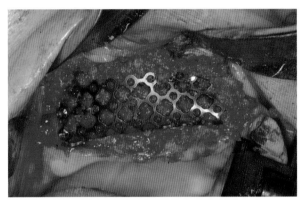

图 29.9　rhBMP-2 / ACS-CCFDAB-PRP 混合植骨材料就位后钛网固定

术后使用舒他西林作为抗生素，3mg 静脉滴注，如果患者青霉素过敏，则选择 100mg 多西环素，同时应用 12mg 地塞米松减轻水肿。对于只采用了局麻的病例，术前 1h 口服类似的抗生素和地塞米松。

移植材料生物学及其在随访阶段的重要性

因为 rhBMP-2/ACS 吸引并促进骨祖细胞和干细胞的增殖，并且其基本为高渗透性，所以此材料的术后水肿较其他植骨材料更重[10]，因此术后前 3 周不适合佩戴临时修复体，如果已经制作了临时修复体，应进行缓冲或者重衬，以避免压迫植骨位点。

21d 后，rhBMP-2 与 ACS 分离，它们趋化并诱导骨祖细胞和干细胞增殖分化成功能形成骨细胞[12]。rhBMP-2/ACS 与植骨复合材料混合后形成很多成骨中心。rhBMP-2 还可以上调血管内皮因子（vascular endothelial growth factor，VEGF）的表达[10]，与 PRP 中的 VEGF 共同作用，在血小板来源生长因子（PDGFaa、PDGFbb、PDGFab），转化生长因子 1、2（Tgfb-1、Tgfb-2），以及基质来源激活因子 1-α（sdaf-1a）的共同参与下，移植材料可以很快血管化。

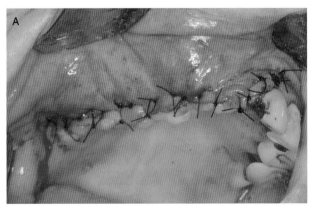
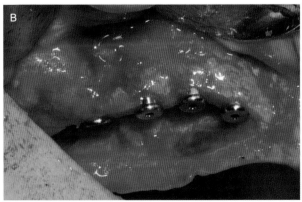

图 29.10　A. 水平褥式缝合关闭创口，完全封闭植骨材料。B. 原位组织工程植骨后新骨形成种植体植入

术后前 2 周，植骨材料最不稳定、最容易裂开和感染，在上述这些因子的作用下，植骨材料的迅速血管化和细胞增殖可以助其度过这关键的 2 周。因此，手术者应提醒修复医生注意术后水肿，建议术后前 3 周不戴临时修复体或者根据植骨位点对临时修复体进行修整。在术后 14d 内出现创口裂开导致胶原膜或钛网暴露的情况下，这一点尤为重要。膜或网的早期暴露很有可能引起感染并伴随着移植材料部分或者全部脱落（图 29.11）。如果是术后 14d 以后出现伤口裂开，此时移植材料已经血管化，相当于已经超过了一个临界点。而且此时上皮已经开始长入，暴露的区域不会对植骨的效果产生不利影响（图 29.12~29.13）。

术后 14~21d，骨祖细胞和干细胞分化成成骨细胞并开始向黏附于多孔同种异体骨表面的细胞黏附分子表面分泌类骨质[13]。以 rhBMP-2/ACS 为中心分散的骨形成中心开始融合，植骨材料变得

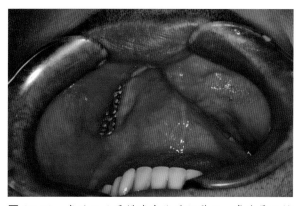

图 29.11 术后 3 天牙槽嵴中份牙龈裂开，感染导致植骨材料丢失

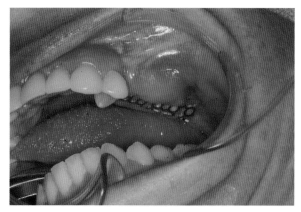

图 29.12 术后 21 天牙槽嵴中份牙龈裂开，钛网下方的植骨材料已经血管化，骨再生完成

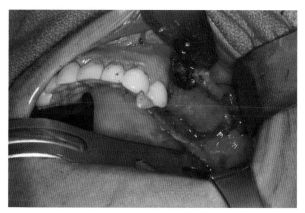

图 29.13 虽然出现了上图所示的牙龈裂开和钛网暴露，骨再生依然完成

坚硬，影像学检查可以发现致密的骨小梁代替了颗粒影像。

最初形成的骨是类骨质，组织学观察富含细胞，缺乏板层结构和哈弗式系统（骨单元）（图 29.14），与胚胎骨或者骨折中的硬骨痂（编织骨）相似。这些最初形成的不成熟的类骨质，必须经过破骨细胞介导的吸收－重塑过程，取而代之的是细胞含量更少矿化程度更高，含有板层结构和初期哈弗式系统的骨（图 29.15）。6 个月时，移植骨已经是 2 类或者 3 类骨，足以保证种植体的初期稳定性（图 29.16）。

一旦种植体植入，移植骨迅速成熟，影像学上已经是可以看到骨小梁结构的矿化骨。这个成熟的过程在种植体有功能性负载后进一步加速（图 29.17~29.20）。

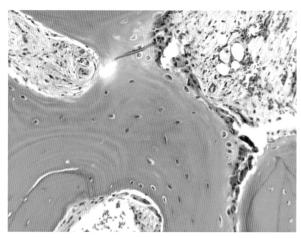

图 29.14 术后前 2 个月，rhBMP-2 诱导大量破骨细胞使同种异体骨坏死，有活性的类骨质在其上形成

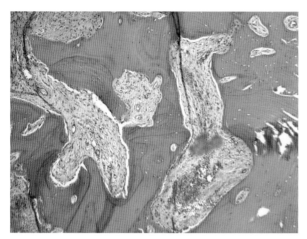

图 29.15　术后前 2~6 个月，未吸收的无活性同种异体骨周围可见成熟和不成熟的新骨

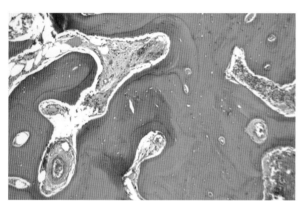

图 29.16　术后前 6~9 个月，原位组织工程植骨后新骨成熟，未见未吸收的无活性同种异体骨颗粒

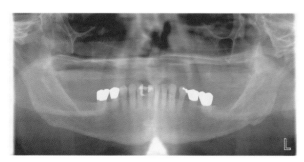

图 29.17　"综合征候群"导致的上颌骨严重的水平向和垂直向骨缺损

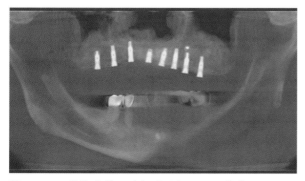

图 29.18　种植体植入时行原位组织工程植骨

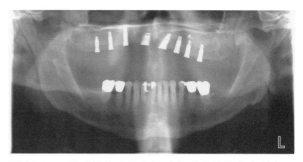

图 29.19　排列整齐的骨小梁形成说明种植手术刺激了骨的成熟

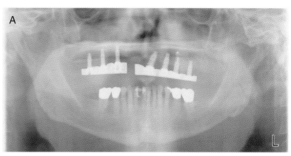

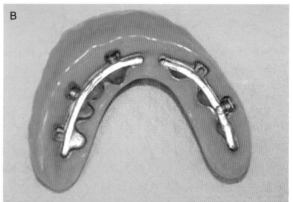

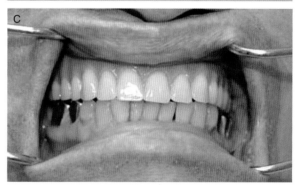

图 29.20　A.随访 6 年后，原位组织工程植骨后种植体支持的上颌研磨杆。B.研磨杆支持的全口覆盖义齿。C.临床检查见虽然对颌为天然牙列，上颌修复体依然很稳定。

　　原位组织工程法进行垂直和水平向牙槽嵴增量的优点是节省（手术）时间，避免了第二个手术创面和采集自体骨，减轻了疼痛。笔者通过一个随机非盲研究比较了原位组织工程植骨和类似的专门用作牙槽嵴增量的自体胫骨骨块移植（表29.1），结果明确显示两种方法在骨再生、种植体骨结合、骨成熟度及并发症方面的效果相同。此外，原位组织工程植骨虽然省时和（或）不需要两位术者和助手，在手术成本上与自体骨移植的差异却没有统计学意义。

仅需要水平向牙槽嵴增量的技术改进

仅需要水平向牙槽嵴增量而不需要垂直向增量的刃状牙槽嵴（在临床上）很常见（图29.21），这种骨增量需要用到另外一种原位组织工程植骨技术，应用皮质－松质（复合）同种异体骨块，经过一定形态修整后与缺损部位有最大面积的接触，同时获得期望的水平向增量。

同样的，受植区应该用球钻打磨粗糙。皮质－松质（复合）同种异体骨块多孔的一面由激活的PRP渗透，再覆盖双层rhBMP-2/ACS（图29.22）。将有胶原膜的那一面与宿主骨面接触，用2颗1.5mm直径的钛拉力钉固定移植骨块（图29.23）。

这种植骨方式可以确保同种异体骨块与宿主骨完全融合，减少了骨块的体积收缩。再次打开术区可以发现螺丝钉的头端高出原始骨面，移植骨块的边缘变圆钝，说明骨块发生了整塑（图29.24）。种植体位点预备时可以发现移植骨块有出血现象，说明骨块已经血管化。

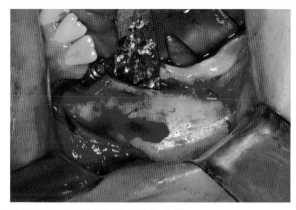

图 29.21 下颌无牙颌刃状牙槽嵴

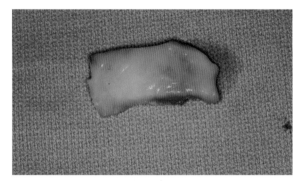

图 29.22 同种异体骨块就位前，rhBMP-2 / ACS 包裹骨块的松质骨面

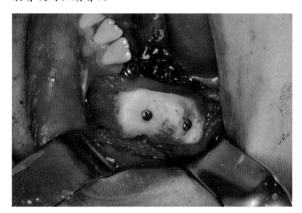

图 29.23 rhBMP-2/ACS 位于宿主牙槽嵴与同种异体骨块松质骨面之间，拉力螺钉技术双螺钉固定

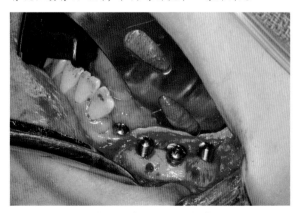

图 29.24 再次暴露植骨区见完全成骨

表 29.1　上颌骨垂直骨增量术

	组织工程植骨	自体骨	*P*
样本量	40	40	0.99
骨再生	37	37	0.99
骨小梁	72%	64%	0.95
骨结合种植体	137/148（92.6%）	140/156（89.7%）	0.93
供区	N/A	40/40	—
平均费用	$5700	$5200	0.09
平均时间	48min	78min	0.05

结 论

在骨缺损区域直接利用患者自己的细胞结合安全有效的信号分子和基质（支架材料）进行引导骨再生，是一种简单的骨增量方法，几乎所有都牙科医生经过外科培训后都可以掌握。这种原位组织工程给患者带来可预期的骨再生效果和可用的种植位点，明显降低了自体取骨的必要性及其固有的风险。

参考文献

[1] Marx RE. Application of tissue engineering principles to clinical practice in tissue engineering//Lynch SE, Marx RE, Nevins M, et al. Tissue Engineering. Chicago IL: Quintessence Publishing, 2008: 47–63

[2] Spector M. Basic principles of scaffolds in tissue engineering//Lynch SE, Marx RE, Nevis M, et al. Tissue Engineering. Chicago IL: Quintessence Publishing, 2008: 26–35

[3] Sander GK, Suuronen R. Combining adipose derived stem cells, resorbable scaffolds and growth factors. An overview of tissue engineering. J Can Dent Assoc, 2008, 74(2):167–170

[4] Podor TJ, Campbell S, Chindemi P, et al. Incorporation of vitronectin into fibrin clots. Evidence for a binding interaction between vitronectin and gamma A/gamma' fibrinogen. J Biol Chem, 2002, 277(9):7520–7528

[5] Marx RE, Carlson ER, Eichstadt RM, et al. Platelet rich plasma: growth factors enhancement for bone grafts. Oral Surg, Oral Med, Oral Pathol, Oral Radiol, Endod, 1998, 85:638–646

[6] Marx RE, Armentano L, Olivera A, et al. rhBMP-2/ACS grafts (vs) autogenous cancellous marrow grafts of large vertical defects of the maxilla; an unsponsored randomized open label clinical trial. Oral Craniofac Tissue Eng, 2011, 1 (1):33–41

[7] Martin RB, Burr DB, Sharkey NA. Skeletal biology//Martin RG, Burr DB, Sharkey NA. Skeletal Tissue Mechanics. New York: Springer-Verlag, 1998:29–78

[8] Marx RE. Platelet rich plasma. evidence to support its use. J Oral Maxillofacial Surg, 2004, 62:489–496

[9] Seekerman H. The influence of delivery vehicles and their properties on the repair of segmental defects and fractures with osteogenic factors. J Bone Joint Surg Am, 2001,83A Suppl:S79–81

[10] Fu TS, Chang YH, Wong CB, et al. Mesenchymal stem cells expressing baculovirus-engineered BMP-2 and VEGF enhance posterolateral spine fusion in a rabbit model. Spine J 2014 Nov 13: S1529–9430(14)01693–3

[11] McKay WF, Peckham SM, Marotta JS (eds). The Science of rhBMP-2. St Louis MO: Quality Medical Publishing Inc, 2006: 70–73

[12] Theis RS, Bauduy M, Ashton BA. Recombinant human bone morphogenetic protein-2 induces osteoblastic differentiation in W-20-17 stromal cells. Endocri-nology, 1992, 130:1318–1324

[13] Hollinger JO, Buck DC, Brudes S. Biology of bone healing. Its impact on clinical therapy//Lynch SB, Genco R, Marx RE. Tissue Engineering Applications in Maxillofacial Surgery and Periodontics. Chicago IL: Quintessence Publishing, 1999,107: 50–54

第 30 章 骨髓穿刺：原理及穿刺技术

Dennis Smiler

引 言

成功的骨移植基于以下 4 个主要部分：①足够稳定的可吸收基质支架；②毗邻组织和血液的营养供给；③可溶性调节因子，如调节细胞活性的细胞因子和生长因子；④具有活跃成骨成血管能力的有核细胞（最重要）。

市场上有大量商品化的可吸收基质，可用引导性的可吸收膜、钛网、骨钉和螺钉固定。可溶解的调节因子和营养成分由受植区或者循环血液来提供。有成骨能力的有核细胞可能来源于外周血[1-2]，也可以从骨膜或者术区附近的松质骨中获取。然而，如果成骨细胞或其前体细胞的数量不足，新骨将无法形成[3-4]。

目前，采用自体骨进行种植位点骨增量能确保有足够的成骨细胞，这是保证植骨成功的方式之一[5-6]。然而，这种方式有一系列的并发症，包括开辟第二术区、感染、血肿、神经损伤、骨折或者造成供区骨的薄弱。例如，髂骨取骨的并发症有步行障碍、术后疼痛、大量失血及感觉异常。

替代自体骨移植的一种方案是将能够分化为成骨细胞的成熟干细胞移送到植骨材料的基质中[7-8]。通过单纯的穿刺技术就可以轻松获取这些干细胞。本章将介绍这种穿刺技术，运用该技术可避免开辟第二术区，术后的并发症轻微，并且成熟的干细胞分化出的成骨细胞充满植骨位点。

穿刺位点

门诊患者在口服镇静药物和局部麻醉、静脉镇静或者全身麻醉的情况下，便可进行骨髓穿刺和注射。造血活跃的骨髓遍布儿童全身的骨骼，但在成年人却局限存在于躯干骨的几个潜在位点。

对于（口腔）颌面的门诊患者来说，前髂嵴是最佳位点选择。选择此位点时患者的穿刺体位比较舒适，并能提供足够的骨髓且术后反应最小。虽然后髂嵴进针也较安全，容易穿刺，但是口腔诊所的门诊患者很难在保持端庄的情况下摆出手术需要的体位。即便如此，后髂嵴穿刺对于重度肥胖患者来说可能是最佳选择。

其他穿刺位点包括胫骨和胸骨，但都有缺点。通常，老年患者的胫骨因为细胞特性和皮质骨厚度的变化不能取得满意的穿刺效果，骨髓中脂肪细胞含量更多，穿刺的量也更少。只有其他穿刺位点不可行时才考虑胸骨穿刺。胸骨穿刺必须由经验丰富的医生进行，要确保穿刺针仅从外层皮质骨穿透到骨髓腔而不会从骨髓腔穿透内层皮质骨进入到纵隔或者主动脉。

下节将阐述前髂嵴骨髓细胞穿刺技术。

前髂嵴骨髓穿刺

因为骨髓穿刺通常为门诊手术，适当的配套应该齐全。椅旁应有分区托盘或无菌包布。表30.1 列出了手头必备的物品清单。

患者仰卧，暴露出一侧髂骨翼，患者衣服下方可铺无菌巾来保护穿刺位点。

医生戴普通手套触诊髂嵴的前缘、中间和侧壁以确定最佳的进针位点（图 30.1）。距髂嵴前缘两横指宽的位置通常就是髂嵴突出的中心（图30.2）。在皮肤上画出髂嵴的前中和侧方边界有利于评估骨嵴的厚度，确定穿刺区域。髂嵴前缘及进针位点可以用记号笔标记出来。

Oral and Maxillofacial Surgeon, Encino, California, USA

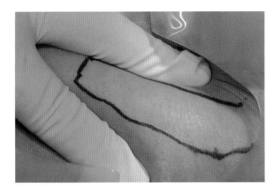

图 30.1　用两根手指将前髂嵴的皮肤撑开

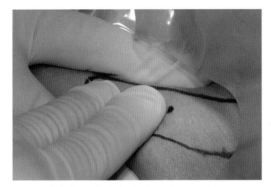

图 30.2　髂嵴中心突出点大约距前缘两横指

表 30.1　推荐的手术物品和器械

碘附（聚维酮碘，10%）棉签
异丙醇浸泡的无菌棉球
吸水毛巾（2）
纱布片 3 英寸 ×4 英寸（6）
乳胶手套，检查用，非无菌
乳胶手套，无菌
盐酸利多卡因注射液，1% 5mL
肝素（肝素钠注射液）1000USP/mL，2mL
针头，20 号 1 1/2 英寸
针头，25 号 5/8 英寸
针头，21 号 11/2 英寸
注射器，5ml 注射器用于局部麻醉
注射器，20ml 注射器用于骨髓穿刺（2~4mL）
孔巾，无菌（30 英寸 ×30 英寸含有 1 1/2×2 英寸的孔）
Jamshidi 型骨髓穿刺针，8 英寸长，15 号针管
样本混合容器－玻璃或不锈钢，混合基质与穿刺物
绷带
松紧带

* 1 英寸 ≈ 2.54cm

医生戴无菌手套，用 3 根无菌棉签蘸 10% 的聚维酮碘或者葡萄糖酸氯己定消毒术区。然后用浸有异丙醇的无菌棉签以环形方式消毒皮肤，无菌洞巾隔离出穿刺位点。

5mL 注射器配 20 号 1 英寸的针头，抽满利多卡因（图 30.3）。先用 25 号 5/8 英寸的针头注射 1mL 利多卡因形成皮丘（图 30.4），换更长的 21 号 1 英寸的针头，待皮肤麻木后向深处进针，穿透髂嵴中点的骨膜，注射剩余的 4mL 利多卡因（图 30.5）。用 21 号 1 英寸的针头探诊到骨面无痛说明局部已经麻醉起效。

患者维持仰卧，用 Jamshidi 型针头垂直于髂嵴进针，食指抵住针头尖端控制进针深度并保持针头从髂嵴的中线刺入（图 30.6）。

局麻后，穿刺针穿透皮肤进入到髂嵴前缘／

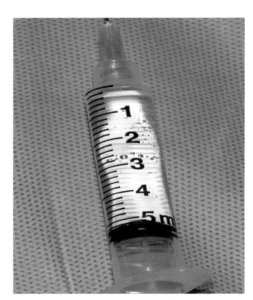

图 30.3　5mL 注射器抽满 1% 的利多卡因

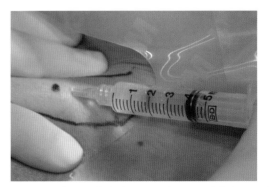

图 30.4　25 号 5/8 英寸的针头注射 1mL 利多卡因形成皮丘

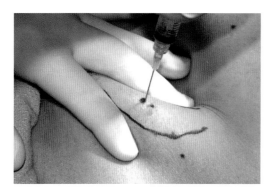

图 30.5 穿透髂嵴和骨膜，注射剩余的 4mL 利多卡因

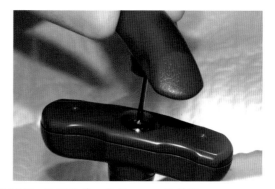

图 30.7 取下针管，连接 20mL 注射器

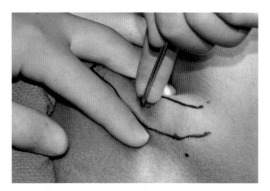

图 30.6 食指固定针头控制进针

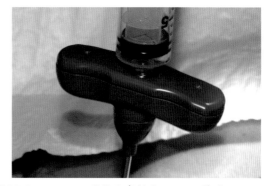

图 30.8 Jamshidi 型针头穿刺出 2~4mL 骨髓

前髂骨翼。轻轻旋转穿透皮质骨，进入到骨髓腔大约 1cm。去除针管，换 20mL 注射器与针头相连接（图 30.7），这样比 5 或 10mL 的注射器真空吸引力更好。

回拉注射器活塞可得到穿刺的骨髓（图 30.8）。通常，前 2~4mL 骨髓的骨祖细胞浓度最高。若需要更多的骨髓，则改变针的位置。方法有两种，一是将针抽出骨面，倾斜 30°~45° 在原位点进针；二是将针从骨和皮肤完全取出，在该点前后选择新位点重新穿刺，直到穿刺出足够的骨髓血。改变针的位置是为了确保能穿刺到骨髓而不是静脉血，否则会稀释干细胞的浓度。

将 20mL 注射器从用 Jamshidi 型针头取下，向上旋转取出穿刺针（图 30.9）。通常，取出针后只留下很小一滴血（图 30.10）。压迫穿刺位点 5 分钟后粘上绷带。穿刺出来的骨髓放到样本杯中与植骨材料混合（图 30.11）。

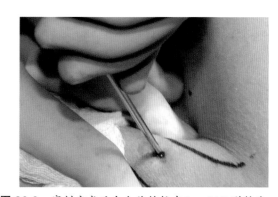

图 30.9 穿刺完成后向上旋转拉出 Jamshidi 型针头

并发症

前髂嵴骨髓穿刺的风险和并发症轻微，且发

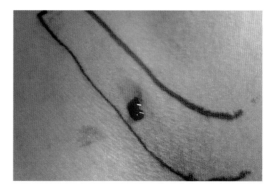

图 30.10 通常，取出针后只留下很小一滴血（图 30.10）。穿刺位点压迫 5min 后粘上绷带

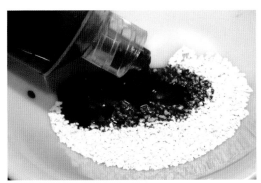

图 30.11　骨髓穿刺物可以与骨粉（如图）或同种异体骨块混合

病率极低。报道中 900 多例骨髓穿刺患者仅有两名出现了淤青。当针头从麻醉后的皮肤穿入骨头，大部分患者都只能感受到压力但不感到疼痛。当换上 20mL 的注射器，拉活塞将骨髓吸入针管时，有些患者感到很深的或者很严重的疼痛，但是不拉活塞后疼痛迅速缓解。

很多骨髓穿刺的文献报道都没有发现血肿、感染或者慢性疼痛[9-11]。报道中最常见的并发症是术后穿刺位点的压痛，通常会在 1~2d 内缓解。笔者大量的骨髓穿刺患者中，股外侧皮神经支配区域内从未出现过感觉异常。原因是这项技术没有切开肌肉，失血很少甚至没有。

可能出现的一个问题是无法获得大量的骨髓（导致骨髓干抽）。可能的原因有两个：穿刺针位置错误或者骨髓腔的增龄性改变。当 Jamshidi 型针头穿透内层骨皮质，没有停在松质骨内，需要调整针的位置，才能继续穿刺。随着年龄增长，患者骨髓腔内造血活跃的红骨髓大部分转化成黄骨髓（脂肪髓）。据估计，60 岁时已经有 60% 的红骨髓转化成黄骨髓[12]。

骨髓穿刺的应用

十几年前就已证明，单纯注射或者与其他基质材料混合应用骨髓可以明显促进骨的愈合[13]。最近，Smiler 等[14] 将骨髓穿刺物与各种商品化生物工程支架材料混合进行研究，分别从 5 例患者的前髂嵴穿刺出最多 4mL 骨髓，浸润异种骨或者异体基质支架材料后植入到 5 例患者的 7 个植骨位点（这些位点包括上颌窦提升，上颌颗粒性外置式隧道植骨，

钛网固定的上颌颗粒性外置式植骨）。异种支架材料为 PepGen Putty（DENTSPLY Friadent CeraMed, Lakewood, CO）或者 C-Graft 可吸收海藻材料（Clinician's Preference, Golden, CO）。异体支架应用的是 β 磷酸三钙（Curasan AG, Kleinostheim, Germang, or Vitoss, Malvern, PA）。

经过 4~7 个月的愈合，骨髓穿刺活检中心区域的样本进行标准组织学检测（图 30.12），组织形态分析确定植骨材料成骨的比例，有活力的植骨材料基质的比例，未吸收的基质比例以及余留间质的比例（图 30.13）。笔者得出的结论是穿刺骨髓含有成熟干细胞，与生物工程植骨材料混合后形成的支架，可以支持干细胞的增殖、分化和成熟，并可以促进血管形成。

已证实，骨髓穿刺物与缓慢吸收的非矿化异体颗粒骨材料或者可吸收羟基磷灰石基质混合后，可以明显促进新骨形成。这些材料需要良好约束和保持稳定，虽然这一点很容易做到，但是再次取出钛网或者固位螺丝的手术也具有一定的侵入性。另一种方法是选用可以渗入骨髓穿刺物的异体骨块和容易取出的固定螺丝（图 30.14）。有研究评估了这种方法，将浸渍骨髓穿刺物的同种异体骨块植到 5 例患者身上[15]，4~8 个月后所有骨块都与受植区的骨结合在了一起，这些区域的种植体也成功地形成了骨结合。从这些位点取骨的中心进行组织结构分析显示，骨占了 54%，骨髓占了 46%，其中 89% 的骨为活骨（图 30.15）。

如果骨髓穿刺物是用来渗透到异体植骨材料

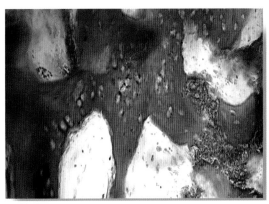

图 30.12　愈合 4 个月后，上颌窦提升位点骨的穿刺活检

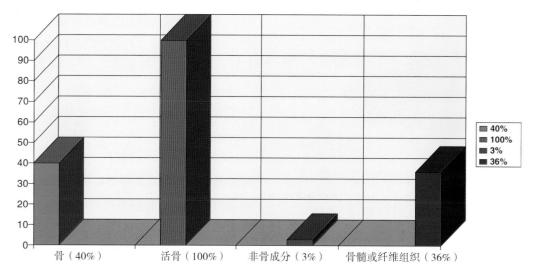

图 30.13 对上图中的骨芯行组织结构分析显示：骨占 40%，全部为活骨。非骨成分不到 3%

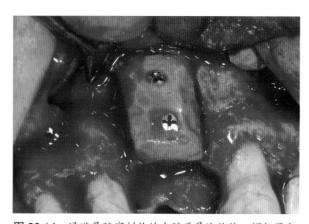

图 30.14 浸满骨髓穿刺物的皮髓质骨块就位，螺钉固定

的皮质／松质骨块的骨小梁中间，就要防止穿刺物凝结，可以先抽 2mL 肝素溶液到 20mL 注射器中，再连接针头。肝素冲洗一下注射器的管壁，连接 Jamshidi 型针头前将肝素排出。

植骨位点应用骨髓穿刺物的原理

成熟骨髓富含干细胞，干细胞有独特的自我更新、无限期生长、分化和生长为多种细胞和组织的能力[16]。他们产生中间前体细胞或者祖细胞群，可以转化或者分化成各种组织细胞系，包括能够分化为前成骨细胞，而成熟成骨细胞是成骨

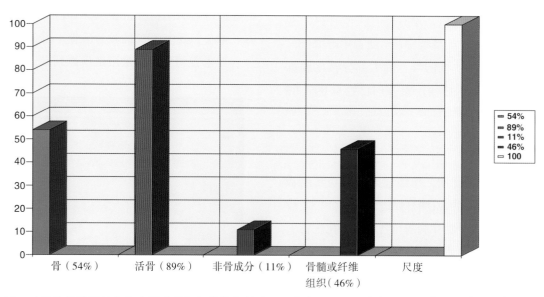

图 30.15 对浸满骨髓穿刺物的皮髓质骨组织结构分析显示，骨占了 54%，其中 89% 的骨为活骨，剩余 11% 是未吸收的皮质骨块

所必备的[17-18]。有令人信服的证据显示,将骨髓植
入到骨缺损部位能够成骨[19-23]。骨髓是多潜能间充
质干细胞的主要来源（MSCS）[24],将其黏附到可吸
收基质上能够成功诱导骨形成[25]（图30.16）。

尽管,从髂嵴获取自体骨植入上下颌骨是治
疗牙槽骨重度萎缩的常规方法,但很少有人关注
口外供区骨与口内受区骨的发育来源问题。很多
口腔医生认为骨就是骨（仅此而已）。事实上,
髂骨和牙槽骨来源于不同胚层,本质上是不同的。

在受精卵形成后的3周内,人类的胚胎会形
成三个不同的胚层: 外胚层、中胚层和内胚层。随后,
每个胚层都会经历一个复杂的发育链,最终分化成
无数的组成部分,构成一个完全发育成熟的个体。

除了来源不同,牙槽骨和髂骨的形成方式也
不同。上下颌骨是骨膜内成骨,而大多数专家认为,
髂骨中间较平的大部分骨都是骨膜内成骨,而外
面的部分则是软骨模式的软骨内成骨[27-30],而穿
刺获取的正是髂骨外面部分的骨髓干细胞。

这两种成骨方式在骨形成和矿化的过程也不
同[31-33]。Akintoye等也曾证实,从髂嵴获取的骨
髓干细胞所形成的骨,与从上下颌骨获取的骨髓
细胞所形成的骨类型不同。髂骨来源的干细胞形
成的骨更致密,组织学可观察到造血骨髓细胞和
血供。牙槽骨来源的干细胞分化更活跃,需要诱导,
相反,髂骨来源的细胞（iliac cells）需要生长因
子才能分化为骨细胞[34]。

值得注意的是,髂嵴骨髓干细胞移植到下颌
或者上颌骨后,形成的骨基本上与该区域本来的
骨难以分辨[15]。术区的低氧环境,血供的改变,
功能性负载的不同,以及局部的生长因子都会影
响到干细胞分化、修复缺损区域的过程[35-38],其
中一部分原因是髂骨骨松质内的间充质干细胞具
有可塑性[39-41]。正是这种可塑性使得不管什么来
源的间充质干细胞可以分化为任何组织类型[42]。

随着干细胞单克隆抗体标记物的发展,鉴别
人类的各种干细胞及它们的潜能的技术成为可能。
与骨愈合和再生相关的细胞也有一些特异性的标
记物,包括（但不局限于）以下几种细胞: 造血、
间充质、内皮、成血管前体细胞。

Smiler等的一项研究鉴别了一系列人骨髓和
外周血中发现的干细胞及其与骨愈合和骨再生相关

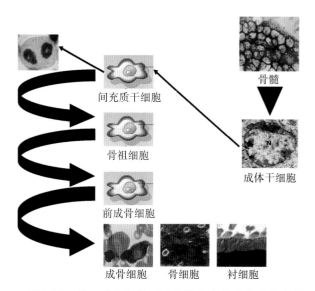

图30.16 骨髓前体细胞可以沿着间充质干细胞系分化
为成骨细胞

的潜能[43]。应用流式细胞技术和六种单克隆抗体
细胞标记物[CD14,CD34,CD105,CD106,CD36
和CD309,也称为血管内皮生长因子受体（VEGFR）
或KDR],可以鉴别骨髓和外周血来源的干细胞。
结果显示,穿刺的骨髓明显比外周血含有更多的造
血、内皮和间充质干细胞（图30.17）。

下面的病例说明了三种不同情况下骨髓穿刺
的应用。

▶病例1

SH,女性,35岁,上颌前牙区严重骨吸收。切牙
乳头位于牙槽嵴中分,说明至少有10mm的水平向骨
丧失。测量后发现牙槽嵴宽度不足3mm（图30.18）。

两个同种异体骨块（Musculoskeletal Transplant
Foundation, University Of Michigan Tissue Bank,
MI）由螺钉（ACE Bone Screws, ACE Surgical Supply
Company, Inc., Brockton, MA）固定,修整外形后
与去除皮质骨的上颌受区完全贴合（图30.19）。取
下骨块连接20mL注射器,浸润肝素化的骨髓穿刺物
（BMA）（图30.20）。骨块去除皮质骨,重新放回上
颌骨,浸润BMA的骨粉填满骨块周围（图30.21）。

愈合6个月后,植入7颗Nobel Replace
Tapered Groovy 种植体（Nobel Biocare, Yorba
Linda, California）（图30.22）,骨结合形成后行
种植体支持式冠桥修复。

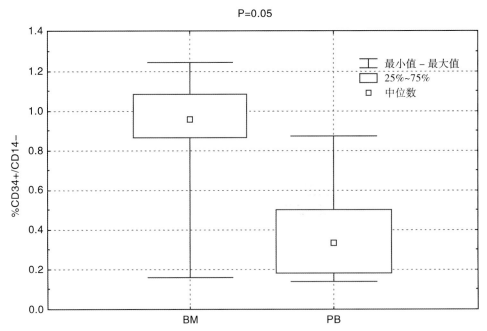

P=0.05

图30.17 所有有核细胞中 CD34$^+$ / CD14$^-$ 细胞对比例，骨髓穿刺物中 CD34$^+$ / CD14$^-$ 细胞比外周血含量高，由骨髓基质细胞和破骨细胞前体细胞表达

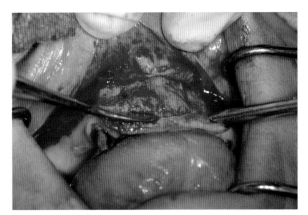

图30.18 骨宽度最大 3mm

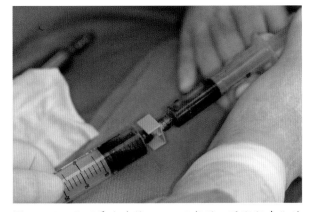

图30.20 取下骨块连接 20mL 注射器，浸润肝素化的骨髓穿刺物

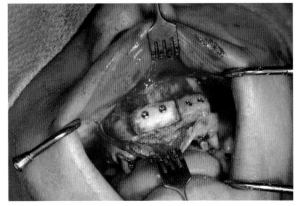

图30.19 修整骨块外形与去皮质后的上前牙受植区完全贴合

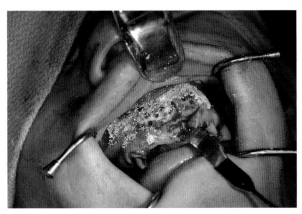

图30.21 骨块去皮质，重新放回上颌骨，浸润 BMA 的骨粉填满骨块周围

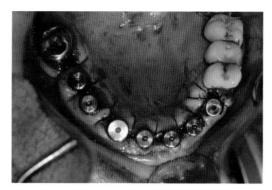

图 30.22　种植体植入

▶病例 2

　　MG，女性，26 岁，上颌左侧侧切牙区骨缺损（图 30.23），钛网（ACE Titanium Mesh and Bone Screws，ACE Surgical Supply Company，Inc.，Brockton，MA）去除嵴顶部分后形成缺损区唇腭侧的挡板（图 30.24）

　　用 701 号裂钻去除嵴顶、唇腭侧的皮质骨，单相 β 磷酸三钙骨粉混合骨髓穿刺物后松散地填充到唇腭侧钛网之间（图 30.25）。黏骨膜瓣复位，无张力缝合。愈合后植入 1 颗 Nobel Biocare Speedy 种植体。目前成功进行了临时冠修复。

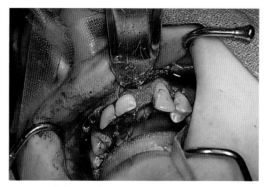

图 30.25　单相 β 磷酸三钙骨粉混合骨髓穿刺物后松散的填充到唇腭侧钛网之间

▶病例 3

　　MB，男性，41 岁，右侧中切牙区骨缺损（图 30.26）。超声骨刀作骨切口并去除唇侧骨皮质（图 30.27），受区骨漏出骨松质（图 30.28）。

　　带骨螺钉的异体骨块修整后与受区轮廓贴合（图 30.29），骨块浸润骨髓穿刺物后由螺钉固定在受植区，骨块周围覆盖与骨髓穿刺物混合的骨粉（图 30.30）。

　　黏骨膜瓣复位，无张力缝合（图 30.31）。

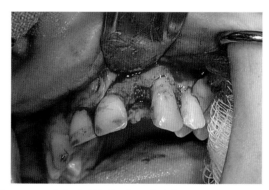

图 30.23　上颌左侧侧切牙区骨缺损

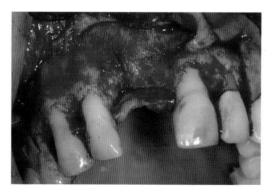

图 30.26　右侧中切牙区骨缺损

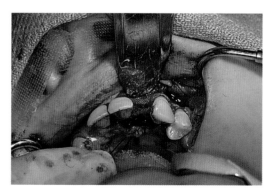

图 30.24　放到唇腭侧的钛网去除其嵴顶部分

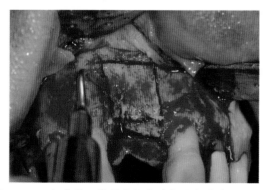

图 30.27　超声骨刀修整出轮廓并去除皮质骨

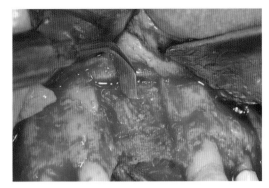

图30.28 受区预备暴露骨松质

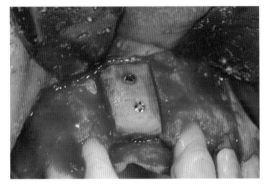

图30.29 带骨螺钉的异体骨块修整轮廓与受区贴合

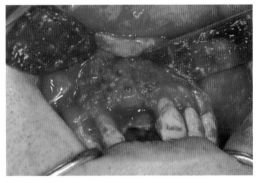

图30.30 骨块及与骨髓穿刺物浸润的骨粉

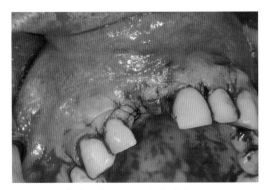

图30.31 黏骨膜瓣复位，无张力缝合

▶病例4

OS，女性，29岁，上颌右侧第一前磨牙到左侧第一前磨牙连续牙缺失。上颌前牙区重度骨吸收，切牙乳头位于牙槽嵴中份，牙槽嵴宽度2mm（图30.32）。

由皮质和松质共同组成的同种异体肋骨（Musculoskeletal Transplant Foundation, University of Michigan Tissue Bank, MI）用于修复上颌前牙区的植骨基质（支架）（图30.33）。用薄的裂钻将肋骨的皮质骨节段切割，便于肋骨弯曲后与受植区完全贴合（图30.34）。受植区去除骨皮质，肋骨浸润肝素化的骨髓移植物后就位，螺钉（ACE Bone Screws, Ace Surgical Supply Company, Inc., Brockton, MA）固定。

愈合6个月后取出固定螺钉，轻微修整骨嵴（图30.35），植入5枚3.3mm×13mm的Nobel Replace Tapered Groovy种植体Nobel Biocare, Yorba Linda, California（图30.36）。5个月后骨结合形成，初级杆连接种植体（图30.37），人工牙位于二级杆上，由Hader夹固位（图30.38）。最终种植体支持的修复体稳定、美观、功能良好（图30.39）。

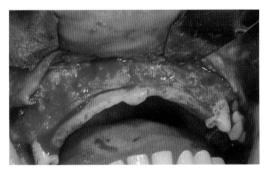

图30.32 上颌前牙区重度骨吸收，切牙乳头位于牙槽嵴中份，牙槽嵴宽度2mm

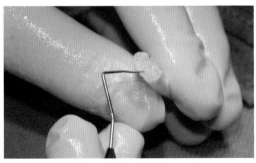

图30.33 由皮质和松质共同组成的同种异体肋骨，选择足够的长度用于修复上颌前牙区的植骨基质（支架）

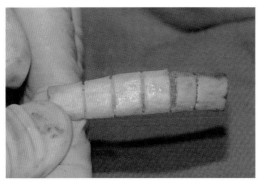

图 30.24　用薄的裂钻将肋骨的皮质骨一段段地切割，便于肋骨弯曲后与受植区完全贴合

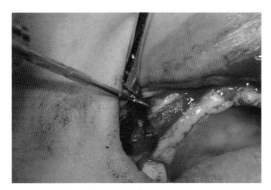

图 30.35　愈合 6 个月后取出固定螺钉

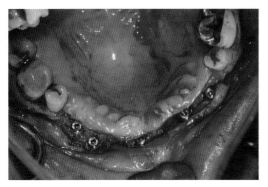

图 30.36　植入 5 颗 3.5mm×13mm 的 Nobel Replace Tapered Groovy 种植体

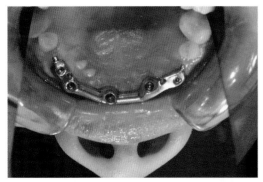

图 30.37　5 个月后骨结合形成，初级杆连接种植体

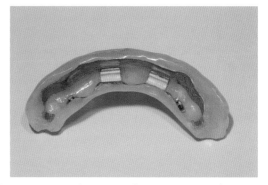

图 30.38　人工牙位于二级杆上，由 Hader 夹固位

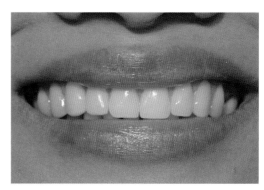

图 30.39　最终种植体支持的修复体稳定、美观、功能良好

结　论

骨移植手术联合骨组织工程是颌面部手术中新兴的方法。合适的支架基质联合可溶性的调节因子（细胞因子）及骨髓穿刺物来源的干细胞，不仅改变了植骨手术的方式，更提高了植骨的成功率。骨移植术所需的成骨细胞来源中，只有骨髓穿刺来源不需要开放第二术区。髂嵴富含活跃的骨髓，可以提供具有骨诱导和成骨潜能的细胞。髂嵴骨髓穿刺可以在很小创伤的情况下轻松获取骨髓。

本章描述的骨髓穿刺技术有很多优势：

1. 自体骨髓穿刺联合可吸收性异体或异种骨基质可以同时进行骨诱导和骨传导。

2. 穿刺技术相对简单，可以在门诊进行。

3. 不需要开放第二术区获取自体骨，并避免了很多并发症。

4. 骨髓穿刺物中含有大量的干细胞，证明该技术优于自体骨移植。

参考文献

[1] Kawamura M, Urist MR. Induction of callus formation by implants of bone morphogenetic protein and associated bone matrix noncollagenous proteins. Clin Orthop Relat Res, 1988, 236:240–248

[2] Reddi AH, Hascall VC. Changes in proteoglycan types during Imatrix-induced cartilage and bone development. J Biol Chem. 1978, 253:2429

[3] Burwell RG. Studies in the transplantation of bone. The fresh composite homograft autograft of cancellous bone. J Bone Joint Surg, 1964, 46B:110–140

[4] Smiler DG, Soltan M. The bone-grafting decision tree: a systematic methodology for achieving new bone. Implant Dent, 2006, 15:122–128

[5] Burwell RG. Studies in the transplantation of bone. Treated composite homograft–autografts of cancellous bone: an analysis of inductive mechanisms in bone transplantation. J Bone Joint Surg, 1966, 48B:532–566

[6] Lindholm TS, Nilsson OS. Extraskeletal and intraskeletal new bone formation induced by demineralized bone matrix combined with marrow cells. Clin Orthop Relat Res, 1982, 171:251–255

[7] Smiler DG. Bone grafting:materials andmodes of action. Pract Periodontics Aesthet Dent, 1998, 8:413–416

[8] Soltan M, Smiler D, Gallani F. A new platinum standard for bone grafting: autogenous stem cells. Implant Dent, 2005, 14:322–327

[9] Muschler GF, Boehm C, Easley K. Aspiration to obtain osteoblast progenitor cells from human bone marrow: the influence of aspiration volume. J Bone Joint Surg Am, 1997, 79:1699–1709. Erratum in: J Bone Joint Surg Am, 1998, 80: 302

[10] Majors AK, Boehm CA, Nitto H, et al. Characterization of human bone marrow stromal cells with respect to osteoblastic differentiation. J Orthop Res, 1997, 15:546–557

[11] Muschler GF, Nitto H, Matsukura Y, et al. Spine fusion using cell matrix composites enriched in bone marrow-derived cells. Clin Orthop, 2003, 407:102–118

[12] Bianco P, Riminucci M. The bone marrow stroma in vivo: ontology, structure, cellular composition and changes in disease//Beresford JN, Owen ME. Marrow Stomal Cell Culture. Cambridge: Cambridge University Press, 1998:10–25

[13] Naughton G. From lab bench to market: critical issues in tissue engineering. Ann NY Acad Sci, 2002, 961:372–385

[14] Smiler D, SoltanM, Lee JW. A histomorphogenic analysis of bone grafts augmented with adult stem cells. Implant Dent, 2007, 16:42–53

[15] Soltan M, Smiler D, Prassad HS, et al. Bone block allograft impregnated with bone marrow aspirate. Implant Dent, 2007, 16:329–339

[16] Weissman H. Stem cells: units of development, units of regeneration, and units in evolution. Cell, 2000, 100:157–168

[17] Kassem M, Mosekilde I, Rungby J, et al. Formation of osteoclasts and osteoblast-like cells in long-term human bone marrow cultures. APMIS, 1991, 99:262–268

[18] Parfitt AM. The bone remodeling compartment: a circulatory function for bone lining cells. J Bone Miner Res, 2001, 16:1583–1585

[19] Bereford JN. Osteogenic stem cells and the stromal system of bone and marrow. Clin Orthop, 1989, 240:270–280

[20] Burwell RG. The function of bone marrow in the incorporation of a bone graft. Clin Orthop, 1985, 200:125–141

[21] Chase SW, Herndon CH. The fate of autogenous band homogenous bone grafts. J Bone Joint Surg, 1955, 37:809

[22] Connolly JF, Guse R, Lippiello L. Development of an osteogenic bone marrow preparation. J Bone Joint Surg, 1989, 71A:681–691

[23] Nade S. Clinical implications of cell function in osteogenesis. Ann R Coll Surg Engl, 1979, 61:189–194

[24] Zhang Yi, Li Chang, Jiang Xiao, et al. Comparison of mesenchymal stem cells from human placenta and bone marrow. Chin Med J, 2004, 117:882–887

[25] Helm GA, Dayoub H, Jane JA. Bone graft substitutes for the promotion of spinal arthrodesis. Neurosurg Focus, 2001, 10:E4

[26] Moore KL, Persaud TVN. The Developing Human. Clinically Oriented Embryology. 5th edn. Philadelphia PA: WB Saunders, 1993:186–225

[27] Ponseti IV. Growth and development of the acetablum in the normal child. Anatomical, histological, and roentgenographic studies. J Bone and Joint Surg, 1978, 60:575–583

[28] Ogata S, Uhthoff HK. The early development and ossification of the human clavicle– an embryologic study. Acta Orthop Scand, 1990, 61:330–334

[29] Buckwalter JA, Glimcher MJ, Cooper RR, et al. Instructional course lecture. Bone biology. Part I: structure, blood supply, cells,matrix, andmineralization. J Bone and Joint Surg, 1995, 77:1256–1275

[30] Arey LB. Developmental Anatomy: A Textbook and Laboratory Manual of Embryology. 3rd edn. Philadelphia PA: WB Saunders, 1934

[31] Dziedzic-Goclawska A, Emerich J, Grzesik W, et al. Differences in the kinetics of the mineralization process in endochondral and intramembranous osteogenesis in human fetal development. J Bone Miner Res, 1988, 3:533

[32] Bruder SP, Fink DJ, Caplan AI. Mesenchymal stemcells in bone development, bone repair, and skeletal regeneration therapy. J Cell Biochem, 1994, 56:283–294

[33] Fujii T, Ueno T, Kagawa T, et al. Comparison of bone formation in grafted periosteum harvested from tibia and calvaria. Microsc Res Tech, 2006, 69:580–584

[34] Akintoye S, Lam T, Shi S, et al. Skeletal site-specific characterization of orofacial and iliac crest human bone marrow stromal cells in same individuals. Bone, 2006, 38:758–768. Epub 2006 Jan 3

[35] Dennis JE, Caplan AI. Bone Marrow Mesenchymal Stem Cells. Stem Cells Hand-book. Totowa NJ: Human Press Inc, 2004:107–117

[36] Tepper OM, Capal JM, Galiano RD, et al. Adult vasculogenesis occurs through in situ recruitment, proliferation, and tubulization of circulating bone marrow-derived cells. Blood, 2001, 105:1068–1077

[37] Rafii S, Lyden D. Therapeutic stem and progenitor cell transplantation for organ vascularization and regeneration. Nat Med, 2003, 9:702–712

[38] Ceradini DJ, Gurtner GC. Homing to hypoxia: HIF-1 as a

mediator of progenitor cell recruitment to injured tissue. Trends Cardiovasc Med, 2005, 15:57–63

[39] Barry FP,Murphy JM. Mesenchymal stem cells: clinical applications and biological characterization. Int J Biochem Cell Biol, 2004, 36:568–584

[40] Zipori D. Mesenchymal stem cells: harnessing cell plasticity to tissue and organ repair. Blood Cells Mol Dis, 2004, 33:211–215

[41] Verfaillie CM. Stem cell plasticity. Graft, 2000, 3:296–298

[42] PittengerMF,Macay AM, Beck SC, et al.Multilineage potential of the adult human mesenchymal stem cells. Science, 1999, 284:143–147

[43] Smiler D, Soltan M, Albitar M. Toward the identification of mesenchymal stem cells in bone marrow and peripheral blood for bone regeneration. Implant Dent, 2008, 17:236–247

[44] Karin DF, McCoy JP Jr, Carey JL. Flow Cytometry in Clinical Diagnosis. Chicago IL: ASCP Press, 2001

第 31 章　牙槽复合体再生

Nelson Monteiro, Pamela C. Yelick

牙齿的发育

要想全面理解牙齿的发育，首先应理解控制细胞生长、迁移和分化的分子信号系统[1-2]。牙齿的发育源于一系列错综复杂的基因表达模式，它们的表达指引细胞迁移到合适的位置并沿着特定的方向分化[1]。牙齿所有结构的形成都是由上皮—间充质相互作用来调节的。牙齿的特别之处在于其间充质来源于神经嵴，而其上皮则来源于外胚层[3]，图 31.1 描述了牙齿形态发生的主要阶段。

牙齿发育分为几个形态阶段。最初，口腔上皮内出现牙板，在牙板内一些特定的区域（称为基板），局部细胞的增殖活动形成一系列上皮突，伸入下方的外胚间充质中，这些突起对应未来牙齿的位置[1]。接下来牙齿的发育分为 3 个阶段：蕾状期、帽状期和钟状期[3]。在钟状期出现了不同的牙尖模式（单尖牙还是多尖牙），紧接着牙齿进行最后的生长和基质分泌。内釉上皮分化为成釉细胞形成牙釉质，邻近的间充质细胞分化为成牙本质细胞，分泌牙本质基质[2-3]。

牙周膜、牙骨质和牙槽骨构成了特殊的支持组织将牙齿固定在颌骨内，它们均来源于牙间充质并受牙龈保护（图 31.2）[1]。牙釉质是人体矿化程度最高的组织，包含了 96% 的羟基磷灰石，并具有复杂的晶格结构[1, 3]。成釉细胞在牙釉质形成的过程中覆盖在整个釉质表面，但是牙齿在口内萌出以前，几乎所有的成釉细胞都凋亡了。一些牙的上皮残留在牙周膜中，称为 Malassez 上皮剩余（ERM）。牙本质（大约 70% 的矿化程度）是构成牙齿主体的弹性组织，为牙釉质提供支持，

以补偿其脆性。牙本质是具有修复功能的有感觉的组织，因为牙髓中的成牙本质细胞和间充质细胞在受到机械损伤等刺激时可以沉积更多牙本质[1]。牙髓是包裹在牙本质（中央的髓腔）内的较软的结缔组织，有一系列的功能，包括：①支持维持牙本质的感觉的神经；②为没有血管的牙本质提供营养；③在其周围生成牙本质。人的成熟牙齿受损或缺失后无法再生或者重新长出来。因此，为解决哺乳动物牙齿再生能力有限这个问题，发展牙齿缺失或损伤后的再生及修复技术成为近年来口腔组织工程和再生医学的主要目标。

牙 - 骨（牙槽复合体）再生的方法

由于需要同时修复牙和骨，所以牙 - 骨（牙槽复合体）的组织工程非常困难[4]，其中一个修复颌骨缺损的办法是自体骨移植，然后植入种植体。虽然这些技术都可以明显提高患者的生活质量，但也存在很多缺点，例如，供区的并发症，可用骨块的数量受限，骨质（骨密度）差，以及种植体植入时面临的困难，因为很多缺牙区的牙槽骨都有严重的萎缩，或者需要几次复杂的手术才能获得最佳的以修复为导向的种植结果[4-5]。

患有严重龋坏和重度牙周疾病的牙齿最终需要拔除。牙槽骨受到侵袭性牙周炎的影响易发生炎症，缺失牙后牙槽骨也会大量吸收，这些都会改变牙槽骨的形态，破坏周围的牙支持组织。而且，即使牙齿拔除后在牙槽窝植入了种植体，牙槽骨仍会持续的吸收，这是因为应力及咀嚼时骨组织的应力分布发生变化（在种植体支持的覆盖义齿

Department of Orthodontics, Division of Craniofacial and Molecular Genetics, Tufts University School of Dental Medicine, Boston, Massachusetts, USA

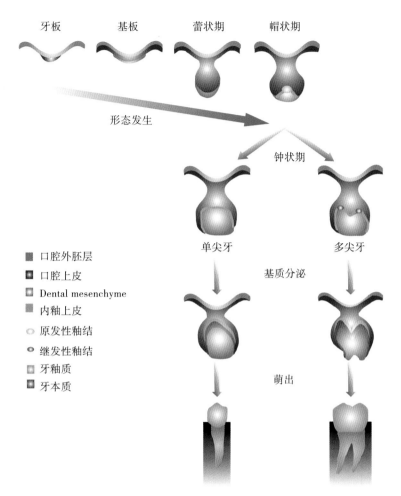

牙板　　　基板　　　蕾状期　　　帽状期

形态发生

钟状期

单尖牙　　　　　多尖牙

基质分泌

萌出

■ 口腔外胚层
▣ 口腔上皮
▢ Dental mesenchyme
■ 内釉上皮
◯ 原发性釉结
◉ 继发性釉结
▢ 牙釉质
▣ 牙本质

图 31.1　牙齿形成的主要阶段。摘自 Jernvall and Thesleff[3]

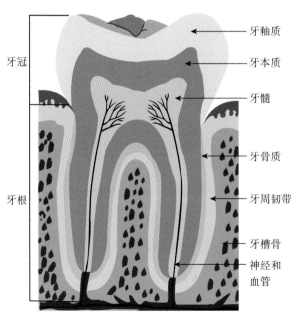

图 31.2　成年人牙齿的形态

牙冠
牙根

牙釉质
牙本质
牙髓
牙骨质
牙周韧带
牙槽骨
神经和血管

可以经常观察到），这些机械负载的改变使牙槽骨发生持续的骨改建重塑[5]。因此，要修复颌骨缺损，对牙－骨（同时）进行组织工程是很有必要的。快速的再生出牙齿来代替因为龋坏或牙周疾病无法保留的天然牙，有助于阻止后续的骨吸收。

天然牙的形成受高度复杂的分子信号通路调控。为了再生出牙齿，有必要在体外或者体内复制牙－骨形成的一些关键过程。一系列信号分子，例如生长因子和细胞因子，在特定时间和空间的表达，以及他们之间的相互作用，调控着牙齿的宏观形态（牙冠大小和牙根长度）和微观形态（牙尖和牙根的数量和位置）。因此，要想再生出一颗"生物牙"，并使其具有切牙、尖牙、前磨牙或磨牙该有的特征，我们需要适当地控制上述这些信号分子的相互作用[2]。目前提出了很多再生出整颗生物学牙齿的方法，包括激发第三副牙列的形成，利用牙组织工程支架，牙细胞组织重组，嵌合型组织工程及基因操控的牙再生[2, 6]。

目前，较具代表性的两种牙再生方法是牙细胞组织重组和组织工程支架技术。前者是复制胚胎时期牙发育的信号处理，培养的细胞组织直接移植到缺牙位点（图 31.3）[7]。有研究发现，体外培养或者体内移植的胚胎牙胚芽细胞（胚胎干细胞或者 ESCS）可以形成有功能的牙齿[8-10]。尽管这些研究显示出了利用胚胎干细胞进行牙再生的潜力，但仍面临几个主要的问题：移植后可能的致肿瘤作用，应用人胚胎的伦理问题，以及同种异体的免疫排斥反应[7, 11]。

组织工程技术

组织工程和再生医学的目标是发展能够修复、恢复和再生组织和器官功能的生物可替代材料，并且能够在损伤的部位重建可再生的组织（regenerative niche）[12-13]。组织工程包含三个基本的组成部分：细胞、支架材料、生物活性制剂[12]。图 31.4 描述了牙齿组织工程的方法。本章节中，我们将会描述对牙干细胞，多种不同的支架材料和与牙组织工程相关的技术的应用，以及我们为发展多功能化的牙－牙槽骨再生系统当前所付出的努力。

因素一：成人牙干细胞

组织工程的一个重要组成部分是细胞，成人干细胞已经在很多组织和器官中被鉴定并且表现出自我更新、分化以维持正常组织和修复损伤组织的能力。成人牙干细胞（DSCs）是一种从不同的牙齿组织中分离出来的、相对较新的干细胞

家族[14]。骨髓间充质干细胞（BMSCs）的黏附细胞层除了脂肪细胞，常规都是全层钙化，相对而言，出生后的牙髓干细胞（DPSCs）产生了散在的但是致密的钙化结节，并没有表现出能够形成脂肪细胞的能力[15]。而且，移植于裸鼠的 DPSCs 会产生一种牙本质样组织，这种牙样组织外面排列着被牙髓样间质组织包裹着的人成牙本质样细胞。乳牙牙髓干细胞（SHED）被认为是增殖能力强、能够分化成为多种细胞类型的一类细胞，它分化出的细胞包括神经细胞、脂肪细胞和成牙本质细胞[16]。SHED 能够诱导骨质形成，生成牙本质，移植到小鼠脑内可以继续存活。SHED 是一类很有前景的干细胞，不仅仅是因为其简单易得（自体乳牙）而且有着为临床应用提供充足细胞的潜能[16]。牙周膜干细胞（PDLSCs）能分化为脂肪细胞、类牙骨质细胞和胶原生成细胞，并且能够生成牙骨质／牙周膜样结构，从而对牙周组织进行修复[17]。牙周组织中的树突状细胞如同 Malassez 上皮剩余，能够形成可以产生牙釉质的成釉细胞。与人 BMSCs 相比，牙囊祖干细胞（DFPCs）能够合成更多的胰岛素样生长因子 2（IGF-2），在裸鼠的体内移植实验中，DFPCs 可以分泌骨钙素和骨涎蛋白，但是并没有牙骨质和骨的形成[18]。牙根尖干细胞（SCAP）的增殖能力是从牙髓内获取的干细胞的 2~3 倍，同时具有和 BMSCs 相同的分化为成骨和成牙本质细胞的潜能，但成脂潜能相对较弱[19]。基于以上出众的特点，牙组织工程致力于应用成人牙干细胞结合非牙干细胞（即 BMSCs 和脐带 MSCs）生成牙－骨及其支持组织的研究。

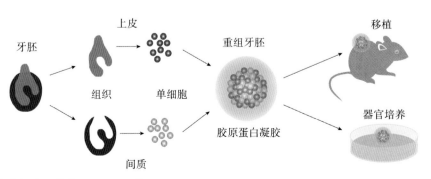

图 31.3　组织细胞重组法。摘自 Nakao et al[9]

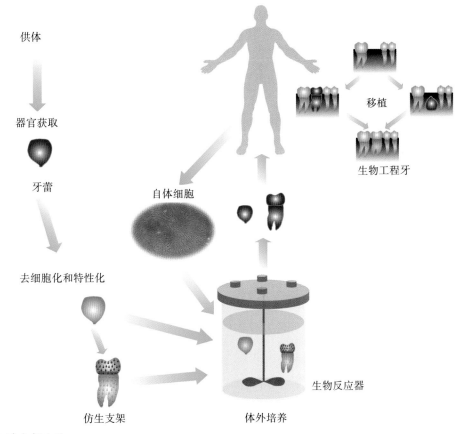

图 31.4　牙去细胞支架方法

因素二：支架

在典型的组织工程方法中，前体细胞在移植前要首先负载到支架上才能重新填充缺损、修复功能。因此，支架模拟了天然的细胞外基质（ECM），为新组织的发生发展提供了物理支持。近年来，这种将支架、细胞与生物活性制剂联合使用的组织工程策略取得显著发展，也带动了牙再生领域取得了重大突破[20-21]。生物支架材料的物理形貌和组成对于组织工程的成功至关重要[21]。支架设计必须保证机械完整性和功能性，支架的表面特性必须适合细胞黏附、增殖和分化。因此，要使一个支架能够模拟细胞外基质，生物材料的种类是一个很重要的因素。

多种天然或合成的生物材料都被检测过是否适用于生物工程牙再生[2, 20-21]。支架可以制成不同的形式，例如，纤维、泡沫或凝胶。用于组织工程的支架材料必须具有内在的生物相容性和生物可降解特性。以天然材料为基础的合成支架最大的优势是可以调节其降解速度，通过改变材料中的聚合物

和（或）偶联剂的浓度可以较容易地改变其降解速度。最常用于牙再生组织工程支架的天然生物材料是胶原、藻酸盐，纤维蛋白、明胶、蚕丝、多肽和透明质酸[20-21]。合成支架的优势在于可以按要求制成不同形态和大小，加工过程灵活，可以预设支架的组织和结构参数[21]。最常用于组织工程支架的合成聚合物有聚乳酸（PLA），聚乙醇酸（PGA），聚左旋乳酸（PLLA），聚乳酸 – 羟基乙酸共聚物（PLGA）及聚己内酯（PCL）[20-21]。一些无机材料经过特殊处理也可用于牙和骨的组织工程，例如，磷酸钙（CaP），生物活性玻璃，瓷 / 聚合物复合体[5, 22]。商品化的合成 CaP 骨替代材料包括羟基磷灰石（HP）陶瓷，β – 磷酸三钙（β -TCP）骨水泥及双相磷酸钙（BCPs）[5]。尽管这些材料不具备骨的机械特征和骨诱导或成骨能力，但是陶瓷材料硬固后可以逐渐达到与松质骨类似的机械强度[5, 23]。

牙槽骨的再生更倾向于使用生物可降解的陶瓷颗粒，例如 β -TCP，因为它们易成型，可以与

骨缺损的三维结构完美贴合，这个特点非常利于获得美学效果[23]。将陶瓷与聚合物结合的优势在于其生物相容性，生物可降解性，以及容易与骨诱导生长因子相结合的能力。有研究证实，磷酸钙或者羟基磷灰石包被的 PCL 支架可以促进成骨细胞黏附、扩散、增殖，促进牙周骨缺损位点的牙槽骨形成[5]。

大量文献中回顾了如何加工制作用于组织工程的聚合（polymeric）3D 支架。传统的方法有溶剂浇铸、粒子沥滤法、高压法、纤维粘接法、熔模法、相分离法、发泡法、电纺丝法和快速成型法[20-21]。水凝胶是一类特殊的支架，作为灵敏的刺激反应系统，具有用于牙再生的潜力。水凝胶用作注射型材料有很多优点，例如，容易与细胞等治疗制剂在温和的条件下混合；局部输送侵入性极小；高度可成型，这对于不规则骨缺损来说是很重要的[20-21]。

我们团队一直致力于研究如何利用各种支架材料实现牙源性上皮和间充质细胞之间的相互作用[21-48]。我们所发表的研究结果显示，从猪或者大鼠牙蕾分离出的牙源性细胞能够发育成形态各异的、较小的、有组织结构的牙冠[24-26]。这些研究中用的牙（再生）支架材料不具备天然牙形成过程中所表现出的细胞外基质分子梯度，为牙发育、牙周组织和周围牙槽骨的研究提供了重要线索[28]。这些研究中将猪的第三磨牙牙蕾细胞接种到 PLA 和 PLGA 支架上，通过生物工程制造出牙—骨混合组织[25]。从同样的猪体内提取出骨髓前体细胞接种到溶于水的 PLGA 支架上，骨髓前体细胞诱导形成成骨细胞，构成骨移植物。牙和骨移植物植入到成年大鼠体内生长 8 周，组织学和免疫组化分析显示，在牙骨混合移植物中牙齿的部分有牙组织的形成，包括原发性和修复性牙本质和牙釉质；在骨的部分有骨钙蛋白、骨唾液酸糖蛋白（即涎蛋白）表达阳性的骨形成。而且，在牙和骨的交界处出现类似与牙周膜的 III 型胶原阳性的结缔组织及牙根结构。这些结果说明，组织工程法制成的牙骨复合物可以最终用于牙缺失伴有牙槽骨吸收的临床治疗[25]。另外一个研究中，

将猪的第三磨牙组织和猪髂骨骨髓来源的成骨细胞混合制成牙—骨复合物，再植入到同一头猪体内进行自体重建[4]，结果显示可以辨认出小的牙齿结构，由牙本质、牙釉质、牙髓和牙周膜有序地组合而成，周围由新骨包绕[4]。

然而，我们仍无法用生物工程的方法制造出预设好形状和大小的牙齿。天然牙形成过程中细胞外基质分子梯度的具体功能特点很有可能指引我们达成这个目标[29]。沿着这些线索，我们已经找到有效去除猪磨牙牙蕾中的细胞和矿化物质，同时又保留其天然细胞外基质蛋白梯度的方法[29]。结果显示，天然牙中可以检查到的 I 型胶原，纤连蛋白、IV 型胶原和层粘连蛋白也保留到了脱细胞样本中。而且，脱细胞牙支架接种牙前体细胞后，胶原含量和组织结构明显提升。这些结果显示，脱细胞磨牙细胞外基质有潜能引导牙源性细胞基质的合成。这是未来利用仿生支架进行牙组织工程的基础。

因素三：牙—骨再生的生物活性制剂

牙的发生由第一腮弓牙源性上皮中的因子启动，并影响了下方的外胚间充质[1]。调控牙齿数量和位置的分子信号并没有完全研究清楚，要想解码该过程的调节网络也并非易事。包括来自不同信号家族的生长和转化因子在内的很多生物活性制剂都在牙齿发育过程中发挥了重要的调节作用。至少 12 种转录因子表达于牙源性间质中，在牙齿发育的启动阶段就有超过 200 个基因在口腔上皮、牙源性上皮和牙源性间质中表达[6]。因此，从生物可降解支架中有序释放所选择的生物活性制剂有利于促进组织工程牙再生[2]。的确，组织工程支架可用作生物活性剂及其细胞载体的储存库。生物活性支架有很多优势，例如，安全的释放模式，保护生物活性试剂不受降解，能够将生物活性制剂在黏附细胞周围局部释放[30]。这种多功能体系可以衍生出高度可调控的信号网络，后者精确协调牙源性细胞的增殖迁移和分化，引导具有完整功能的牙齿的发育。

目前，最常用的生物安全制剂是生长因子。生长因子在颅面部组织及牙齿的发育、成熟、维

持和修复过程中发挥重要作用，因为他们介导着细胞／组织间的相互交流[1]。生长因子是一类分泌蛋白，在细胞迁移、分化、增殖、基因表达和功能组织的组成等方面都发挥着作用[31]。组织工程中应用干细胞时要清楚，牙源性干细胞巢中诸多的生长因子，哪些才是决定他们命运的。例如，成年后牙齿仍能保持其再生能力至某个年龄阶段，目前认为这归功于牙源性干细胞所产生的特定生长因子，维持了他们的增殖和分化潜能[1]。牙齿受到损伤刺激时，牙髓中牙源性间充质干细胞可以分化为成牙本质细胞，沉积牙本质。因此，生长因子可以载入组织工程支架内，吸引和指导干细胞分化。牙齿发育和修复过程中表达了很多生长因子，例如，骨形成蛋白，转化生长因子 β1（TGF-β1），成纤维生长因子（FGF-2），血管内皮生长因子（VEGF）[1-2]。Cai 等将大鼠 BMSC 接种到 PLGA/PCL 静电纺丝支架上，研究哪一种分化途径（干性维持，成骨或成软骨诱导）最适合体内牙周再生。结果显示，成软骨分化途径可以促进牙槽骨和牙周膜的再生。维持多向分化潜能仅支持牙周膜再生，而成骨向分化途径可促进牙槽骨再生[32]。在 PLLA 纳米纤维支架上培养 DPSCs 时，不管培养基中添加地塞米松还是添加 BMP7 和地塞米松，DPSCs 都可以分化为成牙本质细胞样细胞[33]。然而，将 DPSCs 移植到裸鼠体内 8 周后，培养基中添加 BMP7 和地塞米松的 DPSCs 更具有分泌细胞外基质和硬组织形成的潜能。因此，PLLA 纳米纤维支架联合使用牙源性诱导因子可能为 DPSCs 进行牙髓和牙本质再生提供了极好的环境[33]。

　　基因治疗也是控制干细胞分化和组织形成的一种方法。基因治疗的原理是将编码一个特定蛋白的基因序列插入到宿主细胞的染色体中，代替遗传性缺失的基因或者赋予该细胞一个新的功能，例如，过表达生长因子或者杀死癌细胞[34]。因此基因治疗必须进入到宿主细胞核内才能转染信使RNA（mRNA），最终在细胞质中进行蛋白转录。这种方法依赖于激活或者抑制内源性牙源细胞基因的表达。有文献报道了对神经嵴来源的牙源性间充质细胞进行有效的基因转染，可以实现基因

治疗[35]。有报道称，多孔壳聚糖／珊瑚复合物结合质粒编码的 PDGFB 基因后接种 PDLCs，再植入小鼠体内，结果显示，基因包备的支架材料上的PDLCs 较单纯支架材料上的 PDLCs 增殖能力更强，在体内表达更多的 PDGFB[36]。另外一个研究中，腺病毒载体编码的人 TGF-β1 包备壳聚糖／胶原支架材料后，植入人 PDLCs[37]。体外分析显示，腺病毒载体 TGF-β1 包备的支架内，人 PDLCs 的增殖率最高。也有体内研究成功的用基因治疗载体（例如腺病毒 BMP7）再生出牙槽骨和牙周组织[38]。利用接种过同源性真皮成纤维细胞（SDFs）的明胶基底支架进行 BMP7 体外（ex vivo）转染后，植入到大面积下颌骨缺损的小鼠损伤模型上，可以观察到骨再生和桥接（即骨相互连接到一起）。用绿色荧光蛋白（Ad-GFP）或者头蛋白／头发生素（Ad-noggin）转导 SDFs 并没有观察到骨的异位生成。Ad-BMP-7 基因转染后 21d，可以观察到成熟的软骨和新形成的骨[38]。介孔生物玻璃（MBG）／丝纤维蛋白支架结合 BMP7 和（或）PDGF-B 腺病毒可以协同促进牙周再生，所形成的牙周膜、牙槽骨和牙骨质的量是单纯使用任何一种腺病毒（载体）的 2 倍[39]。转录因子可以驱使基因表达和天然蛋白质产生，需要整套的 DNA 编码蛋白时很有优势[40]。转录因子的成功导入能够确保所有的天然剪接变异体在一个协调的时间和序列出现，同时可能调节一连串的多个基因，这些可能会对牙齿的再生都有着强有力的影响。因此，转录因子基因转染方法可以用于牙再生。

　　通过传递干扰性 RNA（RNAi）以诱导干细胞分化是一种相对较新的方法[41]。RNAi 是一种特定的基因沉默机制，主要通过运送化学合成的小干扰 RNA（siRNA）、小发卡结构 RNA（shRNAs）和微小 RNA（miRNAs）来介导实现的。简而言之，质粒 DNA 可以被运输到持续转录的 shRNAs 中，之后与内源性帽子蛋白相结合，释放相应的siRNA。组织工程支架系统可以用一种可控的、空间局限的方式传递基因[41]。这种方法被广泛应用于肌腱、韧带、皮肤、神经、肌肉、骨、软骨和牙周组织的再生。

总　结

导致牙齿缺失和牙槽骨吸收的因素很多，包括颌面部损伤、疾病和其他的一些情况，例如，重度及进行性牙周炎、缺牙区牙槽嵴吸收、上颌窦气化、面部及牙槽骨外伤、上下颌良性及恶性病变、与切除及重建相关的缺损、一些全身系统疾病（如糖尿病）、与用药相关的牙槽骨并发症（如双磷酸盐相关性颌骨坏死）。颅颌面缺损一般是三维的，涉及多种组织的缺损（牙齿、骨及软组织）时，颅颌面部缺损的功能修复是一项复杂有难度的技术。即使是健康的有牙齿保留下来的个体，持续的骨吸收也会发生，甚至有时骨内种植体的植入也不一定能阻止其吸收。最理想的颅颌面骨及牙齿的重建需要多次外科手术，并且在某些情况下，需要先行修复硬组织和软组织缺损，为接下来的牙齿植入打下基础。多次手术的实施延缓了患者的恢复时间，导致了患者承受疼痛和痛苦的时间延长。不仅如此，多次手术还会引起一些额外的风险，如反复的组织处理、麻醉风险、围手术期用药风险。

因此，生物工程制作的功能性牙齿和牙槽骨与其周围相关组织有效的结合将会是一个相当好的解决方案。例如，在颌骨的单次手种植术中，将从牙和骨中分离出的自体干细胞和合适的支架材料相结合，就可以最终在理论上实现生物工程功能性牙齿，其中包括牙根、牙周组织和牙槽骨。关于以后的发展方向，支架材料和生物活性制剂传递系统（即纳米颗粒和细胞膜微粒）的交互作用是一个不错的选择。证实有效的支架材料结合与组织再生有关的药物和生物活性制剂的释放系统是一个有前景的发展方向，同样的方法最终可以用来实现牙槽复合体的再生。

致　谢

这项工作由 NIH/NIDCRR01DE016132（PCY）资助。

参考文献

[1] Nanci A, Cate ART. Ten Cate's Oral Histology: Development, Structure, and Function. Mosby, 2003

[2] LaiWF, Lee JM, Jung HS. Molecular and engineering approaches to regenerate and repair teeth in mammals. Cellular and Molecular Life Sciences, 2014, 71 (9):1691–1701

[3] Jernvall J, Thesleff I. Tooth shape formation and tooth renewal: evolving with the same signals. Development, 2012, 139(19):3487–3497

[4] Abukawa H, Zhang W, Young CS, et al. Reconstructing mandibular defects using autologous tissue-engineered tooth and bone constructs. Journal of Oral and Maxillofacial Surgery, 2009, 67(2):335–347

[5] Pilipchuk SP, Plonka AB, Monje A, et al. Tissue engineering for bone regeneration and osseointegration in the oral cavity. Dental Materials, 2015, 31(4):317–338

[6] Takahashi K, Kiso H, Saito K, et al. Feasibility of gene therapy for tooth regeneration by stimulation of a third dentition//Martin F. Gene Therapy: Tools and Potential Applications. Rijeka: InTech, 2013:727–744

[7] Otsu K, Kumakami-Sakano M, Fujiwara N, et al. Stem cell sources for tooth regeneration: current status and future prospects. Frontiers in Physiology, 2014,5:36

[8] Oshima M, Ogawa M, Yasukawa M, et al. Generation of a bioengineered tooth by using a three-dimensional cell manipulation method (organ germ method). Methods in Molecular Biology (Clifton, NJ), 2012, 887:149–165

[9] Nakao K, Morita R, Saji Y, et al. The development of a bioengineered organ germ method. Nature Methods, 2007, 4(3):227–230

[10] Hirayama M, Oshima M, Tsuji T. Development and prospects of organ replace-ment regenerative therapy. Cornea, 2013, 32:S13–S21

[11] Zhang W, Ahluwalia IP, Yelick PC. Three dimensional dental epithelial–mesenchymal constructs of predetermined size and shape for tooth regeneration. Biomaterials, 2010, 31(31):7995–8003

[12] Liao S, Chan CK, Ramakrishna S. Stem cells and biomimeticmaterials strategies for tissue engineering. Materials Science and Engineering C – Biomimetic and Supra-molecular Systems, 2008, 28(8):1189–1202

[13] Langer R, Vacanti JP. Tissue engineering. Science, 1993, 260(5110):920–926

[14] Yang MB, Zhang HM, Gangolli R. Advances of mesenchymal stem cells derived from bone marrow and dental tissue in craniofacial tissue engineering. Current Stem Cell Research and Therapy, 2014, 9(3):150–161

[15] Gronthos S, Mankani M, Brahim J, et al. Postnatal human dental pulp stem cells (DPSCs) in vitro and in vivo. Proceedings of the National Academy of Sciences of the United States of America, 2000, 97(25):13625–13630

[16] Miura M, Gronthos S, Zhao MR, et al. SHED: Stem cells from human exfoliated deciduous teeth. Proceedings of the National Academy of Sciences of the United States of America, 2003, 100(10):5807–5812

[17] Seo BM, Miura M, Gronthos S, et al. Investigation of multipotent postnatal stem cells from human periodontal ligament. Lancet, 2004, 364(9429):149–155

[18] Morszczeck C, GotzW, Schierholz J, et al. Isolation of precursor

cells (PCs) from human dental follicle of wisdom teeth. Matrix Biology, 2005, 24(2):155–165

[19] Sonoyama W, Liu Y, Yamaza T, et al. Characterization of the apical papilla and its residing stem cells from human immature permanent teeth: a pilot study. Journal of Endodontics, 2008, 34(2):166–171

[20] Yuan ZL, Nie HM, Wang S, et al. Biomaterial selection for tooth regeneration. Tissue Engineering Part B – Reviews, 2011, 17(5):373–388

[21] Zhang L, Morsi Y, Wang Y, et al. Review scaffold design and stem cells for tooth regeneration. Japanese Dental Science Review, 2013, 49(1):14–26

[22] Sowmya S, Bumgardener JD, Chennazhi KP, et al. Role of nanostructured biopolymers and bioceramics in enamel, dentin and periodontal tissue regeneration. Progress in Polymer Science, 2013, 38(10–11):1748–1772

[23] Matsuno T, Omata K, Hashimoto Y, et al. Alveolar bone tissue engineering using composite scaffolds for drug delivery. Japanese Dental Science Review, 2010, 46(2):188–192

[24] Young CS, Terada S, Vacanti JP, et al. Tissue engineering of complex tooth structures on biodegradable polymer scaffolds. Journal of Dental Research, 2002, 81(10):695–700

[25] Young CS, Abukawa H, Asrican R, et al. Tissue-engineered hybrid tooth and bone. Tissue Engineering, 2005, 11(9–10):1599–1610

[26] Duailibi MT, Duailibi SE, Young CS, et al. Bioengineered teeth from cultured rat tooth bud cells. Journal of Dental Research, 2004, 83 (7):523–528

[27] Zhang W, Abukawa H, Troulis MJ, et al. Tissue engineered hybrid tooth-bone constructs. Methods, 2009, 47(2):122–128

[28] Zhang W, Ahluwalia IP, Literman R, et al. Human dental pulp progenitor cell behavior on aqueous and hexafluoroisopropanol based silk scaf-folds. Journal of Biomedical Materials Research Part A, 2011, 97(4):414–422

[29] Traphagen SB, Fourligas N, Xylas JF, et al. Characterization of natural, decellularized and reseeded porcine tooth bud matri-ces. Biomaterials, 2012, 33(21):5287–5296

[30] Monteiro N, Martins A, Reis RL, et al. Liposomes in tissue engineering and regenerative medicine. Journal of the Royal Society Interface, 2014, 11(101)

[31] Chen FM, An Y, Zhang R, et al. New insights into and novel applications of release technology for periodontal reconstructive therapies. Journal of Controlled Release, 2011, 149(2):92–110

[32] Cai X, Yang F, Yan X, et al. Influence of bone marrow-derived mesenchymal stem cells pre-implantation differentiation approach on periodontal regeneration in vivo. Journal of Clinical Periodontology, 2015, 42(4):380–389

[33] Wang J, Liu X, Jin X, et al. The odontogenic differentiation of human dental pulp stem cells on nanofibrous poly(L-lactic acid) scaffolds in vitro and in vivo. Acta Biomaterialia, 2010, 6(10):3856–3863

[34] Winn SR, Chen JC, Gong X, et al. Non-viral-mediated gene therapy approaches for bone repair. Orthodontics and Craniofacial Research, 2005, 8(3):183–190

[35] Takahashi K, Nuckolls GH, Tanaka O, et al. Adenovirus-mediated ectopic expression of Msx2 in even-numbered rhombomeres induces apoptotic elimination of cranial neural crest cells in ovo. Development, 1998, 125(9):1627–1635.

[36] Zhang Y, Wang Y, Shi B, et al. A platelet-derived growth factor releasing chitosan/coral composite scaffold for periodontal tissue engineering. Biomaterials, 2007, 28(8):1515–1522

[37] Zhang Y, Cheng X, Wang J, et al. Novel chitosan/collagen scaffold containing transforming growth factor-β1 DNA for periodontal tissue engineering. Biochemical and Biophysical Research Communications, 2006, 344 (1):362–369

[38] Jin QM, Anusaksathien O, Webb SA, et al. Gene therapy of bone morphogenetic protein for periodontal tissue engineering. Journal of Periodontology, 2003, 74(2):202–213

[39] Zhang YF, Miron RJ, Li S, et al. Novel MesoPorous BioGlass/silk scaffold containing adPDGF-B and adBMP7 for the repair of periodontal defects in beagle dogs. Journal of Clinical Periodontology, 2015, 42 (3):262–271

[40] Monteiro N, Ribeiro D, Martins A, et al. Instructive nanofibrous scaffold comprising runt-related transcription factor 2 gene delivery for bone tissue engineering. ACS Nano, 2014, 8:8082–8094

[41] YauWWY, Rujitanaroj P-O, LamL, et al. Directing stemcell fate by controlled RNA interference. Biomaterials, 2012, 33(9):2608–2628